Dor e Cuidados Paliativos

5 SÉRIE SAESP

Dor e Cuidados Paliativos

EDITOR

Olympio de Hollanda Chacon Neto

saesp
SOCIEDADE DE ANESTESIOLOGIA DO ESTADO DE SÃO PAULO

manole
editora

Projeto gráfico: Departamento Editorial da Editora Manole
Editoração eletrônica: Formato Editoração
Ilustrações: HiDesign Estúdio
Capa: Ricardo Yoshiaki Nitta Rodrigues
Imagens da capa: Freepik

CIP-BRASIL. CATALOGAÇÃO NA PUBLICAÇÃO
SINDICATO NACIONAL DOS EDITORES DE LIVROS, RJ

D748

Dor e cuidados paliativos / editor Olympio de Hollanda Chacon Neto. - 1. ed. - Barueri [SP] : Manole, 2025.
il. ; 23 cm. (SAESP)

Inclui bibliografia e índice
ISBN 978-85-204-5869-3

1. Anestesiologia. 2. Anestesia. 3. Cuidados paliativos. I. Chacon Neto, Olympio de Hollanda. II. Série.

24-94502 CDD: 617.96
CDU: 616-089.5

Gabriela Faray Ferreira Lopes - Bibliotecária - CRB-7/6643

Editora Manole Ltda.
Alameda Rio Negro, 967 – cj 717
Tamboré – Barueri/SP
CEP 06454-000
Fone: (11) 4196-6000
www.manole.com.br | https://atendimento.manole.com.br/

Impresso no Brasil | *Printed in Brazil*

Editor

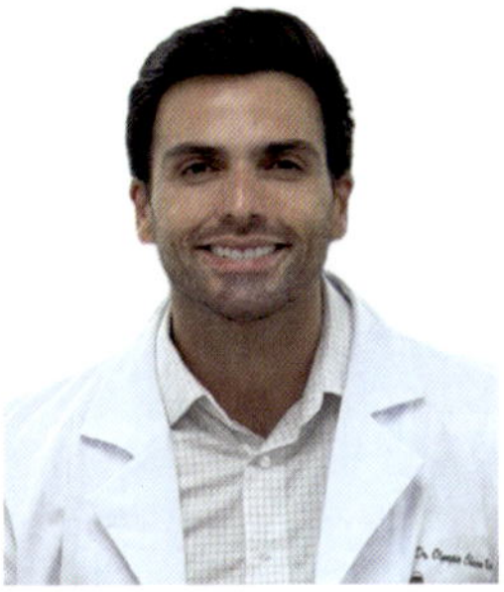

Olympio de Hollanda Chacon Neto

Certified Interventional Pain Sonologist (CIPS-WIP). *Fellow Interventional Pain Practice* (FIPP-WIP). *Diplomat American Board of Regenerative Medicine* (DABRM). Coordenador do Núcleo de Dor e Cuidados Paliativos da SAESP. Comitê de Medicina Regenerativa – LAPS. Membro do Núcleo IDE (Inclusão, Diversidade e Equidade) da SAESP. Corpo clínico do Centro de Tratamento da Dor – ICESP/HCFMUSP.

Autores

Alexandra Raffaini

Anestesiologista com área de atuação em dor pela AMB. *Fellow of Interventional Pain Practice* - WIP. Coordenadora da Pós-graduação de Medicina Intervencionista da Dor do Hospital Albert Einstein.

Alexandre Mio Pos

Vice-Presidente da Sociedade Brasileira de Médicos Intervencionistas em Dor (SOBRAMID). Mestre em Dor e Cuidados Paliativos. Pós-graduado em Dor pelo Hospital Sírio-Libanês. Residência Médica em Anestesiologia. Graduado em Medicina pela Universidade Federal de Minas Gerais (UFMG).

Alexandre Slullitel

Mestrado pela Faculdade de Medicina de Ribeirão Preto da Universidade de São Paulo (FMRP-USP). Doutorado pela Faculdade de Medicina da Universidade de São Paulo (FMUSP). Especialista em Anestesiologia, Medicina Intensiva com Atuação na Área de Dor.

Amelie Gabrielle Vieira Falconi

Médica da Dor e Sócia da Clínica Prosport – Juiz de Fora, MG. Coordenadora da Pós-graduação de Medicina da Dor da Sanar. Docente da Pós-graduação de Medicina Intervencionista da Dor do Einstein. Escritora do *best-seller Existe Vida Além da Dor*. *Fellow of Interventional Pain Practice* (FIPP) pelo World Institute of Pain. Pós-graduação em Dor e Ultrassonografia pela Singular Cursos. *Fellowship* em Medicina Intervencionista da Dor pela Clínica Aliviar, RJ. Título de Área de Atuação em Dor pela Associação Médica Brasileira (AMB). Especialização em Dor pela Santa Casa de

São Paulo. Pós-graduação em Anestesia Regional pelo Instituto de Ensino Sírio-Libanês. Residência Médica em Anestesiologia pelo Hospital e Maternidade Terezinha de Jesus – CET Universidade Federal de Juiz de Fora (UFJF). Médica formada pela UFJF.

André Marques Mansano

MD, Ph.D, FIPP, CIPS. Área de Atuação em Dor – AMB. *Fellow of Interventional Pain Practice – World Institute of Pain.* Certified in Interventional Pain Sonologist – World Institute of Pain. Diplomate of American Interventional Headache Society Board. Membro do Comitê de Educação do "World Institute of Pain". Pós-Doutor pelo HCFMUSP.

Angela Maria Sousa

TSA/SBA, Mestrado, Doutorado e Pós-Doutorado pela Universidade de São Paulo. Coordenadora do Serviço de Dor do Instituto do Câncer do Estado de São Paulo (ICESP). Membro dos Núcleos de Dor e Medicina Paliativa, e Núcleo de Qualidade de Vida e Saúde Ocupacional da SAESP.

Bárbara Helena Monteiro

Médica formada pela Faculdade de Medicina da Universidade de São Paulo (FMUSP). Residência em Anestesiologia pela FMUSP. *Fellowship* em Medicina da Dor pelo Hospital das Clínicas da FMUSP – Departamento de Anestesiologia.

Bernardo Augusto da Silveira

Anestesiologista com Área de Atuação em Dor pela Associação Médica Brasileira (AMB). *Fellow Interventional Pain Practice* (FIPP/WIP).

Bruna Scheidt Gregianin

Médica intensivista pelo Hospital Israelita Albert Einstein. Titulação em Terapia Intensiva pela Associação Médica Brasileira (AMB). Clínica Médica pela Universidade Estadual Paulista (UNESP).

Carlos Alberto Menezes Mariosa

Médico pelo Centro Universitário Serra dos Órgãos (UNIFESO –Teresópolis, RJ). Residência Médica em Ortopedia e Traumatologia pelo Hospital e Maternidade Therezinha de Jesus – Faculdade SUPREMA – Juiz de Fora, MG. Cirurgião de Ombro e Cotovelo pelo Hospital Ortopédico BH – Serviço Dr. Glaydson Gomes Godinho – Belo Horizonte, MG. Pós-graduação em Intervenção em Medicina Regenerativa Musculoesquelética – CETRUS. Pós-graduando em Medicina do Esporte e Nutrologia

Esportiva pelo Instituto HZM. Médico Hiperbarista pelo Curso de Extensão Universitária em Medicina Hiperbárica – Dra. Mariza D'-Agostino. Preceptor de Ombro e Cotovelo da Residência Médica em Ortopedia e Traumatologia do Hospital e Maternidade Therezinha de Jesus – Faculdade SUPREMA – Juiz de Fora, MG. Professor Assistente e convidado da Cetrus e Sanar ensino. Membro titular da SBOT, SBCOC, SBRET, ABUM, SBMH e SBEDb.

Cecília Daniele de Azevedo Nobre

Medicina da Dor Clínica e Intervencionista CAAD/FIPP/CIPS. Anestesiologista Medicina Clínica e Intervencionista da Dor. Área de atuação em dor Associação Médica Brasileira (AMB). FIPP-WIP *Fellow of Interventional Pain Practice.* CIPS-WIP *Certified Interventional Pain Sonologist.* Diploma Academia Americana de Medicina Regenerativa.

Cecilia Leon Calderon

Graduada em Medicina pela UNIFENAS. Residência em Clínica Médica pelo Hospital Luzia de Pinho Melo – Mogi das Cruzes. Residência em Medicina Intensiva Adulto pelo Hospital Israelita Albert Einstein. Médica Intensivista e Diarista do Hospital Municipal Vila Santa Catarina. Médica Intensivista no Hospital São Luiz Itaim e Vila Nova Star.

Cinthia Passos Damasceno

Especialização em Anestesiologia – TEA, SBA. Área de Atuação em Dor pela Associação Médica Brasileira (AMB). Membro dos Núcleos de Anestesia Regional e Dor e Cuidados Paliativos – SAESP.

Clara Leal Fraga

Médica pela Universidade Federal de Minas Gerais (UFMG). Residente de Anestesiologia pelo Hospital das Clínicas da Faculdade de Medicina da Universidade de São Paulo (HCFMUSP).

Cláudia P. Cohen

TSA/SBA. Graduação em Medicina pela Pontifícia Universidade Católica de São Paulo. Residência em Anestesiologia no Hospital Sírio-Libanês. Título Superior de Anestesiologia conferido pela Sociedade Brasileira de Anestesiologia. Título de Especialista em Dor conferido pela Associação Médica Brasileira. Especialização em Terapia da Dor pelo Hospital Sírio-Libanês. *Fellowship* internacional: Neuroanestesia para procedimentos com paciente desperto pelo Hospital Mont Sinai, NYC.

Danielle Mazetto Cadide

Anestesiologista. Dor. Intervencionismo em Dor. Dor pediátrica. Cuidados paliativos.

Dominique Meitner Pinho Carneiro

Médica pela Universidade de Fortaleza. Anestesiologista pelo Hospital das Clínicas da Faculdade de Medicina da Universidade de São Paulo (HCFMUSP). Pós-graduação em Fisiologia e Terapêutica da Dor pelo HCFMUSP.

Elaine Martins Gomes

Especialista em Dor. Coordenadora Cetrus Anestesia Regional. Coordenadora Stem Educação. Pós-graduação em Orthobiológicos e Infiltrações Guiadas. Anestesiologista Unitá. *Certified Interventional Pain Sonologist* pelo World Institute of Pain. Membro do Núcleo de Dor e Medicina Paliativa da SAESP e do Núcleo de Anestesia Regional da SAESP.

Éric Guimarães Machado

Médico Anestesiologista (TEA/SBA) pelo Hospital Maternidade Terezinha de Jesus (CET UFJF). Pós-graduação em Clínica da Dor pela Sinpain. Especialização em Acupuntura. Coordenador do Serviço de Anestesiologia do Hospital Estadual de Traumatologia e Ortopedia Dona Lindu, em Paraíba do Sul, RJ.

Esthael Avelar

Mestre em Dor pela Universidade Federal de São Paulo (UNIFESP). Médica Anestesiologista pela Santa Casa de Misericórdia de São Paulo. Especialista em Dor pela UNIFESP. Título de dor pela Associação Médica Brasileira (AMB). Título da Academia Americana de Medicina Regenerativa. Mestre em Dor pela UNIFESP. Membro do Núcleo de Cardiovascular da SAESP. Membro do Núcleo de Anestesia Regional da SAESP. Membro do Núcleo de Dor e Cuidados Paliativos da SAESP.

Felipe Audi

Médico pela Universidade Federal de Mato Grosso (UFMT). Anestesiologista pela UFMT. Título de Especialista em Anestesiologia pela Sociedade Brasileira de Anestesiologia (TEA/SBA). Área de atuação em Dor pela Associação Médica Brasileira (AMB). *Fellow of Interventional Pain Practice* FIPP WIP. *Certified Interventional Pain Sonologist* CIPS WIP.

Felipe Chiodini Machado

Médico Anestesiologista com Área de Atuação em Dor pela Associação Médica Brasileira (AMB). Título de Especialização em Acupuntura pela AMB. Doutorado pela Universidade de São Paulo (USP) com linha de pesquisa em Dor Aguda. Diretor do Instituto de Ensino Zero Dor. Membro da Equipe de Controle de Dor do Hospital das Clínicas da Faculdade de Medicina da USP. Coordenador da Pós-graduação de Medicina Intervencionista da Dor do Hospital Israelita Albert Einstein. Coordenador do Grupo de Dor do Hospital BP – A Beneficência Portuguesa de São Paulo; Hospital São Luiz Unidade Jabaquara; Hospital Brasil – Unidade Mauá.

Fernanda Bono Fukushima

Professora Associada do Departamento de Especialidades Cirúrgicas e Anestesiologia da Faculdade de Medicina de Botucatu da Universidade Estadual Paulista (UNESP), na disciplina de Terapia Antálgica e Cuidados Paliativos. Especialista em Anestesiologia, Dor e Cuidados Paliativos pela Associação Médica Brasileira/Sociedade Brasileira de Anestesiologia (AMB/SBA). Doutora em Anestesiologia e Livre-Docente em Terapia Antálgica e Cuidados Paliativos pela UNESP.

Fernanda Pincelli Teixeira

Médica pela Faculdade de Medicina de Ribeirão Preto da Universidade de São Paulo (FMRP-USP). Anestesiologista pelo Hospital das Clínicas da Faculdade de Medicina da Universidade de São Paulo (HCFMUSP), com *fellow* em Fisiologia e Terapêutica da Dor pelo HCFMUSP.

Gabriela Tognini Saba

Anestesiologista do Hospital das Clínicas da Faculdade de Medicina da Universidade de São Paulo (HCFMUSP) e da ProMatre Paulista. Certificada da área de atuação em dor. Doutoranda no Programa ACCEPT da FMUSP.

Gabriele Veiga de Lima Barbosa

Clínica Médica pela Irmandade da Santa Casa de Misericórdia de São Paulo. Medicina Intensiva pelo Hospital Israelita Albert Einstein. Título de Especialista em Medicina Intensiva pela AMIB.

George Miguel Goes Freire

Título de Especialista em Anestesiologia pela Sociedade Brasileira de Anestesiologia. Título Superior em Anestesiologia pela Sociedade Brasileira de Anestesiologia (TSA--AMB). Área de Atuação em Dor pela Associação Médica Brasileira. Título de Especialista em Acupuntura pela Associação Médica Brasileira (TEAC – AMB).

Georgiana Sousa Freire

Anestesiologista pela Faculdade de medicina do ABC (FMABC). Residência em Dor pelo Hospital das Clínicas da Faculdade de Medicina da Universidade de São Paulo (HCFMUSP).

Guilherme Antonio Moreira de Barros

Professor Associado do Departamento de Especialidades Cirúrgicas e Anestesiologia da Faculdade de Medicina de Botucatu da Universidade Estadual Paulista (UNESP), na disciplina de Terapia Antálgica e Cuidados Paliativos. Especialista em Anestesiologia, Dor e Cuidados Paliativos pela Associação Médica Brasileira/Sociedade Brasileira de Anestesiologia (AMB/SBA). Mestre e Doutor em Anestesiologia e Livre-Docente em Terapia Antálgica e Cuidados Paliativos pela UNESP.

Hazem Adel Ashmawi

Professor Associado do Departamento de Anestesiologia da Faculdade de Ciências Médicas da Universidade Estadual de Campinas (UNICAMP). Supervisor da Equipe de Controle de Dor da Divisão de Anestesia do Hospital das Clínicas da Faculdade de Medicina da Universidade de São Paulo (FMUSP). Supervisor do Programa de Residência Médica em Dor da FMUSP. Membro do Núcleo de Dor e Cuidados Paliativos da SAESP.

Jackson Davy da Costa Lemos

TEA-SBA. Anestesiologista. Preceptor da Disciplina de Dor e Anestesia Regional do Centro de Ensino e Treinamento (CET) do Instituto Dr. José Frota (CE).

João Henrique Araújo

Anestesiologista. Área de Atuação em Dor. Tratamento Intervencionista da Dor. Membro da Sociedade Brasileira de Médicos Intervencionistas em Dor (SOBRAMID). Membro Titular da International Association For the Study of Pain (IASP). Membro Titular da Sociedade Brasileira para o Estudo da Dor (SBED). Membro Titular da Sociedade Brasileira de Anestesiologia – RQE 10795. Título de Especialista em Anestesiologia pela Associação Médica Brasileira/Sociedade Brasileira de Anestesiologia (AMB/SBA).

João Nathanael Lima Torres

Anestesiologista. Especialista em Dor, TSB/SBA. Instituto José Frota de Fortaleza, CE. Membro dos Núcleos de Anestesia Regional e Dor e Cuidados Paliativos da SAESP.

Jose Luiz de Campos

Diretor do Grupo Care de Anestesia Campinas, SP. Médico Chefe do Departamento de Dor do Hospital Vera Cruz, Campinas, SP. Diretor Médico da Clínica Adora, Campinas, SP. Título de Médico Intervencionista em Dor pelo World Institute of Pain (WIP), FIPP, Cleaveland, Ohio, USA. Título na área de Atuação em Dor pela Associação Médica Brasileira (AMB). *Certified Interventional Pain Sonologist* (CIPS) pela WIP – Miami, FL, USA. Presidente da Sociedade Brasileira dos Médicos de Dor (SOBRAMID) 2021-2023.

Karenthan de Abreu Rodrigues

Anestesiologista TEA CAAD MD FIPP CIPS, Instituto do Câncer do Estado de São Paulo. Membro do Núcleo de Dor e Cuidados Paliativos da SAESP.

Leonardo Costa Soares Santana Ferraz

Graduação em Medicina pela Universidade Federal de Sergipe (UFS). Especialização em Anestesiologia pela Sociedade Brasileira de Anestesiologia (SBA). Especialização – Residência médica. Santa Casa de Misericórdia de Santos, SCM/SANTOS, Brasil. Residência médica em: Anestesiologia; Especialização – Residência médica. Universidade de São Paulo, USP, Brasil. Residência médica em: Dor.

Lia Pelloso

Área de Atuação em Dor pela Sociedade Brasileira de Anestesiologia/Associação Médica Brasileira (SBA/AMB). Doutorado em Ciências pela Universidade de São Paulo. Professora Associada III da Universidade Federal de Mato Grosso (UFMT). *Fellow Interventional Pain Practice* FIPP/ WIP. Editora do *Tratado de Dor Neuropática SBED.*

Livia Agostinho Teixeira

Farmacêutica-bioquímica pela Universidade de São Paulo (USP). Doutora em Anestesiologia pela Faculdade de Medicina de Botucatu da Universidade Estadual Paulista (UNESP). Idealizadora do programa "De Bem Com a Fibro".

Lucas Furtado da Fonseca

Graduação em Medicina pela Escola Paulista de Medicina da Universidade Federal de São Paulo (EPM-UNIFESP). Ortopedia/Traumatologia e Mestrado pela UNIFESP/ DOT. Atuação em Dor – AMB. CIPS – WIP.

Luiz Severo Bem Junior

Médico formado pela Universidade Federal do Ceará. Neurocirurgião com Residência Médica pelo Departamento de Neurocirurgia do Hospital da Restauração. Mestrado em Neurociências pela Universidade Federal do Pernambuco. *Fellowship* em Neurocirurgia Funcional e Dor pelo Cendor – Recife/PE. Professor Adjunto da Disciplina de Neurologia do Centro Universitário Unifacisa – CG. Preceptor de Neurologia do Hospital de Ensino e Laboratórios de Pesquisa (HELP)/Unifacisa – CG. Idealizador e fundador do @neuroensina_. Tem experiência na área de Medicina, com interesse na área de Neurocirurgia e Emergências neurológicas, Neurocirurgia funcional, Cirurgias minimamente invasivas, Neuroanatomia, Neurociência e Neurologia, Educação médica.

Marcela Alves de Martino de Franco

Médica formada pela Universidade Federal da Bahia (UFBA). Residência em Anestesiologia pela Faculdade de Medicina da Universidade de São Paulo – FMUSP. *Fellowship* em Medicina da Dor pelo HCFMUSP – Departamento de Anestesiologia.

Marcelo Italo Risso Neto

Médico Ortopedista. Especialista em Coluna. Doutor pela Universidade Estadual de Campinas (UNICAMP).

Marcelo Queiroz

Médico ortopedista, especialista em quadril. Presidente-eleito ISHA (Sociedade Mundial de Artroscopia de Quadril). Ex-presidente da Comissão de Cirurgia Preservadora da Sociedade Brasileira do Quadril (SBQ). Membro da Comissão de Quadril da Sociedade Latinoamericana de Artroscopia, Reconstrução Articular e Trauma Esportivo (SLARD). Membro do corpo editorial do *Journal of Hip Preservation Surgery*.

Marcos André Nogueira Frasson Filho

Graduação em Medicina pela Universidade Federal do Espírito Santo. Concluiu a Residência Médica em Anestesiologia na Universidade Estadual de Londrina. Cursa o Programa de Residência Médica em Terapia Antálgica e Cuidados Paliativos no Hospital das Clínicas da Faculdade de Medicina da UNESP – Botucatu.

Maria Augustha Brandi Ornellas

Médica do Serviço de Terapia Antálgica e Cuidados Paliativos – Anestesiologia da Faculdade de Medicina de Botucatu da Universidade Estadual Paulista (UNESP).

Especialista em Anestesiologia pela Associação Médica Brasileira/Sociedade Brasileira de Anestesiologia (AMB/SBA).

Maria Lia Ponte Furlani

Médica Anestesiologista com Área de Atuação em Dor - AMB. Médica Assistente do Centro de Tratamento de Dor do Instituto do Câncer do Estado de São Paulo.

Mariana Camargo Palladini

Médica Anestesiologista. Título de Especialista em Anestesiologisa pela Sociedade Brasileira de Anestesiologia (TEA/SBA). Área de Atuação em Dor pela Associação Médica Brasileira/Sociedade Brasileira de Anestesiologia (AMB/SBA). Médica Fundadora e Responsável do Centro Paulista de Dor. Diretoria do Comitê de Dor Neuropática da Sociedade Brasileira para o Estudo da Dor (SBED) (2015-2021). Coordenadora do Comitê de Canabinoides da SBED (2022-2023). Membro Ativo da Neuropathic Pain (NeuPSIG) (Comitê Internacional de Dor Neuropática da International Association for the Study of Pain – IASP). Docente da Pós-graduação de Dor e de Medicina Intervencionista em Dor do Hospital Israelita Albert Einstein (HIAE). Editora Chefe do *Tratado de dor neuropática*.

Mariana Suéte Guimarães Ruy

Especialista em Anestesiologista, Acupuntura e Dor pela Associação Médica Brasileira/Sociedade Brasileira de Anestesiologia (AMB/SBA). Formação em Medicina Intervencionista da Dor (HIAE). Diretora Científica do Centro de Controle da Dor RELEVIUM.

Marlene Zuccolotto Moro

Professor do Departamento de Especialidades Cirúrgicas e Anestesiologia da Faculdade de Medicina de Botucatu da Universidade Estadual Paulista (UNESP).

Olympio de Hollanda Chacon Neto

Certified Interventional Pain Sonologist (CIPS-WIP). *Fellow Interventional Pain Practice* (FIPP-WIP). *Diplomat American Board of Regenerative Medicine* (DABRM). Coordenador do Núcleo de Dor e Cuidados Paliativos da SAESP. Comitê de Medicina Regenerativa – LAPS. Membro do Núcleo IDE (Inclusão, Diversidade e Equidade) da SAESP. Corpo clínico do Centro de Tratamento da Dor – ICESP/HCFMUSP.

Paula Jaegger

Anestesiologista formada pelo INCA. Pós- graduação em Dor pelo Hospital Sírio-Libanês. Titulada em Dor pela AMB. *Fellow of Interventional Pain Practice* (FIPP) pela WIP. *Certified Interventional Pain Sonologist* (CIPS) pela WIP. Pós-graduada em Medicina Regenerativa. Professora na Pós-graduação de Intervenção em Dor do Instituto Albert Einstein. Professora na Pós-graduação de Intervenção em Dor CETRUS. Professora na Pós-graduação de Dor Clínica Afya. Médica de Dor na Rede Rios Dor e Copa Dor. Membro da Sociedade Brasileira para Estudo da Dor.

Priscila Briseno Frota

Anestesiologista e Médica da Dor com Residência pela Universidade de São Paulo.

Rafael Braz Pinto

Coordenador Médico, Inteligência em Saúde e Inovação.

Rayane da Silva Souza Barbosa

Bióloga. Médica Anestesiologista com Título de Especialista em Anestesiologista (TEA). Especialista em Medicina da Dor com Residência Médica pelo Hospital das Clínicas da Faculdade de Medicina da Universidade de São Paulo (HCFMUSP). Doutoranda em Anestesiologia com área de concentração em Analgesia pela FMUSP.

Roberta Cristina Risso

Hospital Oswaldo Cruz e Hospital Sírio-Libanês. Membro dos Núcleos de Anestesia Regional, Via Aérea e Dor e Cuidados Paliativos da SAESP.

Rodolfo Costa Sousa Saraiva

Médico Anestesiologista com especialização em Dor pela Faculdade de Medicina da Universidade de São Paulo (FMUSP).

Samantha Ottoni Adolphsson

Médica Anestesiologista TEA/Sociedade Brasileira de Anestesiologia (SBA). Preceptora da Residência em Anestesiologia do Instituto Dr José Frota – Fortaleza, CE. Coordenadora da Comissão Multidisciplinar de Tratamento da Dor do Instituto Dr José Frota – Fortaleza, CE. Área de Atuação em Medicina da Dor pela Associação Médica Brasileira (AMB). Pós-graduação em Intervenção em Dor pelo Hospital Israelita Albert Einstein (SP).

Silvia Amália de Melo Moura

Titulo de Anestesiologia SBA, TSA. Título de Dor AMB. Pós-graduação em intervenção pelo Einstein.

Stefan Belizario Leal

Graduação em Medicina na Universidade Federal Fluminense. Residência em Anestesiologia pelo CET-SBA Sílvio Ramos Lins, Hospital Universitário Antônio Pedro, HUAP-UFF. *Fellowship* em Fisiopatologia e Terapêutica da Dor pela Anestesiologia pelo Hospital das Clínicas da Faculdade de Medicina da Universidade de São Paulo (HCFMUSP). Membro da Equipe de Anestesiologia e Dor da Real e Benemérita Associação Portuguesa de Beneficência de São Paulo.

Sylvia Regina Rodrigues Wedemann

Graduação em Medicina pela Faculdade de Medicina da Universidade de São Paulo (FMUSP). Residência Médica em Anestesiologia com Ano Adicional em Dor pelo Hospital das Clínicas da FMUSP. Título de Especialista em Dor pela Associação Médica Brasileira. Médica do Centro de Tratamento de Dor do Instituto do Câncer do Estado de São Paulo.

Victor Egypto Pereira

Anestesiologista e Médico da Dor. Tratamentos avançados em dor crônica.

Victor Lopes de Melo

Anestesiologista - SBA. Área de atuação em dor – AMB.

Sumário

SEÇÃO III – SÍNDROMES DOLOROSAS DE OMBRO E COTOVELO

SEÇÃO IV – SÍNDROMES DOLOROSAS DE MÃO E PUNHO

SEÇÃO V – SÍNDROMES DOLOROSAS DE QUADRIL

SEÇÃO VI – SÍNDROMES DOLOROSAS DO JOELHO, TORNOZELO E PÉ

SEÇÃO VII – SÍNDROMES DOLOROSAS DA COLUNA LOMBAR

SEÇÃO VIII – SÍNDROMES DOLOROSAS PÉLVICAS

SEÇÃO IX – MISCELÂNEA

Prefácio

O Núcleo de Dor e Cuidados Paliativos da Sociedade de Anestesiologia do Estado de São Paulo, sob a coordenação do Dr. Olympio de Hollanda Chacon Neto, estabeleceu um time integrado por grandes especialistas da área para participarem como autores deste volume da Série SAESP, *Dor e Cuidados Paliativos.*

O estudo de dor e cuidados paliativos é essencial para descobrirmos estratégias que garantam conforto ao paciente durante sua jornada cirúrgica, mais segurança assistencial e qualidade de vida. Dor e cuidados paliativos é uma área que recentemente entrou em nosso campo de estudo e ação, e está se estabelecendo como parte vital nos protocolos de atendimento em hospitais e clínicas. Entender a jornada do paciente de maneira global requer que o profissional esteja preparado para recebê-lo nas diversas etapas de sua jornada, e ainda habilitado para oferecer o máximo de conforto, inclusive fora dos centros hospitalares.

Dor crônica pós-operatória, enfraquecimento muscular proveniente do envelhecimento, falta de ergonomia em atividades cotidianas, ausência de atividade e preparo físico, dores que podem indicar comorbidades, entre outros fatores, ocasionam desconforto; e é nosso papel, enquanto anestesiologistas, ofertar o melhor tratamento para dirimi-los. Entender o motivo da dor e tratá-la de maneira eficaz permite ao paciente retornar com mais rapidez às suas atividades e possivelmente afastá-lo de tratamentos medicamentosos mais invasivos que podem gerar outras comorbidades, inclusive para o paciente em Cuidados Paliativos.

Dor e Cuidados Paliativos – Série SAESP destaca a interface que existe entre o anestesiologista e seus pacientes, abordando com extremo rigor científico as melhores práticas e técnicas que podem ser imediatamente oferecidas pelo médico anestesiologista.

A notável contribuição do Dr. Olympio Chacon na coordenação deste material e de todos os autores envolvidos neste volume foi essencial para a criação de um recurso precioso: um material completo, bem-estruturado, projetado para auxiliar de maneira prática o profissional em seus desafios diários.

Parabenizo a Sociedade de Anestesiologia do Estado de São Paulo e os membros do Núcleo de Dor e Cuidados Paliativos pela produção desta obra de excelência, um verdadeiro marco no campo do estudo e tratamento da dor.

Doutor Felipe Souza Thyrso de Lara
Presidente da Sociedade de Anestesiologia do Estado de São Paulo (SAESP) – Gestão 2024-2026

SEÇÃO I

Dor aguda

1

Dor pós-operatória

Maria Augustha Brandi Ornellas
Guilherme Antonio Moreira de Barros
Fernanda Bono Fukushima

DESTAQUE DO TEMA

1. A dor pós-operatória é a complicação mais comum após uma cirurgia.
2. O tratamento inadequado da dor pós-operatória está associado a aumento da morbidade e mortalidade no período pós-operatório, maior risco de complicações no longo prazo (como a dor crônica pós-operatória) e insatisfação do paciente.
3. O tratamento da dor pós-operatória é um direito fundamental do paciente e de competência do anestesiologista e do cirurgião.
4. A avaliação adequada da dor é um passo fundamental e garantirá uma prescrição adequada e segura para o paciente.
5. O entendimento da farmacocinética dos opioides é fundamental para sua prescrição.
6. A analgesia multimodal é a estratégia de tratamento mais indicada. Inclui a associação de diferentes terapias com mecanismos de ação diversos para alcançar melhor analgesia.

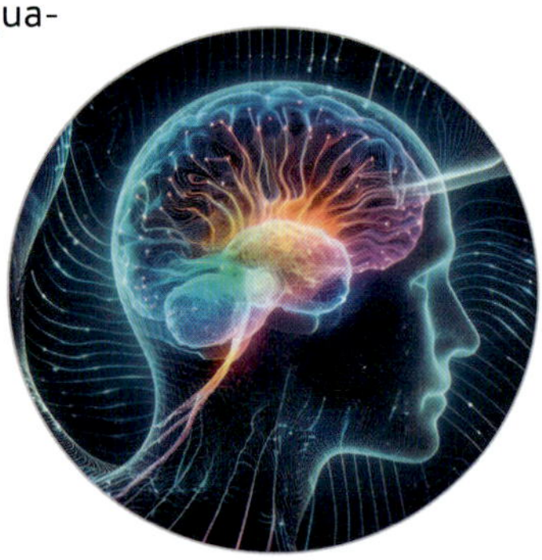

INTRODUÇÃO

Dor aguda é aquela que ocorre em resposta a um trauma ou lesão tecidual e persiste até a resolução do fator desencadeante. Dentre suas diferentes etiologias, podemos destacar a dor pós-operatória por sua previsibilidade e possibilidade de adequado tratamento clínico.

A dor sempre será uma experiência multidimensional e única para cada paciente. Essa experiência será influenciada não apenas pela resposta biológica, mas também por aspectos psicológicos, contexto social e, eventualmente, questões espirituais. Dessa forma, entende-se que a dor aguda pós-operatória tem etiologia multifatorial, apesar de predominantemente nociceptiva.

Em termos fisiopatológicos, sabe-se que o procedimento cirúrgico causa lesão tecidual e uma miríade de respostas na via nociceptiva, desde a sensibilização das vias periféricas e centrais da dor até emoções como medo, ansiedade e frustração.

O subtratamento da dor no período pós-operatório pode levar a prejuízos tanto psicológicos como físicos ao paciente, pois induz à liberação de mediadores químicos ligados ao estresse, resultando em disfunções pulmonares, cardiovasculares, gastrointestinais, urinárias, metabólicas e neuroendócrinas. Sabe-se que a analgesia pós-operatória eficaz está associada com redução do tempo de internação, menores índices de morbimortalidade durante a hospitalização, menores índices de infecção da ferida cirúrgica e diminuição no desenvolvimento de dor crônica pós-operatória.

A Organização Mundial da Saúde (OMS) identificou múltiplas causas relacionadas ao subtratamento da dor, como: falta de conhecimentos sobre farmacocinética e farmacodinâmica dos opioides e anti-inflamatórios não esteroidais (AINE); escolha por técnicas obsoletas de analgesia pós-operatória; desconhecimento das repercussões orgânicas causadas pela dor; e, algumas vezes, descaso com o sofrimento físico e psicológico dos pacientes.

EPIDEMIOLOGIA

Apesar de a prevenção e o alívio da dor pós-operatória serem responsabilidade dos profissionais de saúde envolvidos no cuidado perioperatório, uma proporção considerável de pacientes exibe escores de dor pós-operatória inadequados. Estima-se que mais de 50% dos pacientes submetidos a procedimentos cirúrgicos apresentem dor de intensidade moderada a intensa no período pós-operatório.

ATENÇÃO

A dor pós-operatória é uma das complicações mais frequentes de um procedimento cirúrgico.

AVALIAÇÃO DA DOR PÓS-OPERATÓRIA

A dor é um fenômeno complexo, e o tratamento adequado prescinde de avaliação e mensuração sistematizada da experiência dolorosa. É a partir da avaliação que o profissional identificará o diagnóstico etiológico da dor, fatores contribuintes, fatores de risco, antecedentes pessoais e potenciais interações medicamentosas. A partir dessas informações, será selecionada a terapia analgésica apropriada; tendo em vista que a recuperação cirúrgica é um processo dinâmico, esse paciente terá sua conduta modificada de acordo com a resposta terapêutica e a evolução.

ATENÇÃO

A dor é, por definição, uma experiência subjetiva. Por esse motivo, é importante que o paciente descreva sua experiência dolorosa em primeira pessoa. Assim, o autorrelato deve ser sempre incentivado, embora muitas vezes na dor aguda pós-operatória isso não seja possível.

A anamnese deve colher dados sobre a caracterização da dor em termos de início, localização, lateralidade (se aplicável), perfil temporal, intensidade, irradiação, qualidade, frequência, fatores de melhora/piora, sintomas concomitantes (Figura 1) e qual escore de dor é considerado "aceitável" pelo paciente. Em termos de qualidade, pede-se que o paciente caracterize a dor quanto aos descritores que mais se aproximam à experiência vivenciada (aperto, peso, queimação, choque, por exemplo).

Deve-se questionar, preferencialmente antes da realização do procedimento, a história médica anterior, além de identificar a presença de doenças pregressas e atuais, cirurgias previamente realizadas, tratamentos prévios para o controle da dor e o resultado dessas intervenções. É interessante documentar tanto a história

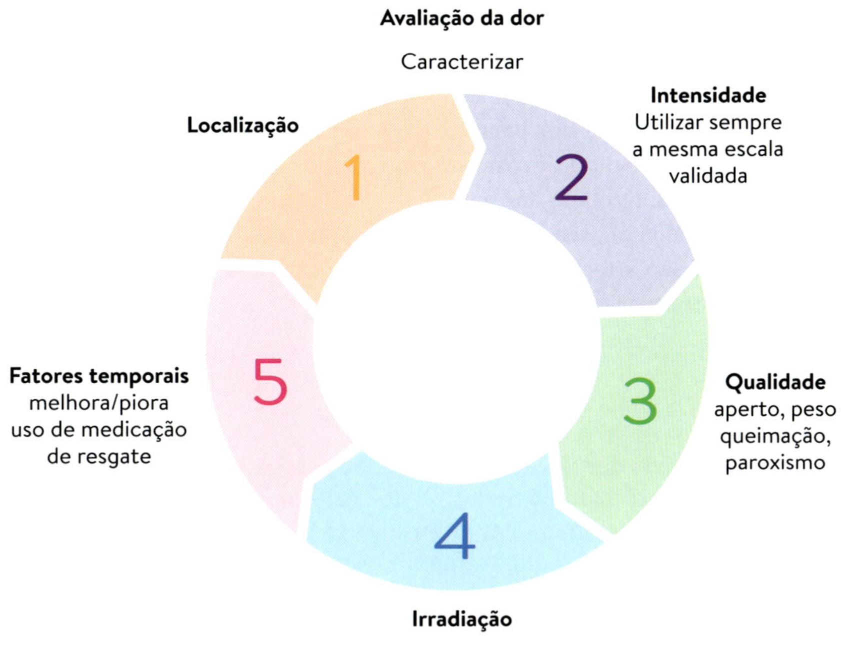

FIGURA 1 Avaliação da dor pós-operatória.

funcional como a interferência dos sintomas na mobilidade, nas atividades diárias, nas relações interpessoais, assim como no sono e no humor.

Mesmo sendo a dor nociceptiva a que geralmente é predominante no período pós-operatório, a dor neuropática também pode estar presente.

ATENÇÃO

As características da história da dor que podem sugerir um diagnóstico de dor neuropática incluem as circunstâncias clínicas associadas a um alto risco de lesão nervosa, como a incisão intercostal; descritores de dor como queimação, choque e facada; ocorrência paroxística ou espontânea da dor sem fatores desencadeantes; a presença de disestesia, hiperalgesia, alodinia ou áreas de hipoestesia; e presença de sinais de disautonomia regional (mudanças na cor, temperatura e edema do local) e fenômenos fantasma.

AVALIAÇÃO DA INTENSIDADE DA DOR

A avaliação sistematizada da intensidade da dor é fundamental para o tratamento adequado dela. Apesar de ser uma experiência subjetiva, o uso de instrumentos validados de avaliação da dor permite à equipe médica um acompanhamento evolutivo da experiência dolorosa durante a internação, bem como o melhor entendimento da efetividade das medidas terapêuticas. A dor é entendida hoje como "quinto sinal vital", sendo avaliada sistematicamente com os demais sinais do paciente (pressão arterial, temperatura, frequência cardíaca e respiratória) e registrada em prontuário médico.

ATENÇÃO

A intensidade da dor deve ser avaliada não somente no repouso, mas também durante o movimento. A dor relacionada ao movimento, ou incidental, é estimada em intensidade até 226% maior do que a dor em repouso. Consequentemente, está diretamente relacionada à pior recuperação funcional pós-cirúrgica.

SELEÇÃO E APLICAÇÃO DE ESCALA DE MENSURAÇÃO DA DOR

A escolha da escala de mensuração da dor deve levar em conta a idade, a capacidade de comunicação e a orientação no tempo e no espaço do paciente. Na impossibilidade da aplicação de uma escala padronizada, a dor pode ser avaliada pelos sinais e sintomas apresentados, resposta a teste terapêutico com analgésico ou relato do acompanhante.

Os instrumentos utilizados atualmente para a mensuração da dor podem ser classificados em unidimensionais e multidimensionais. Os instrumentos unidimensionais analisam apenas uma característica da dor, em geral a intensidade, e são mais frequentemente empregados no contexto de dor aguda pós-operatória. A Tabela 1 resume as principais escalas unidimensionais disponíveis, suas indicações e limitações.

As escalas multidimensionais abordam, além da dimensão sensorial-discriminativa (como o paciente percebe a dor), outro aspecto da dor, podendo avaliar também o aspecto motivacional-afetivo (como o paciente sente a experiência dolorosa) e cognitivo-avaliativo (como o doente expressa a experiência vivenciada

TABELA 1 Escalas de avaliação do paciente com dor, indicações de uso e limitações

Escala	Indicações	Limitações
Escala numérica verbal	Adultos e crianças alfabetizados	Limitação cognitiva e não alfabetizados
Escala analógica visual	Adultos	Limitações cognitivas graves
Escala adjetival	Adultos e crianças	Mais subjetiva que as demais
BPS	Adultos sedados ou em uso de ventilação mecânica	Sequelas neurológicas graves
PAINAD	Idosos com imitação cognitiva	Sequelas neurológicas graves

da dor). Esses instrumentos possuem a vantagem de conseguir avaliar a dor em maior profundidade e são validados para diversas situações, tanto na dor aguda como na crônica. Contudo, por conta de sua complexa aplicação, seu uso fica restrito, muitas vezes, a ambientes de pesquisa ou a profissionais especialistas no tratamento da dor.

ESCALAS DE SEDAÇÃO

A sedação é um parâmetro importante na avaliação do paciente com dor, seja pelos efeitos adversos de alguns fármacos sedativos e analgésicos ou mesmo pela capacidade do paciente em se comunicar de maneira clara e adequada. Seguem fatores que constituem risco para a alteração da consciência durante a internação:

- Pacientes com idade > 75 anos.
- Pacientes em uso de doses crescentes ou altas de opioides.
- Presença de *delirium* (suspeito ou confirmado).

Assim como na avaliação da dor, é fundamental utilizar escalas validadas para a avaliação da sedação. De modo geral, o grau de sedação deve ser avaliado com os sinais vitais, antes da administração da medicação analgésica e na reavaliação da dor. A Tabela 2 e a Figura 2 exemplificam duas escalas validadas e de fácil uso em ambiente hospitalar.

TRATAMENTO DA DOR PÓS-OPERATÓRIA

O tratamento da dor deverá ser definido pela equipe médica em prescrição devidamente registrada em prontuário e impressos. As diretrizes norte-americanas para tratamento da dor pós-operatória apontam quatro recomendações básicas: educação do paciente no período pré-operatório, avaliação sistemática da dor, analgesia multimodal e gerenciamento de transição (Figura 3).

TABELA 2 Escala de Sedação de Ramsay

Grau 1	Paciente ansioso, agitado
Grau 2	Cooperativo, orientado, tranquilo
Grau 3	Sonolento, atendendo aos comandos
Grau 4	Dormindo, responde rapidamente ao estímulo glabelar ou ao estímulo sonoro vigoroso
Grau 5	Dormindo, responde lentamente ao estímulo glabelar ou ao estímulo sonoro vigoroso
Grau 6	Dormindo, sem resposta

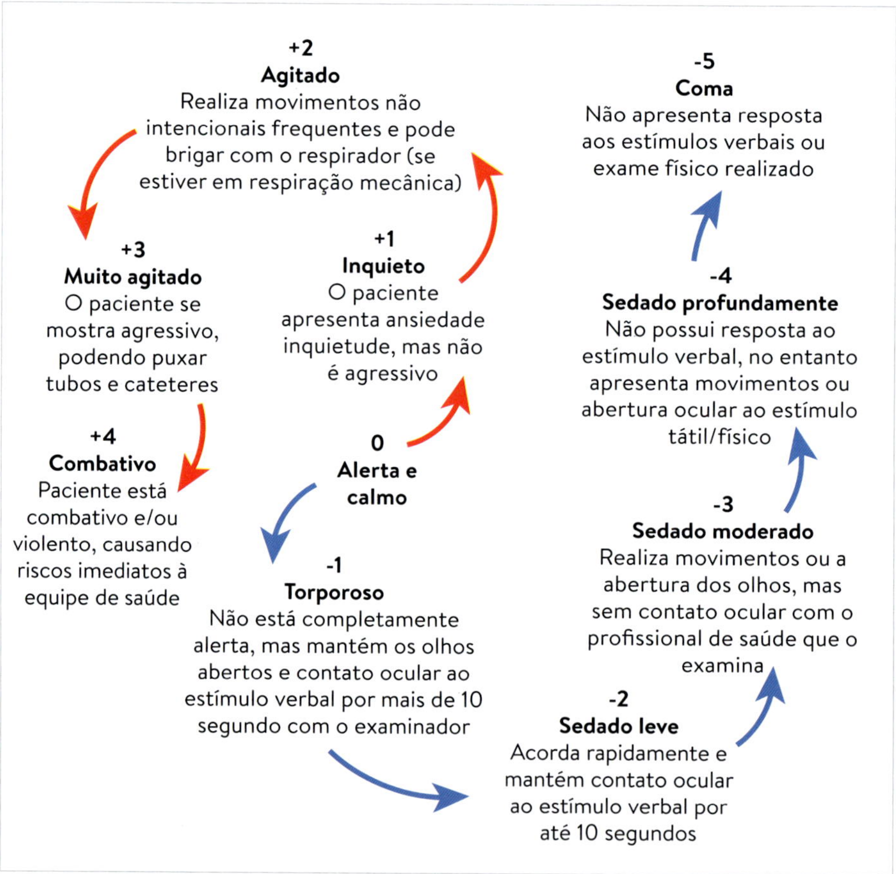

FIGURA 2 Escala de Sedação e Agitação (RASS).

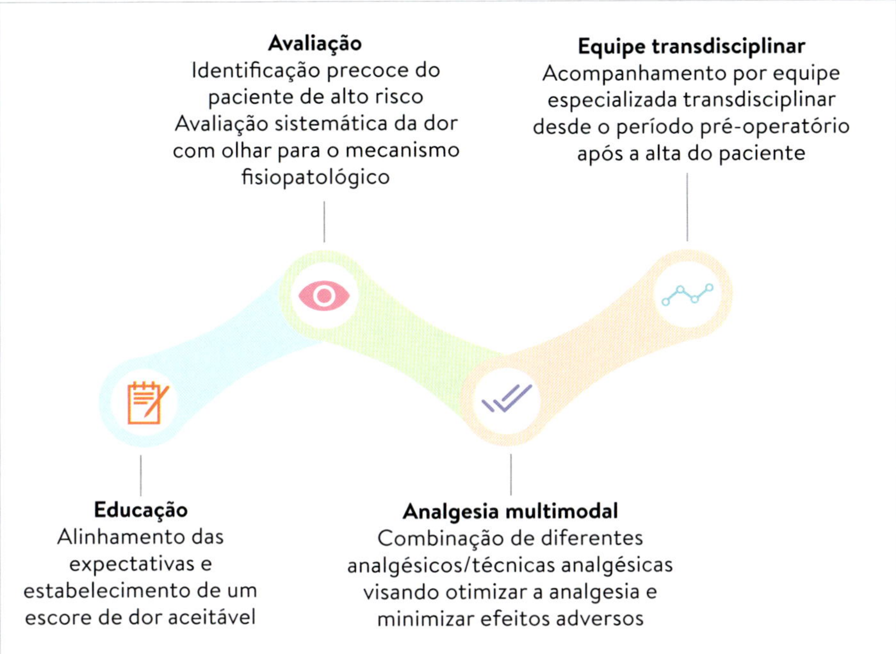

FIGURA 3 Recomendações para tratamento da dor pós-operatória (American Pain Society [APS], American Society of Regional Anesthesia and Pain Medicine [ASRA], American Society of Anesthesiologists [ASA]).

ATENÇÃO

O objetivo do tratamento da dor aguda pós-operatória não deve ser eliminar totalmente a dor (ou seja, ter a meta de atingir escore de dor zero). Tal meta, além de desafiadora, pode induzir ao uso excessivo de analgésicos e comprometer tanto a segurança do paciente como a qualidade da analgesia oferecida.

É desejável buscar uma combinação de intervenções terapêuticas, farmacológicas e não farmacológicas, visando equilibrar a eficácia analgésica e os efeitos colaterais das terapias utilizadas, sempre como a intenção de aumento da funcionalidade e otimização da recuperação/reabilitação.

A criação de serviços de dor aguda que tenham funcionamento em período integral é altamente recomendada. Como resultados da presença deles, observa-se melhor tratamento da dor, menor incidência de efeitos adversos, menor morbimortalidade pós-operatória, emprego de técnicas analgésicas com potencial de diminuir a incidência de dor persistente pós-operatória e tratamento custo-efetivo.

O tratamento deve seguir as diretrizes da Organização Mundial da Saúde (OMS), conforme a Figura 4, com alterações necessárias conforme a situação clínica de cada paciente, e é iniciado após adequada avaliação da dor segundo escalas supracitadas. Após o início do tratamento, o paciente deve ser devidamente reavaliado quanto à efetividade da terapêutica instituída.

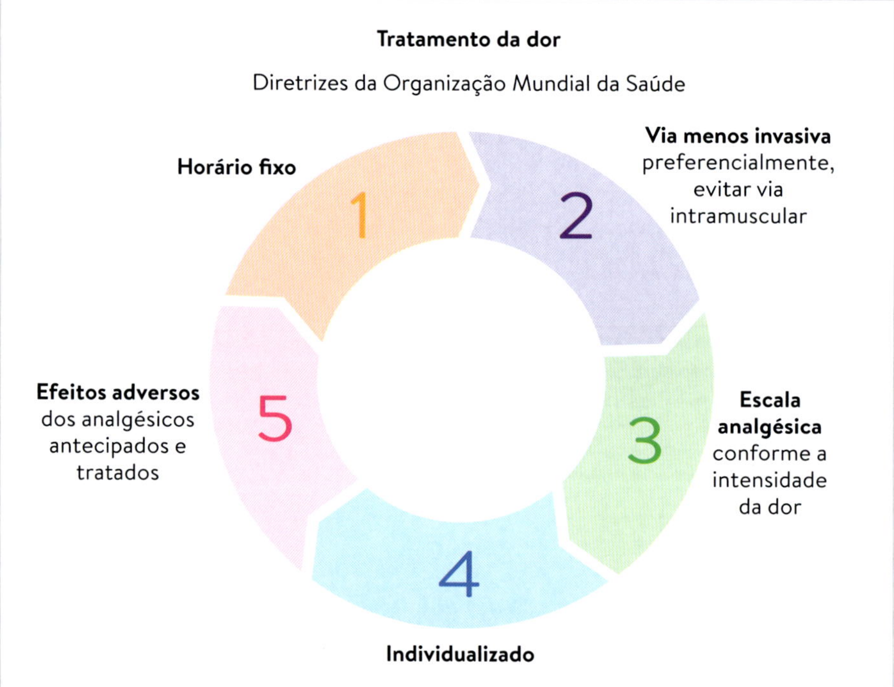
Tratamento da dor
Diretrizes da Organização Mundial da Saúde
Horário fixo
1
Via menos invasiva preferencialmente, evitar via intramuscular
2
Escala analgésica conforme a intensidade da dor
3
4
Individualizado
5
Efeitos adversos dos analgésicos antecipados e tratados

FIGURA 4 Diretrizes da Organização Mundial da Saúde para tratamento da dor.

ATENÇÃO

A escada analgésica da OMS (Figura 5) deve ser utilizada de maneira bidirecional, ou seja, com subida lenta na dor crônica e descida rápida na dor aguda.

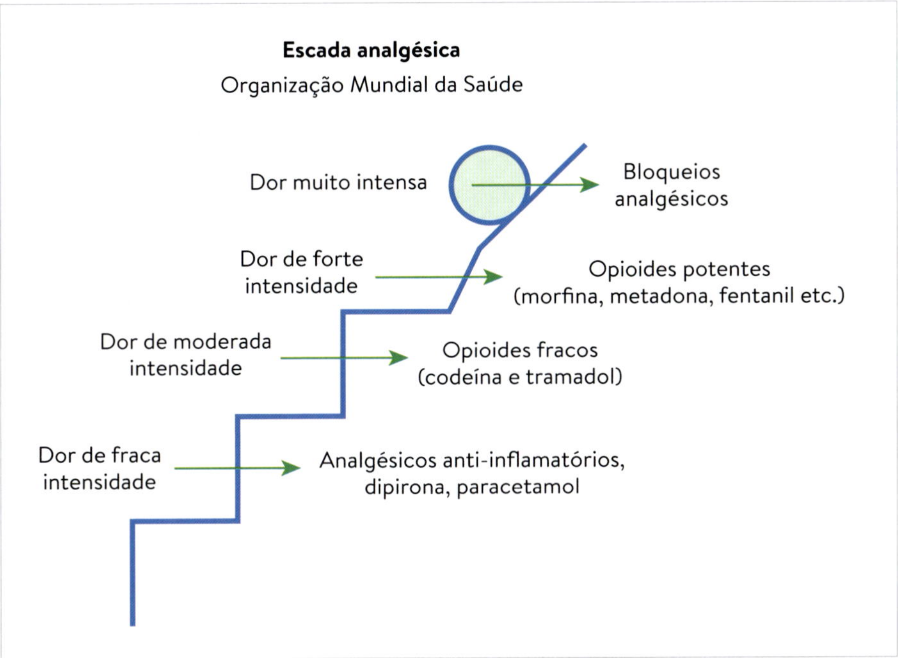

FIGURA 5 Escada analgésica proposta pela Organização Mundial da Saúde adaptada para o contexto da dor aguda.

Acompanham a prescrição dos analgésicos os chamados adjuvantes, ou coanalgésicos, fármacos que não possuem como indicação primária o tratamento da dor, porém têm ação analgésica em algumas situações clínicas. Os adjuvantes podem ser utilizados em qualquer dos degraus, visando à redução no consumo de analgésicos ou objetivando tratar possíveis efeitos adversos da terapia instituída.

Assim, nos pacientes com dor leve (ENV 1-3/10) iniciamos com o primeiro degrau da escada (analgésicos simples e anti-inflamatórios); nos pacientes com dor moderada (ENV 4-6/10), recomenda-se o segundo degrau da escada analgésica (opioides fracos); e naqueles pacientes com dor forte (ENV 7-10/10), o terceiro degrau da escada (opioides potentes).

Medicamentos do primeiro degrau

Seguem os principais fármacos do primeiro degrau, com detalhamento no mecanismo de ação.

Analgésicos simples

São preconizados no tratamento da dor fraca e podem ser associados aos opioides nos demais degraus da escada analgésica.

Paracetamol

Seu mecanismo de ação ainda não é claro, mas apresenta ações centrais sobre a ciclo-oxigenase 3 (COX-3) e atividade anti-inflamatória periférica fraca. A dosagem não deve ultrapassar quatro gramas diários para minimizar o risco de hepatotoxicidade. Esse fármaco deve ser utilizado com cautela em pacientes com hepatite ativa, disfunção hepática, alcoolismo ou icterícia.

Dipirona

A dipirona é um analgésico não opioide com propriedades analgésicas, antipiréticas e antiespasmódicas aliadas a um baixo perfil de efeitos adversos. Possui mecanismos de ação semelhante ao paracetamol, inibindo fracamente a síntese de prostaglandinas na periferia e por ação direta sobre a substância cinzenta periaquedutal. A dipirona, entretanto, não está associada ao mesmo risco de hepatotoxicidade do paracetamol. O risco de agranulocitose vem sendo desmistificado e atualmente é considerado extremamente pequeno, variando de 0,2 a 2 casos por milhão de pessoas ao ano. Sendo assim, pode-se afirmar que é uma opção analgésica segura e eficaz, ocupando lugar de destaque no primeiro degrau da escada analgésica da OMS.

Analgésicos anti-inflamatórios não esteroidais

O principal mecanismo de ação é a inibição das ciclo-oxigenases, enzimas que convertem o ácido araquidônico em prostaglandinas. Seu uso prolongado tem sido limitado por conta do perfil de efeitos adversos cardiovasculares, renais e gastrointestinais. A decisão sobre se, como, quando e por quanto tempo utilizar um AINE para o tratamento da dor dependerá de diversos fatores, que incluem o prognóstico do paciente e a relação risco/benefício dos AINE diante de outras estratégias analgésicas mais potentes. Além disso, é relevante notar que a piora na perfusão renal, que pode ser ocasionada pelos AINE, tem o potencial de exacerbar a toxicidade dos opioides. Essa classe farmacológica está associada a aumento do risco de eventos tromboembólicos e morte súbita, sendo contraindicada em pacientes de elevado risco cardiovascular, bem como na analgesia pós-operatória de cirurgia cardíaca.

Medicamentos do segundo degrau: opioides fracos

Os opioides fracos possuem como peculiaridade a presença de efeito teto, ou seja, após determinada dosagem não há efeito analgésico suplementar e acumula-se em efeitos colaterais e toxicidade.

> **ATENÇÃO**
>
> Dentro da população pediátrica, estes fármacos não são utilizados por estarem relacionados a risco aumentado de toxicidade.

Tramadol

Opioide sintético atípico que age em receptores *mu* e inibe a recaptação de serotonina e noradrenalina na membrana pré-sináptica. Possui apresentação para administração pelas vias oral e parenteral. Os inibidores da enzima hepática CYP2D6 (p.ex., clorpromazina, fluoxetina, paroxetina e ritonavir) podem reduzir sua eficácia analgésica. Possui efeitos colaterais comuns aos opioides, embora constipação intestinal apareça em menor intensidade.

Codeína

A codeína é uma pró-droga da morfina, e o composto-mãe é virtualmente desprovido de propriedade analgésica. Possui efeito teto em torno de 120 mg/dose, quando é alcançada a saturação da enzima CYP2D6. Quando administrado pela via oral, possui baixa biodisponibilidade (30% a 50%). Parte da população geral não possui a CYP2D6 e, por esse motivo, não metaboliza a codeína em morfina. Nessa parcela da população, a codeína não apresenta efeito analgésico satisfatório e deve-se ter cautela na prescrição de opioides potentes. É comum o uso da codeína em associação com um analgésico simples.

Medicamentos do terceiro degrau: opioides potentes

Os opioides são uma classe muito importante no que se refere ao tratamento da dor e, para que sejam adequadamente prescritos, há necessidade de se considerar alguns aspectos farmacológicos, como visto a seguir.

Vias de administração

Os opioides podem ser prescritos por diferentes vias de administração. Seguindo as recomendações da escada analgésica da OMS, a via preferencial deve ser a via oral (VO), por ser menos invasiva. A concentração plasmática máxima ($C_{máx}$) dos opioides coincide com o efeito analgésico máximo e depende do fármaco e da via utilizada. Quando administrados pela via oral, o pico plasmático se dá em 60 minutos, o que torna essa via pouco eficaz para situações que demandam agilidade na analgesia. Por outro lado, a via oral possui duração de efeito mais prolongada se comparada às vias parenterais. Dentro de uma mesma prescrição é possível combinar diferentes vias de administração visando otimizar a analgesia (Figura 6). Quando administrados pela via endovenosa, os picos de concentração plasmática podem estar associados a efeitos indesejáveis.

A via intramuscular (IM), apesar de muito utilizada, não deveria ser opção para a administração de analgésicos. Essa é uma via muito desconfortável, especialmente levando-se em consideração a necessidade de doses repetidas. Uma melhor opção na inviabilidade da via endovenosa é a via subcutânea (SC), especialmente com um cateter ou agulha tipo *butterfly*. Esse cateter ou agulha pode ser mantido no sítio de punção por períodos de até uma semana, mas recomenda-se a troca de local da punção a cada três dias.

ATENÇÃO

No paciente hipotenso, hipovolêmico, hipotérmico – situações comuns no período pós-operatório –, a absorção do analgésico pelas vias IM e SC pode ser bastante demorada, retardando a instalação de analgesia. Por esse motivo, essas vias somente devem ser utilizadas em dor aguda em situações particulares.

Metadona

A metadona é um opioide sintético que possui excreção fecal, metabolização hepática e não tem metabólitos ativos. Por esse motivo é agente particularmente interessante para pacientes portadores de insuficiência renal.

Apresenta estrutura molecular bastante diferente da morfina e pode ser uma opção interessante em situações de alergia à morfina ou em pacientes que desenvolvem prurido associado à liberação de histamina induzida pela morfina e por seus derivados. Outra vantagem apresentada pela metadona está no fato de sua concentração plasmática permanecer inalterada após hemodiálise, tornando-se opção ainda mais interessante no paciente renal crônico dialítico.

No entanto, há importantes cuidados que necessitam ser considerados no manejo clínico da metadona. Sua meia-vida varia extensamente entre 13 e até mais de 100 horas, embora a maior parte dos pacientes necessite utilizá-la em

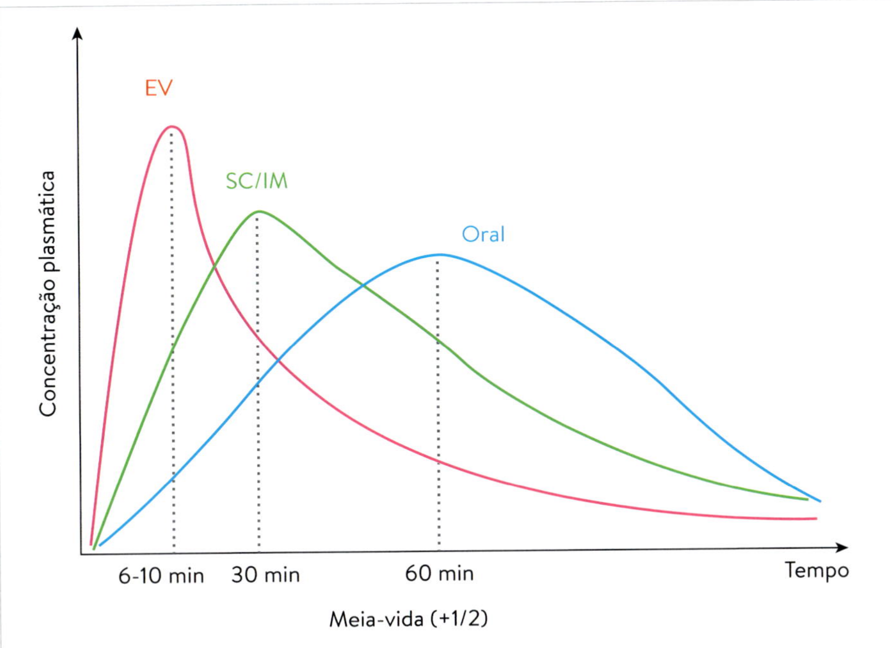

FIGURA 6 Farmacologia da morfina nas diferentes vias de administração.

intervalos de 8 a 12 horas. Essa diferença entre a meia-vida e a duração do efeito pode resultar em risco de acúmulo da substância, que deve ser avaliado com bastante cuidado, principalmente nos períodos iniciais de titulação da dose e em caso de tratamento de dor aguda – que tende a diminuir de intensidade rapidamente.

O cálculo da dose equianalgésica de metadona dependerá do grau de tolerância desenvolvido, que por sua vez é inferido pela dose diária total de opioides em uso. A potência relativa da metadona aumenta substancialmente em circunstâncias de altas doses diárias de outros opioides, o que requer atenção cuidadosa durante os cálculos de conversão de opioides (Tabelas 3, 4 e 5).

TABELA 3 Doses equianalgésicas dos principais opioides

Dose oral	Analgésico	Dose parental
100	Codeína	60
150	Tramadol	150
-	Fentanil	0,1
15	Morfina	5
-10	Oxicodona	-

TABELA 4 Tabela para conversão entre morfina e fentanil transdérmico

Morfina EV/SC	Morfina VO	Fentanil transdérmico
20-40 mg	60-120 mg	25 mcg/h
45-75 mg	135-225 mg	50 mcg/h
80-105 mg	240-315 mg	75 mcg/h
110-135 mg	330-405 mg	100 mcg/h

TABELA 5 Tabela para conversão entre morfina e metadona

Morfina dose diária VO	Taxa de conversão	Exemplo
30-90 mg	4:1	30 mg de morfina = 7 mg de metadona
91-300 mg	8:1	300 mg de morfina – 35 mg de metadona
301-600 mg	10:1	400 mg de morfina = 35 mg de metadona

Morfina

A morfina é o protótipo dos opioides potentes, sendo metabolizada no fígado. É um fármaco hidrossolúvel, o que faz que sua absorção pela via oral seja incompleta. Após absorção pela via oral, a morfina é conduzida à circulação portal, com consequente diminuição de sua potência analgésica, quando comparada à administração parenteral.

ATENÇÃO

A biodisponibilidade oral da morfina é de 1/3 do total administrado. Assim, quando estiver convertendo a via da administração de VO para parenteral deve-se dividir a dose por três; já em sentido oposto, ou seja, de parenteral para VO, deve-se multiplicar a dose em uso por três.

A morfina não é o opioide de primeira escolha em pacientes com flutuação da função renal pelo risco de acúmulo de metabólitos tóxicos. Como a glucuronidação sofre pouco impacto da função hepática, até mesmo pacientes que estão próximos ao coma hepático podem tolerar adequadamente esse analgésico.

PECULIARIDADES DO USO DOS OPIOIDES

Uma maneira relativamente segura de prescrever opioides pela via parenteral é a infusão contínua pela via endovenosa com o uso de bombas de infusão elétricas e elastoméricas. Deve-se considerar, entretanto, que a dor aguda é um evento dinâmico e, assim sendo, as necessidades de analgesia podem variar rapidamente em função do tempo. Outro recurso mais refinado é a analgesia controlada pelo paciente (ACP), que oferece analgesia em conformidade às necessidades variáveis do indivíduo. Evita-se, assim, a ocorrência dos indesejáveis picos de concentração plasmática. A APC tem por finalidade manter, e não estabelecer, a analgesia e otimizar a demanda de analgésicos à sensibilidade do paciente promovendo interatividade entre o paciente e o tratamento. Com a APC o paciente também pode prever eventos dolorosos (deambulação, curativos, banho) e receber analgesia antecipadamente, o que promove a deambulação precoce e consequentemente facilita a recuperação. Outras vias, como a peridural, têm sido utilizadas com sucesso como alternativas para a infusão de opioides pelo método da ACP.

De maneira geral, a via transdérmica deve ser evitada no período perioperatório, independentemente da técnica analgésica escolhida. Na via transdérmica os analgésicos administrados se acumulam no tecido celular subcutâneo, o que impede um rápido início de ação, assim como um retardo na cessão dos efeitos quando há interrupção da administração. Outras variáveis comuns do período perioperatório como hipotermia, vasoconstrição periférica e edema também podem contribuir como variabilidade farmacodinâmica e imprevisibilidade do tempo de início de ação e duração da analgesia.

ADJUVANTES NO TRATAMENTO DA DOR

A associação de técnicas analgésicas farmacológicas e não farmacológicas relaciona-se à redução do consumo de opioides e de efeitos colaterais. Dentre as medidas não farmacológicas destacamos a fisioterapia, a deambulação precoce, o uso racional da sonda gástrica e a reintrodução alimentar em curto tempo.

Os fármacos adjuvantes são aqueles prescritos visando otimizar o efeito analgésico dos opioides, tratar efeitos adversos, tratar sintomas associados, tratar tipos específicos de dor ou tratar sintomas que exacerbam a dor. Podem ser prescritos com outros fármacos, em todos os degraus da escada analgésica.

Os gabapentinoides figuram entre as mais promissoras opções dos adjuvantes, melhorando a analgesia em repouso e ao movimento e reduzindo o consumo de opioides no período perioperatório, mas aumentam a incidência de distúrbios visuais e de sedação. Eles também reduzem os efeitos adversos dos opioides, como náuseas e vômitos e retenção urinária. Tanto a gabapentina como a pregabalina são capazes de reduzir a dor pós-operatória e as necessidades de opioides no período pós-operatório. No caso da gabapentina, a dose sugerida varia entre 600 e 900 mg, sem provável benefício em doses maiores.

Efeitos semelhantes têm sido observados com o uso de antidepressivos duais, como a duloxetina, evidenciando melhora da qualidade da recuperação pós-operatória e redução do consumo pós-operatório de opioides. Também, cetamina há muito tem sido utilizada em anestesia, mas mais recentemente seu uso no período perioperatório tem se mostrado benéfico, ocorrendo redução do consumo de opioides, melhor qualidade de analgesia e controle de náusea e vômitos.

VIAS ESPINAIS EM DOR PÓS-OPERATÓRIA

Essas são vias eficazes no tratamento da dor pós-operatória, uma vez que analgésicos encontram aí seus receptores. Os opioides são o pilar da analgesia neuroaxial, porém sua administração por essa via pode causar depressão respiratória, sedação, náusea, vômitos, prurido, retenção urinária e diminuição da motilidade gastrointestinal. Muitos desses efeitos são mais frequentes com a morfina e, até certo ponto, relacionados à dose.

ATENÇÃO

Depressão respiratória de início tardio, que ocorre mais de duas horas após administração do fármaco, e que se acredita ser resultado da disseminação cranial de opioides, é vista com mais frequência quando opioides hidrofílicos, como morfina e hidromorfona, são administrados pelas vias espinais.

A incidência de depressão respiratória com o fentanil, opioide lipofílico, administrado pela via peridural, foi relatada em 1,4% dos casos. Os fatores de risco para depressão respiratória incluem doses mais altas, aumento da idade, obesidade e coadministração de opioides sistêmicos ou sedativos.

A associação de anestésicos locais aos opioides é quase mandatória, especialmente no uso de infusões contínuas. Em baixas concentrações eles potencializam o efeito analgésico do opioide, sem que ocorra incidência significativa de bloqueio motor. É interessante ressaltar que o fenômeno de tafilaxia se estabelece rapidamente para esses fármacos.

Os fármacos alfa-2 agonistas atuam como analgésicos no corno dorsal da medula espinhal, embora também haja efeitos periféricos, e podem ser empregados pelas vias espinais. Os efeitos adversos sistêmicos são predominantemente centrais, tendo destaque a sedação e a hipotensão. Não há indícios de neurotoxicidade quando a clonidina sem conservantes é administrada pela via subaracnóidea.

DOR CRÔNICA PÓS-OPERATÓRIA

A dor crônica pós-operatória é uma complicação indesejada que pode afetar até 50% dos pacientes cirúrgicos. Como toda complicação, o diagnóstico precoce e a prevenção são fundamentais. Dentre as estratégias para prevenção destaca-se a identificação dos fatores de risco a cada paciente. Dentre as estratégias preventivas há a preferência pela técnica cirúrgica menos invasiva, otimização da analgesia durante todo o período perioperatório e intervenção psicológica pré-operatória com foco nos fatores de risco psicossociais e cognitivos.

RESUMO FINAL

A dor pós-operatória é uma complicação comum, autolimitada, previsível e geralmente pode ser facilmente tratada. O controle inadequado da dor está associado a maior risco do desenvolvimento de dor crônica pós-operatória, redução das reservas fisiopatológicas e consequentemente exacerbação/descompensação de comorbidades. O tratamento inadequado da dor contribui para morbidade no período perioperatório, retarda a reabilitação, aumenta o tempo de internação e os custos hospitalares, além de gerar insatisfação no paciente.

Serviços especializados no tratamento da dor aguda vem sendo criados no ambiente hospitalar com o objetivo de otimizar tanto os processos de avaliação como de tratamento da dor pós-operatória. O tratamento da dor pós-operatória deve envolver a educação do paciente, avaliação sistemática da dor do paciente, analgesia multimodal e planejamento adequado da analgesia durante o período de internação e após a alta hospitalar. O tratamento deve ser individualizado e os efeitos adversos, antecipados e prevenidos. Os fármacos adjuvantes não devem ser esquecidos. Eles estão associados com melhor qualidade da analgesia, redução do consumo de opioides e melhor tratamento de possíveis efeitos adversos.

Apesar de todas as medidas, pode haver a cronificação da dor. A prevenção da dor crônica pós-operatória inicia-se na abordagem proativa do sintoma, com o adequado tratamento na fase aguda, a escuta ativa/educação do paciente e utilização de técnicas multimodais.

REFERÊNCIAS

1. Merskey H, Bogduk N. Classification of chronic pain: descriptions of chronic pain syndromes and definitions of pain terms. 2nd ed. Seattle: IASP; 1994.
2. Raja SN, Carr DB, Cohen M, Finnerup NB, Flor H, Gibson S, et al. The revised International Association for the Study of Pain definition of pain: concepts, challenges, and compromises. Pain 2020;161(9):1976-82.

3. Australian and New Zealand College of Anaesthetists, Faculty of Pain Medicine. Acute pain management: scientific evidence [Internet] 2020. [citado 16 mar. 2023]. Disponível em: https://www.anzca.edu.au/resources/college-publications/acute-pain-management/apmse5.pdf
4. Sinatra R. Causes and consequences of inadequate management of acute pain. Pain Med Malden Mass. 2010;11(12):1859-71.
5. Brennan F, Carr DB, Cousins M. Pain management: a fundamental human right. Anesth Analg. 2007;105(1):205-21.
6. Gregory J, McGowan L. An examination of the prevalence of acute pain for hospitalised adult patients: a systematic review. J Clin Nurs. 2016;25(5-6):583-98.
7. Haanpää M, Attal N, Backonja M, Baron R, Bennett M, Bouhassira D, et al. NeuPSIG guidelines on neuropathic pain assessment. Pain. 2011;152(1):14-27.
8. Morone NE, Weiner DK. Pain as the fifth vital sign: exposing the vital need for pain education. Clin Ther. 2013;35(11):1728-32.

2

Dor aguda no trauma e no queimado

Samantha Ottoni Adolphsson

DESTAQUE DO TEMA

1. A dor não é apenas uma sensação desagradável a ser evitada; quando não tratada de maneira adequada, é associada ao aumento de complicações.
2. O manejo adequado da dor aguda previne o desenvolvimento de dor crônica e de desordens psiquiátricas, além de auxiliar no tratamento durante a internação.
3. Apesar de se conhecer o impacto negativo fisiológico e financeiro do inadequado controle da dor aguda, muitos pacientes ainda sofrem com dor de moderada a severa após traumas.
4. É recomendado o uso de anestesia regional sempre que possível.
5. Não utilizar opioide em monoterapia.
6. Associar terapias farmacológicas a não farmacológicas.
7. Indicado o uso de analgésicos não opioides de horário, salvo se contraindicado.
8. A utilização de analgesia multimodal tem efeito para reduzir o consumo de opioide, fundamental para esses pacientes que possuem um risco aumentado de dependência.

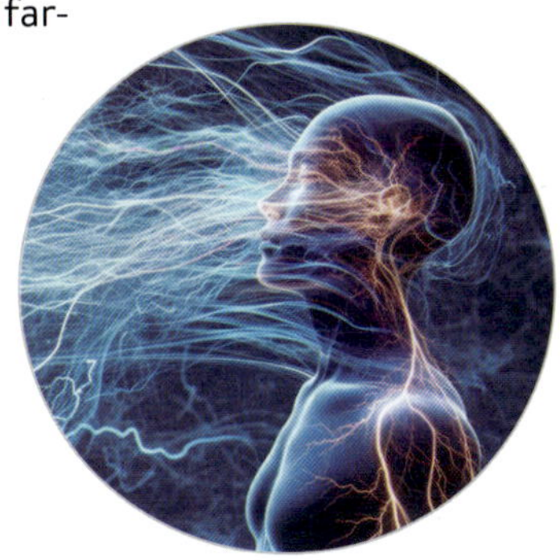

DIRETRIZES EM DESTAQUE

TABELA 1 Diretrizes em destaque

	Tratamento	Observações
Fratura de arcos costais	▪ Paracetamol ou dipirona de horário. ▪ Anti-inflamatórios não hormonais (AINH) de horário. ▪ Relaxantes musculares. ▪ Anestesia regional (AR): bloqueio paravertebral, epidural, plano dos eretores da espinha (ESP) e intercostal. ▪ Lidocaína em emplastros – quando AR contraindicada. ▪ Opioide de resgate. ▪ Cirurgia para fixação na dor refratária.	▪ Dor mal controlada resulta em aumento da morbimortalidade. Está associada a alteração da mecânica ventilatória, hipoventilação, troca gasosa prejudicada e aumento no risco de pneumonia. ▪ Pacientes com mais de 65 anos ou pacientes com 3 ou mais fraturas de arcos costais estão sob risco aumentado e deve-se sempre considerar AR.
Fratura de quadril em idosos	▪ AR como base da analgesia desde a admissão hospitalar até o período pós-operatório. ▪ AR pode ser realizada inclusive no atendimento pré-hospitalar. ▪ Utilizar bloqueio da fáscia ilíaca, nervo femoral ou bloqueio PENG.	▪ AR é efetiva em reduzir a dor e o espasmo do quadril, reduzindo a administração de opioide. ▪ AR não é contraindicada mesmo nos pacientes anticoagulados.
Amputação	▪ Sempre que possível utilizar AR. ▪ Utilizar gabapentinoides para tratar a dor fantasma. ▪ Antidepressivos e antagonista NMDA. ▪ Uso de opioides é controverso. ▪ Não farmacológica: terapia em espelho e estimulação elétrica transcutânea.	▪ É dividida em: (1) dor do membro fantasma – neuropática (2) dor do coto. ▪ Prevalência da dor no membro fantasma é de 50% a 80%. ▪ Risco aumentado em pacientes que experimentam dor antes da amputação e dor aguda após a amputação. ▪ Tratar a dor aguda de maneira agressiva, reduzindo a dor pré e pós-amputação, utilizar sempre que possível AR.

(continua)

TABELA 1 Diretrizes em destaque (*continuação*)

	Tratamento	Observações
Trauma raquimedular (TRM)	▪ Primeira linha para tratamento de dor neuropática: gabapentinoides e antidepressivos tricíclicos. ▪ Segunda linha: tramadol. ▪ Terceira linha: opioides fortes. ▪ Terapia infusional com lidocaína e/ou cetamina. ▪ Emplastros de lidocaína, capsaicina ou toxina botulínica são recomendados apenas para dor no nível da lesão, no qual mecanismos periféricos podem estar envolvidos. ▪ Espasticidade: baclofeno, tizanidina, diazepam e dantrolene.	▪ A dor pode ser: (1) nocieptiva: dor em regiões com a inervação sensorial preservada. (2) neuropática: causada por lesão do sistema somatossensorial. ▪ Dor neuropática se divide em dor no nível da lesão (pode ser periférica ou central) e dor abaixo do nível da lesão (central). ▪ Dor neuropática de forte intensidade é preditor de baixa qualidade de vida. ▪ 2/3 dos pacientes vítimas de TRM apresentam dor e 65% desenvolvem espasticidade.
Queimados	▪ Gabapentina deve ser utilizada para tratar o prurido. ▪ AR utilizada nas áreas doadoras e queimaduras localizadas. ▪ Para queimaduras pequenas iniciar com dipirona/paracetamol ou AINHs de horário. ▪ Para queimaduras moderadas a severas, os opioides devem ser iniciados em associação com essas outras drogas. ▪ Considerar início precoce de metadona.	▪ Por conta do alto risco de tolerância e hiperalgesia induzida por opioides (HIO), é mandatória a utilização de terapia multimodal. ▪ Opioides de ação ultracurta devem ser evitados como medida para a prevenção do desenvolvimento de HIO. ▪ Tratamento do prurido deve ser uma das prioridades na abordagem do queimado pelo impacto desse sintoma persistente, irritante e implacável.

DOR AGUDA NO PACIENTE QUEIMADO

Pacientes queimados vivenciam dor de forte intensidade desde o momento da lesão, podendo permanecer por meses ou até anos após a alta hospitalar. Portanto, o tratamento da dor é fundamental para todos os pacientes vítimas de queimaduras. A dor nessa população é um grande desafio, devido a sua natureza complexa. Podendo ser nociceptiva, neuropática ou mista. Ademais, apesar do manejo da dor ser reconhecido como componente fundamental no acompanhamento de pacientes queimados, ela segue sendo subtratada.

O controle da dor no paciente queimado, quando não alcançado, pode estar associado ao desenvolvimento de dor crônica[1] e transtornos psiquiátricos como depressão, estresse pós-traumático e até ideação suicida. O descontrole álgico também dificulta os cuidados com as feridas, aumenta a imobilidade, o risco de infecção e está associado a internações mais prolongadas.

O tratamento da dor no paciente queimado exige uma terapia individualizada, incluindo monitorização frequente da dor, reavaliações e ajustes medicamentosos. A avaliação da dor deve ocorrer em todas as fases do tratamento de modo a flagrar as flutuações que ocorrem ao longo do dia e da internação.

Pacientes grandes queimados podem apresentar uma resposta farmacocinética e farmacodinâmica alterada para diversas drogas. A perda de plasma associada à sua diluição pela infusão de fluidos contribui para a redução da concentração da albumina. O contrário passa-se com a alfa-1-glicoproteína ácida, que tem sua concentração aumentada em pacientes queimados. Ocorre também aumento no volume de distribuição de várias drogas, como propofol e fentanil.

Na fase aguda da injúria, entre 0 e 48 horas, apesar de adequada ressuscitação volêmica, ocorre queda do débito cardíaco e do fluxo sanguíneo renal e hepático. Essas alterações vão reduzir a eliminação e a metabolização de algumas drogas. Após essa fase, inicia-se a fase hiperdinâmica, em que há aumento do débito cardíaco e do fluxo sanguíneo do fígado para os rins. Nesse momento, drogas que dependem do fluxo sanguíneo nesses órgãos para sua eliminação terão seu *clearance* aumentado, demandando doses maiores.

Em conclusão, mudanças nas dosagens usuais ou a completa exclusão de algumas drogas podem ser necessárias a fim de garantir a efetividade e evitar toxicidade.

Quadro clínico

A intensidade máxima da dor geralmente ocorre em locais de perda cutânea e nas áreas doadoras. Conforme acontece a regeneração dos tecidos, os pacientes podem vivenciar um grande desconforto, frequentemente descrito como sensação de prurido. Esse estímulo é conduzido pelas fibras amielínicas tipo C. O tratamento do prurido deve ser uma das prioridades na abordagem do paciente queimado pelo impacto desse sintoma persistente, irritante e implacável. Ele também afeta emocionalmente o paciente, podendo gerar depressão e ansiedade. Soma-se a isso o risco de, durante o processo de friccionar a pele, ainda em processo de recuperação, novas lesões ocorrerem. A incidência de prurido pós-queimadura é alta e varia de 80% a 100% dos pacientes. O tratamento deve ser realizado com o uso de gabapentinoides, principalmente a gabapentina, podendo ser associada a anti-histamínicos e agentes emolientes tópicos.

Tratamento

O manejo inicial da dor no paciente queimado deve ser feito de acordo com a avaliação da área de superfície afetada, do grau de queimadura, da idade do paciente e suas comorbidades. Com esses dados, é possível estimar a dor e planejar a terapia inicial.[2] Nos momentos seguintes, deve ser avaliada a resposta do paciente e alterar a terapia de acordo com a necessidade individual. Em queimaduras pequenas, pode-se iniciar o tratamento com dipirona, paracetamol ou AINH de horário. Nos casos de queimaduras moderadas a severas, os opioides devem ser iniciados em associação com essas outras drogas. Durante a avaliação da dor, os pacientes devem ser examinados à procura de causas específicas e tratáveis de dor como curativos apertados, edema e dores associadas à postura.

É importante enfatizar ainda que os pacientes vítimas de queimadura necessitam de avaliação constante do quadro álgico e reavaliação da analgesia. Isso porque, esses pacientes apresentam durante o acompanhamento variações na intensidade da dor de acordo com a fase do tratamento.

TABELA 2 Manejo do paciente queimado

Background pain	Dor de base, presente mesmo no repouso do paciente. Causada pela lesão tecidual.	Deve ser tratada desde a admissão do paciente. Medicações prescritas de horário. A via utilizada pode ser oral, venosa, transdérmica, subcutânea ou intradérmica. Objetivando controlar a dor em repouso.
Dor incidental	Dor gerada durante a troca de curativos, procedimentos cirúrgicos, fisioterapias ou até mesmo mobilizações.	Associada com ansiedade e componente de evitação. Tratada com doses extras de opioides. Pode ser necessária a associação com drogas sedativas como propofol, midazolam ou cetamina. Após os procedimentos pode ocorrer um aumento da dor em repouso, necessitando do aumento da dose na analgesia fixa. Área doadora pode apresentar dor intensa: considerar o uso de AR contínua ou não. Área que recebe os enxertos frequentemente apresenta melhora da dor após a cobertura.
Breakthrough pain	Caracterizada por exacerbação transitória e espontânea da dor.	Deve ser tratada desde a admissão e é de difícil controle. Opioides de ação rápida devem ser prescritos para o controle dessa dor. Considerar cetamina de aplicação nasal. Utilizar doses de resgate aplicadas pela equipe de enfermagem ou analgesia controlada pelo paciente (ACP).

DOR AGUDA NO PACIENTE VÍTIMA DE TRAUMA

A lesão traumática pode resultar de diversos mecanismos, e cada um pode gerar uma série variável de lesões. A maioria das vítimas de trauma experimenta dor. A dor aguda pode interferir na função respiratória, aumentar a demanda metabólica, prejudicar a cicatrização de feridas, interferir na imunidade e reduzir a mobilidade. Dor de severa intensidade pode causar doença tromboembólica secundária ao desenvolvimento de um estado de hipercoagulabilidade, além de risco aumentado de infecção pelo prejuízo na imunidade desses pacientes. Interfere ainda na satisfação dos pacientes, aumenta as taxas de readmissão e o tempo de internação. Indivíduos com quadros álgicos intensos referem frequentemente desespero, isolamento, ansiedade e privação de sono. O manejo inadequado da dor atrasa o retorno ao trabalho, piora a qualidade de vida, aumenta o risco de estresse pós-traumático e desenvolvimento de dor crônica. Apesar de todas as evidências destacando a importância do controle álgico, os médicos ainda se mostram relutantes em tratá-la de maneira enérgica.

Pacientes politraumatizados podem sofrer com as consequências do acidente por tempo prolongado, um ano após o acidente 51% dos pacientes têm dificuldade em realizar as atividades da vida diária de maneira independente e 58% apresentam ainda dor relacionada ao trauma[3]. Diversos fatores estão relacionados com a cronificação da dor aguda: (1) dor aguda inicial de forte intensidade, (2) presença de desordens psiquiátricas, (3) abuso de substância, (4) idade avançada, (5) sexo feminino, (6) escolaridade baixa, (7) expectativa baixa para a resolução do quadro doloroso, (8) redução do nível de atividade, (9) tempo de internação prolongado, (10) intervenções cirúrgicas, (11) separação conjugal, (12) estresse pós-traumático, (13) histórico de abuso sexual e (14) sono e repouso alterados.[4]

Avaliação adequada e frequente da dor é fundamental para seu manejo. Os pacientes devem ser monitorados ao longo do tempo a fim de avaliar a resposta às intervenções terapêuticas realizadas. O relato do paciente sobre sua dor é o mais confiável e deve-se sempre tentar que seja obtido.

Tratamento

O tratamento da dor nos pacientes vítimas de trauma é complexo. É de grande importância que os centros de trauma desenvolvam protocolos (Tabela 1) e fluxos para o manejo da analgesia, incluindo um grupo de profissionais dedicados ao manejo da dor aguda. Além de condução multimodal, com a utilização da anestesia regional. Fornecer acompanhamento da dor através de um serviço de dor aguda (SDA) organizado é o ideal. Estes têm se tornado cada vez mais presentes nos hospitais e aumentado seu valor de diversas formas, como: educando pacientes e profissionais da área da saúde, coordenando cuidados através de múltiplos departamentos, identificando e tratando pacientes com risco de complicações pela dor ou pelo uso de opioides. Os SDA melhoram os escores de dor, a qualidade do cuidado e aumentam a satisfação do paciente.

O conceito de analgesia multimodal deve ser aplicado em toda a linha de cuidado, alterando as drogas de acordo com a fase do tratamento e consequentemente mitigando o perfil de risco de cada medicação.

TABELA 3 Estratégia de analgesia multimodal no paciente de trauma[5]

Fase do cuidado	Estratégia multimodal
Pré-hospitalar	Estratégias não farmacológicas (posicionamento, imobilização por tala, gelo e tranquilizar) Analgésicos de curta duração (morfina, fentanil, cetamina) Anestesia regional
Departamento de Emergência	Estratégias não farmacológicas (posicionamento, imobilização, gelo e tranquilizar) Paracetamol/dipirona + AINH Dor forte: opioide venoso forte, cetamina, AINH Dor localizada: anestesia regional
Perioperatório	Estratégias não farmacológicas (posicionamento, imobilização, gelo e tranquilizar) Anestesia regional Opioide Cetamina AINH Paracetamol/dipirona Alfa-2 agonista Lidocaína
Terapia Intensiva	Estratégias não farmacológicas (posicionamento, imobilização, gelo e tranquilizar) Opioide Anestesia regional Cetamina Alfa-2 agonista AINH Paracetamol/dipirona Outros adjuvantes, escolha orientada pela clínica, como gabapentinoides e antidepressivos
Enfermaria	Estratégias não farmacológicas (posicionamento, imobilização, gelo e tranquilizar) Paracetamol/dipirona Outros adjuvantes, escolha orientada pelos sintomas (antiepiléticos, antidepressivos) AINHs (atenção ao uso prolongado) Opioide oral Anestesia regional

AINH: anti-inflamatórios não hormonais.

TRATAMENTO FARMACOLÓGICO

Opioides

Os opioides têm um papel fundamental na dor aguda e constituem a droga mais eficaz na dor de moderada a forte. Essas drogas, por sua grande variedade, sua estabelecida eficácia e seu custo baixo, são padrão de comparação para a efetividade no tratamento da dor nociceptiva aguda forte.

Apesar de os opioides serem efetivos em aliviar a dor em múltiplas áreas do corpo simultaneamente, característica importante nesses pacientes, eles são pouco efetivos para o tratamento da dor dinâmica.

A terapia com opioide deve ser individualizada e ajustada de maneira contínua por conta da resposta pessoal e do perfil de efeitos adversos dessas drogas.[6] Estes podem ser menores como constipação, coceira e náusea, podendo chegar à depressão respiratória e à morte. Sempre que possível, devem ser administrados via oral.

Opioides são o pilar no manejo da dor nas unidades de terapia intensiva. A maioria dos *guidelines* recomenda a infusão contínua de opioides venosos nos pacientes em ventilação mecânica (VM). Eles são importantes para prevenir a dor, controlar a assincronia com o ventilador e reduzir a agitação. Entretanto, a titulação inadequada pode rapidamente gerar acúmulo da droga. A redução do uso de opioide pode facilitar o desmame da VM e o retorno à função normal do intestino.

Complicações gastrointestinais são comuns nos pacientes em uso de opioide, e a prescrição de um laxativo associado é recomendada na ausência de contraindicações. A disfunção gastrointestinal no pós-operatório (DGPO) é causa comum de atraso na alta hospitalar após cirurgias de todos os tipos. Técnicas de anestesia regional e outras estratégias multimodais estão associadas com a redução de DGPO.[7]

O uso prolongado de opioides predispõe para o desenvolvimento de tolerância, podendo ser necessário o escalonamento das doses. A rotação de opioides pode ser útil nessa situação. Além disso, esses pacientes também podem apresentar hiperalgesia induzida por opioides (HIO). Trata-se de um processo fisiológico complexo que pode dificultar os regimes de analgesia baseados em opioides. Esses pacientes serão identificados pela piora no alívio da dor, apesar do aumento das doses de opioide. Opioides de ação ultracurta devem ser evitados nos pacientes queimados como medida para a prevenção do desenvolvimento de HIO. Clinicamente pode ser difícil o diagnóstico diferencial entre tolerância e HIO.

Por conta do alto risco de tolerância e HIO, nos pacientes queimados, é mandatória a utilização de uma terapia multimodal. Frequentemente serão usados opioides fracos para o controle da dor em repouso, enquanto opioides fortes podem ser necessários para dores incidentais e *breakthrough pain* – esses podem ser administrados em bolus pela equipe de enfermagem ou através de dispositivos de ACP. Quando bem utilizado, o sistema de ACP é menos associado com depressão respiratória e sobredose[8].

A metadona é um opioide sintético forte com ação antagonista NMDA e constitui-se de excelente alternativa para analgesia nos pacientes tolerantes. Também é utilizada para tratar dependência. O início precoce de metadona nos pacientes queimados em VM parece reduzir os dias em uso de respirador.

O uso prévio de opioides é comum para vítimas de trauma, podendo variar entre 16 e 20% em estatísticas norte-americanas[9]. Nesses pacientes, o uso prévio de opioides contribui para tempo prolongado de internação hospitalar, terapia intensiva e VM. Além disso, indivíduos politraumatizados frequentemente apresentam um perfil de risco aumentado para dependência, se beneficiando de estratégias poupadoras de opioide.

Paracetamol e dipirona

O uso de paracetamol e de dipirona está associado à redução do consumo de opioides. Doses de horário dessas medicações, orais ou venosas, reduzem a demanda de opioide e ajudam a promover uma analgesia multimodal. Podem ser utilizadas como tratamento de primeira linha para queimaduras pequenas e como adjuvantes nas queimaduras maiores.

Anti-inflamatórios não hormonais (AINHs)

Os AINHs atuam através da inibição da ciclo-oxigenase (COX) 1 e 2 para produzir seus efeitos antinociceptivo, antipirético e anti-inflamatório. Quando utilizados com os opioides possuem efeito sinérgico, reduzem a hiperalgesia e têm ação poupadora de opioide. São efetivos e devem sempre ser considerados; entretanto, seu uso é limitado pelo perfil de efeitos adversos, incluindo: gastrite, sangramento e prejuízo na função renal. Os riscos aumentam quando ocorre o uso prolongado. Esses efeitos adversos também variam de acordo com a seletividade para a COX-2. Vale ressaltar que os inibidores seletivos da COX-2 podem aumentar o risco de eventos trombóticos cardiovasculares.

Destaca-se, ainda, que o uso de AINHs na população de trauma pode estar associado a potencial prejuízo na consolidação de fraturas e cicatrização de feridas, devendo ser evitado por períodos prolongados. Em consequência de seus efeitos antiplaquetários, que ocorrem pela inibição da COX-1, essas drogas devem ser utilizadas com cautela em pacientes vítimas de trauma cranioencefálico e hemorragia intracraniana. Adicionalmente, poucos estudos atestam sobre a segurança do uso de AINHs quando considerada a possibilidade de hematoma de enxerto. Em vista disso, esse risco deve ser observado na fase de enxertia dos pacientes queimados.[6]

Gabapentinoides

É recomendado o uso de pregabalina e gabapentina para o tratamento de dor neuropática e doses mais baixas como estratégia poupadora de opioide. Diferentes tipos de trauma podem cursar com lesão do sistema somatossensorial e dor neuropática. Da mesma forma, pacientes queimados possuem lesões difusas dos nociceptores cutâneos e podem apresentar esse tipo de dor. É ainda recomendado seu uso em pacientes com dor refratária. Também podem ser úteis nos pacientes grandes queimados, com uma longa recuperação e dores intensas por tempo prolongado, por conta de sua ação na sensibilização central. Além disso, apresentam eficácia comprovada no tratamento do prurido associado a queimaduras.

A gabapentina deve ser iniciada para tratamento de síndromes álgicas nos pacientes em pós-operatório de toracotomia e pacientes com dor no membro fantasma. A desvantagem do uso dos gabapentinoides na população vítima de trauma advém da ausência de formulações para uso venoso dessas medicações. Ademais, os gabapentinoides possuem absorção seletiva duodenal e pacientes com sondas mais distais podem ter absorção inadequada da droga. Pregabalina e gabapentina possuem eliminação renal e devem ser utilizadas com cautela em pacientes com disfunção renal.

Cetamina

O uso da cetamina em dose subanestésica já é consagrado no tratamento da dor crônica e da depressão severa. Entretanto, nos últimos anos vem ganhando evidência também no tratamento da dor aguda. Possui efeito analgésico efetivo e reduz o consumo total de opioide. A dose terapêutica para uso em pós-operatório varia entre 0,3 e 0,5 mg/kg em *bolus* e 0,1 e 0,4 mg/kg/h. A cetamina é associada a efeitos adversos cardiovasculares, pulmonares, neurológicos e psiquiátricos, entretanto, se mostra bem segura na faixa subanestésica. Os efeitos psicomiméticos são dose-dependentes e ainda podem ser reduzidos pelo uso concomitante de benzodiazepínicos ou propofol. No contexto do tratamento da dor aguda, os efeitos adversos irão limitar as doses utilizadas.

O público que mais se beneficia de seu uso são os pacientes submetidos a cirurgias muito dolorosas, pacientes dependentes ou tolerantes aos opioides e pacientes com apneia do sono[11]. Possui um efeito analgésico efetivo em casos de dores neuropáticas, HIO e hiperalgesia secundária. Essa terapia pode ser utilizada em associação com opioides no contexto da abordagem multimodal. Cetamina deve ser evitada em pacientes que apresentam doença cardiovascular mal controlada, gravidez e doença psiquiátrica associada com psicose. No que diz respeito à função hepática, é contraindicada nos pacientes cirróticos, mas aqueles com insuficiência hepática em menor grau podem ter o uso feito de maneira cautelosa.

Cetamina pode ser utilizada na infusão de ACP em combinação com opioide na dose preconizada de 1 a 5 mg de cetamina para cada 1 mg de morfina ou 20 mcg de fentanil.

Alfa-2 agonistas

Os alfa-2 agonistas possuem ação sedativa, simpaticolítica, ansiolítica e analgésica. Dexmedetomidina e clonidina podem ser utilizados como adjuvantes analgésicos, especialmente nos pacientes muito ansiosos ou com sinais de síndrome de abstinência. Ambas produzem efeito antinoceptivo por mecanismos mediados central e perifericamente. Quando comparadas, a dexmedetomidina tem meia-vida menor, maior afinidade pelo receptor alfa-2 e um perfil hemodinâmico mais favorável. Essas drogas podem ser utilizadas como alternativa aos benzodiazepínicos e opioides, com a vantagem de não haver evidência do desenvolvimento de tolerância ou taquifilaxia. Entretanto, podem estar associados a risco aumentado de hipotensão e bradicardia. Dexmedetomidina reduz a dose requerida de anestésicos, sedativos e analgésicos, constituindo uma opção viável para analgesia e sedação nos pacientes vítimas de trauma, desde que apresentam estabilidade hemodinâmica.

Lidocaína

A lidocaína foi eficaz em reduzir os escores de dor, principalmente quando associada a lesão nervosa. Seu uso não é recomendado como agente de primeira linha, entretanto, deve ser considerado nas dores neuropáticas e casos refratários. Poucos trabalhos investigam a efetividade da lidocaína venosa em pacientes queimados, e, embora pareça reduzir os escores de dor, seu uso não está associado a efeito poupador de opioide, tampouco ele age reduzindo a ansiedade dos pacientes.

Benzodiazepínicos

Os benzodiazepínicos não possuem qualquer ação analgésica, porém reduzem a percepção de dor em pacientes ansiosos e hipervigilantes. Deve sempre ser considerado que essas drogas podem gerar depressão respiratória, dependência e que os pacientes rapidamente desenvolvem tolerância.

Antidepressivos

Os inibidores seletivos da recaptação da serotonina (duloxetina e venlafaxina) e os antidepressivos tricíclicos (amitriptilia e nortriptilina) têm benefício bem estabelecido no tratamento de diversas dores crônicas. A evidência para dor aguda ainda é limitada, entretanto, trabalhos em pacientes queimados já mostraram benefícios.

Anestesia regional

Pode ser categorizada em bloqueios neuroaxiais (peridural e subaracnóideo), bloqueios de nervo periférico e bloqueios de planos fasciais. Sempre que possível, a AR deve ser utilizada, pois trata-se de uma excelente opção poupadora de opioide. Muitos estudos demonstram que a analgesia multimodal utilizando bloqueios contínuos de nervo periférico é superior aos opioides no que diz respeito à efetividade da analgesia.

Os bloqueios de nervos periféricos estão associados com redução do tromboembolismo e complicações cardiopulmonares nos pacientes em pós-operatório. O uso de AR, por seu efeito poupador de opioide, também é efetivo em reduzir o risco de *delirium* em pacientes idosos vítimas de fratura de arcos costais. O bloqueio ESP confere analgesia à parede anterior e posterior do hemitórax, sendo particularmente útil no manejo pós-toracotomia ou na dor relacionada ao trauma torácico e ainda melhora a função respiratória em pacientes com fratura(s) de arco(s) costal(is).

Nos pacientes queimados, suas principais indicações estão relacionadas a queimaduras localizadas e à analgesia da área doadora. Para tanto, pode-se lançar mão de bloqueios contínuos ou de punção única. O bloqueio do nervo cutâneo femoral lateral e o bloqueio da fáscia ilíaca conferem analgesia adequada quando a área doadora é a face anterior e lateral da coxa. Quando considerados os bloqueios contínuos, por conta da permanência de cateteres, o receio por complicações infecciosas é intenso. Embora não haja relatos sugerindo incidência maior de abscesso peridural em pacientes queimados utilizando cateteres, é bem estabelecido na literatura que acessos venosos localizados próximos a áreas de queimadura apresentam uma incidência maior de infecção, o que justifica a monitorização atenta desses cateteres e a consideração da relação custo-benefício.

As contraindicações relativas e absolutas ao bloqueio incluem coagulopatia, dificuldade em posicionar o paciente, necessidade de uso de heparina em doses profiláticas ou terapêuticas, estado mental alterado e risco de instabilidade hemodinâmica por bloqueio simpático associado ao procedimento. Os riscos e benefícios devem ser pesados em cada caso, e *guidelines* utilizados para consulta do risco específico de hematomas em cada contexto.

Pacientes em risco de síndrome compartimental aguda (SCA) devem ser identificados na admissão hospitalar ou no momento da cirurgia e ser monitorizados de perto para identificação dos sinais e sintomas de SCA. As técnicas de analgesia neuroaxial ou regional que conferem bloqueios densos de longa duração, que em muito excedem a duração da cirurgia, devem ser evitadas. Entretanto, bloqueios periféricos em dose única ou contínuos utilizando baixas concentrações de anestésico local e sem o uso de adjuvantes não estão associados ao atraso no diagnóstico de SCA[12].

TRATAMENTO NÃO FARMACOLÓGICO

A terapia farmacológica é essencial no manejo álgico. Contudo, a terapia não farmacológica tem papel importante como adjuvante para o controle da dor. Deve ser oferecida a todos os pacientes em associação com o tratamento farmacológico e necessita ser instituída o mais cedo possível de maneira multidisciplinar por psicólogos, enfermeiros, fisioterapeutas e especialistas em dor.

Sabe-se que depressão e ansiedade afetam a percepção de dor. Ansiedade não controlada pode intensificar a dor do paciente e reduzir a efetividade da terapia medicamentosa. Além disso, esta pode ser referida como dor e vice-versa. A terapia não farmacológica é separada em quatro amplas categorias: (1) terapia cognitivo-comportamental, (2) hipnose, (3) distrativa (realidade virtual), (4) relaxamento (exercícios de respiração, musicoterapia, aromaterapia e massagem). Métodos que possuem a maior evidência científica nessa população são: terapia cognitivo-comportamental, hipnose e realidade virtual.[6]

Na terapia cognitivo-comportamental, os terapeutas trabalham com os pacientes para reformular os pensamentos sobre a dor, por exemplo, esclarecendo que certos estímulos podem doer, porém, não causarão lesões ao paciente. Ela é eficaz no controle da dor e da ansiedade durante a reabilitação e a mais efetiva em abordar a catastrofização.

Hipnose é um estado de consciência alterado caracterizado por aumento da receptividade à sugestão, habilidade de alterar percepções e sensações. Tem sido utilizada durante procedimentos em pacientes queimados, contribuindo para o controle da ansiedade.

A realidade virtual consiste no uso da tecnologia para isolar o paciente do mundo real, deixando sua visão em contato apenas com um ambiente virtual. É utilizado como método distrativo e é efetivo em reduzir a intensidade da dor em pacientes queimados.

A terapia em espelho deve ser utilizada e ensinada aos pacientes submetidos a amputações. Além disso, a imobilização e o alinhamento do membro são medidas efetivas para conferir analgesia em pacientes com fraturas.

Vale ressaltar que não são associados efeitos adversos significativos a essas terapias, constituindo tratamentos efetivos e inofensivos.

REFERÊNCIAS

1. Browne AL, Andrews R, Schung SA, Wood F. Persistent pain outcomes and patient satisfaction with pain management after burn injury. Clin J Pain. 2011;27(2):136-45.
2. Retrouvey H, Shahrokhi S. Pain and the thermally injured patient – a review of current therapies. Journal of Burn Care & Research. 2013;36(2):315-23.
3. Gnass I, Ritschel M, Andrich S, Kuske S, Moschinski K, Herrmann-Frank A, et al. Assessment of patient-reported outcomes after polytrauma: protocol for a systematic review. BMJ Open. 2018;8:e017571.
4. Trevino C, Harl F, deRoom-Cassini T, Brasel K, Litwack K. Predictors of chronic pain in traumatically injured hospitalized adult patients. J Trauma Nursing. 2014;21(2):50-6.
5. Ball J (ed). Best practices guidelines for acute pain management in trauma patients. American College of Surgeons: ACS trauma quality programs; 2020.
6. Romanowski KS, Carson J, Pape K, Bernal E, Sharar S et al. American burn association guideline on the management of acute pain in the adult burn patient: a review of the literature, a compilation of expert opinion, and next steps. J Burn Care Res. 2020;41(6):1129-51.
7. Jones J, Southerland W. The importance of optimizing acute pain in the orthopedic trauma patient. Orthop Clin N Am. 2017;48:445-65.
8. James DL, Jowza M. Principles of burn pain management. Clin Plastic Surg; 2017.
9. Karamchandani K, Klick J, Dougherty M, Bonavia A, Allen S, Carr Z. Pain management in trauma patients affected by the opioid epidemic: a narrative review. J Trauma Acute Care Surg. 2019;87(2)430-9.
10. Castro RJA, Leal PCL, Sakata RK. Pain management in burn patients. Rev Bras Anestesiol. 2013;63(1):149-58.
11. Schwenk ES, Viscusi ER, Buvanendran A, Hurley RW, Wasan AD, Narouze S, et al. Consensus guidelines on the use of intravenous ketamine infusions for acute pain management from the American Society of Regional Anesthesia and Pain Medicine, the American Academy of Pain Medicine, and the American Society of Anesthesiologists. Reg Anesth Pain Med. 2018;43: 456-66.
12. Nathanson MH, Harrop-Griffiths W, Aldington DJ, Forward D, Mannion S, Kinnear-Mellor RGM, et al. Regional analgesia for lower leg trauma and the risk of acute compartment syndrome. Guideline from the Association of Anaesthetists. Anaesthesia. 2021;(76):1518-25.

3

Analgesia controlada pelo paciente

Olympio de Hollanda Chacon Neto
Cinthia Passos Damasceno

DESTAQUE DO TEMA

1. Os opioides mais comuns podem ser administrados em bombas de analgesia controlada pelo paciente.
2. A incidência de efeitos colaterais com o uso dos cateteres periféricos é menor quando comparada às técnicas de analgesia sistêmica (via venosa) ou de neuroeixo (via peridural).
3. Soluções administradas pela via peridural são a segunda forma mais comum de analgesia controlada pelo paciente, sendo mais frequentemente utilizadas na dor aguda pós-operatória.

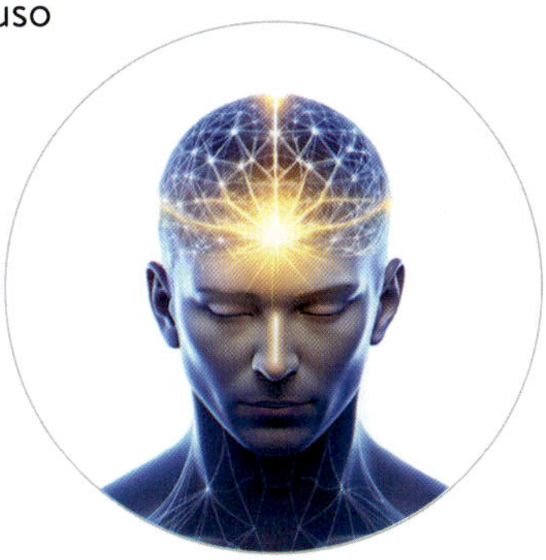

INTRODUÇÃO

As bombas para analgesia controlada pelo paciente (*PCA*, em inglês) vêm sendo comercializadas desde 1976, sendo um dispositivo eficaz para entrega de medicações analgésicas sob demanda pelo paciente, seguindo programação prévia, pela equipe de controle da dor. As medicações administradas para controle álgico no método, "se necessário" ou "a critério médico", promovem analgesia inadequada em pelo menos 50% dos pacientes[1].

Tais bombas podem ser instaladas em quadros de dores agudas, pós-operatórias, analgesia de parto, crônicas e crônicas agudizadas (dor disruptiva). As vias de administração das medicações podem ser intravenosa, peridural, cateter de nervo periférico e transdérmica, sendo que os anestésicos locais e os opioides representam as principais medicações utilizadas. Por fim, as bombas de PCA demonstram analgesia superior quando comparadas à analgesia administrada por outros métodos, fornecendo maior satisfação ao paciente.

ENTENDENDO A ANALGESIA CONTROLADA PELO PACIENTE

Em 1963, Roe demonstrou que pequenas doses de opioides, administradas por via intravenosa, eram mais efetivas do que quando administradas por via intramuscular. Em seguida, Sechzer, pioneiro da analgesia controlada pelo paciente, avaliou a analgesia obtida pela administração de pequenas doses intravenosas de opioides pela enfermagem *versus* por um dispositivo, sendo a primeira opção mais cara e impraticável. Em seu estudo, foram administradas pequenas doses de meperidina, intravenosa, com posterior avaliação da concentração plasmática e dos escores de dor do paciente, a fim de se demonstrar a curva dose *vs.* efeito para analgésicos opioides. Um pequeno aumento na dose de meperidina administrada (3-5%) reduziu a dor de modo eficaz, isto é, a menor concentração associada à redução dos níveis de dor recebeu a terminologia de concentração analgésica mínima efetiva (MEAC, em inglês). A analgesia mínima é atingida quando se titula o opioide até a MEAC. Sabe-se que a concentração efetiva analgésica é variável entra os indivíduos, principalmente naqueles que fazem uso de opioides cronicamente[2] (Figura 1).

Existem dois pré-requisitos para se obter uma analgesia efetiva (Figura 2):

- Individualizar e titular a dose de opioide até alívio da dor e se estabelecer a MEAC analgésica.
- Manter a concentração plasmática do opioide constante, para se evitar picos, ou efeitos adversos e vales, ou escapes de dor[3].

VARIÁVEIS NA PROGRAMAÇÃO DE UMA BOMBA DE PCA

- Dose inicial ou de carregamento: dose inicial, administrada clinicamente pelo assistente, para titulação da medicação, a fim de se atingir a concentração analgésica efetiva.
- Fluxo: taxa de infusão contínua da solução desejada, através do dispositivo escolhido.

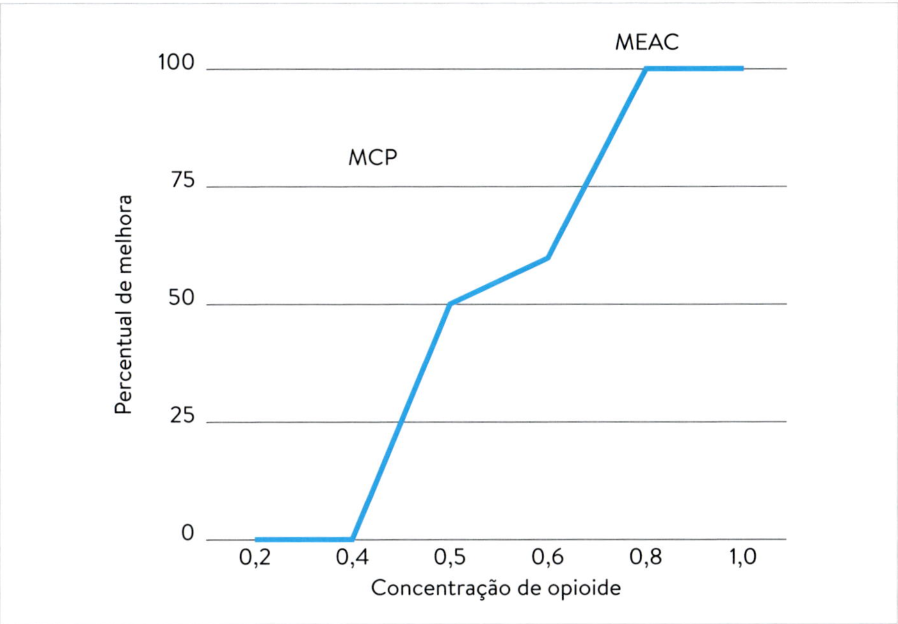

FIGURA 1 Representação teórica da titulação de opioides na curva dose vs. resposta. No eixo "x", demonstra-se a concentração plasmática de opioides (MCP). No eixo "y", a resposta analgésica obtida.

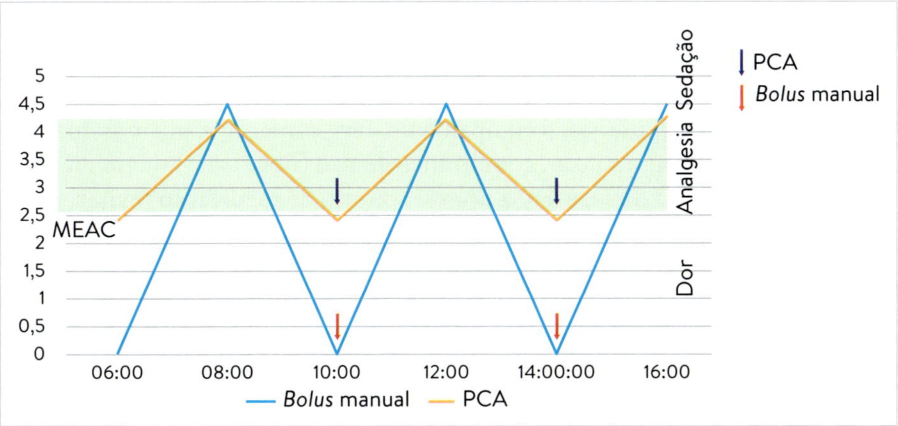

FIGURA 2 O gráfico compara dois métodos de administração de analgésicos. Seta para baixo (vermelha): administração em *bolus* manual intermitente (*bolus* clínico). Seta para baixo (preta): *bolus* de PCA (doses baixas e frequentes). A área sombreada (verde) representa a faixa alvo de analgesia do paciente. *Bolus* intermitentes alternam entre períodos com alta concentração (efeitos colaterais) e baixa concentração (dor) de analgésicos. Contudo, com o uso da PCA, o paciente se apresenta na maior parte do tempo dentro da faixa analgésica, sem escapes de dor.

- *Bolus*, PCA *bolus* ou *bolus* clínico: alíquota da solução administrada, após o acionamento do paciente, sendo de livre demanda, obedecendo à programação estabelecida.
- Intervalo (*lock*): período programado em que não há administração de fármaco quando solicitado pelo paciente. É um mecanismo de segurança, sendo um intervalo mínimo entre os *bolus* solicitados pelo paciente. É baseado no tempo de início de ação do fármaco.
- Limite (1 hora ou 4 horas): estabelece o limite máximo de medicação administrada num período de 1 hora ou 4 horas, a depender do dispositivo. É considerado um recurso para aumentar a segurança no uso da bomba.

PCA: MODELO IDEAL

Existem algumas características que suportariam o equipamento ideal de analgesia controlada pelo paciente[4]:

- Programável: as bombas de PCA devem ser microprocessadas, sendo possível configurar uma programação, com doses corretas, intervalos entre doses e limites de doses administradas de acordo com o montante programado e tempo.
- Interface intuitiva e portabilidade: as bombas devem ter interface de fácil programação, revisão e acesso ao histórico de consumo de medicações durante o período de uso. Além disso, devem ser de fácil transporte e deslocamento com o paciente, evitando que esse fique restrito ao leito devido ao equipamento.
- Mecanismos de segurança: o equipamento deve conter mecanismos de segurança em sua programação, com limites de uso (dose total) de medicação, assim como travas de segurança no reservatório de medicação (evitar manipulação indevida), e alarmes em caso de oclusão, fluxo com baixa resistência, término de solução e carga da bateria.
- O dispositivo deve conter modos de programação com *background* de infusão contínua, *bolus* ao acionamento (PCA *bolus*), fluxo contínuo com PCA, *bolus* intermitente e fluxo contínuo com *bolus* intermitente, além da possibilidade de *bolus* programados.
- O aparelho deverá armazenar, além da programação, o histórico de acionamentos e a quantidade total de medicação administrada pelo paciente no período de 24 horas.

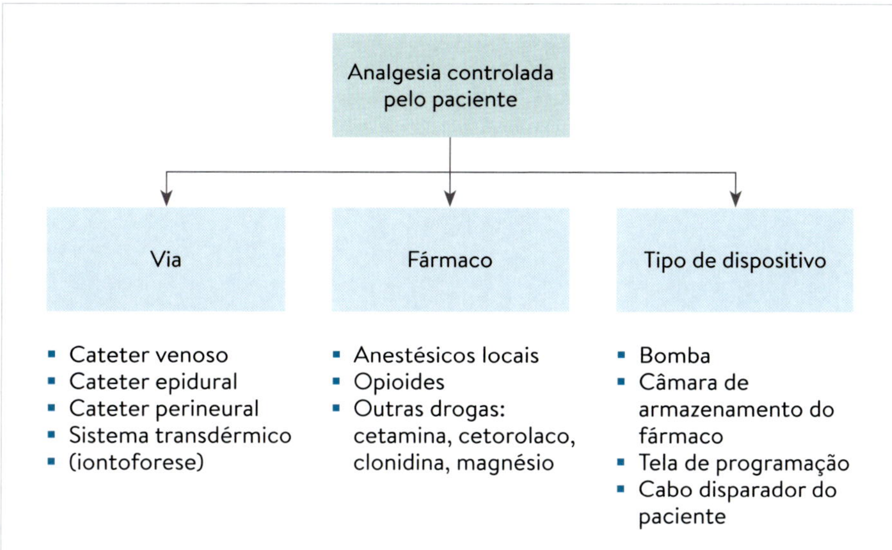

FIGURA 3

TIPOS DE PCA

Via venosa

Os opioides mais comuns podem ser administrados em bombas de analgesia controlada pelo paciente. Morfina é o opioide mais utilizado e estudado nas administrações em PCA. Vale ressaltar que os opioides agonistas totais ligam-se aos receptores , sem efeito-teto; contudo, existe um limite para evitar efeitos colaterais, como sedação e depressão respiratória, sendo esse a dose mínima para se obter analgesia[5]. Todos os opioides têm o mesmo perfil de efeitos colaterais; contudo, existem individualidades entre eles. Agonistas-antagonistas (nalbufina, p. ex.) se ligam a receptores , apresentando efeito-teto analgésico, assim como efeitos colaterais, como depressão respiratória; porém, seu uso em analgesia controlada pelo paciente não é comum.

Há ainda a possibilidade de administração de outras medicações, como cetamina, clonidina, anti-inflamatórios, como cetorolaco, sulfato de magnésio e lidocaína, associadas ou não aos opioides.

TABELA 1 Possibilidades de soluções para administração por via venosa

Opioide	PCA *bolus*	Intervalo (*lock*)	Limite em 1 hora	Infusão contínua
Morfina	1-2 mg	5-10 minutos	5-10 mg	0-2 mg/h
Fentanil	20-50 mcg	5-10 minutos	50-100 mcg	0-50 mcg/h
Sufentanil	4-6 mcg	5-10 minutos	10-20 mcg	0-8 mcg/h
Metadona	1-2 mg	10-20 minutos	3-5 mg	0,5-1 mg/h

Via peridural

Soluções administradas pela via peridural são a segunda forma mais comum de analgesia controlada pelo paciente, sendo mais frequentemente utilizadas na dor aguda pós-operatória[5]. Existe uma série de vantagens ao se utilizar a analgesia controlada pelo paciente, em comparação à infusão contínua, por via peridural:

- Analgesia superior.
- Maior autonomia e satisfação do paciente.
- Menor consumo de anestésicos locais.
- Menores efeitos colaterais sistêmicos (náuseas e vômitos) e periféricos (bloqueios simpático e motor).

Há também a possibilidade de se associar a infusão contínua de fármacos à programação da bomba de PCA. Dessa maneira, o paciente recebe analgesia contínua associada a *bolus* por demanda, otimizando os efeitos fisiológicos do bloqueio de neuroeixo.

TABELA 2 Possiblidades de soluções para administração por via peridural

Anestésico local	Infusão contínua (mL/h)	PCA *bolus*	Intervalo (*lock*)	Limite em 1 hora
Bupivacaína (0,05%-0,125%)	3-10	2-4	15-20 minutos	4
L-Bupivacaína (0,05%-0,125%)	3-10	2-4	15-20 minutos	4
Ropivacaína (0,1-0,2%)	3-10	2-4	15-20 minutos	4
(+) Fentanil 10-20 mcg/mL ou sufentanil 2-4 mcg/mL.				

Via perineural

A analgesia controlada pelo paciente por via periférica (nervos e plexos) pode ser considerada um divisor de águas no controle da dor pós-operatória. Sabe-se que os cateteres peridurais representam o protótipo da analgesia sob demanda por uma via alternativa à sistêmica, com seu uso amplamente difundido. No entanto, para procedimentos cirúrgicos de extremidades, como cirurgias ortopédicas e vasculares, os cateteres de nervo periférico se tornam uma opção interessante[6].

A incidência de efeitos colaterais com o uso dos cateteres periféricos é menor quando comparada às técnicas de analgesia sistêmica (via venosa) ou de neuroeixo (via peridural), tais como prurido, retenção urinária, depressão respiratória, hipotensão arterial, sedação, náuseas e vômitos[7].

TABELA 3 Possiblidades de soluções para administração por via perineural

Anestésico local	Infusão contínua (mL/h)	PCA *bolus*	Intervalo (*lock*)	Limite em 1 hora
Bupivacaína (0,125%)	5-10	2,5-10	30-60 minutos	2
L-bupivacaína (0,125%)	5	3	15 minutos	4
Ropivacaína (0,2%)	3-6	4-6	20-60 minutos	3

INDICAÇÕES E BENEFÍCIOS NO USO DE PCA

São descritas a seguir as principais indicações ao uso da analgesia controlada pelo paciente, a fim de melhor controle da dor, garantia de bem-estar, rápida recuperação pós-operatória, dentre outras[8]:

- Paciente com necessidade de analgesia por mais de 24 horas.
- Dor aguda pós-operatória:
  - Cirurgias ortopédicas: quadril, coluna e joelho.
  - Cirurgias abdominais: laparotomias.
  - Toracotomias.
  - Cirurgias de reconstrução: cervicofaciais e de mama.
- Grandes queimados.
- Dores crônicas agudizadas.
- Dores relacionadas ao câncer.

CONTRAINDICAÇÕES AO USO DE PCA[8]

Relativas:

- Insuficiências renal e hepática.
- Paciente em terapia antitrombótica (peridural).

- Coagulopatias prévias (peridural).
- Síndrome da apneia obstrutiva do sono (venosa).

Absolutas:

- O paciente é incapaz de entender o objetivo e funcionamento da analgesia controlada.
- Infecções sistêmicas ou no local de instalação da bomba de PCA.
- Alergia às medicações administradas.
- Queimaduras ou trauma no local de instalação da bomba.
- Déficit neural prévio no nervo a ser instalado o cateter de nervo periférico.
- Aumento da pressão intracraniana, nos casos de cateter peridural.

FATORES DE RISCO AO USO DE PCA

A despeito dos inúmeros benefícios que a analgesia controlada pelo paciente fornece, há de se considerar que sua indicação deve respeitar alguns preceitos básicos para evitar possíveis complicações e desfechos desfavoráveis[9].

- Seleção inadequada de pacientes, por exemplo, que não compreendem o funcionamento do dispositivo.
- Prescrição inadequada de medicações ou de suas concentrações.
- Falhas de programação da bomba.
- Manipulação inadequada do dispositivo.
- Reações adversas aos fármacos utilizados.
- Funcionamento impróprio do equipamento.
- Ativação da bomba por outra pessoa que não o paciente.

USO DE PCA EM SITUAÇÕES ESPECIAIS

Crianças

A analgesia controlada pelo paciente pode ser implementada em crianças acima de 4 a 6 anos de idade que são submetidas a procedimentos dolorosos, como correção de escoliose e reparo de *pectus excavatum*, já que possuem capacidade de compreensão do dispositivo. Além disso, para as crianças incapazes de compreender ou lidar com o conceito, a PCA por procuração (administrada principalmente por enfermeiros) pode ser um método seguro e eficiente no controle da dor nesta população, exceto em crianças que sofrem de distúrbios no desenvolvimento neuropsicológico. As infusões de opioides em crianças são úteis, mas a dosagem e a titulação adequadas requerem supervisão rigorosa pela equipe assistencial[10].

Idosos

Os pacientes idosos representam uma proporção cada vez maior de pacientes cirúrgicos. O manejo da dor pós-operatória deve se concentrar na minimização dos efeitos adversos relacionados à polifarmácia e à prevenção de situações indesejáveis como *delirium*, atraso na reabilitação pós-operatória, íleo adinâmico e queda do estado geral. Em pacientes idosos saudáveis, a titulação não deve ser muito diferente daquelas soluções utilizadas na população adulta. Entretanto, para pacientes acima de 90 anos e que apresentem fragilidade, recomendam-se protocolos com uso de doses inferiores e maiores tempos de bloqueio no acionamento das bombas[11].

Obesos

Pacientes obesos com apneia obstrutiva do sono (SAOS) apresentam risco aumentado de obstrução das vias aéreas superiores e requerem monitoramento rigoroso. A obesidade prolonga a meia-vida de eliminação de medicamentos lipofílicos como fentanil e sufentanil. A morfina pode ser utilizada com cautela nesses pacientes devido ao potencial risco de resultar em diferentes concentrações teciduais, além de uma diminuição significativa na depuração de seus metabólitos ativos. A PCA, na sua modalidade de administração somente por *bolus* clínico, é um método seguro e eficaz nessa população. No entanto, recomenda-se uma monitorização mais intensiva[12].

Gestantes

A analgesia intravenosa controlada pelo paciente em gestantes pode ser uma alternativa eficaz para minimzar a dor durante o trabalho de parto. O uso de remifentanil, um opioide de ação curta e com metabolismo independente do fígado e dos rins, demonstrou-se particularmente útil nos últimos anos. Fornece analgesia rápida com alta satisfação em comparação a outros opioides. Apesar dos possíveis riscos relacionados ao uso de opioides, a PCA em gestantes pode ser uma alternativa segura para a mãe, feto e recém-nascido, com a presença de poucos efeitos colaterais, como sedação, náuseas e vômitos[13].

Pacientes portadores de dor crônica

Pacientes tolerantes a opioides necessitam de ajustes adicionais ao usar PCA venosa como principal fonte de analgesia. Esses pacientes têm necessidades significativamente mais altas em comparação àqueles que não foram expostos previamente a tais medicações por um tempo prolongado. A titulação pós-operatória inicial pode ser difícil e desafiadora, já que frequentemente será necessário uso de doses adicionais de infusão intravenosa contínua até que se chegue a um controle de dor satisfatório, e sem a presença de efeitos colaterais indesejáveis. Sendo assim, o monitoramento dessa população também deve ser mais rigoroso[8].

CASOS CLÍNICOS

Caso clínico A

Paciente de 46 anos, sexo feminino, hipertensa, ex-tabagista, portadora de um carcinoma ductal invasivo com metástase para coluna torácica e presença de instabilidade desta. Paciente fazia uso de tramadol 100 mg 8/8 horas, gabapentina 600 mg 6/6 horas, amitriptilina 25 mg à noite. Apresentava dor disruptiva, EVN: 9/10. Foi indicada artrodese de coluna torácica em 4 níveis por instabilidade apresentada. No intraoperatório, foi submetida à anestesia geral, sendo utilizados sufentanil 50 mcg, cetamina 0,5 mg/kg, clonidina 1 mcg/kg, cetoprofeno 100 mg, dipirona 2 g e dexametasona 4 mg, sem intercorrências no procedimento. Ao término da cirurgia, a paciente despertou com dor moderada, recebendo 4 mg de morfina intravenosa. Optou-se por prescrição de bomba de PCA intravenosa, com solução de morfina na concentração de 1 mg/mL. Seguiu-se com a seguinte programação: infusão contínua ausente, *bolus* clínico de 2 mg, intervalo de 5 minutos, limite em 1 hora de 2 acionamentos. No dia seguinte, na sua visita, a paciente referiu dor leve ao repouso, EVN: 3/10, e dor forte à inspiração profunda ou tosse, EVN: 8/10. Checou-se o histórico da bomba e encontrou-se: 63 solicitações com 48 doses recebidas. O que fazer?

Caso clínico B

Paciente de 56 anos, sexo masculino, etilista, tabagista, portador de adenocarcinoma de pulmão em lobo médio de pulmão direito, sendo submetido à lobectomia por toracotomia convencional em 5º espaço intercostal, associada à instalação de dreno torácico. Manejo intraoperatório realizado com anestesia combinada, sendo feito bloqueio peridural em nível de T5-T6, com administração via epidural de morfina 2 mg e fentanil 100 mcg e, posteriormente, *bolus* com

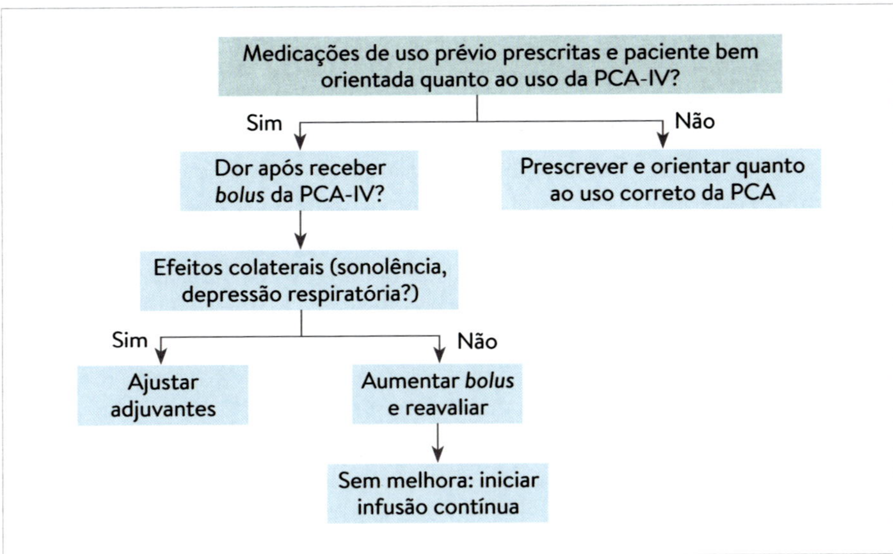

FIGURA 4 Fluxograma – caso clínico A.

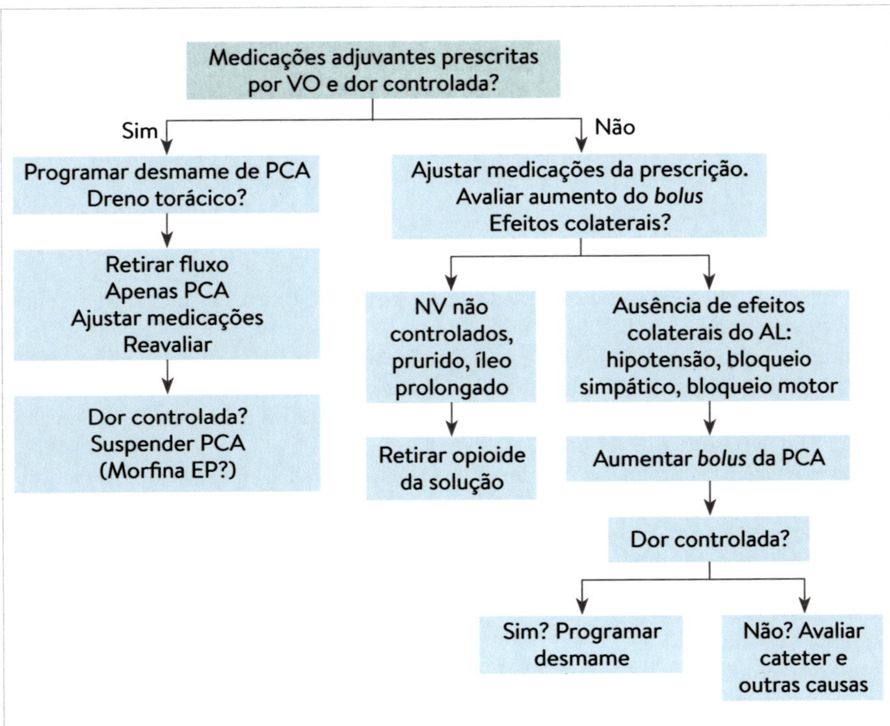

FIGURA 5 Fluxograma – caso clínico B.

bupivacaína 0,25%, 10 mL antes do início do procedimento. Recebeu adjuvantes no intraoperatório como dexmedetomidina 0,2 mcg/kg/h, cetoprofeno 100 mg, dipirona 2 g, dexametasona 4 mg, sem intercorrências durante o procedimento. Ao final, instalada bomba de PCA peridural com solução de bupivacaína 0,1% e fentanil 10 mcg/mL, com a seguinte programação: infusão contínua de 5 m/h, bolus clínico de 3 mL, intervalo de 15 minutos, limite em 1h de 4 acionamentos. Paciente despertou sem dor e foi encaminhado para a SRPA. No dia seguinte, paciente referiu ausência de dor ao repouso e dor leve, EVN: 3/10, ao tossir. Porém, referiu prurido intenso e dois episódios eméticos. No histórico da PCA, houve 6 solicitações, com 6 doses recebidas. O que fazer?

REFERÊNCIAS

1. Grass JA. Patient-controlled analgesia. Anesth Analg. 2005;101(5Suppl):S44-S61.
2. Austin KL, Stapleton JV, Mather LE. Relationship between blood meperidine concentrations and analgesic response: a preliminary report. Anesthesiology. 1980;460-63.
3. Ferrante FM CB. Patient-controlled analgesia: a historical perspective. In Ferrante FM OGCB. Patient-controlled analgesia. Boston: Blackwell; 1990. p. 3-9.
4. Ja G. Patient-controlled analgesia. Anesth Analg. 2005;S44-S61.
5. Schug SA TJ. Safety assessment of postoperative pain management by an acute pain service. Pain. 1993;387-91.
6. Aguirre J; ADMICABSB. The role of continuous peripheral nerve blocks. Anesthesiol Res Pract. 2012;560879.
7. Gasparini JR, Mello SSD, Marques RS, Saraiva RÂ. Analgesia pós-operatória plexular contínua: estudo dos efeitos colaterais e do risco de infecção dos cateteres. Rev Bras Anestesiol. 2008;602-13.
8. Motamed C. Clinical update on patient-controlled. Analgesia for acute postoperative pain. Pharmacy. 2022;22.
9. Ashmawi H, et al. Analgesia controlada pelo paciente. In: Irimar Posso GMLMC. Tratado de anestesiologia da SAESP. São Paulo; 2011.
10. Sharp D, Jaffrani A. A PRISMA systematic review on the safety and efficacy of patient-controlled analgesia (PCA) in pediatrics. J Pediatr Nurs. 2021;219-23.
11. Aubrun F, Marmion F. The elderly patient and postoperative pain treatment. Best Pract Res Clin Anaesthesio. 2007;109-27.
12. Levin A, Klein SL, Brolin RE, Pitchford DE. Patient-controlled analgesia for morbidly obese patients: an effective modality if used correctly. Anesthesiology. 1992;857-8.
13. M. Van de Velde BC. Remifentanil for labor analgesia: an evidence-based narrative review. Int J Obst Anesthesia. 2016;66-74.

Dor no paciente crítico: unidade de terapia intensiva

George Miguel Goes Freire
Cecilia Leon Calderon
Gabriele Veiga de Lima Barbosa
Georgiana Sousa Freire
Bruna Scheidt Gregianin

DESTAQUE DO TEMA

1. Os pacientes em terapia intensiva podem sentir dor devido a uma situação circunstancial, como punções para gasometrias, aspirações de vias aéreas ou ainda por um pós-operatório de uma cirurgia, um politraumatismo, queimaduras, dor oncológica ou qualquer outro procedimento invasivo realizado na unidade de terapia intensiva (UTI)[1].
2. Os pacientes sofrem de dores de diferentes graus causadas por diversas origens. Esse sintoma é frequente em UTI com incidência de cerca de até 50%[2]. Nesse local, a dor crônica pode surgir em até 33% da população em virtude do manejo inadequado da dor aguda, que é um fator de risco para o surgimento da dor crônica.

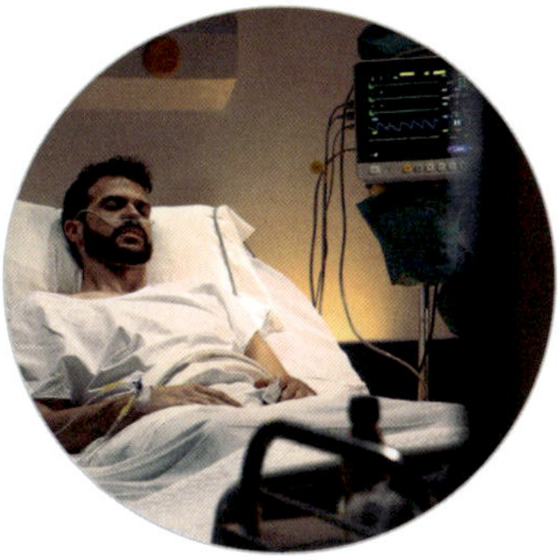

INTRODUÇÃO

Uma das grandes dificuldades observadas é que o paciente na UTI não é capaz de comunicar seu estado de dor. Tem se utilizado para avaliação a pupilometria, alterações no Índice Bispectral ou sinais de eletroencefalografia, mas ainda é preciso estudos para validar estas técnicas[3].

Uma oportunidade para melhorar a experiência dos pacientes é o manejo da dor por meio de abordagens multimodais. Uma estratégia para melhorar a experiência dos pacientes em uma UTI é o manejo da dor por meio de abordagens multimodais – abordaremos neste capítulo as diversas medicações utilizadas na UTI.

CONTROLE DA DOR

Em relação à avaliação da dor e sobre o uso da analgesia, um resumo das principais recomendações das diretrizes baseadas em evidências inclui:

- Os sinais vitais sozinhos não devem ser usados para avaliação da dor.
- A analgesia deve ser administrada antes de procedimentos dolorosos.
- Os níveis de sedação devem ser titulados para nível leve em vez de sedação profunda.
- É preciso fazer uso de medicações apropriadas para o manejo da dor, agitação e *delirium*.

Uma estratégia de sedação e analgesia é promover o sono e estabelecer uma rotina diurna e noturna com abordagem de equipe interdisciplinar.

Os opioides intravenosos são recomendados como tratamento de primeira linha para o controle da dor em pacientes de UTI.

Dentro do ambiente de UTI pode ser difícil identificar a dor de um paciente, pois muitos deles estão sedados, sonolentos, agitados, entre outras condições que impossibilitam que o próprio paciente refira sua dor. Porém, a identificação da dor está diretamente relacionada ao tratamento adequado; por isso, medidas alternativas foram desenvolvidas para o reconhecimento da dor naqueles que estão impossibilitados de falar[4,5].

Pacientes que estão com nível de consciência adequado e com a capacidade de falar preservados podem ser questionados quanto a sua dor por meio da escala numérica (variando de zero a dez) ou escala visual analógica de dor[4].

Nos pacientes incapazes de se comunicar as escalas validadas para avaliação de dor são chamadas de "Ferramentas de Avaliação de Comportamento". Dentre elas, temos duas escalas mais utilizadas e validadas para esse propósito, a *Behavioral Pain Scale* (BPS) e a *Critical-Care Pain Observation Tool* (CPOT). Existe ainda uma variação da BPS para pacientes não intubados, a *Behavioral Pain Scale – Nonintubated* (BPS-NI)[4,6].

Os sinais vitais como taquicardia e hipertensão são sensíveis, mas não específicos para a identificação de dor nesses pacientes e não devem ser utilizados de maneira isolada[4].

TABELA 1 Escalas validadas para avaliação da dor[6]

Escala	Itens avaliados	Pontuação
BPS	1. Expressão facial (1-4) 2. Movimento de braços (1-4) 3. Sincronia com ventilação mecânica (1-4)	3 (sem dor) a 12 (dor máxima)
BPS-NI	1. Expressão facial (1-4) 2. Movimentos dos braços (1-4) 3. Vocalização (1-4)	3 (sem dor) a 12 (dor máxima)
CPOT	1. Expressão facial (0-2) 2. Movimentos do corpo (0-2) 3. Tensão muscular (0-2) 4. Tolerância ao ventilador (se o doente entubado) ou vocalização (se o doente extubado) (0-2)	0 (sem dor) a 8 (dor máxima)

BPS: *Behavioral Pain Scale*; BPS-NI: *Behavioral Pain Scale – Nonintubated*; CPOT: *Critical-Care Pain Observation Tool.*

ANALGESIA MULTIMODAL

Apesar da preocupação com seus efeitos colaterais (depressão respiratória, piora do delirium, constipação), os opioides continuam sendo a classe medicamentosa mais utilizada no ambiente de terapia intensiva para o controle de dor[4]. A analgesia multimodal consiste no uso de várias estratégias analgésicas medicamentosas e não medicamentosas para tratamento de dor, possibilitando redução do uso de opioides e de seus efeitos colaterais[4]. Dentre as medidas não farmacológicas podemos citar fisioterapia, terapia ocupacional, acupuntura, psicoterapia, dentre outras técnicas que não entram no foco de nossa discussão[5,7].

Dentre as opções farmacológicas de terapia multimodal, além de opioides, podemos lançar mão do uso de medicações como dipirona, paracetamol, anti-inflamatórios não esteroidais (AINES), dexmedetomidina, quetamina e lidocaína[4,5,7].

ANALGÉSICOS NÃO OPIÁCEOS

Dipirona e paracetamol

Analgésicos comuns, a dipirona e o paracetamol são muito utilizados no controle da dor leve, como adjuvantes aos opioides e como antitérmicos no ambiente de terapia intensiva por apresentarem um bom perfil de segurança com poucos efeitos colaterais[5,6,8,9].

A dipirona, ou metamizol, é um derivado da pirazolona, apresenta propriedade analgésica e antiespasmódica. Sua ação analgésica é por mecanismo de ação não totalmente esclarecido, mas envolve efeitos antinociceptivos diversos como inibição da ciclo-oxigenase (COX) e estímulo de receptores canabinoides endógenos.

Não é utilizada em países como Estados Unidos, Inglaterra e Austrália pelo risco raro, porém grave, hematológico de agranulocitose[9]. A dose recomendada é de 1.000 mg a 2.000 mg por até quatro vezes ao dia[10].

Paracetamol, ou acetominofeno, atua com inibição central da COX, também possui ação analgésica e antitérmica, porém não possui ação anti-inflamatória como outros inibidores da COX. Assim como a dipirona, também pode ser administrado de maneira oral e endovenosa. Seu principal efeito colateral é a hepatotoxicidade, porém seu risco é maior quando a dose máxima de 4.000 mg por dia é excedida[11].

Anti-inflamatórios não esteroidais (AINES)

Atuam na inibição da síntese de prostaglandinas via enzima COX, com efeito analgésico, antitérmico e anti-inflamatório. São classificados por sua seletividade a inibição da enzima COX, podendo ser não seletivo, de seletividade intermediária a COX-2 ou com seletividade para inibição de COX-2. Possuem efeito analgésico com baixo potencial de abuso ou tolerância, porém tem seu uso restrito por conta de efeitos colaterais como sangramento do trato gastrointestinal, piora da função renal, aumento do risco cardiovascular e alterações hematológicas, e esses efeitos variam conforme o grau de inibição da COX-2 e condições inerentes ao próprio paciente[11]. Seu uso deve ser cauteloso e individualizado, podendo ser uma boa opção de adjuvante analgésico em pacientes jovens, sem comorbidades com quadro de dor aguda associada a processo inflamatório, porém com tempo limitado de uso[7,11].

Dexmedetomidina

Agonista potente e seletivo do receptor alfa2, tem efeito sedativo, analgésico, ansiolítico e simpatolítico com nenhuma ou mínima interferência no drive respiratório[6,12]. O mecanismo de ação exato envolvido na analgesia ainda é incerto, mas acredita-se que ocorre por modulação do corno posterior da medula espinhal[12]. Parte de seu efeito analgésico também está associado ao efeito ansiolítico e à redução na percepção da dor[6].

É uma medicação muito utilizada em ambiente de terapia intensiva para sedoanalgesia leve a moderada e controle de ansiedade, principalmente por não interferir na mecânica ventilatória, porém, quando utilizada exclusivamente para controle de dor, recomenda-se associação com opioide[7,12]. Os principais efeitos colaterais relacionados a essa medicação são hemodinâmicos, como bradicardia e hipotensão, mas geralmente são efeitos dose-dependentes e mais evidentes quando realizada em *bolus*, podendo ser atenuados quando utilizamos doses menores com aumento gradativo da medicação[12].

Cetamina

Tem efeito analgésico e sedativo dissociativo com principal mecanismo de ação o de antagonismo não competitivo com o receptor NMDA atuando também na liberação de serotonina e norepinefrina e na interação com receptores opioides delta e mu[7,13]. Estudada e mais utilizada como terapia adjuvante no manejo de dor pós-operatória com o objetivo de reduzir o consumo de opioide, seu uso em ambiente de terapia intensiva vem crescendo por seu perfil de segurança cardiovascular, pois sua ação simpatomimética eleva a frequência cardíaca e a pressão arterial[4,13]. Além disso, possui outros efeitos benéficos como broncodilatação. É uma medicação segura e com poucos efeitos colaterais, dentre eles os mais comuns são alucinações e sonhos vívidos, podendo ser atenuados com o uso concomitante de benzodiazepínicos[13]. A dose analgésica recomendada é de 1-2 mcg/kg/min, iniciando-se em doses mais baixas como 0,05 mcg/kg/min e titulando conforme a resposta analgésica do paciente[4,13]. Seu uso é recomendado como adjuvante a terapia com opioides[4].

Lidocaína

Anestésico loco-regional e da classe terapêutica dos antiarrítmicos, a lidocaína em infusão endovenosa contínua ainda é pouco utilizada no ambiente de terapia intensiva como analgésico[14]. Seu mecanismo de ação principal é o bloqueio dos canais de sódio, mas em infusão contínua seu efeito analgésico ocorre pela modulação dos canais de cálcio e receptores NMDA, suprimindo potenciais de ação de fibras neuronais lesionadas[8,11]. Possui ainda efeito anti-inflamatório com alguns estudos mostrando benefício em seu uso no controle de dor principalmente em pacientes no pós-operatório de cirurgia abdominal[8,14]. A dose recomendada para essa finalidade é de 1,5 mg/kg/h em infusão contínua por até 24 h – essa dose é considerada baixa e, portanto, de baixo risco para efeitos colaterais[8,11]. Efeitos de toxicidade são maiores na população com disfunção renal e hepática prévia, devendo haver cautela com esse grupo de pacientes com monitorização dos principais sinais e sintomas de intoxicação e, se presentes, sua infusão deve ser descontinuada. Os principais são: parestesia perioral, distúrbios audiovisuais, gosto metálico, rebaixamento do nível de consciência, bradicardia, alargamento do QRS, náuseas e vômitos[11].

Seu benefício é maior no controle da dor em pacientes de pós-operatório em uso de opioides, com estudos demonstrando redução no escore de dor, redução na dose necessária de opioides e ausência de interferência no funcionamento intestinal[11].

OPIOIDES

Atualmente, a recomendação é priorizar o tratamento da dor antes da sedação na terapia intensiva para garantir o conforto e o mínimo de sedativos necessários, com evidência de redução do tempo de internação[4]. Os opioides continuam sendo a principal classe medicamentosa utilizada no controle de dor moderada a forte em pacientes críticos, e a principal via de administração é a endovenosa[7,8]. A dose deve ser individualizada e titulada conforme cada paciente com o uso da menor dose possível para o controle adequado da dor a fim de mitigar os efeitos colaterais mais comuns como constipação e íleo metabólico, apneia, mioclonias, piora do *delirium*, além de hiperalgesia, tolerância e dependência[4,7].

Tramadol e codeína

Ambos são opioides utilizados para o manejo de dor moderada no ambiente de terapia intensiva e possuem efeitos analgésicos equivalentes. O tramadol é um agonista mu parcial com atividade GABA central, catecolaminérgica e serotoninérgica; ele pode ser utilizado como analgésico ou também no manejo de desmame de opioides. A codeína é um opioide fraco, com baixa afinidade ao receptor opioide mu. Seu potencial analgésico é aproximadamente 50% o da morfina, e ela pode ser utilizada de maneira isolada ou em combinação com paracetamol para manejo de dor fraca a moderada[15].

Morfina e fentanil

A morfina tem sido a droga de escolha para alívio de dor no pós-operatório imediato, tanto pelo baixo custo quanto por sua excelente eficácia. Uma pesquisa inglesa mostrou que a morfina foi prescrita para controlar a dor em quase 50% das UTIs pesquisadas. Por sua metabolização hepática e excreção renal, a morfina pode ter efeito prolongado em pacientes com disfunção renal e, por isso, é importante ter cautela com a dose prescrita nos pacientes críticos[16].

O fentanil é cem vezes mais potente que a morfina endovenosa; ele é metabolizado no fígado e não se degrada em metabólitos ativos, sendo assim, é seguro para ser usado em pacientes com disfunção renal. Quando administrado em *bolus*, tem uma meia-vida consideravelmente curta (30-60 minutos), porém, quando usado em bomba de infusão contínua, leva ao acúmulo do fármaco no organismo, aumentando sua meia-vida para em torno de 9-16 horas. O fentanil não foi associado à liberação de histamina, e, por isso, ele tem sido recomendado como analgésico de escolha para pacientes instáveis hemodinamicamente[16].

Foi realizado um estudo sobre o uso de remifentanil e fentanil no ambiente de terapia intensiva e não foi evidenciada diferença de tempo de ventilação mecânica quando comparados entre si, porém ambas as medicações minimizam o tempo de ventilação quando comparadas ao uso de propofol ou midazolam[17].

O uso do remifentanil possui curto tempo de ação (em torno de um minuto), tem meia-vida curta (de dois a três minutos), o que possibilita uma titulação adequada, não tem efeitos cumulativos e conta com recuperação rápida após suspensão da infusão contínua. Quando tratamos de pacientes com disfunção renal, não necessitamos reajustar dose, mas, quando discutimos disfunção hepática, os pacientes são propensos a terem maior sensibilidade, porém sua taxa de metabolização não é alterada[18].

Apesar de todos os pontos positivos descritos sobre o uso de remifentanil, há também desvantagens. A curta duração do fármaco cria a necessidade de uso de outro analgésico, e, além disso, ele tem uma potente indução a hiperalgesia[3]. O custo do remifentanil é maior que os demais opioides comumente usados[18].

A escolha do melhor opioide e sua dose para cada paciente está relacionada a muitos fatores, como as propriedades farmacocinéticas, farmacodinâmicas e a avaliação individualizada de cada paciente. Manejar a dor de uma forma multimodal, com fármacos adjuvantes, consegue reduzir a dose de opioide usada e, assim, seus efeitos colaterais.

Metadona

A metadona possui apresentação via enteral e injetável, tem uma meia-vida que varia entre 5-130 horas, sua metabolização é hepática (pelo citocromo p450) e isso pode potencializar ou reduzir seu efeito, a depender da interação medicamentosa presente. Por exemplo: fluconazol, inibidores da protease do HIV-1, fluvoxamina (entre outros antidepressivos) podem aumentar a concentração sérica da metadona, levando a um maior efeito do fármaco; já a rifampicina, carbamazepina e fenitoína (entre outros anticonvulsivantes) estimulam a eliminação dela, reduzindo, assim, seu efeito. Por esses motivos, a atenção deverá ser redobrada quando o intensivista optar pelo uso desse fármaco, tanto no perfil de paciente para o qual a metadona será administrada quanto na dosagem dela. Reavaliações e reajustes de dose com certa frequência é importante para evitar possíveis efeitos adversos, como: depressão respiratória, síndrome serotoninérgica, arritmias cardíacas (prolonga intervalo QT), intoxicações, dentre outros[20].

A metadona tem um papel interessante no manejo da dor do paciente crítico, pois ela conta com boa biodisponibilidade oral, levando a um rápido início de ação e tempo de ação prolongada. É relativamente barata e pode ser usada com segurança nos pacientes com disfunção renal e em hemodiálise, porém nos pacientes com insuficiência hepática deve ser usada com cautela, uma vez que eles podem evoluir com aumento da meia-vida do fármaco, sendo importante reduzir dose ou aumentar intervalo entre as administrações.

MANEJO DE DOR NEUROPÁTICA

Medicamentos como gabapentina, carbamazepina e pregabalina associados ao uso de opioides são fortemente recomendados para o tratamento de dor neuropática[21].

Apesar de ter sido desenvolvida inicialmente como anticonvulsivante, a gabapentina apresenta propriedades analgésicas interessantes. Esse fármaco foi estudado (assim como a pregabalina) no tratamento de dor neuropática em pacientes no período perioperatório, uma vez que a dor incisional é nociceptiva e neuropática. Alguns estudos demonstraram que, quando a gabapentina e a pregabalina foram administradas em doses repetidas, foram associadas a escores mais baixos de dor e, consequentemente, menor uso de opioides. Porém, quanto maior a dose de qualquer medicamento, maior a chance de apresentar efeitos colaterais, e nesse caso os efeitos colaterais incluem: sonolência, tontura, náuseas e alterações visuais[16].

Em pacientes com disfunção renal, devemos ficar atentos quanto à dose e ao intervalo entre elas, pois a excreção da gabapentina e da pregabalina é realizada via renal.

PCA

Patient-controlled analgesia ou PCA se refere ao processo no qual o paciente é capaz de decidir quando e quanto de analgésico irá receber. Esse método de alívio da dor usa um dispositivo de infusão que permite aos pacientes que se autoadministrem os medicamentos prescritos[22]. Nos estudos realizados comparando o benefício do uso da PCA sobre a administração usual de opioides (pela equipe de enfermagem), temos resultados não concordantes; alguns estudos afirmam benefício da PCA, porém outros não mostram diferença nenhuma entre os métodos usuais[23]. A diferença ou a falta de diferença nos desfechos analisados nesses estudos podem ser difíceis de detectar, pois as amostras desses estudos são pequenas. Outro fator que também divergiu foi que a dose de resgate da PCA foi diferente da dose de resgate administrada pela equipe de enfermagem, podendo resultar em melhor resolução da dor, independentemente da modalidade escolhida[24].

Quando prescrevemos uma PCA, devemos incluir alguns parâmetros como: dose de infusão contínua, dose de *bolus*, intervalo de bloqueio entre as doses, limites de dose conforme o tempo e, claro, os medicamentos a serem administrados (sempre levando em consideração o status clínico de cada paciente de maneira individualizada).

Um ponto que pode preocupar quanto ao uso da PCA é o fato de ela ser "capaz" de mascarar possíveis cenários, por exemplo, bexigoma, síndrome compartimental abdominal, dor torácica secundária a tromboembolismo pulmonar ou até infarto agudo do miocárdio[25]. Por isso, principalmente quando lidamos com pacientes críticos, o exame físico e a avaliação frequente da dor são extremamente importantes. Quando há uma mudança no número de acionamentos da PCA ou uma alteração inesperada no local manipulado previamente, uma investigação mais cuidadosa é justificada. Mas, apesar dessa preocupação, a PCA ainda é considerada um método extremamente aceitável, capaz de fornecer analgesia pós-operatória e/ou em pacientes com dor de difícil controle[22]. Além de ser utilizada no tratamento de dor pós-operatória, a PCA se mostrou eficaz no tratamento da dor em casos como crise falcêmica, queimaduras, dor oncológica, dentre outros[26].

A PCA pode ser um método muito interessante no manejo de dor, porém é uma terapia que deve ser reavaliada e reajustada diariamente para que seja extraído o maior benefício do método. Além disso, devemos orientar o paciente quanto a seu correto uso. Portanto, o sucesso da adoção da terapia depende de quão bem ela é indicada e usada[22].

BUPRENORFINA

Trata-se de um derivado semissintético da morfina, agonista parcial do receptor μ, com alta afinidade (não sendo facilmente retirado por antagonistas) e antagonista do receptor κ. Assim como outros opioides, a buprenorfina confere analgesia supraespinhal, mas, por ser agonista parcial do receptor μ, apresenta um perfil de segurança maior quanto ao risco de depressão respiratória. Ainda, é um opioide de uso seguro em pacientes com disfunção renal[24].

A biodisponibilidade oral da buprenorfina é baixa, dado seu metabolismo de primeira passagem pelo fígado – evitado pela administração sublingual, assim como por seu uso transdérmico[26].

Por ser um composto muito lipofílico e por sua dissociação lenta do receptor opioide, ocasiona menos sinais e sintomas de abstinência. Seu uso é adequado para vários tipos de dor: aguda, crônica, neuropática, bem como para tratar desordens psiquiátricas, como depressão e dependência de opioide[26].

Dados a lipossolubilidade e o baixo peso molecular, é uma medicação ideal para administração transdérmica – incorporada a um adesivo de matriz, atinge nível terapêutico sérico efetivo após cerca de 12-24 horas que é mantido constante por até 72 horas. A taxa de difusão da droga é controlada através de sua absorção pelo estrato córneo da pele – portanto, são necessários cuidados em casos de vasodilatação, febre e outras situações que poderiam aumentar a absorção da medicação via transdérmica[26].

FENTANIL TRANSDÉRMICO

Fentanil transdérmico fornece analgesia efetiva e é bem tolerado, com baixa incidência de constipação, sonolência ou náusea. Por ser agonista total do receptor μ, há, claramente, um efeito dose-dependente quanto à depressão respiratória[27].

Seu baixo peso molecular, sua alta potência e sua lipossolubilidade o tornam ideal para administração por via transdérmica. Os adesivos de matriz fornecem a medicação a uma taxa constante e estão disponíveis em várias doses (12, 25, 50, 75 e 100 μg/h), exigindo substituição a cada 72 horas. Pode levar de 12 a 24 horas para que os níveis plasmáticos de fentanil se estabilizem após o início da terapia com adesivo ou alteração da dose. A via transdérmica elimina o metabolismo de primeira passagem do fentanil pelo fígado, aumentando a biodisponibilidade para 90%, o que possibilita o uso de doses menores do fármaco, com a redução, assim, da incidência de efeitos adversos[27].

É indicado para pacientes com dor crônica e uso ambulatorial, e o início da terapia é o período de maior risco para efeitos adversos da medicação, até o ajuste de dose ideal[27].

HIPERALGESIA E OPIOIDES

A hiperalgesia induzida por opioides é definida como um efeito de nocicepção aumentada após a exposição a medicações opioides. É um efeito paradoxal que não é habitualmente reconhecido – pode ser confundido com tolerância a opioides[29].

Em caso de suspeita dessa síndrome, um teste terapêutico envolvendo a manipulação da dose do opioide pode estabelecer o diagnóstico definitivo: em pacientes com hiperalgesia induzida pela medicação, é esperado que haja melhora da dor quando reduzimos a dose dos opioides, bem como piora com o aumento de dose fornecida. Já em situações de tolerância aos opioides, pode haver piora e necessidade de aumento da dose para controle álgico, fazendo, assim, a diferenciação entre essas síndromes[29].

Acredita-se haver envolvimento da existência de um receptor opioide μ sinalizando através de vias antinociceptivas e pró-nociceptivas opostas. O racional para a sinalização mal adaptativa da excitação desses receptores pelos opioides é corroborado pelo aumento emergente da informação do papel funcional de *splicings* alternativos e heteromerizações do receptor opioide μ. As vias cruzadas entre opioides e neuroinflamação também têm um papel na hiperalgesia induzida por opioides[29].

Sua importância ainda é pouco conhecida, uma vez que temos falha no diagnóstico e na documentação de ocorrência dessa síndrome. Aparentemente, os pacientes de maior risco são aqueles que apresentam dor crônica e dor associada a condições pós-operatórias[29].

CONSIDERAÇÕES FINAIS

Considerando o problema mundial de prescrição aumentada de opioides, o risco de uso incorreto da medicação e de dependência química, bem como com a melhora do conhecimento sobre ajustes de analgesia, adjuvantes e orientações a respeito do uso de analgesia multimodal, é importante saber indicar adequadamente as medicações, conhecer as classes, seus efeitos colaterais, seus riscos e as situações mais indicadas para seu uso.

Da mesma maneira que dispomos de ferramentas muito úteis para o controle de dor, que é algo considerado primordial na qualidade de assistência nas UTI, também devemos levar em conta que o uso incorreto de nossas medicações pode causar complicações graves e, até mesmo, o óbito de nossos pacientes – quer seja por prescrições inadequadas ou consumo abusivo pelos pacientes (por desconhecimento de uso correto, dependência ou uso recreacional).

Exercemos papel fundamental na escolha correta e na educação de nossos pacientes para o uso adequado das ferramentas de controle de dor disponíveis atualmente.

REFERÊNCIAS

1. Stanik-Hutt JA, Soeken KL, Belcher AE, Fontaine DK, Gift AG. Pain experiences of traumatically injured patients in a critical care setting. Am J Crit Care. 2001;10(4):252-9.
2. Chanques G, Pohlman A, Kress JP, et al. Psychometric comparison of three behavioural scales for the assessment of pain in critically ill patients unable to self-report. Crit Care. 2014;18(5).
3. Pota V, et al. Pain in intensive care: a narrative review. Pain Ther. 2022;11:359-67.
4. Devlin JW, et al. Clinical practice guidelines for the prevention and management of pain, agitation/sedation, delirium, immobility, and sleep disruption in adult patients in the ICU. Crit Care Med. 2018;46:E825-E873.
5. Nordness MF, Hayhurst CJ, Pandharipande P. Current perspectives on the assessment and management of pain in the intensive care unit. J Pain Res. 2021;14:1733-44.
6. Cunha D, Ribeiro A, Pereira F. Instrumentos de avaliação da dor em pessoas com alteração da consciência: uma revisão sistemática. Suplemento digital Rev ROL Enferm. 2020;43(1):59-68.
7. Kohler M, Chiu F, Gelber KM, Webb CA, Weyker PD. Pain management in critically ill patients: a review of multimodal treatment options. Pain Management. 2016;6:591-602.
8. Vieira Junior JM, Prinz LH. Dor aguda no paciente crítico: revisitando a literatura. Braz J Pain. 2022;5.

9. Reist L, et al. Dipyrone is the preferred nonopioid analgesic for the treatment of acute and chronic pain. A survey of clinical practice in German-speaking countries. European Journal of Pain (United Kingdom). 2018;22:1103-12.
10. Dipirona monoidratada. [Bula]. Local de fabricação: Santisa Laboratório Farmacêutico S.A. [citado 21 fev. 2023]. Disponível em: https://consultas.anvisa.gov.br/#/bulario/q/?nomeProduto=dipirona.
11. Wampole CR, Smith KE. Beyond opioids for pain management in adult critically ill patients. J Pharm Pract; 2019; 32:256-70.
12. Weerink MAS, et al. Clinical pharmacokinetics and pharmacodynamics of dexmedetomidine. Clin Pharmacokinetics. 2017;56:893-913.
13. Midega TD, et al. Ketamine use in critically ill patients: a narrative review. Rev Bras Ter Intensiva. 2022;34.
14. Mo Y, Thomas MC, Antigua AD, Ebied AM, Karras GE. Continuous lidocaine infusion as adjunctive analgesia in intensive care unit patients. J Clin Pharmacol. 2017;57:830-6.
15. Trescot AM, Datta S, Lee M, Hansen H. Opioid pharmacology. Pain Physician. 2008;11(2 Suppl):S133-53.
16. Ehieli E, Yalamuri S, Brudney CS, Pyati S. Analgesia in the surgical intensive care unit. Postgrad Med J. 2017;93:38-45.
17. Wiatrowski R, Norton C, Giffen D. Analgosedation: improving patient outcomes in ICU sedation and pain management. Pain Manag Nursing. 2016;17:204-17.
18. Leal PHR, Guimarães HP, Ivo R. Sedação em medicina intensiva: uso de remifentanil na prática clínica. Rev Bras Ter Intensiva. 2006;18:186-9.
19. Jones GM. Methadone in the critically ill: an unlikely player in intensive care medicine. J Crit Care. 2016;34:162.
20. Devlin JW, et al. Clinical practice guidelines for the prevention and management of pain, agitation/sedation, delirium, immobility, and sleep disruption in adult patients in the ICU. Crit Care Med. 2018;46.
21. Macintyre PE. Safety and efficacy of patient-controlled analgesia. Br J Anaesth. 2001;87:36-46.
22. Chan VW, Chung F, McQuestion M, Gomez M. Impact of patient-controlled analgesia on required nursing time and duration of postoperative recovery. Reg Anesth. 1995;20:506-14.
23. Colwell CWJ, Morris BA. Patient-controlled analgesia compared with intramuscular injection of analgesics for the management of pain after an orthopaedic procedure. J Bone Joint Surg Am. 1995;77:726-33.
24. Finger MJ, McLeod DG. Postoperative myocardial infarction after radical cystoprostatectomy masked by patient-controlled analgesia. Urology. 1995;45:155-7.
25. Choiniere M, Grenier R, Paquette C. Patient-controlled analgesia: a double-blind study in burn patients. Anaesthesia. 1992;47:467-72.
26. Johnson RE, Fudala PJ, Payne R. Buprenorphine: considerations for pain management. J Pain Symptom Manage. 2005;29(3):297-326.
27. Pergolizzi J, Böger RH, Budd K, Dahan A, Erdine S, Hans G, et al. Opioids and the management of chronic severe pain in the elderly: consensus statement of an international expert panel with focus on the six clinically most often used world health organization step III opioids (buprenorphine, fentanyl, hydromorphone, methadone, morphine, oxycodone). Pain Pract. 2008;8(4):287-313.
28. Stanley TH. The history and development of the fentanyl series. J Pain Symptom Manage. 1992;7(3 Suppl.):3-7.
29. Sampaio-Cunha TJ, Martins I. Knowing the enemy is halfway towards victory: a scoping review on opioid-induced hyperalgesia. J Clin Med. 2022;11(20).

5

Bloqueios periféricos na dor aguda

Esthael Avelar

DESTAQUE DO TEMA

1. As técnicas de bloqueio de nervos periféricos podem ser de grande valia no auxílio do alívio de dores agudas por serem de baixa complexidade, alta efetividade, poucas ou nenhuma interferência hemodinâmica ou fisiológica nos pacientes.
2. Conhecimento anatômico se faz de suma importância para aplicação e sucesso dos bloqueios periféricos. Os bloqueios periféricos diminuem a incidência de dores crônicas quando bem indicados e realizados por médico capacitado.
3. O bloqueio do tronco superior é uma alternativa poupadora do nervo frênico para analgesia de ombro.
4. As evidências atuais não suportam a via transnasal de bloqueio do gânglio esfenopalatino para o tratamento de cefaleia pós-punção dural (CPPD). A abordagem percutânea suprazigomática tem se mostrado eficaz no tratamento de outras dores de cabeça mediadas por mecanismos vasculares. Propomos que esta técnica é digna de ser mais estudada para tratamento de CPPD.

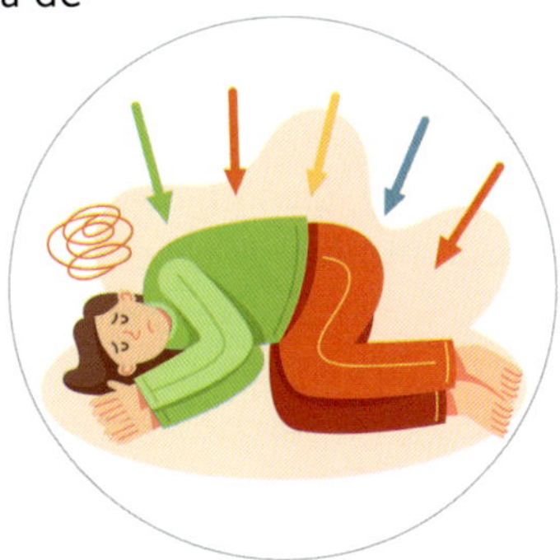

5. Quando há contraindicação de bloqueios de neuroeixo, os bloqueios periféricos podem substituí-los.

6. Uso de anticoagulantes, alguns antiagregantes plaquetários e distúrbios de coagulação podem contraindicar bloqueios de nervos periféricos mais profundos.
7. Ainda não há evidência sobre a superioridade das técnicas de bloqueio usando ultrassom ou neuroestimulador, porém há algumas evidências de menor risco de toxicidade por anestésico local.

CABEÇA E PESCOÇO

Ramo superficial do plexo cervical

Indicações

Procedimentos superficiais do pescoço, analgesia para cirurgias de fraturas da clavícula e endarterectomia carotídea, nesse último caso, em complemento ao bloqueio dos ramos do glossofaríngeo periarteriais.

Anatomia

O plexo cervical origina-se de ramos anteriores de C1-C4 ou C1-C5 que se combinam em três alças, as quais se dividem em ramos cervical superficial e profundo. A porção superficial emerge da fáscia pré-vertebral entre os músculos longo da cabeça (MLC) e escaleno médio (MEM) para atingir o músculo esternocleidomastóideo (MSC) na sua região posterior nível da vertebra C4, aproximadamente no ponto de Erb, ponto próximo da inserção da veia jugular externa (VJE) e MSC.

Anatomia por ultrassom

Usando o probe linear, o ramo superficial do plexo cervical pode ser visto como pequenos nódulos hipoecoicos profundos ou bem próximos à borda posterior do MSC em nível de C4 (Figura 1).

O bloqueio do ramo superficial do plexo cervical é apenas sensitivo e fornece analgesia para o pescoço anterolateral, áreas retroauriculares e da pele sobreposta imediatamente inferior à clavícula.

Gânglio esfenopalatino percutâneo por ultrassom

Indicações

Enxaqueca, cefaleia em salvas e cefaleia pós-punção dural.

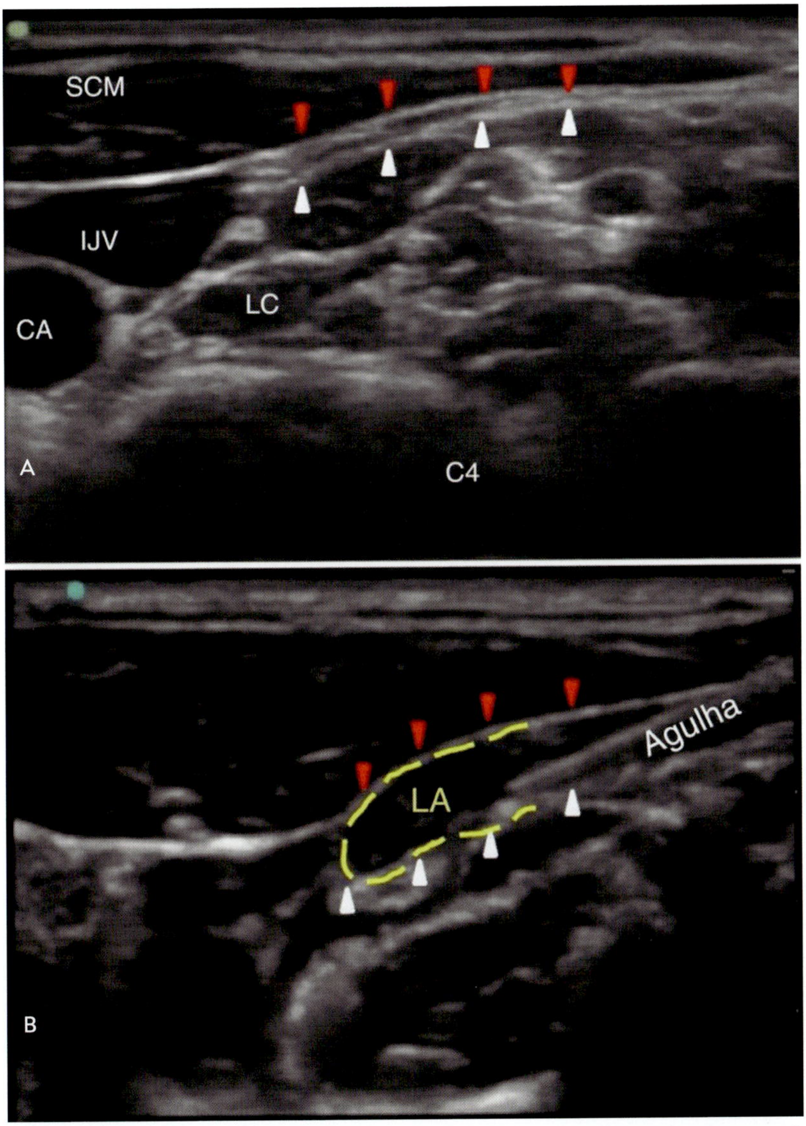

FIGURA 1 Anatomia por ultrassom. A: Entre as setas vermelhas e brancas está a localização do plexo cervical superficial. B: a dispersão do anestésico local e agulha no bloqueio do plexo cervical superficial.

Anatomia

O gânglio esfenopalatino (GSP) é um gânglio parassimpático extracraniano localizado dentro da fossa pterigopalatina. As bordas da fossa pterigopalatina são as seguintes: (1) borda anterior – parede posterior do seio maxilar; (2) borda posterior – placa pterigóidea medial; (3) borda superior – seio esfenoidal; (4) borda medial – uma placa do osso palatino; e (5) margem lateral – comunica-se com a fossa infratemporal. Situa-se posteriormente ao corneto nasal médio e ao seio maxilar, formando múltiplas conexões neurais autonômicas, sensitivas e motoras. Fibras sensoriais provenientes do nervo maxilar viajam por meio do GSP, fornecendo inervação sensorial para as membranas nasais, palato mole e partes da faringe. Ramos pós-ganglionares simpáticos saem do GSP e emitem ramos para glândula lacrimal, mucosa nasal e mucosa palatina. O GSP também emite ramos parassimpáticos para as mucosas nasal, oral e faríngea, para as glândulas lacrimais e ramificam-se para os vasos sanguíneos meníngeos e cerebrais.

O bloqueio do GSP é em parte sensitivo, porém sua função nas cefaleias é no bloqueio dos ramos parassimpáticos que inervam vasos cerebrais e meníngeos, diminuindo assim sua vasodilatação.

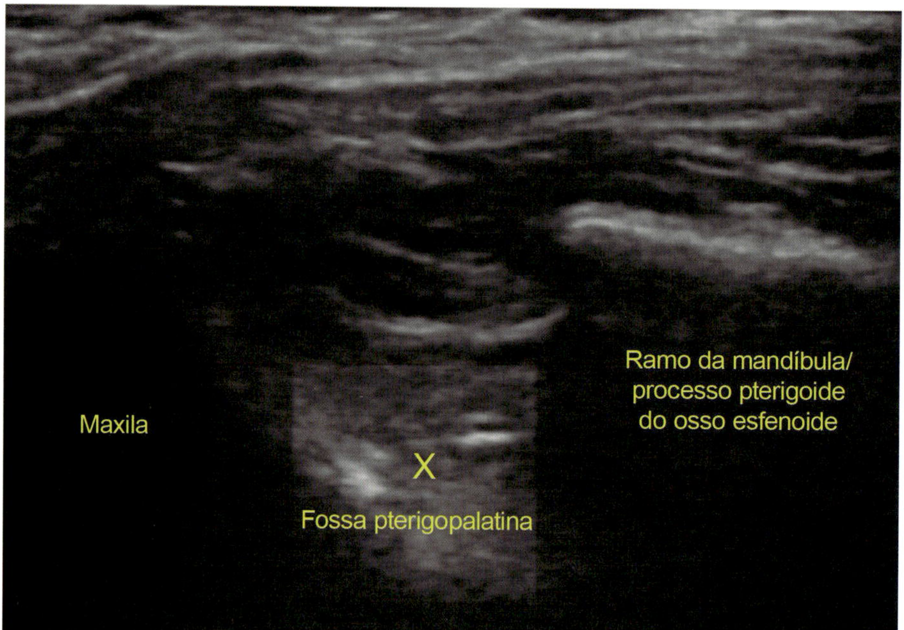

FIGURA 2 Imagem de ultrassonografia mostrando a fossa pterigopalatina marcada com o X amarelo.

Bloqueio seletivo extraforaminal de raízes nervosas anteriores cervicais por ultrassom

Indicações

Dores causadas por hérnia cervical ou lesões no dermátomo da raiz correspondente.

Anatomia

Raízes nervosas cervicais são os feixes nervosos que deixam a medula cervical e saem acima do nível da vértebra correspondente, com exceção de C8, e vão inervar peles e músculos a partir de suas ramificações periféricas. Pela técnica de ultrassom (US) é possível visualizar algumas dessas raízes e acessá-las, para realizar bloqueios anestésicos associados ou não a corticoides para controle de dor aguda causada por hérnia de disco cervical ou lesões periféricas no dermátomos correspondentes. Além disso, a técnica por US possibilita a visualização em tempo real de estruturas como vasos e nervos, diminuindo punções inadvertidas de estruturas indesejadas. Pela técnica transforaminal conseguimos uma maior concentração de corticoide e menor volume injetado para controle da dor. A visualização dessas raízes depende muito da anatomia dos pacientes; por exemplo, pescoços curtos possuem difícil visualização e de poucas raízes, e nem todas as raízes cervicais podem ser visualizadas por US para então ser realizado seu bloqueio anestésico.

Anatomia por ultrassom

Com os pacientes deitados em decúbito lateral, a técnica por US é realizada usando um transdutor linear de alta resolução. O transdutor é aplicado transversalmente à face lateral do pescoço para obter uma visão de eixo curto da coluna cervical.

Identificamos facilmente o processo transverso cervical com os tubérculos anterior e posterior como estruturas hiperecoicas, o sinal do "camelo de duas corcundas" e a raiz nervosa hipoecoica arredondada a oval entre eles.

Os níveis cervicais podem ser identificados a partir de C7 que possuem somente tubérculo posterior; assim, com movimento cefálico do US, podemos visualizar as vértebras subsequentes em ordem regressiva C6, C5 e assim por diante.

Uma vez identificado o nível espinal apropriado, uma agulha de ponta romba de calibre 22G pode ser introduzida sob orientação de US de posterior para anterior em plano até atingir a raiz do nervo cervical correspondente na parte externa da abertura foraminal entre os tubérculos anterior e posterior do processo transverso. A disseminação do injetado ao redor do nervo cervical pode ser monitorada e a ausência de tal disseminação ao redor da raiz nervosa pode

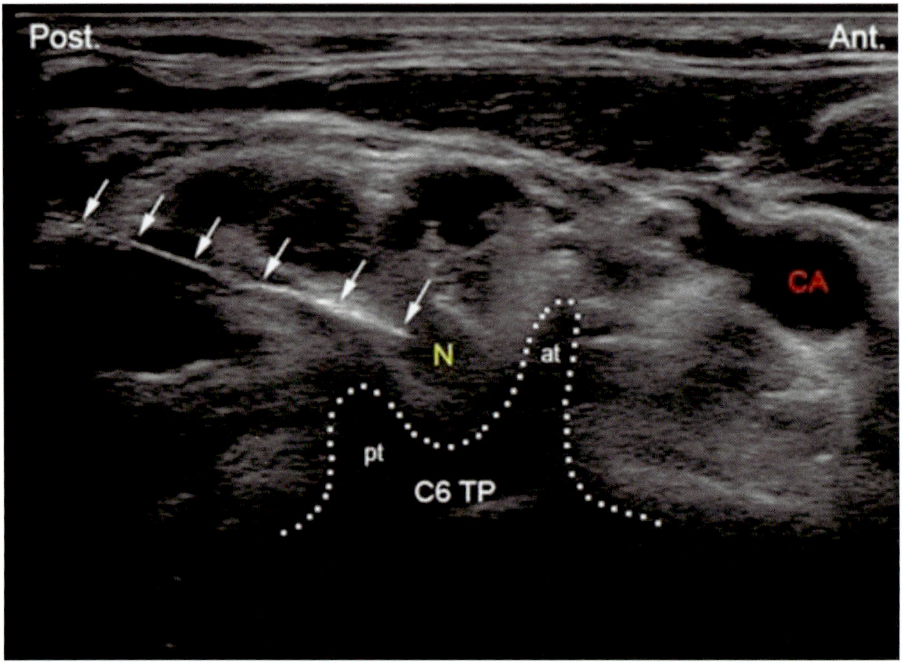

FIGURA 3 Imagem de ultrassonografia mostrando sexto nível cervical corte transversal com tubérculo posterior (pt) menor que tubérculo anterior (at) e raiz nervosa C6 entre eles, caracterizada pela letra N.

Setas brancas: agulha; CA: artéria carótida.

sugerir injeção intravascular insuspeita ou inadvertida. Monitorar a propagação do injetado através do forame para o espaço epidural é difícil por causa do artefato ósseo do processo transverso. Portanto, nos referimos a essa abordagem como um bloqueio seletivo da raiz do nervo cervical, em vez de uma injeção epidural transforaminal cervical.

MEMBROS SUPERIORES

Bloqueio de tronco superior do plexo braquial por ultrassom

Indicações

Analgesia para cirurgias ou lesões de ombro sem bloqueio do nervo frênico.

Anatomia

O tronco superior do plexo braquial é formado pelas raízes cervicais de C5 e C6. A raiz de C5 pode emergir do seu forame e seguir na frente ou através do músculo escaleno anterior (MEA), seguindo entre o músculo esternocleidomastóideo (MSC) e o MEA até se encontrar com a raiz de C6 na porção supraclavicular do plexo braquial ou um pouco antes. Já C6 pode emergir do seu forame e seguir posterior ou entre as fibras do MEA e encontrar C5 na posição já mencionada.

Anatomia por ultrassom

O probe linear deve ser posicionado de maneira transversa à face lateral do pescoço com o objetivo de identificar a raiz de C5, que podemos começar identificando a raiz de C7 pelo seu formato único de possuir somente o tubérculo posterior e com movimento cefálico do US subirmos até achar C5. Identificando a raiz de C5, fazemos uma varredura com US através do seu trajeto até a posição do plexo braquial nível supraclavicular; nesse caminho devemos identificar quando a raiz de C5 encontra a raiz de C6. Com agulha 22G fazemos a injeção intracluster e se o nervo supraclavicular for mais proximal à injeção, obteremos o bloqueio dele pela dispersão do anestésico local intracluster.

O bloqueio do tronco superior é uma boa opção para o paciente que com bloqueio do plexo braquial interescalênico poderia ter o nervo frênico bloqueado e assim desenvolver distúrbios ventilatórios. Exemplo: pneumopatias moderadas

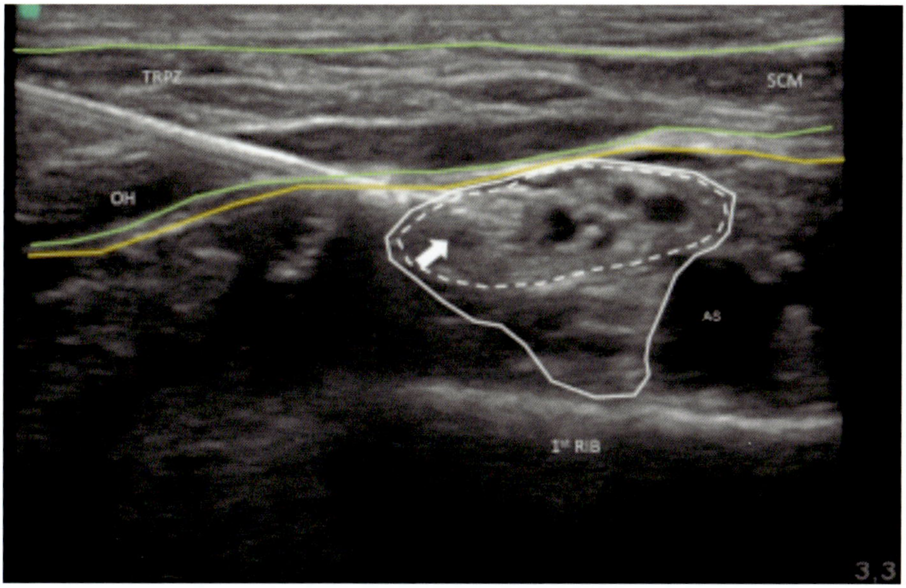

FIGURA 4 Posicionamento da agulha para o bloqueio seletivo de tronco superior, representado pelo tracejado branco, na região supraclavicular.

1ª RIB: primeira costela, contorno preenchido branco-plexo braquial; AS: artéria subclávia; OH: músculo omo-hióideo; SCM: músculo esternocleidomastóideo; TRPZ: músculo trapézio.

a graves, lesões de nervo frênico ou laríngeo recorrente contralateral. A técnica de bloqueio do plexo braquial interescalênico com baixo volume de anestésico local tem sido aplicada para tentar salvaguardar o nervo frênico, porém ainda temos uma alta incidência de bloqueio desse nervo.

Bloqueio do plexo braquial infraclavicular com passagem de cateter

Indicações

Cirurgias ou lesões de braço, cotovelo, antebraço e mão.

Anatomia

O plexo braquial nesse nível é formado por três cordões (lateral, medial e posterior) que se localizam ao redor da artéria axilar dentro da mesma bainha vasculonervosa. Sendo o cordão lateral em posição mais lateral à artéria, o cordão posterior em posição posterior à artéria e o cordão medial numa posição entre os outros dois cordões. O conjunto vasculonervoso está sob o músculo peitoral menor e acima do serrátil anterior, próximo do processo coracoide, região lateral e superior do peitoral.

Anatomia por ultrassom

Devemos usar o transdutor linear, com o paciente em decúbito dorsal horizontal, braço abduzido 90° e cotovelo flexionado. Essa manobra eleva a clavícula, reduz a profundidade da pele ao plexo e facilita a visualização dos músculos peitorais, do plexo braquial e da agulha. O escaneamento começa medialmente ao processo coracoide e inferiormente à clavícula. Mantendo a sonda no plano parassagital, a varredura medial e lateral permite localizar a parede torácica e a pleura. O bloqueio do nervo deve ser realizado com a sonda lateral à pleura para minimizar o risco de pneumotórax. O probe deve ser movido no sentido cefálico-caudal e medio-lateral até que a artéria axilar seja identificada em corte transversal. Os cordões muitas vezes podem ser vistos como estruturas hiperecogênicas redondas, nas posições de aproximadamente 9 horas (cordão lateral), 7 horas (cordão posterior) e 5 horas (cordão medial) em relação à artéria axilar, vistos a uma profundidade de 3 a 5 cm; a veia axilar também pode ser vista medialmente à artéria como uma estrutura compressível. Dependendo da profundidade selecionada e do nível em que o escaneamento é realizado, a parede torácica e a pleura podem ser vistas no aspecto medial e mais caudal da imagem.

Para o bloqueio contínuo do plexo axilar em nível infraclavicular, temos que colocar o cateter próximo dos troncos do plexo abaixo dos músculos peitorais. O procedimento consiste em três etapas: (1) colocação da agulha; (2) avanço do cateter; e (3) fixação do cateter. A agulha de Touhy 18G, com seu cateter, pode ser usada para realizar a técnica. A agulha é tipicamente inserida no plano da direção cefálica para caudal; de modo semelhante à técnica de injeção única, sua ponta da agulha deve ser colocada posteriormente à artéria axilar antes da injeção e do avanço do cateter. Nessa etapa, podemos injetar 2 a 3 mL de anestésico local para confirmar a dispersão sobre o plexo e criar espaço para passagem do cateter. Confirmando a posição da agulha, passamos o cateter por dentro dela e deve ser inserido até que sua extremidade distal avance de 2 a 4 cm da ponta da agulha. Em seguida, injetamos 4 a 5 mL para confirmar o correto posicionamento do cateter, quando observamos a dispersão ao redor da artéria axilar. Há relatos de septos que dificultam a difusão do anestésico local ao redor da artéria. Nesses casos, o reposicionamento da ponta da agulha pode ajudar no sucesso do bloqueio. Para a fixação, podemos usar fio de nylon 3-0 e usar técnica semelhante à fixação de acesso venoso central com a realização da técnica por "bailarina". Finalizamos colocando curativo transparente na região da punção.

Tal técnica possui a vantagem de fixação do cateter, pois a localização do plexo abaixo dos músculos peitorais cria uma melhor situação para o não deslocamento do cateter, comparando com nível interescalênico e supraclavicular, maior conforto para o paciente com a localização do cateter e menor risco de infecção quando comparamos com o nível axilar. Podemos fazer a injeção de anestésico local pelo cateter de modo intermitente, com intervalos padronizados e baseados na meia-vida do anestésico utilizado. Podemos também utilizar a bomba de PCA. Geralmente um volume de 8 a 10 mL é o suficiente para uma boa dispersão e assim banhar os três troncos do plexo.

Bloqueio do nervo supraescapular e axilar

Indicações

Analgesia para dores no ombro, como pós-operatório, bursites, tendinite calcária, ombro congelado, osteoartrose glenoumeral e patologias do manguito rotador.

Anatomia

A inervação do ombro é composta predominantemente pelos nervos supraclavicular (NSS) e axilar (NA), porém é composta também pelos nervos subescapular e em menor parte pelo nervo peitoral lateral. O supraescapular e o axilar sozinhos são responsáveis pela maior parte da inervação do ombro e, por vezes, o bloqueio dessas estruturas já é suficiente para analgesia do ombro, a depender da patologia vigente. O NSS é um ramo do tronco superior do plexo braquial. Quando se ramifica, corre para posterior, onde passa através do triângulo posterior do pescoço, paralelo à parte inferior do músculo omo-hióideo e por dentro do músculo trapézio. Ele então corre ao longo da borda superior da escápula, passa pela incisura supraescapular abaixo do ligamento escapular transverso superior e entra na fossa supraespinal. Então, passa abaixo do músculo supraespinal e curva ao longo da lateral da espinha da escápula para a fossa infraespinal. Ele é um nervo misto com função motora nos músculos supraespinal e infraespinal e função sensitiva para a articulação glenoumeral e acromioclavicular. O NA é um ramo do fascículo posterior do plexo braquial; na altura da axila ele deixa o fascículo posterior e passa posterior à artéria axilar e na frente do músculo subescapular, então corre para a borda inferior desse músculo, recua para a porção posterior do úmero proximal e junto com a artéria circunflexa passa no espaço quadrangular, que é delimitado acima pelo redondo menor, abaixo pelo redondo maior, medialmente pela cabeça longa do tríceps braquial e lateralmente pelo colo cirúrgico do úmero. É um nervo misto com função motora nos músculos deltoide, redondo menor e cabeça longa do tríceps. Sua parte sensitiva inerva toda região inferior da articulação glenoumeral, colo cirúrgico do úmero e pele que recobre o deltoide.

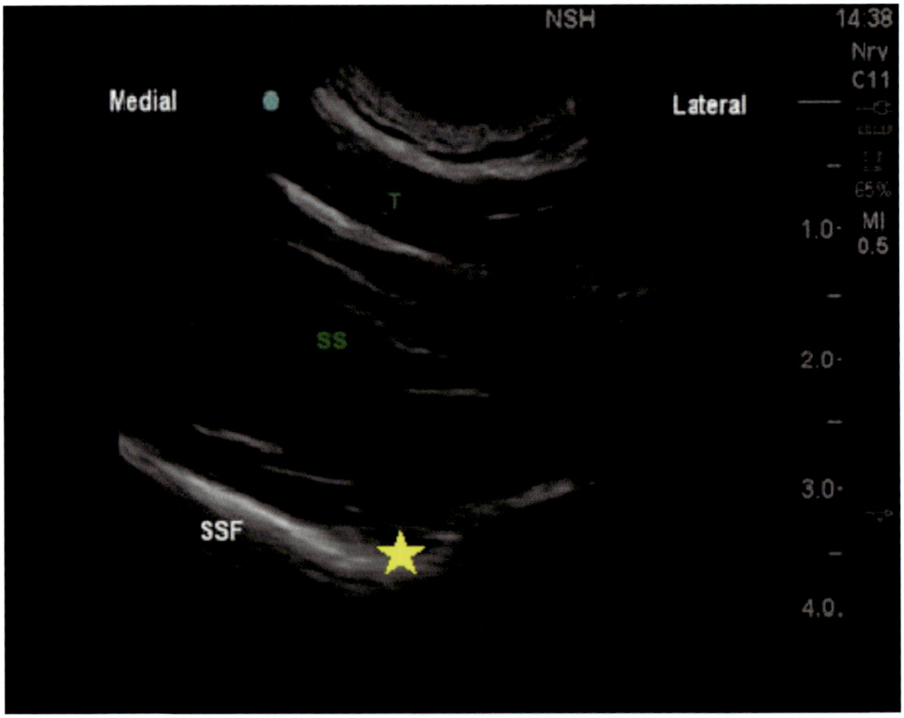

FIGURA 5 Imagem de ultrassonografia com a indicação de onde deve ser injetado o anestésico local (estrela amarela) e com as estruturas: músculo supraespinal (SS), fossa supraespinal (SSF) e músculo trapézio (T).

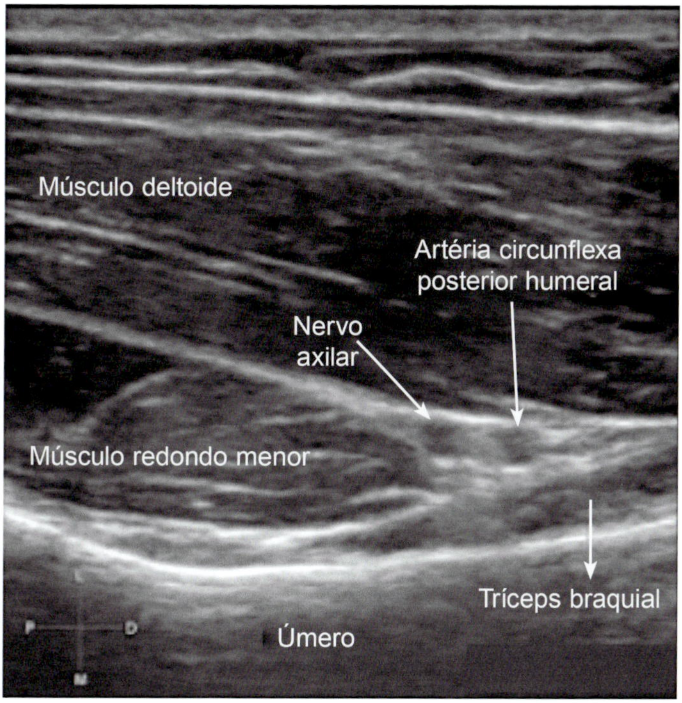

FIGURA 6 Imagem de ultrassonografia do espaço quadrangular com seus limites e estruturas.

Anatomia por ultrassom

Usamos o probe linear de alta frequência. O paciente deve ser posicionado sentado ou em decúbito lateral com o lado a ser bloqueado para cima. O examinador, em ambas as posições, estará atrás do paciente. O ombro a ser bloqueado deve estar em adução total com o braço ao longo do corpo. Para realizar o bloqueio no NSS, o examinador palpa a espinha da escápula e então coloca o US sobre essa estrutura, estando o US paralelo à escápula. Procuramos a imagem da fossa da espinha da escápula, em que encontraremos o nervo e a artéria supraescapular; o Doppler pode ajudar na visualização da artéria. Então corremos o US lateralmente até que a sombra óssea do acrômio seja visualizada. O bloqueio deve ser realizado meio caminho entre a borda lateral da fossa da espinha da escápula e a sombra no acrômio, para assim termos o menor risco de bloqueio motor. A agulha deve tocar a estrutura óssea e a espinha da escápula. Injetamos o volume; 3 a 5 mL são suficientes. Para o bloqueio NA deve-se posicionar o US longitudinalmente na face posterior do úmero proximal e visualizaremos facilmente o músculo deltoide e a cabeça umeral; então corremos o US poucos centímetros para distal com o objetivo de visualizar o espaço quadrangular, onde estarão nervo axilar e a artéria circunflexa. Fazemos o agulhamento em plano, realizaremos a injeção do anestésico local (AL) dentro do espaço quadrangular com volume de 2 a 4 mL. Com isso será possível visualizar a dispersão do AL nesse espaço. Espera-se um bloqueio motor do nervo axilar nessa abordagem. Sempre devemos fazer aspiração antes de injetar o AL para evitar injeção intravascular, pois são estruturas muito pequenas e bem próximas.

TÓRAX

Paravertebral guiado por ultrassom

Indicação

O bloqueio paravertebral torácico (BPV) é a técnica de injeção de anestésico local perto de onde os nervos espinhais emergem do forame intervertebral. Isso produz bloqueio nervoso unilateral (ipsilateral), segmentar, somático e simpático em vários dermátomos contíguos, o que é eficaz no controle da dor aguda e crônica de origem unilateral do tórax e abdome.

Anatomia

O espaço paravertebral torácico (SPV) é um espaço em forma de cunha localizado em ambos os lados da coluna vertebral. Anterolateralmente é limitado pela pleura parietal (PP), enquanto o ligamento costotransverso superior (LCS), que se estende da borda inferior do processo transverso superior até a borda superior do processo transverso inferior, forma a borda posterior. A base da cunha é formada pela superfície posterolateral do corpo vertebral, disco intervertebral e forame intervertebral com seu conteúdo. Interposta entre o PP e o LCS está uma estrutura fibroelástica, a "fáscia endotorácica", que é a fáscia profunda do tórax. Com a dispersão do anestésico local no espaço paravertebral conseguimos alcançar as raízes dorsais e ventrais, como também os gânglios simpáticos paravertebrais. A escolha do nível depende da dispersão de dermátomos necessária para o bloqueio. Os espaços paravertebrais das áreas cervical e torácica se comunicam entre si, de modo que a injeção do anestésico local deverá dispersar a droga aos níveis adjacentes. Porém, a dispersão da droga é altamente variável, podendo ser longitudinal (o ideal), lateral ou em forma de nuvem no espaço paravertebral torácico. A relação entre o volume injetado/dispersão não é constante, mas uma injeção única de grande volume de anestésico geralmente alcança 4 ou 5 níveis. O anestésico local se dispersa tanto em sentido caudal como em sentido cefálico. Portanto, um PVB aplicado em nível médio-dermatômico em relação ao local da cirurgia será o suficiente na maioria dos procedimentos cirúrgicos. Por exemplo, em mastectomia simples, um bloqueio de dose única injetada ao nível torácico 3 ou 4 seria apropriado para produzir a dispersão de dermátomos almejada. Quando é necessária uma dispersão de dermátomos maior, recomenda-se injeções PVB multinível.

Anatomia por ultrassom

Usando o transdutor de alta frequência linear ou curvo, o operador se posiciona atrás do paciente, que pode estar sentado com as costas arqueadas ou deitado em decúbito lateral em posição fetal com o lado de bloqueio voltado para cima. Em seguida, o operador deve identificar os marcos anatômicos de superfície para melhor estabelecer o nível do bloqueio. Pontos como o processo cervical mais proeminente, C7; a espinha da escápula ao nível vertebral T3; e os ângulos inferiores da escápula ao nível vertebral T7 podem ajudar a balizar a punção do nível adequado.

Com o ultrassom na posição longitudinal, o operador identifica as costelas e, movendo o probe para a linha mediana, temos que identificar o processo

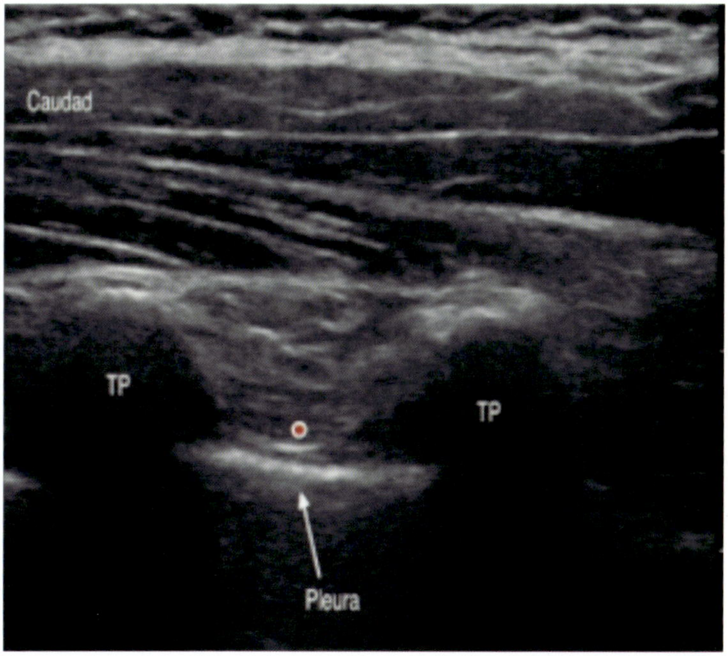

FIGURA 7 Orientação longitudinal da sonda; técnica em plano. A seta branca indica a orientação da agulha. O ponto vermelho indica a posição final da ponta da agulha.

TP: processo transverso.

transverso como uma superfície menos redonda, e a costela é mais superficial. Deixando na tela do ultrassom sempre dois processos transversos adjacentes, fazemos a punção em plano na direção caudal-cranial, até que a ponta da agulha ultrapasse o LCS. A visualização do agulhamento pode ser comprometida pela maior angulação necessária da agulha para atingir o alvo; sendo assim, podemos usar injeção de soro fisiológico para melhor identificar a posição final da ponta da agulha. Estando na posição correta, devemos ver a pleura parietal sendo empurrada para baixo pela massa anestésica.

Bloqueio eretor da espinha

Indicações

No bloqueio do plano eretor da espinha espera-se uma analgesia somática da parede do tórax e abdominal, a depender do nível, punções, volume de anestésico e passagem de cateter. Podemos realizar o ESP para cirurgias torácicas, cardíacas, mamas e abdominais. Há relatos de que o ESP pode fornecer analgesia para membros inferiores devido à passagem de anestésico local para o espaço paravertebral e peridural.

Anatomia

O complexo dos músculos eretores da espinha é formado por três músculos longos com três que possuem origens e inserções diferentes, localizados na camada intermediária dos músculos intrínsecos das costas. Os músculos são extensos, estendendo-se por toda a coluna vertebral, desde a pelve, inferiormente, até a base do crânio. Os músculos são espinal, longuíssimo e iliocostal. Os músculos eretores da espinha estão localizados num sulco de ambos os lados da coluna vertebral, entre os processos espinhosos e os ângulos costais. São recobertos pela fáscia toracolombar nas regiões torácica e lombar. Eles se encontram profundamente ao serrátil posterior inferiormente, e aos romboides, esplênio da cabeça e músculos cervicais superiormente. O grupo de músculos eretores da espinha é o principal extensor da coluna vertebral.

Anatomia por ultrassom

Para realização do bloqueio ESP em nível torácico, utilizamos o probe linear de alta frequência, longitudinalmente à coluna. Começamos a escanear na linha média, localizando os processos espinhosos, e deslizamos o probe lateralmente, em posição parassagital (cerca de 2 cm de cada lado); localizamos os processos transversos, que no tórax farão conexão com as costelas. Ao identificar os PT é possível visualizar, da superfície até o PT, pele, subcutâneo, os músculos trapézio, romboide e eretores da espinha, respectivamente. Inserimos a agulha em plano e

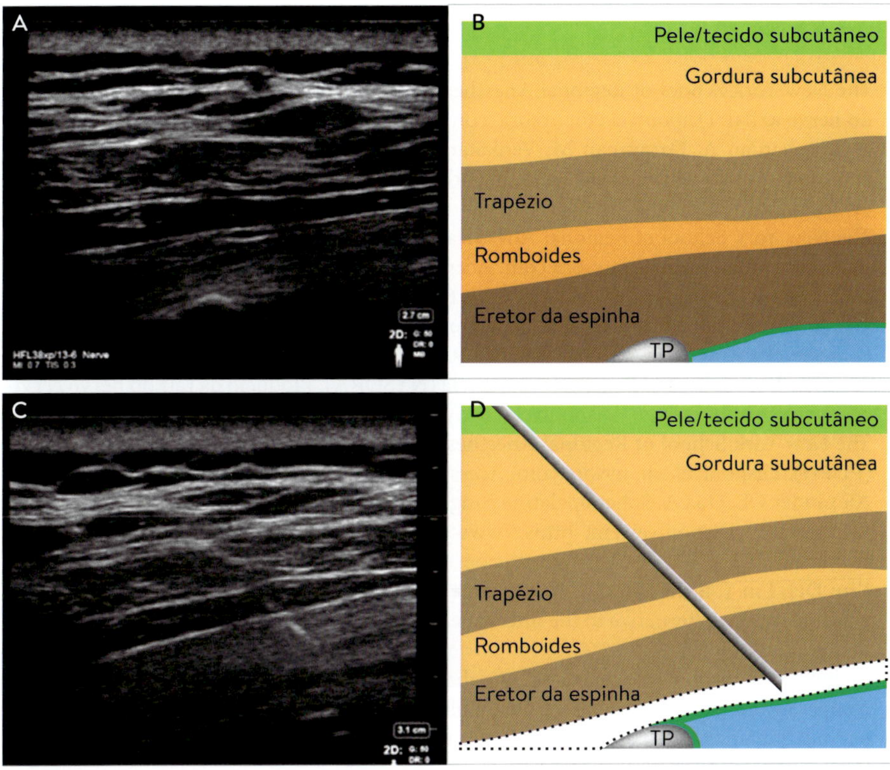

FIGURA 8 A, B: São demonstradas as camadas musculares e referências ósseas vistas em ultrassom ao se realizar um bloqueio do plano do eretor da espinha no nível torácico. Camadas, de superficiais a profundas: pele/gordura subcutânea, trapézio, romboides, eretor da espinha, processo transverso. C, D: Entrada da agulha vista através das camadas de músculos da direita superior para a direita inferior da imagem. O anestésico local foi infiltrado profundamente no eretor da espinha (*). A área hipoecoica produzida como resultado é indicada pela área marcada de branco.

fazemos a injeção do AL entre a fáscia muscular do ESP e o processo transverso. Veremos então a dispersão do AL entre a fáscia muscular e o PT.

Na região lombar, iniciaremos; e a posição do probe estará similar no nível torácico. Assim visualizaremos da superfície para profundo: pele, subcutâneo, fáscia toracolombar, músculo eretor da espinha e PT. A técnica de agulhamento e injeção do AL segue similar à da região torácica e assim veremos a dispersão do AL entre a fáscia do músculo eretor e PT.

REFERÊNCIAS

1. The New York School of Regional Anesthesia (NYSORA). Bloqueio do ombro: bloqueio do nervo axilar. Disponível em: nysora. com. Acesso em: 19 fev. 2023.
2. Pourkashanian A, Narayanan M, Venkataraju A. Bloqueio do plano do eretor da espinha: uma revisão de evidências atuais. World Federation of Societies of Anesthesiologists (WFSA); 2019.
3. The New York School of Regional Anesthesia (NYSORA). Bloco eretor da espinha (ESB) explicado. Disponível em: nysora.com. Acesso em: 19 fev. 2023.
4. Atchabahian A, Vandepitte C, Lopes AM. Bloqueio do nervo do plexo braquial infraclavicular guiado por ultrassom. The New York School of Regional Anesthesia (NYSORA). Disponível em: nysora. com. Acesso em: 19 fev. 2023.
5. The New York School of Regional Anesthesia (NYSORA). Bloqueio da raiz do nervo cervical guiado por ultrassom. Disponível em: nysora.com. Acesso em: 19 fev. 2023.
6. The New York School of Regional Anesthesia (NYSORA). Post-dural puncture headache (PDPH). Disponível em: nysora.com. Acesso em: 19 fev. 2023.
7. Alexander CE, Dua A. Sphenopalatine ganglion block. Nacional Center for Biotechnology Information. Disponível em: https://www.ncbi.nlm.nih.gov/books/NBK557751. Acesso em: 1 mar. 2023.
8. Kim DH, Lin Y, Beathe JC, Liu J, Oxendine JA, Haskins SC, et al. Superior trunk block: a phrenic-sparing alternative to the interscalene block: a randomized controlled trial. Anesthesiology. 2019;131(3).
9. Melnyk V, Ibinson JW, Kentor ML, Orebaugh SL. Updated retrospective single-center comparative analysis of peripheral nerve block complications using landmark peripheral nerve stimulation versus ultrasound guidance as a primary means of nerve localization. J Ultrasound in Medicine Pub Date. 2018.

SEÇÃO II

Síndromes dolorosas em cabeça e pescoço

6

Cefaleias crônicas primárias

Cinthia Passos Damasceno

DESTAQUE DO TEMA

1. Cefaleias primárias são aquelas sem etiologia demonstrável por exames diagnósticos.
2. A prevalência é maior que 50% na população mundial.
3. A enxaqueca é o principal exemplo de cefaleia primária.
4. O tratamento consiste no combate às crises e na manutenção da profilaxia.

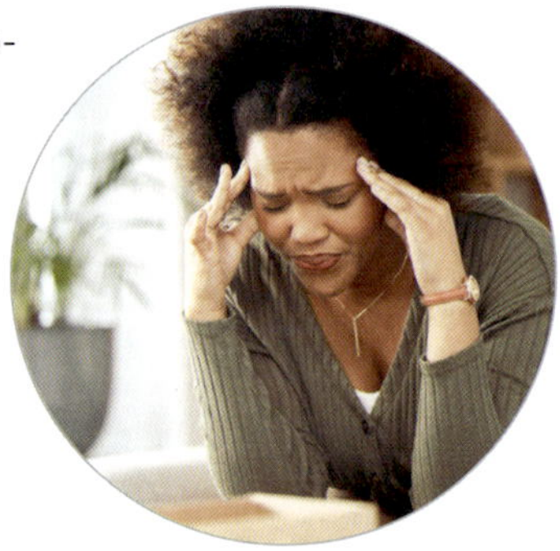

INTRODUÇÃO

As cefaleias de origem primária são enfermidades que cursam com episódios recorrentes de dor e não são causadas por uma doença de base. Sendo assim, elas são representadas por quadros clínicos como a enxaqueca, a cefaleia em salvas e a cefaleia do tipo tensional, por exemplo. Já as cefaleias de origem secundária possuem como causa uma doença orgânica, que pode ter diversas etiologias, como infecções de vias aéreas superiores, oculares, auditivas, odontológicas, neurológicas, neoplasias, hemorragias, dentre outras.

Como os sintomas são frequentes e por vezes incapacitantes, em sua maioria motivam o paciente a procurar os serviços de saúde, caracterizando tal condição como uma das mais prevalentes queixas em unidades de emergência. Independentemente da origem, as cefaleias causam prejuízo na qualidade de vida do paciente afetado, interferem em seu desempenho laboral, nas relações interpessoais e na saúde mental. É muito raro alguém que não tenha experimentado sequer uma crise de cefaleia ao longo da vida. Desse modo, além do diagnóstico diferencial ser fundamental para prevenir condições graves e possivelmente fatais, o tratamento se faz extremamente necessário para restabelecer o bem-estar de quem sofre de maneira crônica com essa patologia.

Para que se faça o correto diagnóstico e a diferenciação entre os tipos de cefaleia, é necessário que aquelas de origem secundária preencham alguns critérios:

- A doença em questão é sabidamente uma fonte causadora de cefaleia.
- O surgimento da cefaleia tem relação temporal direta com a doença.
- Ocorrência de redução ou remissão da dor em até três meses do início do tratamento da doença.

De acordo com a Sociedade Internacional de Cefaleias, existem algumas características, descritas a seguir, que aumentariam a possibilidade de a origem ser secundária:

- Cefaleia com início após os 50 anos de idade.
- Cefaleia nova, intensa e de início súbito.
- Mudança inexplicável no padrão da cefaleia.
- Cefaleia que desperta o paciente durante a noite.
- Cefaleia refratária ao tratamento (na vigência de tratamento adequado instituído).
- Cefaleia relacionada ao esforço físico, à tosse ou à atividade sexual.
- Cefaleia associada ao câncer.
- Cefaleia de início recente em paciente imunocomprometido.
- Cefaleia relacionada a sinais neurológicos focais (rigidez de nuca, alteração de movimentos, complicações auditivas, visuais e de fala).
- Cefaleia associada à alteração do estado mental ou da consciência.

Diante do exposto até então, é notória a importância do conhecimento na abordagem das cefaleias por médicos não só especialistas no tratamento da dor, mas também por aqueles que atuam em unidades de pronto-atendimento, clínicas e consultórios. O objetivo deste capítulo é fornecer uma visão ampla e global sobre o assunto, destacando os principais tópicos para o manejo prático dessa condição, que afeta mais da metade da população mundial.

EPIDEMIOLOGIA

De acordo com o *Global Burden of Disease*, as cefaleias estão entre as condições mais prevalentes e incapacitantes ao redor do mundo. Esse mesmo estudo evidencia que aproximadamente 52% da população mundial sofre com dores de cabeça, que acometem em torno de 44% dos homens e 56% das mulheres. Cerca de 90% das pessoas desenvolverão algum episódio de cefaleia ao longo da vida.

Em relação à distribuição geográfica, sabe-se que em países de alta renda há uma maior prevalência dessa patologia em comparação aos demais. Dentre as cefaleias primárias, a cefaleia do tipo tensional ocorre em torno de 26% da população, seguida pela enxaqueca, que afeta 14% dessa mesma amostra.

Em relação à hereditariedade, tem-se notado que a história familiar de migrânea é um dos mais importantes e consistentes fatores de risco para o surgimento desse tipo de cefaleia.

As comorbidades que estão diretamente relacionadas ao quadro clínico da migrânea são a dor crônica, os transtornos de humor e a epilepsia. A migrânea com aura é considerada fator de risco para infarto cerebral e lesões encefálicas silentes encontradas em exames de imagem. Durante a infância, a presença de vômitos recorrentes, sonambulismo e cinetose podem ser considerados "equivalentes migranosos" e serem precursores do desenvolvimento futuro da migrânea *per se*.

Estudos epidemiológicos nacionais mais recentes sobre enxaqueca avaliaram mais de 3.800 pessoas, revelando que a população brasileira tem 15,2% de prevalência de enxaqueca, 13% de cefaleia tensional e 6,9% de cefaleia crônica diária.

ENXAQUECA

A enxaqueca ou migrânea configura-se como a terceira doença mais prevalente no mundo de acordo com o *Global Burden of Disease*, acometendo de 2 a 3 vezes mais mulheres do que homens e afetando de modo importante a qualidade de vida de quem sofre com a doença. O pico etário ocorre em torno de 30 a 50 anos de idade, com menor frequência em crianças e idosos.

De acordo com a Sociedade Internacional de Cefaleias, o diagnóstico é clínico e divide a enxaqueca em dois subgrupos principais: enxaqueca com aura e enxaqueca sem aura, de acordo com os critérios estabelecidos nas Tabelas 1 e 2.

A enxaqueca caracteriza-se por crises recorrentes de até 4 fases, não obrigatoriamente presentes em sua totalidade, podendo ocorrer apenas uma delas.

- 1ª fase – pródromos ou sintomas premonitórios: precedem a cefaleia por horas ou até um dia. Há presença de irritabilidade, prejuízo cognitivo, alteração do ciclo sono-vigília e prostração. Ocorrem em cerca de 60% das crises.

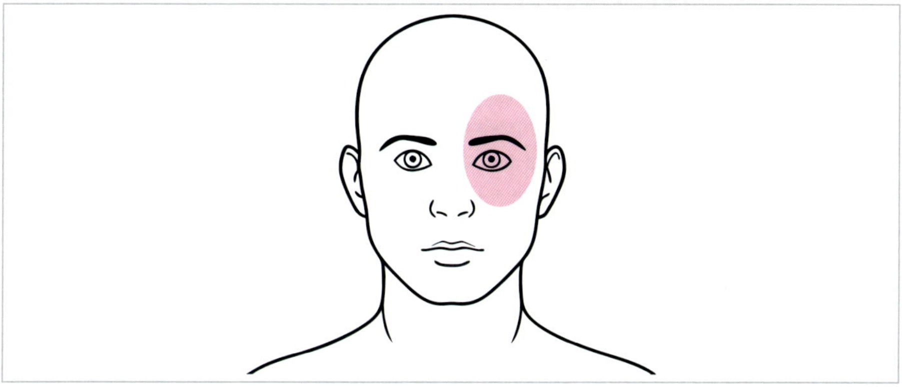

FIGURA 1 Enxaqueca.

Fonte: US National Library of Medicine.

TABELA 1 Enxaqueca sem aura

A. Pelo menos 5 crises preenchendo os critérios B a D
B. Cefaleia com duração de 4 a 72 horas (sem tratamento ou com tratamento ineficaz)
C. A cefaleia preenche pelo menos 2 das seguintes características: 1. Localização unilateral 2. Caráter pulsátil 3. Intensidade moderada ou forte 4. Exacerbada por ou levando o indivíduo a evitar atividades físicas rotineiras
D. Durante a cefaleia, pelo menos 1 dos sintomas: 1. Náusea e/ou vômitos 2. Fotofobia e fonofobia
E. Não é mais bem explicada por outro diagnóstico do ICHD-3

TABELA 2 Enxaqueca com aura

A. Pelo menos 2 crises preenchendo os critérios B a D
B. Um ou mais dos seguintes sintomas de aura, totalmente reversíveis: 1. Visual 2. Sensitivo 3. Fala e/ou linguagem 4. Motor 5. Tronco cerebral 6. Retiniano
C. Pelo menos 2 das 4 características seguintes: 1. Pelo menos 1 sintoma de aura que se instala em 5 ou mais minutos, e/ou 2 ou mais sintomas que aparecem sucessivamente 2. Cada sintoma individual de aura dura 1 hora 3. Pelo menos um dos sintomas é unilateral 4. A aura é acompanhada, ou seguida em 1 hora, por cefaleia
D. Não é mais bem explicada por outro diagnóstico do ICHD-3, sendo excluído um acidente vascular transitório

- 2ª fase – aura: desenvolve-se gradualmente em 5 a 20 minutos e dura menos de 1 hora. Caracteriza-se por um distúrbio visual constituído por pontos luminosos e alterações de um dos hemicampos visuais, com início na região central e término em uma das regiões temporais. Ocorre em aproximadamente 20% das crises e pode estar associada a sintomas visuais, afasia e diminuição de força muscular em face e membros, quando é denominada de enxaqueca hemiplégica.
- 3ª fase – cefaleia: dor de intensidade forte, caráter latejante ou pulsátil, localização unilateral, com piora às atividades rotineiras e associada à fono e à fotofobia.
- 4ª fase – pósdromo: caracteriza-se como o final da crise, em que há fadiga e cansaço extremos, sendo necessário um período de repouso para a completa recuperação.

Em relação à fisiopatologia da enxaqueca, os mecanismos ainda não estão completamente elucidados, porém supõe-se que ocorra hiperexcitabilidade neuronal de regiões como o sistema trigeminovascular, o tronco cerebral e o córtex cerebral, auxiliada por mecanismos de sensibilização central. A hiperexcitabilidade cortical pode ser consequência da diminuição da concentração de magnésio no encéfalo, aumento de aminoácidos excitatórios, como aspartato e glutamato, e alterações dos canais de cálcio voltagem-dependentes. Ainda há acometimento dos sistemas serotoninérgico, noradrenérgico e opioide endógenos. Já os mecanismos responsáveis pelos sintomas associados como náusea, vômitos e fono/fotofobia podem ser explicados por ativação dos núcleos vagais. Sabe-se do papel da hereditariedade no desenvolvimento da doença, no entanto os fatores externos e ambientais também contribuem para sua instalação e gravidade.

O tratamento da enxaqueca pode ser dividido em educação ao paciente, tratamento abortivo e tratamento profilático. No âmbito da educação ao paciente, é de suma importância a orientação sobre fatores deflagradores de crise como dieta, sono e estilo de vida. Além disso, abordagens não farmacológicas, repouso em local escuro e silencioso, técnicas de relaxamento, psicoterapia e até fisioterapia em casos selecionados podem ser úteis.

O tratamento abortivo deve ser instituído durante ou imediatamente antes das crises, a fim de maior sucesso. Os fármacos utilizados são categorizados em específicos e inespecíficos, sendo estes últimos representados por analgésicos simples (dipirona 500 mg a cada 4 horas, até 4 g/dia, e paracetamol 1 g a cada 6 horas, até 4 g/dia), anti-inflamatórios (naproxeno 550 mg, até 1.250 mg/dia, ibuprofeno 600 mg a cada 4 horas, até 3.200 mg/dia, ácido tolfenâmico 200-400 mg) e opioides, que devem ser desencorajados pelo risco de adição. Já os fármacos específicos compreendem os derivados de ergotamina (DHE – diidroergotamina

0,5-1 mg) e os triptanos (sumatriptano 50-100 mg por via oral, 20 mg intranasal ou 6 mg subcutâneo, naratriptano 2,5 mg, zolmitriptano 2,5-5 mg por via oral ou sublingual).

De acordo com a Sociedade Brasileira de Cefaleia, o tratamento profilático deve ser instituído àqueles pacientes que apresentem 3 ou mais crises por mês associadas a incapacidade, falência de fármaco analgésico ou ineficácia da profilaxia não medicamentosa citada anteriormente. Os fármacos incluídos no tratamento profilático são classificados em 5 categorias: betabloqueadores (propranolol 40-120 mg/dia, atenolol 25-150 mg/dia e metoprolol 100-200 mg/dia), antidepressivos (amitriptilina 12,5-75 mg/dia, nortriptilina 10-75 mg/dia, venlafaxina 75-275 mg/dia e duloxetina 60 mg/dia), bloqueadores do canal de cálcio (flunarizina 5-10 mg/dia), antagonistas de serotonina (pizotifeno 1,5-3 mg/dia) e anticonvulsivantes (topiramato 25-200 mg/dia, ácido valproico 500-1.500 mg/dia e divalproato de sódio 500-1.500 mg/dia).

CEFALEIA DO TIPO TENSIONAL (CTT)

Essa é a cefaleia mais frequentemente observada na população em geral, com pico na 4ª década de vida, acometendo mais mulheres do que homens. De acordo com o ICHD-3, pode ser dividida em episódica e crônica, conforme o número de dias do indivíduo com crise por ano e por mês. As episódicas ainda possuem uma classificação como frequentes e infrequentes, conforme as Tabelas 3, 4 e 5.

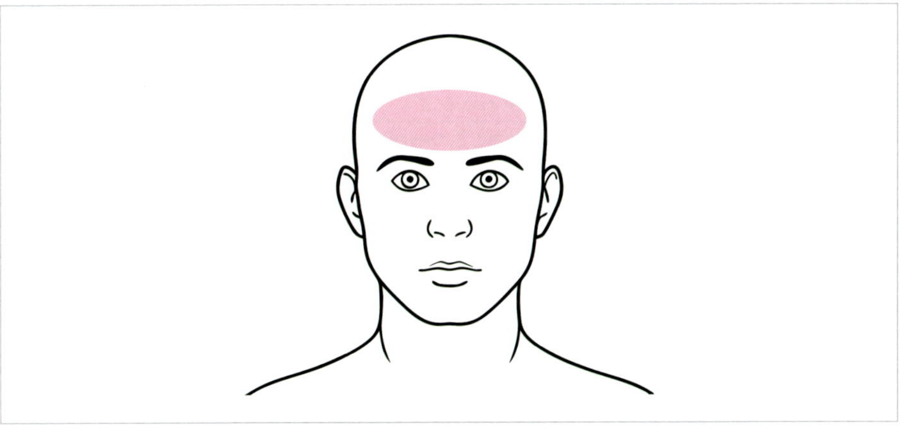

FIGURA 2 Cefaleia do tipo tensional (CTT).

Fonte: US National Library of Medicine.

TABELA 3 Cefaleia do tipo tensional episódica infrequente
A. Pelo menos 10 crises ocorrendo em < 1 dia por mês (< 12 dias por ano) e preenchendo os critérios de B a D
B. Cefaleia que dura de 30 minutos a 7 dias
C. Preenchimento de pelos menos 2 das 4 características: 1. Localização bilateral 2. Pressão/aperto (não pulsátil) 3. Intensidade fraca ou moderada 4. Não é agravada por atividade física
D. Acompanha-se dos seguintes sintomas: 1. Ausência de náuseas e vômitos 2. Apenas foto ou fonofobia está presente
E. Não é mais bem explicada por outro diagnóstico do ICHD-3

TABELA 4 Cefaleia do tipo tensional episódica frequente
A. Pelo menos 10 crises ocorrendo de 1 dia a 14 dias em média e por mais de 3 meses (12 dias e < 180 dias por ano) e preenchendo os critérios de B a D
B. Cefaleia que dura de 30 minutos a 7 dias
C. Preenchimento de pelos menos 2 das 4 características: 5. Localização bilateral 6. Pressão/aperto (não pulsátil) 7. Intensidade fraca ou moderada 8. Não é agravada por atividade física
D. Acompanha-se dos seguintes sintomas: 3. Ausência de náuseas e vômitos 4. Apenas foto ou fonofobia está presente
E. Não é mais bem explicada por outro diagnóstico do ICHD-3

TABELA 5 Cefaleia do tipo tensional crônica
A. Mais de 15 crises por mês por mais de 3 meses (> 180 dias ao ano) e preenchendo os critérios de B a D
B. Cefaleia que dura de horas a dias e pode ser contínua
C. Preenchimento de pelos menos 2 das 4 características: 9. Localização bilateral 10. Pressão/aperto (não pulsátil) 11. Intensidade fraca ou moderada 12. Não é agravada por atividade física
D. Acompanha-se dos seguintes sintomas: 5. Ausência de náuseas e vômitos 6. Apenas foto ou fonofobia está presente
E. Não é mais bem explicada por outro diagnóstico do ICHD-3

Apesar de a cefaleia tipo tensional episódica ser mais comum na população em geral do que a crônica, esta última se torna mais prevalente com o avançar da idade, acometendo mais mulheres do que homens e sendo menos influenciada por hormônios sexuais em comparação à enxaqueca.

A fisiopatologia da cefaleia tipo tensional é complexa e menos elucidada que a da enxaqueca, no entanto consideram-se fatores psicogênicos, de origem na contração muscular e em pontos-gatilho, como um *continuum* entre migrânea e CTT e como um modelo miogênico-supraespinalvascular, no qual a migrânea e a CTT teriam uma base neurológica em comum, podendo sobrepor-se eventualmente. De acordo com o ICHD-3, os fatores periféricos influenciam a CTT episódica, já os fatores centrais contribuem para a CTT crônica. Além dos fatores citados, o dolorimento crônico dos músculos pericranianos e, muitas vezes, de estruturas extracefálicas, corrobora para a percepção anormal dos impulsos dolorosos provenientes de neurônios medulares e supramedulares. Dentre a lista de fatores desencadeantes para crises, podemos citar alterações na dieta, especificamente com o consumo aumentado de alguns alimentos como álcool e cafeína, desidratação, tensão dos músculos mastigatórios e na região da cabeça, do pescoço e dos ombros, postura inadequada, distúrbios do sono e o próprio ciclo menstrual.

O tratamento da cefaleia tipo tensional contempla na maioria das vezes educação ao paciente e abordagem não farmacológica, dada sua baixa gravidade e seu comportamento benigno. Dentre as medidas comportamentais, a mudança no estilo de vida é fundamental, adotando-se medidas como higiene do sono, redução na ingesta de bebida alcoólica, café e tabaco, prática regular de atividade física como alongamento, atividades aeróbicas e técnicas de relaxamento como ioga e meditação. Outras técnicas como hipnose e terapia cognitivo-comportamental também se mostraram eficazes no manejo não farmacológico. Já o tratamento medicamentoso baseia-se principalmente nos fármacos abortivos de crise como os analgésicos simples paracetamol (750-1.000 mg até de 6/6 h), dipirona (500-1.000 mg até de 6/6 h) e anti-inflamatórios não esteroidais, dando-se preferência ao ibuprofeno (400-800 mg até de 6/6 h), ao naproxeno (500 mg em dose inicial e 250 mg até de 6/6 h) e ao ácido mefenâmico (500 mg até de 8/8 h) quando há relação com o ciclo menstrual. As respectivas associações de analgésicos simples com cafeína podem aumentar a eficácia da terapia instituída. Nas CTT crônicas pode-se lançar mão de antidepressivos tricíclicos, sendo o protótipo a amitriptilina (12,5-75 mg/dia), que pode ou não estar associada a relaxantes musculares como o carisoprodol (350 mg até de /6 h), a tizanidina (2-4 mg até de 8/8 h) e a ciclobenzaprina (10 mg até 8/8 h), tendo-se cautela com esta última pelo risco de desenvolvimento de síndrome serotoninérgica.

CEFALEIAS TRIGÊMINO-AUTONÔMICAS

As cefaleias trigêmino-autonômicas englobam aquelas em que, além da ativação das vias nociceptivas trigeminovasculares, há também ativação autonômica craniana reflexa, com hiperatividade parassimpática e hipoatividade simpática. Há presença de sinais vasomotores como irritação conjuntival, lacrimejamento excessivo, rinorreia, congestão nasal, hipersudorese facial, miose e ptose. Dentro desse grupo, podemos citar a cefaleia em salvas e a hemicrania paroxística.

Cefaleia em salvas

Apesar de rara, sua manifestação ocorre por episódios de dor bastante intensa, unilateral, localizada nos territórios correspondentes à inervação do trigêmeo ipsilateral e acompanhada dos sinais autonômicos descritos. Em relação à cronologia, ocorre em períodos regulares, com alternância entre as salvas e a remissão dos sintomas, que pode durar de meses a anos. Diferentemente das cefaleias citadas anteriormente, esta é mais prevalente na população masculina, com início na faixa etária dos 30 anos de idade.

De acordo com a classificação da Sociedade Internacional de Cefaleias, os critérios diagnósticos para a cefaleia em salvas são os descritos na Tabela 6.

O tratamento divide-se em agudo e profilático. O tratamento agudo consiste na administração de oxigênio puro (FiO_2: 100%) por máscara facial com reservatório a aproximadamente 10 L/min por 20 minutos, e na maioria dos casos ocorre remissão da crise. Em casos refratários, sumatriptano injetável por via subcutânea

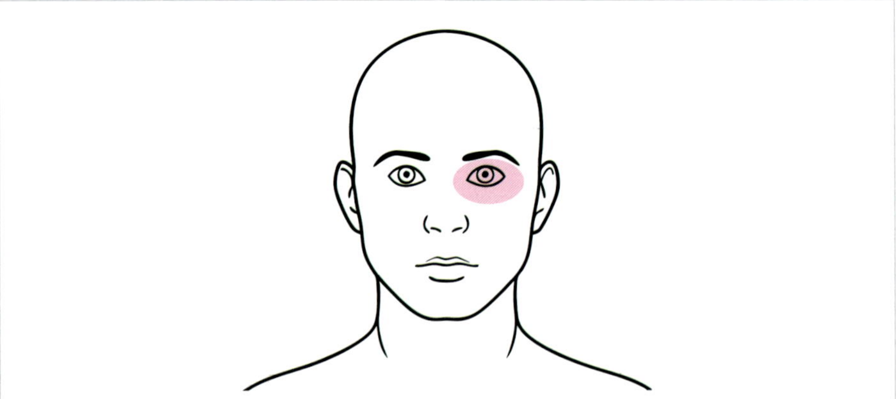

FIGURA 3 Salvas.

Fonte: US National Library of Medicine.

TABELA 6 Cefaleia em salvas

A. Pelo menos 5 crises preenchendo os critérios de B a D
B. Dor forte ou muito forte unilateral, orbital, supraorbital e/ou temporal, durando de 15-180 minutos (quando não tratada)
C. Um dos ou ambos os seguintes: 1. Ao menos um dos seguintes sintomas ou sinais, ipsilaterais à cefaleia: injeção conjuntival e/ou lacrimejamento, congestão nasal e/ou rinorreia, edema palpebral, sudorese frontal e facial, miose e/ou ptose 2. Sensação de inquietude ou de agitação
D. Ocorrendo com uma frequência entre uma a cada dois dias e oito por dia
E. Não é mais bem explicada por outro diagnóstico do ICHD-3

(6 mg) pode ser utilizado com boa resposta. Deve-se restringir o uso de triptanos naqueles pacientes que fizeram uso recente de vasoconstritores e que apresentem distúrbios cardiovasculares e hipertensão arterial não controlada. Os analgésicos, opiáceos e anti-inflamatórios não esteroidais (AINES) não têm indicação específica como abortivos de crise e a ergotamina por via oral não é suficientemente rápida para o alívio da dor. Já o tratamento profilático baseia-se na utilização de verapamil (dose inicial de 160 mg/dia 2-4×/dia até dose máxima de 90 mg/dia com controle eletrocardiográfico), carbonato de lítio (400 mg de 1 a 2×/dia com controle de litemia), ergotamina (1-2 mg por via oral 1 hora antes da crise) e corticoterapia (metilprednisolona na dose de 60 mg/dia com desmame semanal).

Hemicrania paroxística

A hemicrania paroxística foi inicialmente descrita em 1976 por Ottar Sjaastad e Inge Dale, que compilaram os sintomas de crises de cefaleia de curta duração, alta recorrência e intensidade, localização unilateral e sintomas autonômicos. A dor tem predileção pela região temporal, porém pode se estender a todo o hemicrânio acometido, além de pescoço, ombro e membro superior ipsilateral. Difere da cefaleia em salvas pela alta frequência das crises, pelo padrão a longo prazo e pelo acometimento similar entre homens e mulheres na idade adulta. De acordo com o ICHD-3, para o diagnóstico de hemicrania paroxística, deve-se preencher os critérios a seguir (Tabela 7), e o tratamento consiste na administração de indometacina (150 mg/dia até dose máxima de 225 mg/dia).

TABELA 7 Hemicrania paroxística

A. Pelo menos 20 crises preenchendo os critérios de B a E
B. Dor forte ou muito forte unilateral, orbital, supraorbital e/ou temporal, com duração de 2-30 minutos
C. Pelo menos um dos seguintes sintomas: 1. Injeção conjuntival e/ou lacrimejamento 2. Congestão nasal e/ou rinorreia 3. Edema palpebral 4. Sudorese frontal e facial 5. Rubor frontal e facial 6. Sensação de plenitude no ouvido 7. Miose e/ou ptose
D. As crises têm uma frequência acima de 5 dias na metade do tempo
E. As crises são prevenidas absolutamente pelas doses terapêuticas de Indometacina
F. Não é mais bem explicada por outro diagnóstico do ICHD-3

CONCLUSÃO

As cefaleias são a principal queixa de atendimento nas unidades de emergência em todo o mundo por conta de sua alta prevalência, principalmente na idade adulta. Sendo assim, o correto diagnóstico faz-se necessário para que causas mais graves sejam afastadas, como neoplasias, eventos cerebrovasculares, infecções do sistema nervoso central, intoxicações exógenas e até distúrbios neuroendócrinos.

Uma vez realizado o diagnóstico de cefaleia primária, respeitando-se os critérios da Sociedade Internacional de Cefaleias, deve-se instituir o tratamento direcionado para cada tipo de dor de cabeça. O enfoque à educação do paciente é de suma importância, orientando sobre as abordagens farmacológica e não farmacológica, e acima de tudo na prevenção de novas crises e na restauração da qualidade de vida.

REFERÊNCIAS

1. Stovner LJ, Hagen K, Linde M, Steiner TJ. The global prevalence of headache: an update, with analysis of the infuences of methodological factors on prevalence estimates. J Headache and Pain; 2022.
2. Posso IP, Grossmann E (eds). Tratado de dor. Rio de Janeiro: Atheneu; 2017.
3. Headache Classification Committee of the International Headache Society (IHS). The International Classification of Headache Disorders. Cephalalgia. 2018;38(1):1-211.
4. Dias DSR, Santos GCS, Lima IL, Fonseca LES, Costa IR, Tonin DB et al. Cefaleias primárias: revisão da literatura. Braz J Development. 2022;8(4):2471-78.
5. Welch KMA. Contemporary concepts of migraine pathogenesis. Neurology. 2003;61(Suppl 4):S2-8.

6. Leone M, Bussone G. Pathophsiology of trigeminal autonomic cefalalgias. Lancet Neurol. 2009;8:755-64.
7. Cruz MC, Cruz LC, Cruz MCC, Camargo RP. Cefaleia do tipo tensional: revisão de literatura. Arch Health Invest. 2017;6(2):53-8.
8. Parreira E, Gouveia RG, Martins IP. Cefaleia em salvas: fisiopatogenia, clínica e tratamento. Rev Port Clin Geral. 2006;22:47-482.
9. Sjaastad O, Dale I. A new (?) clinical headache entity "Chronic Paroxysmal Hemicrania". Acta Neurol Scandinav. 1976;54(2):140-59.
10. Sumatriptan Cluster Headache Study Group. Treatment of acute cluster headache with sumatriptan. N Eng J Med. 1991;325:322-6.

7

Cefaleia cervicogênica

João Nathanael Lima Torres

DESTAQUE DO TEMA

1. O diagnóstico baseia-se nos critérios estabelecidos pelos dois grandes grupos Cervicogenic Headache International Study Group (CHISG) e International Headache Society (IHS).
2. As características que tendem a distinguir a cefaleia cervicogênica da enxaqueca e da cefaleia tensional incluem dor lateral, provocação de cefaleia típica pela pressão digital nos músculos do pescoço, pelo movimento da cabeça e irradiação posteroanterior da dor.

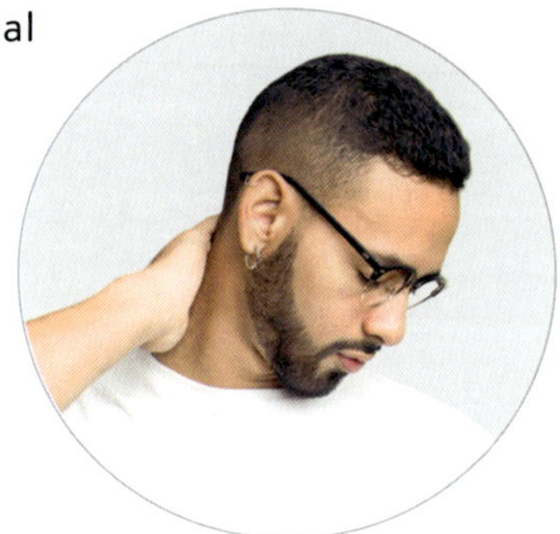

INTRODUÇÃO

A cefaleia cervicogênica, inicialmente descrita em 1983, considerada uma cefaleia secundária, é um distúrbio de origem cervical, de acordo com a International Headache Society (IHS). É uma cefaleia com gatilhos musculares cervicais e que apresenta alteração da amplitude de movimento. Sua prevalência provavelmente é subestimada, cerca de 50% dos pacientes são subdiagnosticados. Sua incidência aumentou sobremaneira como resultado da pandemia SARS-CoV-2, como também da mudança do espectro sociocultural (*home office*)[1].

A prevalência da cefaleia cervicogênica varia de 0,4% a 4,6%, a depender dos critérios diagnósticos utilizados. As principais referências são: IHS e a CHISG (Cervicogenic Headache International Study Group)[1,2].

A sintomatologia da cefaleia cervicogênica é heterogênea. Em geral, o quadro clínico apresenta-se com dor de intensidade variável, geralmente de moderada intensidade, com duração de algumas horas a semanas, maior incidência entre 1 a 3 dias e não latejante. Pode apresentar sintomas prodrômicos relacionados às raízes nervosas C1-C3, apresentando-se latejante e em pontadas no pescoço e na região occipital ipsilateral à dor. Manifesta-se associada a hipoestesia, disfagia, xerostomia e rigidez à movimentação passiva do pescoço.

O tratamento da cefaleia cervicogênica evoluiu e hoje existem diversas formas de terapia, como: fisioterapia, bloqueios nervosos e tratamento farmacológico, que controlam satisfatoriamente as crises[4].

FISIOPATOLOGIA[1]

Pesquisas indicam que a irritação ocorre nas fibras nociceptivas de C1-C2-C3, levando à geração de sintomas prodrômicos e relacionados aos territórios correspondentes dos nervos aferentes dessas fibras; e, apesar disso, a sobreposição de regiões inervadas pelo nervo trigêmeo é possível devido à presença de convergência no núcleo trigêmeo-cervical. Além disso, o padrão clínico de penumbra entre enxaqueca e cefaleia cervicogênica ocorre devido ao envolvimento de regiões convergentes, dificulta seu diagnóstico e tratamento adequado em até 50% dos casos[1-4].

Análises de ressonância magnética e exames clínicos invasivos e não invasivos indicam que a cefaleia cervicogênica é uma dor referida nas regiões dos territórios pertencentes às raízes aferentes que convergem no núcleo cervical do trigêmeo, alocando fibras nervosas do trato descendente do nervo trigêmeo e as fibras cervicais superiores. O efeito prático desta comunicação é a referência da dor causada pela irritação das raízes de C1-C3 nos territórios aferentes do trigêmeo.

Isso permite que a dor proveniente dos nervos cervicais superiores seja referida a regiões da cabeça inervadas por aferentes trigêmeos, como as regiões orbital, frontal e parietal.

Embora os estudos não tenham apoiado que lesões cervicais médias ou inferiores (abaixo de C4) contribuam para cefaleia, a anastomose entre o trato espinocervicotalâmico e o complexo trigeminocervical pode apoiar essa possibilidade[1-4].

Em relação aos nervos cervicais é possível descrever os principais locais de inervação. O nervo C1 (nervo suboccipital) é responsável pela inervação sensorial profunda na região suboccipital, articulação atlanto-occipital, músculos pré-vertebrais, esternocleidomastoideo e trapézio. A raiz nervosa C2 é responsável pela inervação sensorial do esternocleidomastóideo, trapézio, semiespinhal, esplênio do cabeça, aspecto lateral e medial (junto com a raiz C3) da articulação atlanto-axial, e seu ramo medial emerge no músculo semiespinhal para se tornar o occipital maior. O ramo C3 é responsável pela inervação dos músculos cervicais posteriores e também para as articulações zigoapofisárias de C2-C3; além disso, suas fibras terminais tornam-se o terceiro nervo occipital[6].

DIAGNÓSTICO

O diagnóstico baseia-se nos critérios estabelecidos pelos dois grandes grupos CHISG e IHS[2-5].

Critérios diagnósticos pelo CHISG

1. Cefaleia unilateral sem deslocamento lateral.
2. Sintomas e sinais de envolvimento cervical: dor desencadeada por movimento do pescoço ou postura inadequada sustentada e/ou pressão externa na região occipital posterior do pescoço; dor ipsilateral no pescoço ou occipital; dor ipsilateral no pescoço, ombros e braços; amplitude de movimento reduzida.
3. Episódios de dor de duração variável ou dor contínua e flutuante.
4. Dor de intensidade moderada, não latejante e não insuportável.
5. Dor de início no pescoço, irradiando para as regiões orbital, frontal e temporal.
6. Eliminação temporária da dor com bloqueios anestésicos, desde que a anestesia completa seja obtida ou que o trauma cervical sustentado ocorra pouco antes do início.
7. Vários eventos relacionados ao ataque: sinais e sintomas autonômicos, náuseas, vômitos, edema ipsilateral e rubor na área periocular, tontura, fonofobia, fotofobia ou visão turva ipsilateral.

O diagnóstico requer a presença dos itens 1 e 5 e quaisquer outros três.

Critérios diagnósticos pela IHS[1]

A. Qualquer dor de cabeça que atenda ao critério C.
B. Evidência clínica e/ou de imagem de um distúrbio ou lesão na coluna cervical ou nos tecidos moles do pescoço conhecido por causar dor de cabeça.
C. Evidência de causalidade demonstrada por pelo menos dois dos seguintes resultados:

- A cefaleia desenvolveu-se em relação temporal ao início do distúrbio cervical ou ao aparecimento da lesão.
- A dor de cabeça melhorou significativamente ou foi resolvida paralelamente à melhora ou à resolução do distúrbio ou lesão cervical.
- A amplitude de movimento cervical é reduzida e a dor de cabeça é significativamente agravada por manobras provocativas.
- A dor de cabeça é eliminada após bloqueio diagnóstico de uma estrutura cervical ou de sua inervação.

D. Não é mais bem explicada por outro diagnóstico.

QUADRO CLÍNICO

Existem divergências quanto ao quadro clínico, devido à sobreposição de sintomas com cefaleias primárias e neuralgia occipital pura. Destacam-se duas definições com pontos antagônicos. Os principais pontos são a presença ou ausência de sinais e sintomas prodrômicos e orgânicos[1-8].

A cefaleia cervicogênica é caracterizada por dor unilateral de intensidade variável, com irradiação para as regiões frontal, supraorbital, temporal, parietal e occipital, desencadeada por estímulos ou movimentação da região cervical, e decorrente de mau posicionamento da região cefálica. Além disso, na prática clínica o paciente pode relatar que a dor inicia-se na região frontal, passando pelas regiões temporal, parietal e occipital ipsilateral, seguindo retrospectivamente os dermátomos até a região cervical. Nesta descrição há a presença de pródromos relacionados às raízes nervosas, como pontadas no pescoço e região occipital ipsilateral à dor, hipoestesia, disfagia, xerostomia e rigidez à movimentação passiva do pescoço e membro superior[1-10].

O IHS desconsidera pródromos e diferencia cervicogênico de outros diagnósticos possíveis, como cefaleia tensional, neuralgia occipital e enxaqueca. Esses critérios fazem que a sensibilidade diminua bastante, mas aumentam a especificidade. Portanto, 50% dos casos de cefaleia cervicogênica são tratados como outras patologias, prejudicando a qualidade de vida do paciente[10-14].

A ressonância magnética (RM) continua sendo a modalidade de imagem de escolha, pois permite a visualização de alta qualidade da coluna cervical, bem como dos tecidos moles occipitais e cervicais circundantes[2-5].

Deve-se notar que as alterações radiológicas de osteoartrose são comuns com o avanço da idade, e a presença desses achados por si só não determina o diagnóstico de cefaleia cervicogênica.

As características que tendem a distinguir a cefaleia cervicogênica da enxaqueca e da cefaleia tensional incluem dor lateral, provocação de cefaleia típica pela pressão digital nos músculos do pescoço, pelo movimento da cabeça e irradiação posteroanterior da dor. No entanto, embora estas possam ser características da cefaleia cervicogênica, não são exclusivas desta e não definem necessariamente relações causais.

A neuralgia occipital (NO) deve ser cuidadosamente diferenciada da dor no occipital referida nas articulações atlantoaxial ou zigoapofisária superior, o que pode apontar a cefaleia cervicogênica (CC) como um diagnóstico mais apropriado. A CC é causada por um distúrbio ou lesão na coluna cervical ou nos tecidos moles do pescoço. A cefaleia deve demonstrar uma relação temporal com a doença cervical para apoiar a causalidade. A amplitude de movimento cervical pode ser reduzida e a dor de cabeça pode piorar com manobras de provocação no pescoço. A demonstração de um distúrbio cervical nos exames de imagem pode apoiar o diagnóstico de CC, mas não estabelece evidências firmes de causalidade. A causalidade deve ser considerada no contexto da apresentação clínica e da suspeita de distúrbio subjacente. Tumores, fraturas, infecções, espondilose cervical, osteocondrite e artrite reumatoide da coluna vertebral não foram formalmente validados como causa de dor de cabeça, mas podem apoiar a causa da CC em certos casos individuais. Devido à convergência da nocicepção cervical e trigeminal, a mielopatia cervical superior (C1, C2, C3) pode ser causa de cefaleia. Naqueles com mielopatia cervical ou radiculopatia, até 88% podem relatar dor de cabeça[5].

Tanto o CC quanto o NO podem responder ao bloqueio anestésico local dos nervos occipitais (maior, menor ou ambos). Embora esta intervenção seja sensível, não é específica. Muitas outras cefaleias primárias, incluindo enxaqueca, cefaleia tensional e cefaleia em salvas, também podem demonstrar uma resposta semelhante. Clinicamente, pode haver sobreposição significativa no fenótipo entre NO, CC, enxaqueca e cefaleia tensional com sensibilidade pericraniana. A dor no pescoço pode ser uma característica predominante em até 68% dos pacientes com enxaqueca e cefaleia do tipo tensiona. Mesmo sintomas característicos da enxaqueca, como náuseas, vômitos e fotofobia/fonofobia, podem estar presentes na cefaleia cervicogênica, embora em grau geralmente menor do que na enxaqueca, e podem diferenciar alguns casos da cefaleia tensional.

TRATAMENTO

Atualmente vários métodos e medicamentos são indicados para o tratamento da cefaleia cervicogênica, porém com eficácia limitada. Entre os medicamentos estão relaxantes musculares, antidepressivos e gabapentinoides.

As terapias não farmacológicas são amplamente aceitas para o tratamento da cefaleia cervicogênica, com eficácia e tempo de remissão restritos. O bloqueio isolado teve resposta imediata em 94% dos pacientes; no entanto, a duração média sem dor foi de 23,5 dias. A neurectomia do nervo occipital e a neurotomia por radiofrequência também não se mostraram eficazes; mesmo com uma média de 244 dias e 297 dias com diminuição da dor, respectivamente, os estudos são inconclusivos[1]. Um estudo clínico randomizado realizado no Brasil selecionou uma população com cefaleia cervicogênica e separou-a em três grupos (grupo I: bloqueio anestésico com corticoide associado à fisioterapia de Maitland; grupo II: bloqueio anestésico com corticoide associado à fisioterapia convencional; grupo II: bloqueio anestésico com corticoide sem fisioterapia), demonstrando, com significância estatística, que a técnica de Maitland, associada ao bloqueio do nervo occipital, demonstrou redução da dor (escala de 1 a 10), com pontuação subjetiva de 1,6 para o tratamento combinado com técnica de Maitland e bloqueio, 3,7 para fisioterapia convencional combinada com bloqueio e 5,2 para bloqueio isolado[3].

Assim, é possível inferir que a associação de técnicas com uso de medicamentos e fisioterapia ou bloqueios é a base atual de tratamentos com melhores respostas nos estudos.

Não farmacológico

As estratégias de manejo não farmacológico para NO e CC incluem massagem, compressas frias, exercícios craniocervicais e fisioterapia para melhorar a postura. No entanto, os benefícios potenciais devem ser considerados em relação ao potencial de eventos adversos e ao custo e tempo adicionais associados a esta intervenção. Eventos adversos raros, mas potencialmente graves, relatados com a manipulação da coluna cervical, incluem mielopatia traumática e acidente vascular cerebral.

A terapia de estimulação elétrica nervosa transcutânea (TENS) tem sido usada no tratamento conservador da CC, com benefício relatado. Relatos de casos também sugerem possível benefício no ON. No entanto, dada a dificuldade inerente do placebo realista e do cegamento nos estudos TENS, os resultados devem ser interpretados com cautela.

Farmacológico

As terapias farmacológicas, tanto para NO como para CC, baseiam-se em grande parte em relatos de casos e não foram avaliadas sistematicamente. Os medicamentos utilizados incluem AINEs, antidepressivos tricíclicos – como a amitriptilina –, relaxantes musculares – como o baclofeno – e anticonvulsivantes – como gabapentina ou carbamazepina[1-7]. Os opioides não desempenham um papel no manejo da NO ou da CC devido à falta de evidências de benefício e risco de efeitos colaterais e dependência. Todos os pacientes em uso de terapia analgésica para NO e CC necessitam de educação abrangente sobre limitações seguras para uso e prevenção de cefaleia por uso excessivo de analgésicos.

Supõe-se que mediadores pró-inflamatórios, como citocinas e TNF-α, estejam envolvidos na fisiopatologia da CGH. Um pequeno estudo piloto aberto em seis pacientes com CGH descobriu que o tratamento com infliximabe, que tem como alvo o TNF-α, foi associado a efeitos rápidos e sustentados nos escores de dor de cabeça e no consumo de analgésicos autoadministrados. No entanto, mais estudos são certamente necessários para explorar com cautela esses resultados[12].

A toxina botulínica A tem sido utilizada no tratamento de diversas cefaleias primárias, sendo a mais baseada em evidências no tratamento da enxaqueca crônica. O mecanismo de benefício não é bem compreendido. Uma hipótese envolve os possíveis efeitos inibitórios sobre mediadores nervosos sensoriais implicados na dor, como a substância P, o peptídeo relacionado ao gene da calcitonina (CGRP) e o glutamato. No caso de NO e CC, postula-se que a injeção no local de compressão nervosa ou irritação pode resultar na inibição local direta da inflamação neurogênica e na diminuição da atividade em uma faixa dinâmica de neurônios para inibição indireta da sensibilização central[14]. No entanto, há escassez de estudos para apoiar o uso da toxina botulínica A no tratamento da CGH ou ON. Em ensaio clínico randomizado, a toxina botulínica A para CC não demonstrou ter um papel clinicamente relevante ou estatisticamente significativo. Uma revisão Cochrane subsequente apoiou ainda mais a falta de evidências do benefício do uso da toxina botulínica A no CC[14].

Bloqueio diagnóstico

O bloqueio anestésico dos nervos occipitais maior (GON) e/ou menor (LON) pode ser usado tanto para diagnóstico quanto para terapêutica[3]. No entanto, a evidência é limitada, uma vez que a maioria dos estudos não são controlados[14].

Os bloqueios do nervo occipital com ou sem corticosteroides produzem benefícios transitórios em sua maioria, com 15 a 36% mantendo alívio prolongado por vários meses[14].

Injeções repetidas podem contribuir para um benefício mais sustentado de alívio da dor de cabeça[14]. Não há estudos que sugiram que a adição de esteroides aumente a eficácia ou a duração da resposta em NO ou CC, e o uso de corticosteroides confere risco adicional de reações adversas como: alopecia, atrofia cutânea e síndrome de Cushing, se absorvidos sistemicamente[10-14].

Embora a maioria dos médicos realize bloqueios GON e LON sem orientação por imagem, o uso da ultrassonografia à beira do leito permite que o bloqueio anestésico seja colocado em um local mais proximal (entre C1/C2) ou direcionado diretamente ao local de aprisionamento visualizado[9].

O bloqueio facetário ou bloqueio anestésico dos nervos cervicais superiores com corticosteroide também tem sido utilizado como abordagem terapêutica na CC. As injeções intra-articulares de corticosteroides podem ser benéficas na redução da dor a curto prazo, mas podem ter menor benefício a longo prazo[10-14].

Cirúrgico

Minimamente invasivo

Para pacientes que falharam no tratamento conservador, as opções cirúrgicas minimamente invasivas incluem neuromodulação com estimulação subcutânea do nervo occipital (ONS) ou terapia com radiofrequência pulsada (PRF) do mesmo nervo.

A terapia PRF expõe o nervo a pulsos de radiofrequência de alta voltagem, que supostamente induzem um campo elétrico inibitório ao redor dos aferentes nociceptivos, interrompendo a transmissão e a potencialização da dor[1,13]. A crioneurólise do nervo occipital pode ser uma opção quando se tenta evitar dor por desaferentação.

No que diz respeito à cefaleia cervicogênica, uma revisão sistemática recente analisou os dados do PRF no CC e encontrou benefícios muito limitados para PRF. Embora vários relatos de casos sugiram benefícios, não foram realizados ensaios clínicos randomizados de alta qualidade ou ensaios não randomizados fortes para apoiar o uso desta intervenção[10-14].

Um estudo mais recente, incluindo pacientes com NO e CC que falharam em todas as outras terapias de conservação, sugeriu que a ablação por RF do gânglio da raiz dorsal C2 e/ou terceiro nervo occipital pode proporcionar alívio da dor superior a 50% na grande maioria dos receptores, durando até 5 a 6 meses. No entanto, a taxa de eventos adversos foi de 13%[11].

O ONS envolve a inserção subcutânea de eletrodos na região C1/C2 da coluna cervical posterior e é atraente como abordagem terapêutica reversível e não destrutiva para ON refratário. O mecanismo terapêutico está alinhado com a teoria do portão da dor. Os estudos têm sido geralmente concordantes em mostrar uma melhoria de 62,5 a 100% na sintomatologia pós-procedimento[12]. As complicações relacionadas ao ONS incluem migração do eletrodo (4%), infecção pós-cirúrgica (12%) e, menos comumente, fratura ou desconexão do eletrodo (2%)[8].

Embora os estudos que avaliam o ONS para CC sejam escassos, os relatos de casos parecem sugerir benefícios potenciais. Mais estudos são necessários para esclarecer seu benefício.

Invasivo

Abordagens cirúrgicas mais invasivas, como neurólise, rizotomia parcial posterior e lesão da zona de entrada da raiz dorsal, têm resultados mistos que devem ser ponderados em relação à possibilidade de baixa longevidade e efeitos secundários frequentes, muitas vezes significativos[15].

A neurólise da raiz do NO na neuralgia occipital pode proporcionar alívio eficaz da dor a curto prazo em pacientes selecionados. Vários fatores foram sugeridos como correlacionados com o resultado positivo, incluindo sensibilidade sobre o nervo occipital maior, resposta positiva ao bloqueio anestésico, história de trauma occipital direto e cuidados pré-operatórios sob orientação de um neurologista ou especialista em dor. No entanto, o benefício a longo prazo da neurólise tem sido questionado, com um estudo sugerindo que até 92% dos pacientes apresentaram recorrência dos sintomas em 1 ano[15].

CONCLUSÃO

A dor na região occipital ou cervical e cefaleia são queixas comuns que podem ser multifatoriais e difíceis de diagnosticar com precisão. Diferenciar as cefaleias primárias, como a enxaqueca ou a cefaleia tensional, pode ser muitas vezes desafiador.

A cefaleia cervicogênica é uma doença cervical e pode se apresentar como uma miríade de manifestações clínicas. Os estilos de vida e hábitos recentes têm tido impacto no aumento da sua incidência e prevalência.

A convergência dos aferentes nociceptivos do segmento cervical superior no complexo trigeminocervical fundamenta a base anatômica para a coexistência frequente de cefaleia e dor cervical.

O manejo do tratamento da cefaleia cervicogênica deve ser inicialmente conservador.

Os bloqueios nervosos anestésicos podem ter um papel duplo no apoio ao diagnóstico e no alívio da dor. Deve-se ter em mente que os bloqueios anestésicos não são patognomônicos da cefaleia cervicogênica, pois a especificidade é baixa, visto que outras cefaleias também respondem ao bloqueio anestésico. Procedimentos minimamente invasivos, como PRF e ONS, são uma via terapêutica interessante para casos graves/refratários. As intervenções cirúrgicas devem ser reservadas para populações selecionadas de pacientes que falharam em todas as outras opções conservadoras e minimamente invasivas, para serem ponderadas em relação ao risco potencial[13].

REFERÊNCIAS

1. Pereira KF, Botelho WGN, Pagliarin LG, Cesar ARA. Cefaleia cervicogênica. Headache Medicine. 2022;13(3):186-191.
2. Olesen J. International Classification of Headache Disorders. The Lancet Neurology. 2018;17(5):396-7.
3. César ARA, Costa IDP, Botelho WGN, Sperafico N, Groto AD, Felício AC. Postural physiotherapy for cervicogenic headache after occipital nerve block: a retrospective study. Research, Society and Development. 2021;10(12).
4. Botelho WGN, Signori LS, César ARA. Occipital nerve block and Maitland physiotherapy: review of treatment techniques based on positive results. Headache Medicine 2021;12(3):231-234.
5. Wu B, Yue L, Sun F, Gao S, Liang B, Tao T. The feasibility and efficacy of ultrasound-guided c2 nerve root coblation for cervicogenic headache. Pain Medicine 2019;20(6):1219-1226.
6. Goadsby PJ, Ratsch T. On the functional neuroanatomy of neck pain. Cephalalgia. 2008;28(suppl 1):1-7.
7. Johnston MM, Jordan SE, Charles AC. Pain referral patterns of the C1 to C3 nerves: implications for headache disorders. Ann Neurol. 2013;74(1):145-8. Insights on the patterns of pain referral from the upper cervical nerves.
8. Shin KJ, Kim HS, Kwon HJ, Yang HM. Anatomical consideration of the occipital cutaneous nerves and artery for the safe treatment of occipital neuralgia. Clin Anat. 2018;31(7):1058-64.
9. Narouze S. Occipital neuralgia diagnosis and treatment: the role of ultrasound. Headache. 2016;56(4):801-7. Review of occipital neuralgia and the use of ultrasound-guided interventional therapies.
10. Grandhi RK, Kaye AD, Abd-Elsayed A. Systematic review of radiofrequency ablation and pulsed radiofrequency for management of cervicogenic headaches. Curr Pain Headache Rep. 2018;22(3):18. Review of radiofrequency ablation and pulsed radiofrequency in the management of cervicogenic headache.
11. Hamer JF, Purath TA. Response of cervicogenic headaches and occipital neuralgia to radiofrequency ablation of the C2 dorsal root ganglion and/or third occipital nerve. Headache. 2014;54(3):500-10.
12. Eghtesadi M, Leroux E, Fournier-Gosselin MP, Lespérance P, Marchand L, Pim H, et al. Neurostimulation for refractory Cervicogenic headache: a three-year retrospective study. Neuromodulation. 2018;21(3):302-9. Retrospective review of occipital nerve stimulation in the management of cervicogenic headache.
13. Keifer OP Jr, Diaz A, Campbell M, Bezchlibnyk YB, Boulis NM. Occipital nerve stimulation for the treatment of refractory occipital neuralgia: a case series. World Neurosurg. 2017;105:599-604.
14. Barmherzig R, et al. Occipital neuralgia and cervicogenic headache: diagnosis and management. Current Neurology and Neuroscience Reports. 2019;19:20.
15. Wilhour D, Nahas S. The neuralgias. Curr Neurology Neurosci Rep. 2018;18(10):69.

8

Neuralgia do trigêmeo

Marlene Zuccolotto Moro
Guilherme Antonio Moreira de Barros

DESTAQUE DO TEMA

1. A neuralgia de trigêmeo é uma enfermidade rara, mas cuja incidência aumenta com a idade.
2. Essa enfermidade pode ser secundária a outras doenças, tais quais esclerose múltipla e tumores e, por isso, merece atenção em seu diagnóstico.
3. Seu diagnóstico é basicamente clínico, mas exames de imagem são necessários em casos de dor secundária a outras doenças.
4. O principal tratamento é o farmacológico; carbamazepina e oxcarbazepina são fármacos de primeira linha, mas pode ser necessário o emprego de medicamentos de segunda linha em associação.

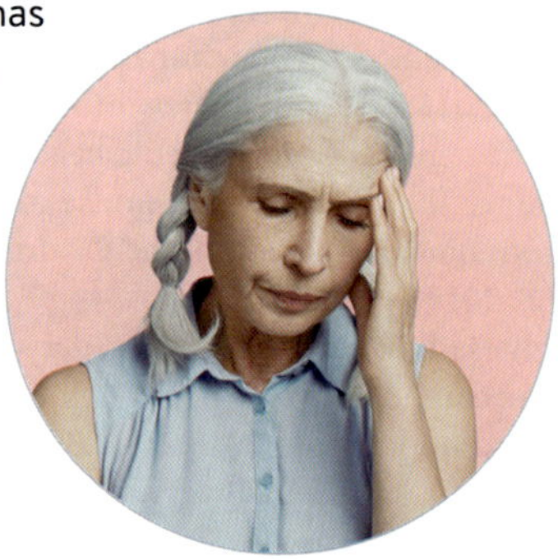

INTRODUÇÃO E DEFINIÇÃO

A neuralgia trigeminal é uma enfermidade crônica caracterizada por dor frequentemente unilateral recorrente, de início e término abruptos, de intensidade moderada a intensa, e que é descrita como "dor em choque", disparo ou facada. Essa dor é localizada na área de inervação de um ou mais ramos do nervo trigêmeo, de duração de fração de segundo a dois minutos, podendo, adicionalmente, haver dor contínua concomitante na mesma área. É geralmente desencadeada por estímulos inofensivos, impactando severamente a qualidade de vida dos pacientes.

Também conhecida como *tic douloureux*, prosopalgia e doença de Fothergill, foi descrita oficialmente pela primeira vez no primeiro século por Arataeus, Galeno e Avicenna. Entretanto, coube ao médico inglês John Fothergill a primeira descrição precisa da doença em 1773. A denominação de *tic douloureux* se deu pelo fato de a enfermidade produzir contração dos músculos da face do lado afetado, quando a dor é muito intensa.

EPIDEMIOLOGIA

É considerada uma doença rara, com prevalência que varia de 0,015% até 0,07%. Pode ocorrer em qualquer faixa etária, porém se apresenta mais frequentemente em indivíduos acima dos 50 anos, aumentando a prevalência com o avançar da idade. A incidência é maior no sexo feminino (cerca de 5,7 por 100.000 habitantes) do que no sexo masculino (2,5 por 100.000 habitantes). Entretanto, a partir dos 80 anos de idade, verifica-se que o sexo masculino tem uma taxa de 45 casos por 100.000 habitantes, muito superior ao da população feminina.

ANATOMIA

As informações sensitivas da região craniofacial são transmitidas pelo sistema sensorial do trigêmeo, que é composto por estruturas periféricas, como o nervo trigêmeo e gânglios do trigêmeo, e por estruturas centrais, como o complexo nuclear sensório-motor trigeminal. O nervo trigêmeo é dividido em três ramos: V1 (oftálmico), V2 (maxilar) e V3 (mandibular). A região superior da cabeça, incluindo meninges e córnea, é inervada pelo ramo oftálmico. O lábio superior, a região maxilar, seus dentes e a mucosa são inervados pelo ramo maxilar. O ramo mandibular inerva, principalmente, a mandíbula, o lábio inferior, a mucosa e os dentes mandibulares. Os ramos oftálmico e maxilar são puramente sensitivos, enquanto o ramo maxilar também possui fibras motoras que são responsáveis pela inervação dos músculos da mandíbula.

As fibras nervosas que formam o trigêmeo são classificadas em nociceptivas (Aδ e C) e mecanorreceptoras de baixo limiar (Aα e Aβ). Entre as fibras nociceptivas, as fibras C são amilenizadas (com velocidade de condução lenta e pequeno diâmetro), enquanto as fibras Aδ são mielinizadas (possuem diâmetro e velocidade de condução intermediárias). Ambas as fibras podem ser ativadas por estímulos mecânicos, térmicos e químicos. Já as fibras proprioceptivas Aα e Aβ são mielinizadas, possuem velocidade de condução rápida e diâmetro maior.

As últimas são responsáveis por estímulos táteis e proprioceptivos. Os corpos celulares das fibras do trigêmeo ficam localizados no gânglio trigeminal, entretanto os corpos celulares das fibras Aα estão localizadas no núcleo trigeminal mesencefálico e fazem conexões com neurônios de segunda ordem no complexo nuclear sensório-motor trigeminal no tronco cerebral.

Três outros nervos também inervam regiões da cabeça: o nervo intermédio, que é ramo do nervo facial e inerva a pele do pavilhão auricular; o nervo glossofaríngeo, que inerva a parte posterior da língua e partes da cavidade oral, cavidade nasal, faringe e ouvido médio; e o nervo vago, que inerva a pele do pavilhão auricular e mucosa da laringe. Os corpos celulares das fibras aferentes primárias do nervo facial estão localizados no gânglio geniculado, e aquelas dos nervos glossofaríngeo e vago localizam-se nos respectivos gânglios superiores.

Fibras aferentes desses quatro nervos cranianos entram no encéfalo e sobem e descem através do trato espinal do núcleo do nervo trigêmeo. As fibras do nervo trigêmeo terminam no núcleo sensorial principal do nervo trigêmeo e no núcleo espinal do nervo trigêmeo, que, com o núcleo mesencefálico, constituem o complexo nuclear do nervo trigêmeo. As fibras aferentes dos nervos facial, glossofaríngeo e vago terminam no núcleo espinal do nervo trigêmeo, que possui três subdivisões: o subnúcleo oral, o subnúcleo interpolar e o subnúcleo caudal.

CLASSIFICAÇÃO

A classificação mais atual da neuralgia trigeminal (segundo o The International Classification of Headache Disorders – ICHD) foi proposta pela Sociedade Internacional de Cefaleia (International Headache Society – IHS) em associação com a International Association for the Study of Pain (IASP), em 2018 em sua terceira edição (ICHD-3), e divide a condição dolorosa na forma (I) clássica ou primária, (II) secundária ou (III) idiopática (Figura 1).

Durante a última década, novas "formas" de NT foram descritas, como a que inclui dor contínua, lacrimejamento e duração mais longa dos episódios, e agora estão inclusas na classificação (Tabela 1).

ETIOLOGIA E FISIOPATOLOGIA

Na neuralgia trigeminal clássica (NTC), a maioria das teorias aponta para uma compressão nervosa na entrada da raiz do nervo trigêmeo. As anormalidades anatômicas mais frequentes são as relacionadas ao setor vascular e à artéria cerebral superior, porém outras estruturas também foram descritas como causadora de NT, como o nervo alveolar inferior, o nervo infraorbitário e o forame oval e redondo. Essa compressão geralmente resulta em desmielinização das fibras nervosas com

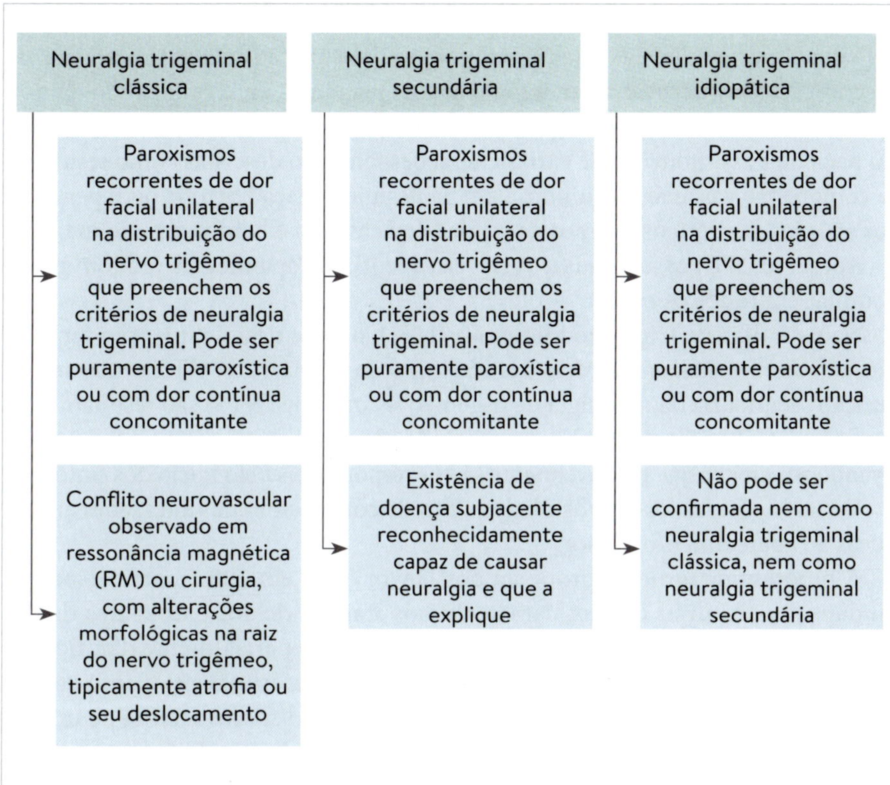

FIGURA 1 Critérios diagnósticos dos diferentes tipos de neuralgia trigeminal segundo a ICHD-3.

TABELA 1 Subtipos de neuralgia do trigêmeo e sua codificação de acordo com a Classificação Internacional das Cefaleias, 3ª edição (ICHD-3)

13.1 Quadro doloroso atribuído a lesão ou doença do nervo trigêmeo		
13.1.1 Neuralgia trigeminal (NT)		
13.1.1.1	Neuralgia trigeminal clássica (NTC)	
	13.1.1.1.1	NTC puramente paroxística
	13.1.1.1.2	NTC com dor contínua concomitante
13.1.1.2	Neuralgia trigeminal secundária (NTS)	
	13.1.1.2.1	NT secundária à esclerose múltipla
	13.1.1.2.2	NT secundária a lesão expansiva
	13.1.1.2.3	NT secundária a outras causas
13.1.1.3	Neuralgia trigeminal idiopática (NTI)	
	13.1.1.3.1	NTI puramente paroxística
	13.1.1.3.2	NTI com dor contínua concomitante

consequentes disparos ectópicos. Essa hipótese de compressão neurovascular é sustentada por evidências que mostram que, após procedimentos cirúrgicos de descompressão microvascular, a maioria dos pacientes apresenta alívio da dor. Apesar dessas evidências, a compressão neurovascular também pode ser observada em pacientes assintomáticos. Várias alterações têm sido descritas como resultado da compressão vascular, incluindo, além da desmielinização, atrofia ou hipertrofia dos axônios periféricos e danos às células de Schwann e bainha de mielina.

Apesar da NT possuir causas variáveis, a teoria fisiopatológica predominante é similar em todos os casos.

Na neuralgia de trigêmeo idiopática (NTI), ocorre desmielinização focal de causa desconhecida, enquanto a desmielinização primária da NTC e a desmielinização secundária da neuralgia de trigêmeo secundária (NTS) são resultantes de agressão externa associada a hiperexcitabilidade dos nervos aferentes primários, levando aos efeitos que provavelmente são os responsáveis pelo início dos sintomas.

Várias hipóteses foram postuladas a fim de correlacionar as alterações anatômicas ao aparecimento da dor.

A hipótese da ignição, proposta por Devor et al. em 2002, correlaciona as mudanças estruturais com os característicos ataques de dor paroxística da enfermidade. Afirma-se que, após a lesão, os neurônios parcialmente danificados geram potenciais de ação ectópicos e se tornam hiperexcitáveis. Como consequência, o aumento rápido na atividade neuronal pós-disparos recruta neurônios próximos adicionais, resultando em rápido acúmulo de atividade elétrica. Esse acúmulo pode ser amplificado pelas conexões efáticas (transmissão elétrica não sináptica) entre neurônios, uma vez que a bainha de mielina está danificada e as fibras nervosas mantêm contato entre si.

Há várias evidências de que canais de sódio voltagem-dependentes desempenham papel crucial na atividade ectópica do aferente do nervo trigêmeo. Em vários estudos clínicos, modelos de NT demonstraram desregulação desses canais, incluindo *up regulation* da subunidade Nav1.3 e *down regulation* de Nav1.7, além de mutação no gene *SCN8A*, que codifica o Nav1.6. Este último tem importância na ativação de correntes ressurgentes, fazendo que essa mutação seja facilitadora do disparo repetitivo do potencial de ação nesses neurônios. Assim sendo, os canais de sódio voltagem-dependentes têm sido considerados o principal alvo para o controle da dor em NT.

Em um modelo experimental de NT de compressão do nervo infraorbital, também foi relatado desregulação do canal de potássio Kv7.2, o que pode explicar a presença de alodinia e hiperalgesia ao frio associadas a esse modelo. Mais precisamente, fenômeno de *up regulation* foi observado nesse canal, podendo funcionar como mecanismo compensatório para diminuir a excitabilidade dos neurônios pós-lesão, já que esses canais são responsáveis por gerar correntes

ATENÇÃO

O envolvimento de canais de sódio na fisiopatologia da dor justifica o emprego de anticonvulsivantes, como a carbamazepina, como primeira opção terapêutica na NT, mas não em outras situações de dores neuropáticas.

muscarínicas que ajudam a estabilizar o potencial de membrana e a controlar a excitabilidade neuronal.

Estudos de neuroimagem, como a ressonância magnética funcional, mostraram que pacientes com NT também possuem alterações estruturais, além das funcionais. Mudanças no volume da substância branca foram observadas no tronco encefálico, corpo caloso, giro do cíngulo e em outras estruturas. Além disso, diminuição da substância cinzenta periaquedutal foi detectada nos córtex somatossensoriais primário e secundário, córtex cingulado anterior, córtex pré-frontal dorsolateral, córtex orbitofrontal ventral, ínsula e tálamo. Mudanças funcionais com diferentes padrões de atividade foram também observadas em pacientes com NT.

ATENÇÃO

As mudanças estruturais cerebrais na NT têm uma correlação com a duração da doença e são indicativas de pior prognóstico. Por isso, o controle efetivo da dor, no estágio inicial da doença, pode ter implicações em seu curso.

QUADRO CLÍNICO

A NT é geralmente unilateral com uma maior prevalência da dor no lado direito. Os poucos casos de NT bilateral são frequentemente associados à NT secundária e à dor; em um dos lados, exibe separação temporal ao contralateral.

A localização da dor é dividida baseando-se nos três ramos do nervo trigêmeo: distribuições oftálmica, maxilar e mandibular. Aproximadamente 36% a 42% dos pacientes apresentam dor em apenas uma distribuição, sendo as regiões maxilar e mandibular as mais comuns.

A natureza evocável da dor é característica marcante da NT. Atividades diárias comuns, como escovar os dentes, mastigar, falar, fazer a barba ou tocar levemente a face na área comprometida, podem desencadear dor. Embora os pacientes possam relatar dor espontânea, é discutível se ela é realmente espontânea ou se uma estimulação sensitiva sutil, fora da percepção consciente, seria capaz de desencadear o ataque. O período de dor é seguido por um período refratário, e a fisiopatologia deste último período é mal compreendida. Entretanto, parece que a intensidade e a duração de um episódio de dor se correlacionam com a duração do período refratário.

Em testes sensitivos quantitativos, observa-se alterações sensitivas em 30% dos pacientes portadores de NT. Já sintomas autonômicos, como lacrimejamento e rinorreia, podem ocorrer em uma grande porcentagem dos pacientes. A presença de sinais autonômicos pode tornar difícil o diagnóstico de NT, dada a sobreposição de sinais clínicos entre NT e a cefaleia neuralgiforme unilateral breve com sintomas autonômicos (SUNA).

DIAGNÓSTICO

A anamnese adequada e completa do paciente é de extrema importância ao diagnosticar a NT, por ser esse diagnóstico parcialmente excludente, baseado em características clínicas bem específicas, e testes subsequentes são úteis para elucidar a causa específica.

A ICHD-3 define as características necessárias para o diagnóstico da NT. São elas:

A. Paroxismos recorrentes de dor facial unilateral na(s) distribuição(ões) de uma ou mais divisões do nervo trigêmeo, sem irradiação além* e preenchendo os critérios B e C.
B. A dor possui todas as características:
   - Duração de uma fração de segundo a dois minutos†.
   - Intensidade forte‡.
   - Qualidade em choque elétrico, disparo, facada ou aguda.

---

* Em alguns pacientes, a dor pode irradiar para outra divisão, mas permanece restrita aos dermátomos trigeminais.

† A duração pode mudar ao longo do tempo, com os paroxismos tornando-se mais prolongados. Uma minoria de pacientes relata crises que duram mais de 2 minutos.

‡ A dor pode se tornar mais grave com o passar do tempo.

C. Precipitada por estímulos inócuos na distribuição trigeminal afetada[§].
D. Dor não é mais bem explicada por outro diagnóstico da ICHD-3.

ATENÇÃO

O diagnóstico de NT deve ser estabelecido clinicamente. As investigações são delineadas com a intenção de identificar uma causa provável.

Afora o fenômeno do desencadeamento da dor, a maioria dos pacientes com NT não demonstra anormalidades sensoriais dentro da distribuição trigeminal, a menos que métodos avançados sejam empregados (p. ex., teste sensorial quantitativo). Entretanto, em alguns, o exame neurológico clínico pode apontar déficits sensoriais, os quais sugerem investigações de neuroimagem para identificação de uma causa possível. O diagnóstico de subformas como NTC, NTS ou NTI é então possível.

Quando muito intensa, a dor frequentemente suscita a contração dos músculos da face no lado afetado (*tic douloureux*). Sintomas autonômicos leves, como lacrimejamento e/ou vermelhidão do olho ipsilateral, podem estar presentes. Após um paroxismo doloroso, habitualmente há um período refratário durante o qual a dor não é desencadeada.

Na NTC, além dos critérios mencionados, uma compressão neurovascular (e não simplesmente um contato) da raiz do trigêmeo é observada na RM ou durante a realização de cirurgia, causando alterações morfológicas, tipicamente atrofia ou deslocamento. Tais alterações são mais comuns na entrada da raiz, sendo a compressão arterial mais associada aos sintomas do que à compressão venosa.

A forma NTC, em muitos pacientes, tem início passível de lembrança. Surge habitualmente na segunda ou na terceira divisão do nervo e raramente ocorre bilateralmente. Pode ser precedida por um período de dor contínua atípica cha-

§ Algumas crises podem ser, ou parecem ser, espontâneas, mas deve haver histórico ou achado de dor provocada por estímulo inofensivo para que esse critério seja atendido. O médico responsável pelo exame físico deve tentar confirmar a história replicando o fenômeno do desencadeamento, se possível.

mada de pré-neuralgia trigeminal. A NTC pode ser dividida em NTC com dor puramente paroxística, em que o intervalo entre os ataques é livre de dor, e NTC concomitante dor contínua, em que há dor contínua ou quase contínua entre os ataques, na distribuição afetada, provavelmente relacionada à sensibilização periférica ou central. A NTC puramente paroxística é habitualmente responsiva, ao menos inicialmente, ao tratamento farmacológico (especialmente carbamazepina ou oxcarbazepina).

A NTS é diagnosticada clinicamente, preenchendo os critérios destacados, com o diagnóstico da doença subjacente realizado por RM ou testes eletrofisiológicos. O exame clínico demonstra alterações sensoriais em uma proporção significativa desses pacientes. Também pode causar dor puramente paroxística ou associada a dor contínua ou quase contínua. Dentro da NTS, existem três subdiagnósticos: a NTS à esclerose múltipla, a NTS às lesões expansivas e NTS a outras causas.

Na esclerose múltipla, uma placa na zona da entrada da raiz trigeminal ou na ponte, afetando os aferentes primários intrapontinos, geralmente é identificada na RM, ou sua presença é sugerida por estudos eletrofisiológicos de rotina (reflexo do piscamento ou potenciais evocados trigeminais). A NTS ocorre em 2-5% dos pacientes portadores de esclerose, algumas vezes bilateralmente. Por outro lado, a esclerose múltipla corresponde somente a 2-4% dos casos de NT. Pacientes portadores de NTS à esclerose múltipla se beneficiam menos das intervenções farmacológicas e cirúrgicas do que aqueles com NTC.

A NTS à presença de lesão expansiva é causada por contato entre o nervo trigêmeo afetado e a própria lesão em questão. Podem ou não ter sinais sensoriais clinicamente detectáveis e possuem testes eletrofisiológicos, do tipo reflexos trigeminais do tronco encefálico, alterados em quase todos os casos.

A NTS a outras causas é diagnosticada quando a dor é causada por um transtorno não descrito, mas reconhecidamente capaz de causar NT. Entre essas outras causas, podemos citar: deformidade óssea da base do crânio, doença do tecido conjuntivo, malformação arteriovenosa, fístula arteriovenosa dural e causas genéticas de neuropatia ou de hiperexcitabilidade nervosa.

Já a NTI é diagnosticada quando os critérios da NT são preenchidos, entretanto, não há correspondência com a forma clássica, nem com a secundária. De modo similar, a NTC pode ser subdividida em dor puramente paroxística ou com presença de dor contínua concomitante. O contato entre um vaso sanguíneo e o nervo e/ou raiz nervosa trigeminal é um achado comum nos exames de neuroimagem de indivíduos saudáveis. Quando tal contato é encontrado na presença de NT, mas sem evidências de alterações morfológicas (atrofia ou deslocamento) na raiz do nervo, os critérios para NTC não são preenchidos e a condição é considerada idiopática.

> **ATENÇÃO**
>
> A NT é frequentemente mal diagnosticada, ou subdiagnosticada, nos ambientes de atendimentos primário e secundário. Embora os critérios diagnósticos sejam claros, a apresentação variável de sintomas, bem como sua distribuição e, às vezes, qualidades sutis de dor, podem levar a erros, fazendo que o paciente recorra a uma variedade de especialistas médicos.

A lista dos diagnósticos diferenciais da NT é extensa e os mais frequentemente considerados são: neuralgia do glossofaríngeo, neuropatia dolorosa trigeminal pós-traumática, dor facial atípica, neuropatia trigeminal dolorosa secundária ao herpes-zóster agudo, síndrome da ardência bucal, crises de cefaleia neuralgiforme unilateral breve com sintomas autonômicos, crises de cefaleia neuralgiforme unilateral breve com hiperemia conjuntival e lacrimejamento, migrânea, hemicrania paroxística, cefaleia secundária à arterite de células gigantes, cefaleia em salvas, neuralgia occipital, neuralgia do nervo intermédio, tumores malignos perineurais da cabeça e do pescoço, lesão do nervo ou trato trigeminal, lesão cavernosa ou do ângulo pontocerebelar, dor dentária, disfunção da articulação temporomandibular, osteomielite, glaucoma, sinusite e otite média.

TRATAMENTO

O tratamento farmacológico é considerado de primeira linha para o controle da dor na NT, independentemente da causa. As modalidades intervencionistas ou procedimentos cirúrgicos são considerados apenas quando as medidas farmacológicas são contraindicadas ou quando a dor se torna refratária à terapia medicamentosa. No pós-operatório, geralmente, o paciente continua com o tratamento farmacológico, embora com doses mais baixas.

Tratamento farmacológico

Antes de iniciar o tratamento, o paciente deverá realizar eletrocardiograma e testes laboratoriais, a fim de avaliar o adequado funcionamento cardíaco, hepático e renal. Além disso, deve-se ressaltar que a maioria dos fármacos utilizados para o tratamento da NT são teratogênicos, sendo imprescindível a correta orientação para mulheres em idade fértil.

Atualmente, os medicamentos aprovados para o tratamento da NT são: carbamazepina, oxcarbazepina, baclofeno, lamotrigina, pimozida, gabapentina, fenitoína e toxina botulínica A. Fármacos como pregabalina, topiramato e levetiracetam apresentam alguma resposta ao tratamento, de acordo com vários casos e relatos, porém o uso permanece *off-label*.

A carbamazepina é um bloqueador de canais de sódio com nível A de evidência para o controle dos sintomas da NT. Sua ação bloqueadora de canal de sódio reduz a excitabilidade das membranas neurais e parece também potencializar o ácido gama-aminobutírico (GABA), o que provavelmente aumenta sua eficácia analgésica na dor neuropática. Número significativo de pacientes pode ser, inicialmente, resistente a seu uso, e outros tornam-se refratários a essa terapia. A dose inicial é geralmente de 100 a 200 mg duas vezes ao dia, e acréscimos na dose são realizados gradualmente (100 mg em dias alternados até 1600 mg) para evitar efeitos adversos. O número necessário para tratar (NNT – *number needed to treat*) para qualquer alívio da dor é 1,9 e para alívio significativo da dor é 2,6, enquanto o número necessário para causar dano (NNH – *number needed to harm*) é 3,4 para reações menores e 24 para eventos graves. Entre os eventos adversos graves, a síndrome de Stevens-Johnson e a necrólise epidérmica tóxica têm demonstrado estar associadas aos indivíduos que abrigam o alelo HLA-B*1502 e é mais comum em certas populações asiáticas. A carbamazepina é contraindicada em pacientes com anormalidades de condução atrioventricular e é conveniente, então, um eletrocardiograma antes de sua utilização. Também pode causar hiponatremia, alterações hematológicas e efeitos neurológicos (sonolência, alterações de memória, alterações de sono, dificuldade de concentração).

A oxcarbazepina é um derivado da carbamazepina e se mostrou eficaz no tratamento da NT com doses diárias entre 300 e 1.200 mg. Embora conte com o benefício de ter menos efeitos colaterais quando comparada à carbamazepina, possui nível B de evidência e, consequentemente, é considerada segunda linha de opção de tratamento para NT.

Recentes estudos farmacodinâmicos e farmacocinéticos para esses dois medicamentos têm mostrado diferenças específicas quanto ao sexo que se tornam importantes e devem ser consideradas ao se determinar a taxa e a extensão dos acréscimos de dose. Mulheres demonstram efeitos adversos em doses significativamente mais baixas. A dose diária tóxica potencial em mulheres foi de 800 mg para carbamazepina e 1.200 mg para oxcarbazepina. Por outro lado, a dose diária tóxica para homens foi de 1.200 mg e 1.800 mg de carbamazepina e oxcarbazepina, respectivamente. Ao mudar de tratamento de carbamazepina para oxcarbazepina, um acréscimo de 30% da dose deve ser realizado.

A terapia de segunda linha também inclui fármacos com pouca evidência, como o baclofeno, a lamotrigina, a fenitoína e a pimozida, que devem ser consideradas quando a dose máxima de carbamazepina ou oxcarbazepina for impossível de ser atingida pela presença dos efeitos colaterais. O baclofeno possui baixo perfil de efeitos adversos e pode ser titulado em doses relativamente altas (80 mg/dia) com NNT de 1,4. Observa-se, também, forte efeito sinérgico do baclofeno em uso associado à carbamazepina e à fenitoína, tornando-o adequado para terapia combinada, que é seu uso mais comum.

A lamotrigina é eficaz como terapia complementar, porém necessita de titulação lenta. A fenitoína, outro bloqueador dos canais de sódio, geralmente é usada em associação com a carbamazepina com doses diárias entre 200 e 300 mg. Seu emprego resulta em múltiplos efeitos colaterais e seu uso rotineiro para o controle de sintomas crônicos deixou de ser comum. No entanto, continua sendo uma opção eficaz em situações agudas porque os *bolus* intravenosos permitem níveis séricos terapêuticos rápidos. A pimozida, um antagonista do receptor de dopamina, apresentou excelentes resultados para o controle da dor na NT em apenas um estudo randomizado, porém raramente é usada graças a seu perfil de efeitos colaterais graves, como arritmias, sintomas extrapiramidais e parkinsonismo.

A terapia de terceira linha para o tratamento da NT inclui medicamentos anticonvulsivantes mais recentes que foram testados nos últimos anos, como a gabapentina, a pregabalina, o topiramato e o levetiracetam. A gabapentina, em doses de 1.200 a 3.600 mg/dia, um modulador de canal cálcio voltagem-dependente, não foi rigorosamente testada em NTC, mas pode ser útil em casos selecionados. A pregabalina em doses de 150 a 600 mg/dia melhorou significativamente a dor em pacientes com NTC após 8 semanas, em 60-70% dos casos tratados. O topiramato não possui papel claro na eficácia do tratamento da NTC, além de apresentar sonolência e tonturas em 10% dos pacientes e risco de osteomalácia a longo prazo. O levetiracetam é um medicamento antiepiléptico mais recente, que inibe os canais de cálcio pré-sinápticos, diminuindo assim a liberação de neurotransmissores. Em pequenos estudos investigando seu uso, os pacientes relataram melhora de 50 a 90% na dor e uma redução de 62% nos ataques diários.

Toxina botulínica A (TBA) tem sido útil para o tratamento de outras condições dolorosas, como enxaquecas, cefaleias tensionais e neuralgias pós-herpéticas e tem sido apontada como eficaz no tratamento da NT. Ela atua promovendo o relaxamento da musculatura estriada, por inibir a ação da acetilcolina nos terminais nervosos pré-sinápticos, bloqueando a junção neuromuscular. Uma das teorias propõe que a TBA alivia a dor da NT por desativar pontos de gatilho miofasciais, mencionados em vários estudos, presentes em 72% dos pacientes portadores da enfermidade. Seu uso pode ser útil no tratamento antes da cirurgia ou naqueles casos que não desejam se submeter a procedimentos mais invasivos. Os efeitos indesejáveis mais comuns são: assimetria facial, cefaleia, hematoma, edema, prurido e dor local. Estudos iniciais produziram resultados significativos de alívio da dor no tratamento da NT; no entanto, investigações adicionais são necessárias para entender melhor suas indicações, bem como suas complicações no longo prazo.

Com base nessas evidências atuais, é conveniente iniciar a terapia com carbamazepina e converter, na primeira oportunidade, para formulação de liberação prolongada. Se a carbamazepina causar efeitos colaterais incômodos, deve-se reduzir a dose e adicionar um fármaco de segunda linha. Pode-se também tentar oxcarbazepina como monoterapia ou como terapia adjuvante.

Tratamento não farmacológico

A acupuntura, independentemente do tipo, manual ou eletroacupuntura, é objeto de pesquisa no tratamento da NT. Alguns estudos clínicos randomizados mostraram efeitos potencialmente positivos da acupuntura, como a redução da dor e a melhora da qualidade de vida. Pode ser opção melhor quando associada à carbamazepina do que com a terapia isolada com esse fármaco. No entanto, considerando as limitações dos estudos e seu baixo padrão de metodologia, o nível de todas as evidências atualmente disponíveis deve ser considerado baixo.

ATENÇÃO

Casos refratários devem ser tratados com combinações de fármacos, de primeira e segunda linhas. Alguns casos extremos necessitam de fenitoína endovenosa para controle rápido do quadro. Dor irruptiva pode ocorrer em pacientes tratados com sucesso e requer ajustes temporários da dose. Não há evidências para o uso de opioides no tratamento da NT.

Tratamento cirúrgico

Existem três procedimentos de rizotomia percutânea que podem ser utilizados para o tratamento da NT: rizotomia térmica por radiofrequência, rizotomia química por injeção de glicerol na cisterna trigeminal e rizotomia mecânica ou microcompressão do gânglio de Gasser por balão. Em todas as técnicas, a agulha é puncionada lateralmente à fissura labial e é guiada medialmente ao ramo da mandíbula através do forame oval, por imagens fluoroscópicas.

Uma análise combinada mostrou que 19 a 58% dos pacientes permaneceram sem dor por 4 a 11 anos após a injeção de glicerol, 26 a 82% após a ablação por radiofrequência e 55 a 80% após a compressão por balão. Embora as taxas de alívio da dor sejam promissoras, grandes variações entre os estudos impedem que melhores conclusões sejam alcançadas.

As vantagens da injeção de glicerol em comparação à radiofrequência é que ela é menos invasiva, pois a agulha utilizada é muito mais fina e a compressão das estruturas anatômicas não é necessária, além de ser realizada com anestesia local e sedação, contra a necessidade da rizotomia por radiofrequência ter que ser realizada sob anestesia geral. A desvantagem é que a técnica é mais difícil de ser executada e, por isso, a experiência do cirurgião se torna crucial no resultado.

A rizotomia através da compressão por balão é técnica particularmente útil em pacientes com dor no primeiro ramo do trigêmeo porque não danifica as pequenas fibras mielinizadas que são responsáveis pelo reflexo do piscar e, por isso, não provoca ceratite córnea. Por outro lado, as taxas de recorrência da dor são relativamente altas, em torno de 26% em um período de 18 meses.

As complicações relatadas dessas técnicas incluem: alterações sensitivas na área de distribuição do nervo trigêmeo, disestesias, anestesia dolorosa, hipoestesia da córnea com risco de ceratite, meningite asséptica.

O bloqueio nervoso com anestésico local pode ser útil em um cenário agudo. Seu efeito dura apenas algumas horas, mas pode ser utilizado no tratamento de exacerbações graves, dando tempo para que outros medicamentos administrados tenham seu início de ação.

A descompressão microvascular, dentre os procedimentos cirúrgicos, é considerada o método mais eficaz e padrão-ouro para o tratamento da NT. É indicada para pacientes com NTC resistente aos medicamentos e às técnicas menos invasivas. Para NTS que permanece refratária ao manejo farmacológico ou ao tratamento da causa subjacente e para a NTI, qualquer procedimento ablativo percutâneo do gânglio de Gasser, descrito anteriormente, pode ser realizado.

A descompressão cirúrgica microvascular apresenta os melhores resultados de alívio da dor a longo prazo relatados na literatura atual, tendo taxa de controle da dor no pós-operatório imediato de 80,3 a 96% e taxas de controle da dor a longo prazo de 70 a 85%. A frequência de complicações é baixa, como perda sensorial ou perda auditiva (2-10%); meningite asséptica (11%); fístula liquórica, hematoma (4%); disfunção de nervos cranianos (2%); acidente vascular cerebral (0,3%); e óbito (0,15-0,8%).

A radiocirurgia estereotáxica (*gamma knife*) é considerada também forma eficaz de tratamento para NT, sendo procedimento ambulatorial e não invasivo e que utiliza radiação altamente localizada. Nessa técnica, altas doses de feixes convergentes de radiação são aplicadas na zona de entrada da raiz do trigêmeo, levando à degeneração e à necrose axonal. Pode ser utilizada em pacientes com ou sem compressão vascular. O alívio da dor é progressivo e aparece em algumas semanas ou meses. Em revisão sistêmica fornecida pela Academia Americana de Neurologia, 79% dos pacientes apresentaram alívio da dor pós-procedimento, porém a duração média de alívio da dor foi de 2,5 meses. Por seu caráter ablativo, como em outras técnicas, os pacientes apresentam perda sensorial facial. Infelizmente, seu custo é alto e, portanto, seu uso é limitado.

CONCLUSÃO

Nos últimos anos, as definições para NT foram revisadas como resultado de melhores elucidações quanto à fisiopatologia da enfermidade. Inicialmente, o manejo da NT começa com um diagnóstico preciso entre uma miríade de diagnósticos diferenciais, seguido pela escolha de uma das muitas opções farmacológicas eficazes atualmente disponíveis. A carbamazepina é um tratamento de primeira linha da NT com nível de evidência A que suporta seu uso.

É importante considerar todos os diagnósticos alternativos e excluí-los antes de diagnosticar um paciente com NT. A descompressão cirúrgica microvascular percutânea e aberta ou a radiocirurgia do nervo trigêmeo são frequentemente reservadas para aqueles pacientes que continuam a apresentar sintomas, apesar de um período de tratamento não cirúrgico.

REFERÊNCIAS

1. Perszke M, Egierska D, Martynowicz P. Trigeminal neuralgia: where are we today?. J Education, Health and Sport. 2022;12(9):113-27.
2. Allam AK, Sharma H, Larkin MB, Viswanathan A. Trigeminal neuralgia: diagnosis and treatment. Neurologic Clinics. 2023;41(1):107-121.
3. Arnold M. Headache Classification Committee of the International Headache Society (IHS) the International Classification of Headache Disorders. Cephalalgia. 2018;38(1):1-211.
4. Maarbjerg S, Benoliel R. The changing face of trigeminal neuralgia: a narrative review. Headache. 2021;61(6):817-37.
5. Gambeta E, Chichorro JG, Zamponi GW. Trigeminal neuralgia: an overview from pathophysiology to pharmacological treatments. Molecular Pain. 2020;16:1744806920901890.
6. Teshima THN, Zakrzewska JM, Potter R. A systematic review of screening diagnostic tools for trigeminal neuralgia. Br J Pain. 2023;17(3):255-66.
7. Jones MR, Urits I, Ehrhardt KP, Cefalu JN, Kendrick JB, Park DJ, Viswanath, O. A comprehensive review of trigeminal neuralgia. Curr Pain Headache Report. 2019;23:1-7.
8. Martin JH.Neuroanatomy text and atlas. McGraw-Hill; 2012.
9. Devor M, Amir R, Rappaport ZH. Pathophysiology of trigeminal neuralgia: the ignition hypothesis. Clin J Pain. 2002;18(1):4-13.

9

Disfunção temporomandibular

Maria Lia Ponte Furlani

DESTAQUE DO TEMA

1. A disfunção temporomandibular (DTM) é uma desordem comum em adultos, resultando em dor na articulação temporomandibular (ATM) e em tecidos adjacentes, além de limitação funcional na amplitude de movimento da mandíbula.
2. A dor associada à DTM é comumente localizada na região da ATM, podendo ser referida na musculatura mastigatória, região cervical e orofacial, e vir acompanhada de cefaleia e limitação de movimento da ATM.
3. A classificação da DTM, segundo o RDC-TMD, em disfunções intra-articulares, extra-articulares e sistêmicas pode ajudar no diagnóstico e no tratamento.
4. O manejo inicial sempre deve ser conservador e multidisciplinar, sendo o tratamento intervencionista reservado àqueles casos refratários.

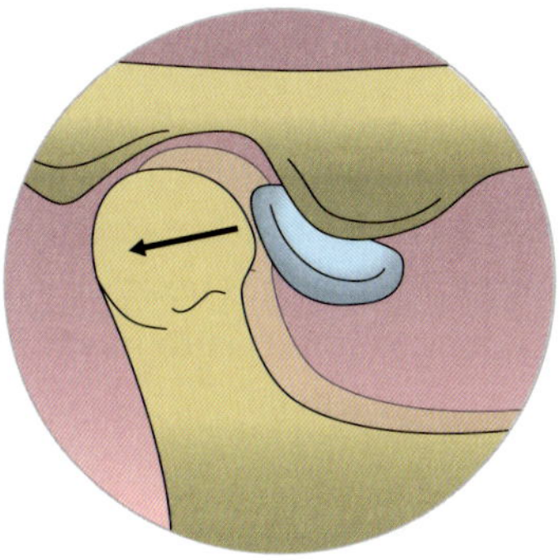

INTRODUÇÃO

A DTM é caracterizada por um grupo heterogêneo de condições musculoesqueléticas e neuromusculares envolvendo o complexo da ATM, musculatura e estruturas ósseas adjacentes[1]. Anatomicamente, a ATM é constituída pelo côndilo da mandíbula, que se insere na fossa mandibular da glenoide do osso temporal, e pelos músculos mastigatórios (masseter, temporal, pterigóideo medial e lateral), os quais são responsáveis primários pela movimentação dessa articulação. O ramo mandibular do nervo trigêmeo (V3) é responsável pela inervação motora dos músculos mastigatórios. A ATM é constituída da cápsula, disco articular e membrana sinovial. A superfície articular é coberta por tecido conectivo fibroso, ou seja, um tecido avascular e sem inervação, o que lhe confere capacidade de resistir a mudanças degenerativas, além de possuir maior capacidade de regeneração se comparada a cartilagens hialinas de outras articulações sinoviais. Dados demonstram que a ATM é utilizada 1.500 a 2.000 vezes ao dia, o que demonstra o grande desconforto que a disfunção dessa articulação pode trazer[4]. A DTM é uma desordem comum em adultos jovens e, geralmente, autolimitada, sendo considerada um tipo de dor crônica orofacial primária e a principal causa de dor orofacial não odontológica[2]. Essa condição tem interface com outras patologias relacionadas à sensibilização central, como migrânea, fibromialgia, síndrome da fadiga crônica e síndrome do intestino irritável,[3] uma vez que todas envolvem mecanismos de amplificação de resposta no sistema nervoso central a estímulos nociceptivos periféricos. A DTM pode ser classificada, de acordo com sua localização, como uma desordem primária da articulação ou como uma desordem do espaço extra-articular. As condições musculoesqueléticas são as causas mais comuns de DTM, correspondendo a cerca de 50% dos casos; já o deslocamento do disco articular do côndilo é a principal causa de disfunção intra-articular[1]. A dor da DTM é usualmente localizada na ATM e referida na região oral adjacente, cranial, facial e cervical, podendo ser acompanhada de cefaleia, limitação da amplitude de movimento articular e disfuncionalidades relacionadas à dor. Na maioria dos pacientes, a DTM melhora com ou sem tratamento em cerca de 3 anos. Preconiza-se o tratamento multidisciplinar, sendo o tratamento conservador o que possui maiores taxas de sucesso para o manejo da dor[6]. Pode-se, no entanto, considerar o tratamento intervencionista em pacientes refratários ao tratamento conservador inicial.

EPIDEMIOLOGIA

Os estudos epidemiológicos demonstram variações na prevalência da DTM, de acordo com o desenho específico de cada estudo e critérios de inclusão. Nos Estados Unidos, estima-se que a prevalência de sintomas relacionados a DTM na população é de 5%. Alguns estudos mostram que de 10 a 15% da população geral tem algum sintoma clínico de DTM, mas apenas 5% buscam algum tipo de tratamento[1]. Em termos de gênero, assim como na maioria das dores crônicas, a DTM é mais comum no sexo feminino, com uma prevalência de dor aproximadamente duas vezes mais elevada em mulheres. A DTM pode abranger uma ampla faixa etária, contudo, a população de adultos jovens, entre 20 e 40 anos, é mais acometida por essa patologia. Variações relacionadas à etnia também são descritas, e a população afro-americana é a que tem maior prevalência da DTM[6]. Ademais, há evidências de que a DTM é mais comum em pessoas com outras comorbidades, baixa qualidade de sono e tabagistas.

ETIOLOGIA E FISIOPATOLOGIA

A etiologia da DTM é multifatorial e inclui fatores biológicos, ambientais, sociais, cognitivos e emocionais (Tabela 1). Condições frequentemente associadas à DTM incluem fibromialgia, desordens autoimunes, apneia obstrutiva do sono e comorbidades psiquiátricas[1]. Um estudo de coorte com mais de 6000 pacientes demonstrou aumento da incidência de DTM em pessoas com depressão, e aumento de desordens miofasciais em pacientes com ansiedade. Além disso, foi demonstrado que o tabagismo está associado ao maior risco de desenvolver DTM em pacientes do sexo feminino abaixo de 30 anos[2].

TABELA 1 Causas multifatoriais da disfunção temporomandibular

Hábitos parafuncionais (ex.: bruxismo, ranger dentes, morder lábios)
Estresse emocional
Trauma mandibular agudo
Trauma por hiperextensão (ex.: procedimentos dentários, intubação orotraqueal)
Instabilidade maxilomandibular
Frouxidão da articulação
Comorbidades reumatológicas ou outras desordens musculoesqueléticas
Estilo de vida não saudável

Apesar de a etiologia da DTM não estar totalmente elucidada, acredita-se que a inflamação da cápsula articular, a dor e os espasmos musculares são secundários à oclusão anormal da articulação. No entanto, estudos recentes não reforçam a relação entre má oclusão dentária e DTM, visto que algumas evidências científicas sugerem que ajustes na oclusão não parecem ser efetivos para o tratamento das disfunções[5]. Hábitos parafuncionais como bruxismo, ranger, cerrar os dentes e morder os lábios podem gerar anormalidades no disco articular. Esses hábitos, possivelmente, possuem papel no início e na perpetuação dos sintomas; no entanto, a relação de causa e efeito deles com a DTM ainda não é totalmente elucidada.

Há evidências de que estresse, ansiedade e outras condições emocionais podem exacerbar desordens da ATM, principalmente em pacientes portadores de dor crônica. Estima-se que cerca de 75% dos pacientes com DTM tem alguma comorbidade psiquiátrica importante, e a abordagem dessas condições tem papel fundamental no tratamento da dor crônica e das disfunções de ATM[2]. Alterações no processamento central da dor e diferenças na modulação do sinal doloroso podem interferir no componente subjetivo de percepção da dor em pacientes com dor crônica. Imagens de ressonância funcional cerebral em pacientes com DTM demonstram aumento da atividade em regiões corticais e redução na região talâmica, fato que pode estar relacionado a um processamento anormal no sistema trigeminal[10]. Além disso, alguns estudos sugerem que há um componente de polimorfismo genético associado a diversas respostas e processamentos dolorosos.

Ao longo dos anos, diversos sistemas de classificação das desordens temporomandibulares foram propostos, e o *Research Diagnostic Criteria for Temporomandibular Disorders* (RDC-TMD) é uma das classificações mais amplamente aceitas atualmente. O RDC-TMD possibilita a discussão das desordens de acordo com suas diferenças de manifestações clínicas, com o intuito de entender a origem e a fisiopatologia da dor[7]. Essa classificação divide a DTM em basicamente três categorias diagnósticas: (i) dor miofascial dos músculos mastigatórios, com ou sem limitação à abertura da mandíbula, (ii) deslocamento do disco da ATM, reduzindo ou não a abertura mandibular, (iii) outras condições articulares, como artralgia, artrite, artrose (Tabela 2).

Assim como em outras síndromes de dores crônicas, o mecanismo exato pelo qual a DTM contribui para quadros de dor orofacial ainda não é totalmente esclarecido. Geralmente há uma fraca correlação entre a severidade dos sintomas apresentados pelo paciente e a evidência de uma fisiopatologia caracterizada por dano tecidual e alterações degenerativas locais. Isso reforça o conceito de que, em parte dos pacientes, a DTM pode estar relacionada a um processamento anômalo da dor no sistema nervoso central, que é determinado, de certa forma, por herança genética.

A fisiopatologia da DTM envolve deformidades morfológicas e funcionais, que geram perda da função e dor local. Fibras mielinizadas e pouco mielinizadas de terminações nervosas periféricas livres, que são responsáveis pela inervação da cápsula articular, membrana sinovial e disco articular, são sensibilizadas por fatores pró-inflamatórios (p.ex., CGRP e substância P). Essa sensibilização periférica pode gerar a transdução de estímulos químicos e mecânicos e levar à transmissão do impulso nociceptivo ao longo do neurônio. Acredita-se que movimentos como protrusão excessiva da ATM ou seu deslocamento lateral pode desencadear a ativação de nociceptores, contribuindo para a sensação dolorosa[7].

Quando a fonte de dor é de origem miofascial, existem evidências de que os músculos mastigatórios sofrem alterações fisiopatológicas. Um dos mecanismos de dor pode ser resultante do tônus reflexo excessivo da musculatura da mandíbula.

TABELA 2 Classificação da disfunção temporomandibular (DTM) de acordo com o RDC-TMD

Desordens intra-articulares
Deslocamento do disco articular
Desordens degenerativas da articulação
Inflamatórias (capsulite, sinovite, poliartrites – reumatoide, psoriática, espondilite anquilosante, síndrome de Reiter)
Não inflamatórias
Congênitas e do desenvolvimento dos ossos do crânio (aplasia, hiperplasia do côndilo, displasia)
Infecções
Neoplasias
Hipermobilidade (deslocamento, frouxidão, subluxação)
Hipomobilidade (anquilose, fibrose, trismo)
Trauma (contusão, fratura, hemorragia intra-articular)
Desordens extra-articulares
Mialgia local
Dor miofascial
Contratura miofibrótica
Miosite
Mioespasmo
Neoplasia
Outros
Artralgia
Artrite
Artrose

RDC-TMD: *The Research Diagnostic Criteria for Temporomandibular Disorders.*

A "teoria do ciclo vicioso" da dor relacionada à musculatura mastigatória sugere que o aumento do tônus muscular resulta em dor, o que aumenta ainda mais o tônus, gerando espasmos e fadiga muscular, reforçando o ciclo[7]. Lesões tensionais repetitivas da musculatura, que são consequências de hábitos parafuncionais, como apertar os lábios e ranger os dentes, podem causar dor nos músculos mastigatórios, por conta da isquemia tecidual localizada e/ou da liberação de substâncias que podem levar à sensibilização de nociceptores musculares. O desenvolvimento de dor na musculatura mastigatória pode levar, inclusive, à sensibilização central, o que explica, de certa forma, padrões de irradiação pouco comuns da dor.

Estudos recentes apontam que fatores genéticos, psicológicos e comportamentais, assim como alterações no processamento sensorial, exercem contribuição nos quadros de dor relacionados à DTM. Nenhum fator de risco isolado foi descrito

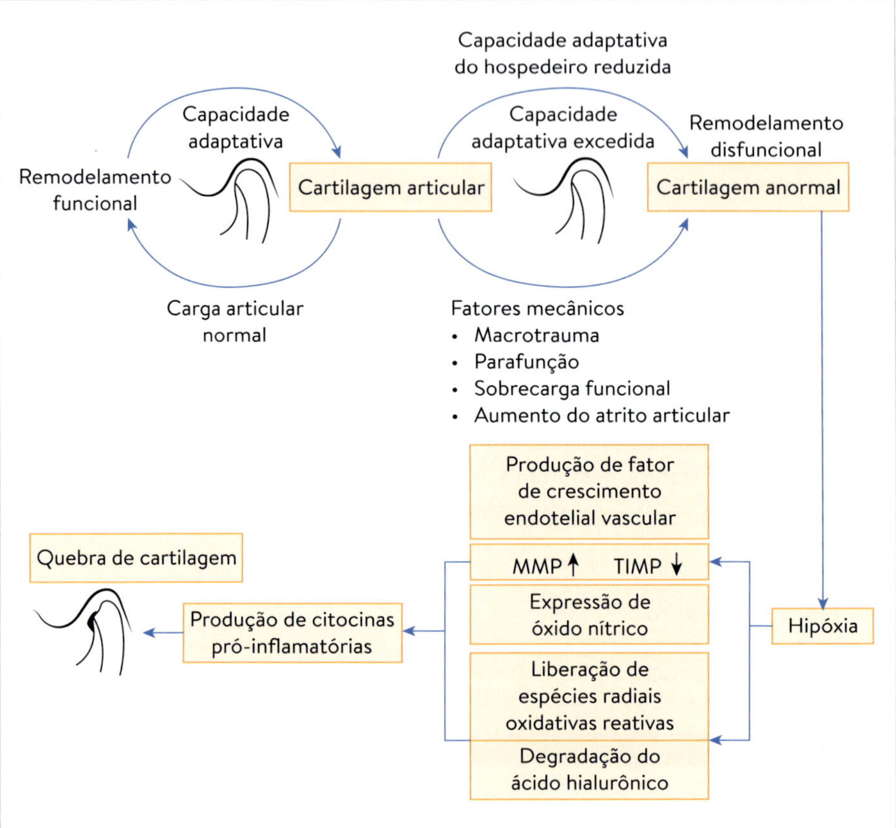

FIGURA 1 A sequência de eventos que ilustra o desenvolvimento da dor na articulação temporomandibular (ATM). Quando a capacidade adaptativa da articulação é excedida, ocorre um remodelamento disfuncional que pode levar à hipóxia, degeneração da cartilagem e do fluido sinovial e/ou liberação de citocinas inflamatórias que iniciam e mantêm a dor[7].

como necessário ou suficiente para a etiologia da DTM. Por conta de sua etiologia multifatorial, há dificuldade para obtenção de dados epidemiológicos consistentes, o que demonstra a necessidade de realização de novos estudos para elucidar a associação entre os fatores de risco e o desenvolvimento de disfunções da ATM[9].

QUADRO CLÍNICO

A melhor abordagem para o diagnóstico de DTM envolve anamnese cuidadosa, história prévia de outras doenças, história dentária, médica e psicossocial e uma avaliação de cabeça e pescoço, incluindo os nervos cranianos. Pacientes com disfunção da ATM geralmente apresentam sintomas como: cefaleia, limitação e abertura mandibular dolorosa, dor e enrijecimento da musculatura cervical e ruídos durante a mobilização da articulação. Ainda não está totalmente estabelecido quais sintomas são os mais comuns nas desordens da ATM, entretanto, estalos na articulação e crepitação local estão usualmente associados à patologia intra-articular. Já sintomas como movimentação dolorosa da mandíbula, cefaleia e dor cervical sugerem origem muscular. A dor orofacial é descrita como unilateral, constante, de intensidade variável, com característica maçante. Pode irradiar para região auricular, temporal, periorbital ou ainda para região cervical posterior, e alguns pacientes podem descrever uma dor tipo "sinus" no zigomático ou na área orbital. Hábitos parafuncionais podem causar desconforto ou fadiga, gerando episódios de dor mais intensa. A DTM também pode vir acompanhada de sintomas otológicos, como otalgia, sensação de plenitude auricular e zumbido, pela proximidade da articulação com nervos que inervam a musculatura periauricular. O zumbido, inclusive, pode ainda estar associado a fatores posturais, cervicais e mandibulares, além de fatores musculoesqueléticos mecânicos[10]. Cefaleia é outro sintoma que pode estar presente em pacientes com DTM, sendo tipicamente descrita como uma dor que irradia para mandíbula, têmporas ou região frontal, uni ou bilateral, contínua, de moderada intensidade. As cefaleias são pioradas pela manhã e podem ter relação com o bruxismo noturno ou distúrbios do sono. Já o desconforto apresentado durante o período diurno pode se dar pela utilização da musculatura mastigatória e por posturas inadequadas de cabeça e pescoço. O padrão de cefaleia localizado na região da musculatura temporal pode ser decorrente de hábitos como "mastigar" canetas, mascar chicletes, apertar e ranger dentes, além de bruxismo. Nesses pacientes, o tendão do músculo temporal inserido no processo coronoide da mandíbula está, frequentemente, tenso à palpação durante a realização do exame físico. Outros sintomas comumente associados à DTM são: dor cervical, dor orbital e zumbido com sensação de plenitude auricular e otalgia.

Em geral, nenhum exame físico específico pode estabelecer o diagnóstico da DTM, entretanto, existem um conjunto de sinais e sintomas que sugerem a origem do problema e o diagnóstico. A sensibilidade na região da musculatura mastigatória é a característica mais comum encontrada na DTM. O exame físico deve englobar palpação cuidadosa da ATM e da musculatura mastigatória adjacente. Espasmos musculares e *trigger points* podem ser identificados por meio da palpação dos músculos masseter e esternocleidomastóideo. A palpação deve ser realizada na ATM enquanto o paciente faz o movimento de abertura e fechamento bucal. Dor e edema local sugerem alguma inflamação intra-articular. Sinais de bruxismo e de má oclusão dentária devem ser identificados. Geralmente um único clique durante a abertura oral pode sugerir um deslocamento anterior do disco articular, e um segundo clique durante o fechamento remete ao reposicionamento do disco. Essa condição é denominada deslocamento de disco com redução, na qual o côndilo encontra o aspecto posterior do disco, que é reduzido para sua localização entre o côndilo e a fossa glenoide. Nos casos em que há a progressão do deslocamento do disco e o paciente tem limitação da abertura oral, com travamento bucal, a condição é chamada de deslocamento de disco sem redução, comumente conhecido como "*closed lock*" (Figura 2). Pacientes com desordens do tipo "*closed lock*" tendem a possuir dor crônica, com limitação funcional da ATM, afetando outras habilidades, como comer.

As desordens articulares também podem ser classificadas segundo a *Wilks Staging Classification* para o deslocamento interno do disco (estágios de I a IV).

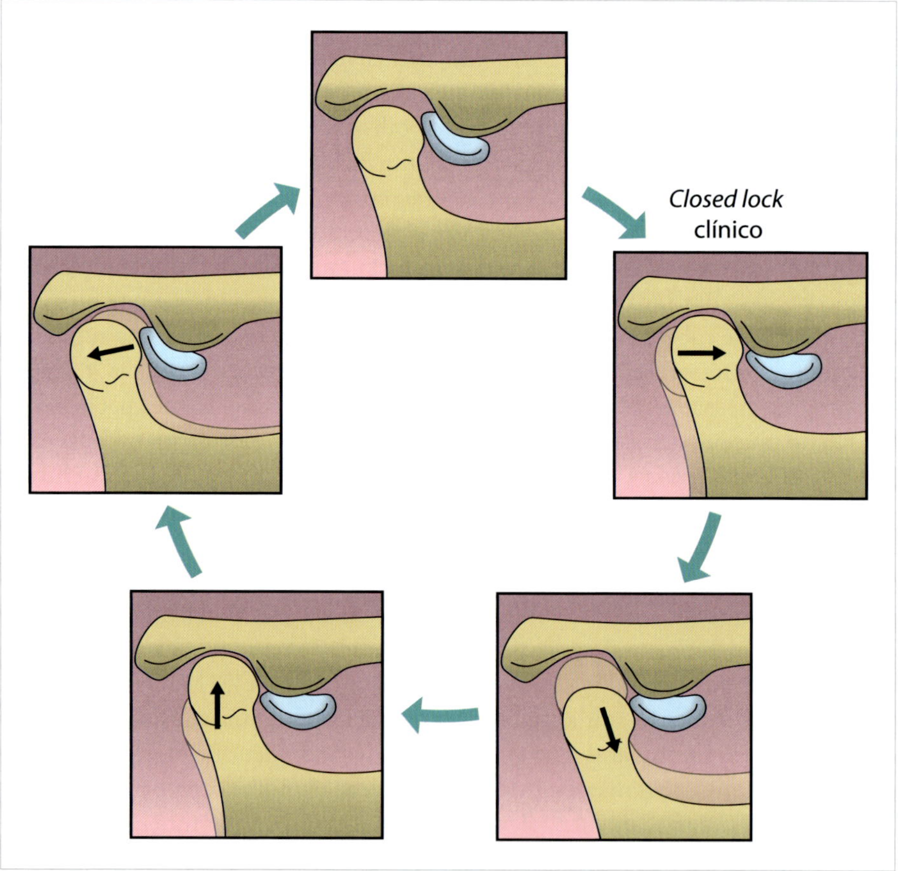

FIGURA 2 Movimentação da articulação temporomandibular (ATM) com deslocamento anterior do disco resultando em "*closed lock*"[5].

Essa classificação é realizada de acordo com a severidade do quadro clínico do paciente, sendo baseada em aspectos clínicos, radiológicos e anatômicos (Tabela 3). É uma classificação comumente utilizada por cirurgiões, pois se mostra como um guia para o grau de lesão articular[5].

TABELA 3 Classificação de Wilkes quanto à severidade do quadro clínico e radiológico[9]

Classificação de Wilkes para deslocamento interno da articulação temporomandibular		
Estágio	**Clínico**	**Radiológico**
Inicial	Clique não doloroso, sem limitação de movimento	Deslocamento do disco com redução, morfologia normal
Inicial/intermediário	Clique doloroso eventual, *locking* intermitente	Deslocamento anterior com redução
Intermediário	Sensibilidade articular, *locking* prolongado, restrição de movimento	Deslocamento anterior com ou sem redução e sem alterações degenerativas
Intermediário/tardio	Dor crônica, sem clique, restrição de movimento	Deslocamento do disco sem redução, alterações degenerativas, adesões
Tardio	Dor variável, redução funcional, crepitação	Deslocamento do disco sem redução, alterações degenerativas avançadas, adesões avançadas, deformidades discais ou perfurações

DIAGNÓSTICO E EXAMES COMPLEMENTARES

Assim como outras condições dolorosas, a realização do diagnóstico de DTM se inicia com a investigação da história clínica do paciente. Sintomas como característica e intensidade da dor, início e duração, fatores desencadeantes e de exacerbação, história de trauma, presença de ruídos articulares, limitação funcional e da amplitude de movimento devem ser pesquisados[9]. Atenção específica deve ser dada a história de dor facial, sintomas na região mandibular e auricular, bruxismo, dor cervical e em ombros, cefaleia e história de artrite. Adicionalmente devem ser abordadas questões sobre qualidade de vida, fatores ocupacionais, padrão de sono, depressão, ansiedade ou outras comorbidades psiquiátricas que podem contribuir para o desenvolvimento de disfunções na ATM.

O exame físico deve ser direcionado na ATM e nas estruturas adjacentes, além da cabeça e do pescoço. Inicialmente deve ser realizada uma inspeção da face, em busca de discrepâncias mandibulares, como assimetrias, retrognatias ou prognatismo. A palpação da região facial, cervical e da musculatura occipital é importante para identificar desconfortos, pontos-gatilho e padrões de irradiação da dor. A palpação dos polos do côndilo da mandíbula, na região anterior ao tragus, deve ser realizada em busca de pontos dolorosos. A pesquisa de ruídos articulares, como cliques, crepitações e estalos, deve ser feita durante a movimentação mandibular como abertura e fechamento oral, movimentos excursivos laterais e protrusão da mandíbula[1]. A amplitude de movimento da ATM deve ser documentada, sendo a abertura mandibular típica entre 40 e 45 mm, medida entre os incisivos superiores e anteriores. Em pacientes com DTM essa abertura pode ser de 25 mm e está frequentemente associada a dor. O exame neuromuscular da face, da cabeça e do pescoço também deve ser realizado.

Nos casos em que a dor é de etiologia miofascial, os músculos mastigatórios podem apresentar banda tensa palpável ou pontos-gatilho, que tipicamente exibem padrão referido (Tabela 4)[9].

TABELA 4 Características clínicas das dores de origem intra e extra-articulares

Dor miofascial
Trigger point em bandas musculares
Sensibilidade muscular à palpação
Dor referida
Dor constante e maçante
Variação de intensidade
Alívio da dor após eliminação de *trigger points*
Desordem interna da ATM
Dor localizada na região pré-auricular à palpação
Dor durante abertura e fechamento oral
Desvio da mandíbula para o lado afetado durante a abertura
Ruídos articulares durante abertura e fechamento oral
Hipomobilidade da mandíbula

Os diagnósticos diferenciais de DTM devem ser sempre considerados, visto que existem inúmeras patologias que envolvem dor na região da ATM. Apesar da história clínica e da realização do exame físico direcionarem para o diagnóstico correto, algumas condições podem apresentar sintomas semelhantes. Como diagnósticos diferenciais deve se considerar: desordens odontológicas, desordens da glândula parótida, rinossinusite, desordens otológicas, câncer de cabeça e pescoço, neuralgia trigeminal, neuralgia glossofaríngea, neuralgia pós-herpética, carotidínea, cefaleias (incluindo arterite temporal, migrâneas, cefaleias tensionais, cefaleia tipo *cluster*).

Os exames de imagem devem ser solicitados para aqueles pacientes com sintomas persistentes e intensos, portanto, a maioria dos que têm suspeita de DTM não vão necessitar de exames complementares, uma vez que o diagnóstico é realizado através da anamnese e do exame físico. A radiografia panorâmica ou a tomografia computadorizada de feixe cônico (Figura 3) podem ser indicadas para descartar patologias dentárias ou ósseas. Além disso, para pacientes que permanecem com alguma indefinição diagnóstica, ou na suspeita de outras patologias, como abscesso, tumores e infecção, o exame de imagem também deve ser considerado. A mandíbula, tecidos moles adjacentes, incluindo pescoço, glândulas parótidas e músculos mastigatórios, podem ser avaliados através da tomografia computadorizada. Detalhes estruturais, como deslocamento e perfuração do disco articular da ATM, podem ser visualizados na ressonância magnética.

Estudos mostram que, apesar de haver 75 a 98% de correlação entre a imagem da ressonância magnética e a morfologia da articulação em pacientes sintomáticos, falsos positivos podem ocorrer em até 34% dos pacientes assintomáticos[1].

Bloqueios diagnósticos também podem ser utilizados para ajudar na diferenciação da origem da dor. Através do bloqueio anestésico do nervo, é possível diferenciar se a dor vem da cápsula articular ou vem de estruturas miofasciais. A inervação sensorial da ATM se dá, primariamente, pelo ramo auriculotemporal do ramo mandibular do trigêmeo (V3). Aqueles pacientes que não apresentarem melhora dos sintomas após o bloqueio de teste devem investigar outras causas de dor orofacial[2].

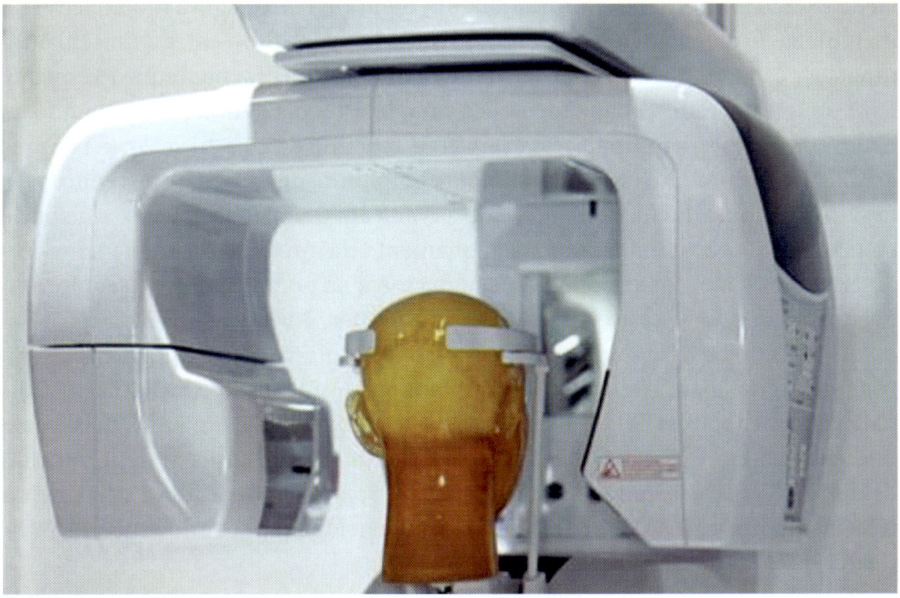

FIGURA 3 Sistema de tomografia computadorizada de feixe cônico – permite a visualização 3D de estruturas dentárias, maxilofaciais e cervicais.

TRATAMENTO

Grande parte dos pacientes com DTM vão ter resolução completa dos sintomas de maneira espontânea; assim, cerca de 50% melhoram em um ano e até 85% dos pacientes melhoram totalmente em três anos. O tratamento multidisciplinar, com uma equipe incluindo médicos, ortodontistas, terapeutas ocupacionais, fisioterapeutas e psicólogos, é a abordagem que traz mais sucesso no manejo dos pacientes com DTM. O tratamento inicial deve ser focado no controle da dor e da disfunção da articulação, e até 90% dos pacientes podem apresentar melhora importante com tratamento conservador[2]. Esse tipo de abordagem, no entanto, é considerado complexo, podendo incluir alongamentos e fortalecimento de grupamentos musculares específicos, placas oclusais, massagem e tratamento farmacológico[4]. Terapias de autocuidado e intervenções comportamentais devem ser encorajadas em todos os pacientes. Orientações quanto ao relaxamento da mandíbula, dieta com alimentos mais macios, compressas mornas locais e exercícios de alongamento devem sempre ser considerados. Os exercícios terapêuticos possuem como base o reconhecimento do paciente sobre sua condição clínica, visto que condições emocionais podem estar associadas ao quadro de DTM, assim como hábitos parafuncionais.

O treinamento muscular é primordial para adquirir a restauração da função do grupamento muscular acometido, principalmente após traumas e lesões articulares. Exercícios podem ser indicados com o intuito de corrigir a mobilização da mandíbula. O alongamento muscular permite um equilíbrio entre a musculatura direita e a esquerda, sendo realizado através da abertura oral na frente do espelho, com uma linha reta. O paciente aplica uma resistência gentil, posicionando os dedos próximos à mandíbula, e o exercício é repetido de 15 a 20 vezes, 3 a 4 vezes ao dia. A melhora, incluindo aumento da amplitude de movimento, redução do desvio e alívio da dor, geralmente, é observada em 6 semanas. Para exercícios de relaxamento, é recomendado o posicionamento de um terço da língua na região anterior do palato, com a aplicação de uma força na ponta da língua, sem tocar o palato, mantendo-se esse exercício por 10 minutos, 3 vezes ao dia.

As placas oclusais são dispositivos removíveis utilizados no diagnóstico e no tratamento de disfunções maxilomandibulares. A indicação das placas oclusais para pacientes com DTM visa restaurar a simetria estática e dinâmica do sistema estomatognático, e elas são utilizadas mais comumente em casos de deslocamento de disco[4]. Revisões recentes sugerem que a terapia com placas deve ser parte do tratamento nos casos de mialgia e artralgia relacionadas aos movimentos mastigatórios (Figura 4).

No entanto, ainda não há evidências suficientes que demonstrem o benefício da terapia com placas em comparação a outras intervenções ativas na dor miofascial.

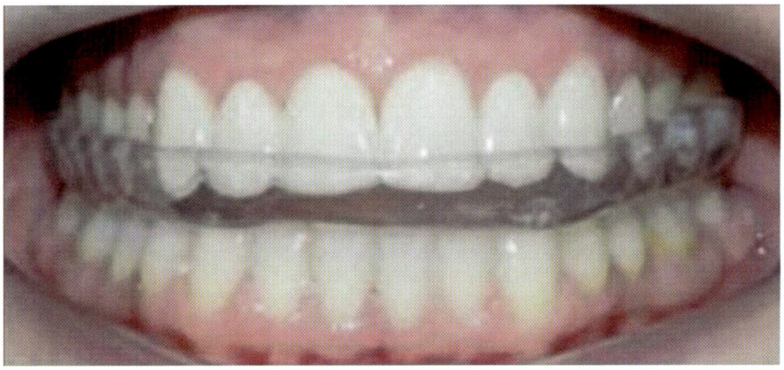

FIGURA 4 Placa oclusal intraoral maxilar[8].

A imobilização da ATM não traz benefícios e pode até piorar os sintomas, como contraturas e tensões musculares, além de redução da produção do fluido sinovial[1].

O tratamento das desordens intra-articulares, como osteoartrite e deslocamento de disco, pode ser dividido em três categorias: não invasivo, minimamente invasivo e invasivo. A escolha do tipo de tratamento é realizada de acordo com o diagnóstico específico e a intensidade dos sintomas.

É importante ressaltar que o manejo multidisciplinar é essencial e os procedimentos devem ser reservados para aqueles pacientes refratários ao tratamento conservador inicial. As placas oclusais são uma opção inicial no tratamento não invasivo, uma vez que protegem a ATM e o disco articular de degenerações e tensões excessivas. Alguns estudos mostram que as terapias com placas trazem mais benefícios que a ausência total de terapia, no entanto, são necessárias mais pesquisas para comprovar a efetividade desse tipo de tratamento[5]. O tratamento conservador também abrange a utilização de fármaco com evidências para controle álgico. As medicações mais utilizadas para o tratamento da dor nos pacientes com DTM são anti-inflamatórios, analgésicos comuns, antidepressivos, opioides, ansiolíticos e relaxantes musculares. Em geral, é necessária mais de uma classe de medicamentos para tratar o componente de dor e o de inflamação da ATM. Deve-se atentar para o uso prolongado de analgésicos, principalmente opioides, a fim de evitar o desenvolvimento de tolerância e dependência.

O tratamento minimamente invasivo pode ser realizado através de injeções intra-articulares, que tem como objetivo a redução da inflamação e da degeneração intra-articular. A ATM tem duas cavidades não conectadas, separadas pelo disco articular. O procedimento de infiltração, geralmente, é realizado na cavidade superior com a utilização de ácido hialurônico e corticoides (Tabela 5). Apesar de alguns estudos mostrarem benefícios, uma revisão sistemática recente não trouxe evidências suficientes para encorajar o uso de injeções intra-articulares de hialuronato de rotina, sendo, assim, necessários mais estudos. Outras opções de tratamento minimamente invasivo são as injeções de anestésicos locais e toxina botulínica em *trigger point* miofasciais, frequentemente presentes em pacientes com bruxismo[1].

TABELA 5 Indicações e benefícios do ácido hialurônico e de corticoides

Tipos de injeções utilizadas no tratamento das desordens intra-articulares
Ácido hialurônico
Lubrificação e manutenção do líquido sinovial da articulação
Melhora dos sintomas clínicos a longo prazo
Eventos adversos: dor e edema articulares (efeito transitório)
Corticoides
Redução dos fatores inflamatórios e da atividade do sistema imune
Melhora a curto e longo prazo dos sintomas clínicos
Eventos adversos: infecção e degeneração da cartilagem, evitar injeções repetidas

Artrocentese e artroscopia são procedimentos seguros e minimamente invasivos que podem ser indicados a pacientes refratários às modalidades de tratamento conservador inicial. A artrocentese consiste na lavagem com salina da cavidade articular superior. A pressão hidráulica e a manipulação removem aderências e reduzem os fatores inflamatórios intra-articulares. Essa técnica possui indicação naqueles pacientes com limitação da amplitude de movimento e deslocamento anterior de disco sem redução, dor crônica e deslocamento de disco articular com redução e osteoartrite degenerativa dolorosa. Os resultados mostram um ganho na abertura mandibular, redução da dor e melhora da disfunção articular[5].

A artroscopia se dá através da inserção do aparelho de artroscópio na articulação e inspeção com fluido de irrigação, sob anestesia geral. Permite lise de aderências, mobilização articular e visualização direta da cavidade. Tem como indicação pacientes com abertura oral limitada e dor secundária ao deslocamento de disco, hipomobilidade de ATM secundária à fibrose e aderências e osteoratrite degenerativa. É um procedimento considerado eficaz, com ganhos na mobilidade, dor e função articular.

O tratamento invasivo deve ser de última escolha, uma vez que o paciente já tenha realizado o tratamento conservador, com equipe multidisciplinar. Intervenções cirúrgicas podem ser necessárias para restaurar a função articular e reduzir a dor. A artroplastia da ATM envolve a remodulação da superfície articular, removendo osteófitos, erosões e irregularidades da articulação encontradas em osteoartrites. O disco articular deslocado ou degenerado pode ser reparado, reposicionado ou removido. O procedimento é realizado sob anestesia geral e a abordagem cirúrgica é feita através de uma incisão na região periauricular. As complicações são raras, mas podem envolver infecções, lesão do nervo facial, alterações oclusais permanentes, dor articular e lesões vasculares. A terapia física precoce no pós-operatório e os exercícios para obtenção de movimento são essenciais para ganhos funcionais a longo prazo. Alguns critérios podem sinalizar o sucesso do procedimento, como: dor leve não limitante, abertura vertical maior que 35 mm e lateralização maior que 6 mm, habilidade de tolerar a dieta regularmente, estabilização de achados radiológicos degenerativos, ausência de sintomas por pelo menos dois anos e ausência de complicações cirúrgicas[5].

A substituição total articular é indicada quando há a necessidade de restauração da forma e da função articular. Lesões severas associadas a estágios avançados de doenças degenerativas, que não obtiveram resultados satisfatórios com outros tratamentos, são indicações de substituição da ATM. Enxertos ósseos costocondrais autólogos são frequentemente utilizados nesses procedimentos de reconstrução da ATM para facilitar a adaptação local do sítio receptor. No entanto, por conta de possíveis falhas nesse processo de implantação, a utilização de materiais aloplásticos vem ganhando espaço na prática cirúrgica. Os materiais com design de titânio individualizado possuem um componente de fossa e outro condilar, e são fixados através de parafusos. Estudos mostram que a substituição da articulação com material aloplástico resulta em uma melhora estatisticamente significativa do nível de dor, função mandibular e abertura oral.

RESUMO PRÁTICO

A DTM é uma patologia complexa, de difícil diagnóstico e tratamento.

Avanços significativos no diagnóstico clínico e radiológico, além do estabelecimento de uma classificação da DTM, melhoraram o manejo a longo prazo dessa patologia.

O estabelecimento da origem da DTM, intra ou extra-articular, é importante para o correto diagnóstico e direcionamento do tratamento.

Diversas condições clínicas podem estar associadas à DTM, como depressão, ansiedade, fibromialgia, enxaquecas e outras envolvidas na sensibilização central.

Dor orofacial, redução da mobilidade da ATM, cefaleia, disfunção da musculatura mastigatória e ruídos articulares são os sintomas comuns em pacientes com DTM.

O diagnóstico se dá por meio de história clínica e exame físico. Exames de imagem são reservados para casos especiais.

O manejo dos pacientes com DTM deve ser multidisciplinar, com o tratamento conservador sendo de primeira escolha. Procedimentos minimamente invasivos e invasivos devem ser indicados para pacientes refratários ao tratamento inicial.

REFERÊNCIAS

1. Gauer RL, Semidey MJ. Diagnosis and treatment of temporomandibular disorders. Am Fam Physician. 2015;91(6):378-86.
2. Buescher JJ. Temporomandibular joint disorders. Am Fam Physician. 2007;76:1477-84.
3. Ferrillo M, Giudice A, Marotta N, Fortunato F, Di Venere D, Ammendolia A, et al. Pain management and rehabilitation for central sensitization in temporomandibular disorders: a comprehensive review. Int J Mol. Sci. 2022;23:12164.
4. Wieckiewicz M, et al. Access reported concepts for the treatment modalities and pain management of temporomandibular disorders. J Headache and Pain. 2015;16:106.
5. Scott S, De Rossi D, Martin S, Greenberg DDS, Frederick Liu, Andrew S. Temporomandibular disorders evaluation and management. Med Clin N Am. 2014.
6. Mythili K, Andrew Y, Junad K. Myofascial pain and treatment myofascial pain in temporomandibular disorders: updates on etiopathogenesis and management. J Bodywork & Movement Therapies. 2021;104e113.
7. Cairns B. Pathophysiology of TMD pain: basic mechanisms and their implications for pharmacotherapy. J Oral Rehab. 2010;37:391-410.
8. Subachanya R, Saravana P, Vivekanandha, Namakkal. Occlusal splint therapy in TMD pain management: a review. J Global Oral Health 2022;5:2.
9. Bonica's. Management of pain. 5.ed. Philadelphia: Wolters Kluwer; 2019.
10. Mehta N, Keith D. Temporomandibular disorders in adults. Up to date 2022. [citado 16 jun 2024]. Disponível em: https://www.uptodate.com/contents/temporomandibular-disorders-in-adults?search=tmd&source=search_result&selectedTitle=1~14&usage_type=default&display_rank=1.

10

Dor facial atípica

Gabriela Tognini Saba

DESTAQUE DO TEMA

1. Dor facial atípica é um diagnóstico de exclusão, em que não há anormalidades no exame clínico neurológico e odontológico.
2. Seu principal diagnóstico diferencial é neuralgia do trigêmeo.
3. Comumente está associada a distúrbios psiquiátricos.
4. É causada por fatores biológicos, como alterações das vias dopaminérgicas nos gânglios da base, e psicológicos.
5. O tratamento costuma não ser curativo e se baseia em antidepressivos tricíclicos em baixas dosagens e bloqueio do gânglio esfenopalatino.

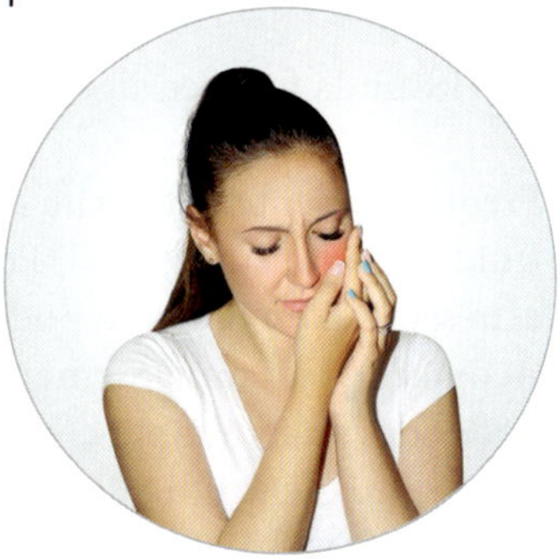

INTRODUÇÃO

As dores faciais se dividem em dois grandes grupos: dores odontogênicas e não odontogênicas. Essas últimas, geralmente, são causadas por distúrbios da articulação temporomandibular (clínica de dor na articulação temporomandibular e alteração na cinética dos músculos mastigatórios) ou dor facial neuropática (sendo a neuralgia do trigêmeo o principal diagnóstico, seguido por neuralgia pós herpética, síndrome da boca ardente e dor facial atípica).

A dor facial atípica, também conhecida como dor facial idiopática persistente, é uma dor excruciante, frequentemente subdiagnosticada e com possibilidades limitadas de tratamento. Diferentemente da neuralgia do trigêmeo, a dor facial atípica se apresenta como uma dor facial persistente (sem períodos de remissão), unilateral, profunda, mal localizada e sem sinais ou sintomas autonômicos associados. A descrição da dor geralmente é em aperto, ardência ou severa, porém sem alterações no exame físico[1].

DIAGNÓSTICO

A Sociedade Internacional de Cefaleia (International Headache Society ICDH-3)[2] estabelece os seguintes critérios para diagnóstico:

A. Dor facial e/ou oral que obedece aos critérios B e C
B. Recorrente diariamente por > 2 horas/dia por > 3 meses
C. Dor tem ambas as características: é mal localizada (não segue distribuição de nervo periférico) e qualidade, dolente ou incômoda
D. O exame clínico neurológico é normal
E. Causa dentária foi excluída por meio de investigação apropriada
F. Não é mais bem explicada por outro diagnóstico da ICHD-3

A IHS ainda fornece alguns comentários a respeito da dor facial atípica:

- Frequentemente é descrita como maçante, irritante ou dolorida, tanto profunda quanto superficial. Pode ter exacerbações agudas e é agravada pelo estresse. E com o tempo pode alastrar-se para área mais ampla.
- Acontece predominantemente no sexo feminino.
- Pode ser concomitante com outras patologias relacionadas à dor, como dor disseminada crônica e síndrome do intestino irritável, além de comorbidades psiquiátricas e psicossociais.
- Pode originar-se de intervenção ou lesão menor da face, maxilas, dentes ou gengivas, após cura do evento inicial e sem qualquer causa local demonstrável. Testes psicofísicos e neurofisiológicos podem demonstrar anormalidades sensoriais.

EPIDEMIOLOGIA

Epidemiologicamente, é mais comum em mulheres por volta dos 40 anos. Aproximadamente 6% das pacientes que fizeram canal dentário tem esse diagnóstico[3].

FISIOPATOLOGIA

A dor facial atípica decorre de fatores biológicos e psicológicos. Resulta da hiperatividade central neuronal secundária a danos aos neurônios aferentes primários[4]. Estudos envolvendo testes sensoriais quantitativos e imagem cerebral funcional demonstram hipofunção das vias dopaminérgicas nos gânglios da base. Ainda assim, a fisiopatologia desta doença ainda não é inteiramente conhecida, podendo até ter relação com neuralgia do trigêmeo. Pacientes frequentemente apresentam queixas psicológicas, não é infrequente a associação com comorbidades psiquiátricas, como depressão e ansiedade.

TRATAMENTO

Ainda não existem propostas curativas específicas para essa patologia e geralmente os pacientes procuram diversos profissionais e recebem diversos diagnósticos errôneos, antes de chegarem ao diagnóstico corretor; portanto, há grande atraso no início do tratamento. Existem tratamentos não farmacológicos estudados, como hipnose, estratégias em alívio de estresse, terapias psicológicas e também acupuntura.

Farmacológico

Antidepressivos tricíclicos em baixas doses são primeira opção de tratamento, como amitriptilina 25-100 mg/dia[5]. Se contraindicados ou inefetivos, o tratamento de segunda linha pode ser feito com antagonistas da recaptação de serotonina, antagonistas da recaptação da serotonina e noradrenalina e anticonvulsivantes, como venlafaxina, fluoxetina e gabapentina/pregabalina. A terapia cognitivo-comportamental também apresenta importante papel. Existem relatos do uso de terapia canabinoide, porém sem estudos clínicos randomizados e controlados.

Intervencionista

Geralmente inicia-se com bloqueio do gânglio esfenopalatina infrazigomático, porém a terapia mais utilizada é a radiofrequência pulsada do gânglio esfenopalatino6. Existem poucos relatos com uso de estimuladores de nervos periféricos implantáveis e com uso de toxina botulínica tipo A no local de dor e arredores, porém sem estudos clínicos randomizados e controlados suficientes para indicação rotineira desses procedimentos.

REFERÊNCIAS

1. Weiss AL, Ehrhardt KP, Tolba R. Atypical facial pain: a comprehensive, evidence-based review. Curr Pain Headache Rep. 2017;21(2):8.
2. Headache Classification Committee of the International Headache Society (IHS). The International Classification of Headache Disorders, 3rd ed. Cephalalgia. 2013;33(9):629-808.
3. Zakrzewska JM. Facial pain: an update. Curr Opin Support Palliat Care. 2009;3(2):125-30.
4. Vadivelu N, Vadivelu A, Kaye AD. Orofacial pain: a clinician's guide. Switzerland: Springer; 2014.
5. Cornelissen P, van Kleef M, Mekhail N, Day M, van Zundert J. Evidence-based interventional pain medicine according to clinical diagnoses. 3. Persistent idiopathic facial pain. Pain Pract. 2009;9(6):443-8.
6. Bayer E, Racz GB, Miles D, Heavner J. Sphenopalatine ganglion pulsed radiofrequency treatment in 30 patients suffering from chronic face and head pain. Pain Practice. 2005;5(3):223-7.

SEÇÃO III

Síndromes dolorosas de ombro e cotovelo

11

Bursite subacromial/subdeltóidea

Esthael Avelar

DESTAQUE DO TEMA

1. As causas mais comuns envolvidas na patogênese da bursite subacromial/subdeltóidea são a síndrome do impacto subacromial, sobrecarga em atividades de elevação do ombro, trauma direto, deposição de cristais, hemorragias subacromiais, infecções, doenças autoimunes, como artrite reumatoide e lesão de ombro após vacinação.
2. A afecção normalmente se apresenta com dor no aspecto anterolateral do ombro, localizada, sem padrão de irradiação.
3. A síndrome de impacto subacromial deve sempre ser avaliada em conjunto. O quadro acontece quando há diminuição do espaço subacromial, geralmente relacionada à sobrecarga.

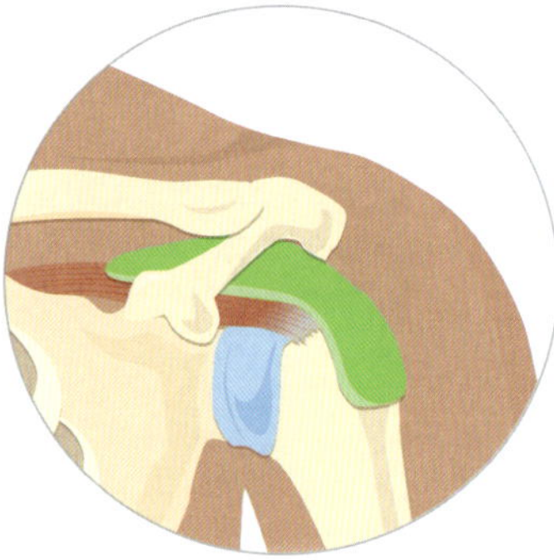

INTRODUÇÃO E EPIDEMIOLOGIA

Bursas são estruturas sinoviais preenchidas por líquido encontradas em diversas localizações no corpo humano. Sua função primária é reduzir o grau de fricção entre superfícies, devido ao maior grau de uso. Dentre as principais bursas existentes, destaca-se a bursa subacromial-subdeltóidea, delimitada superiormente pelo acrômio, processo coracoide, ligamento coracoacromial e pelas fibras proximais do músculo deltoide e inferiormente pelas fibras do músculo supraespinhal (Figura 1). Processos inflamatórios neste tecido podem ocorrer por uma variada quantidade de afecções e geralmente estão ligados a inflamações próximas, gerando bursite.

As causas mais comuns envolvidas na patogênese da bursite subacromial/subdeltóidea são a síndrome do impacto subacromial, sobrecarga em atividades de elevação do ombro, trauma direto, deposição de cristais, hemorragias subacromiais, infecções, doenças autoimunes, como artrite reumatoide e lesão de ombro após vacinação (SIRVA, do inglês *shoulder injury related to vaccine administration*) (Tabela 1).

A prevalência entre homens e mulheres é similar e é mais frequente em pacientes que realizam atividades repetitivas com elevação do ombro, como atletas e trabalhadores manuais. Idosos representam um grupo especialmente propenso a

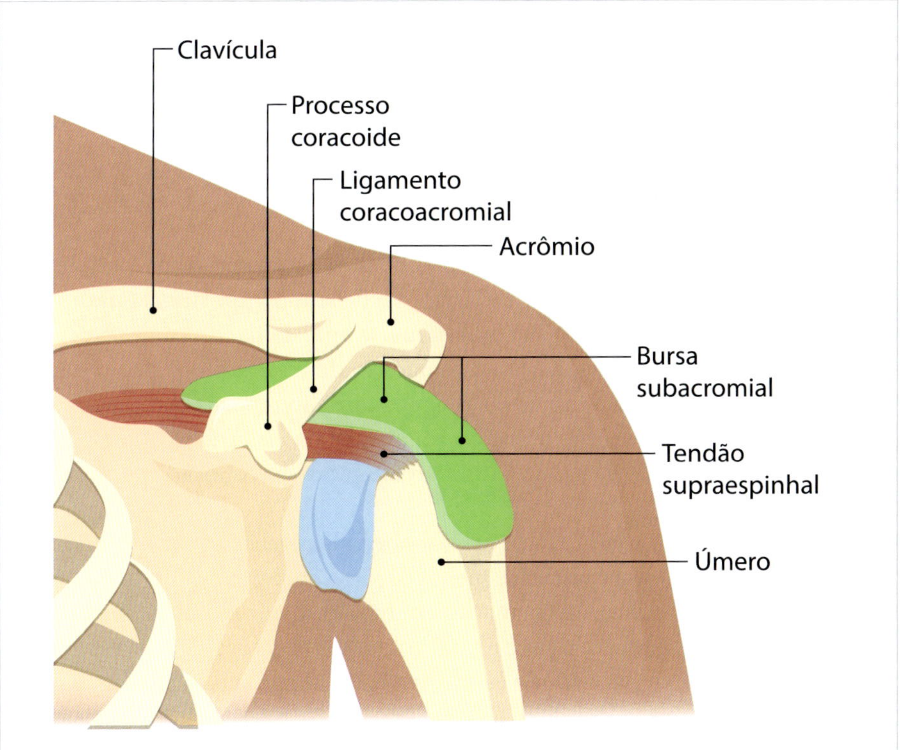

FIGURA 1 Anatomia do ombro esquerdo. A bursa subacromial/subdeltóidea encontra-se entre o manguito rotador, o deltoide e o acrômio.

TABELA 1 Principais causas de bursite subacromial

Trauma agudo
Sobrecarga em atividades de elevação
Impacto subacromial
Deposição de cristais
Infecções

apresentar bursites subacromiais devido a desgastes de longa data que aumentam o impacto exercido na bursa pelo acrômio, dado particularmente digno de nota em uma sociedade cuja expectativa de vida cresce a cada ano.

Ainda existem controvérsias sobre o principal papel da bursa subacromial, no que tange a sua participação como agente de regeneração dos tecidos próximos, como tendões do manguito rotador ou como agente que predispõe a patologias no ombro. Frente a isso, ao longo dos anos, diversas estratégias foram traçadas para o tratamento desta afecção, de tratamentos conservadores a tratamentos cirúrgicos excisionais, a depender de como percebe-se esta estrutura anatômica. Estudos pré-clínicos recentes em tecidos da bursa sugerem que seu tecido pode ser um contribuinte na regeneração tecidual, especialmente nas tendinopatias do manguito rotador.

QUADRO CLÍNICO E EXAME FÍSICO

O diagnóstico de bursite subacromial/subdeltóidea é primariamente clínico. Portanto, a história clínica e o exame físico são de suma importância para identificação do quadro. A afecção normalmente se apresenta com dor no aspecto anterolateral do ombro, localizada, sem padrão de irradiação. Caso o padrão álgico seja com dor irradiada/referida, diagnósticos diferenciais como patologias da coluna cervical e síndrome dolorosa miofascial da cintura escapular devem ser considerados e podem requerer uma investigação corroborada com exames complementares.

A investigação clínica também deve levar em consideração início dos sintomas, história de trauma no local (particularmente quedas com impacto direto no ombro ipsilateral e história recente de vacinação em topografia de deltoide), história de exercícios repetitivos e sobrecargas no ombro, como trabalhos manuais repetitivos e levantar objetos pesados, além de esportes de alto impacto na articulação e nos tendões do manguito rotador.

Comumente relacionada com quadros de bursite subacromial, a síndrome de impacto subacromial deve sempre ser avaliada em conjunto. O quadro acontece quando há diminuição do espaço subacromial, geralmente relacionada à sobrecarga.

O exame físico deve contemplar inspeção estática e dinâmica do ombro, na qual normalmente não são evidenciadas grandes alterações. Calor e rubor local podem estar presentes, mas não são características prevalentes no diagnóstico. Na palpação, dor local na face anterolateral do ombro apresenta-se como principal componente do quadro clínico. Além disso, a palpação dos músculos do manguito rotador e da cintura escapular deve ser realizada em busca de pontos-gatilho, cuja presença normalmente está associada com tendinopatias do manguito rotador e consequentemente com bursites dos espaços subacromial/subdeltóideo. Essa frequente associação diagnóstica também suscita a importância da realização de testes ortopédicos especiais para verificação da integridade das fibras dos músculos do manguito rotador. As principais manobras utilizadas para avaliação dos pacientes contemplam manobras para avaliação de síndrome do impacto e para avaliação isolada dos músculos do manguito (Tabela 2).

EXAMES COMPLEMENTARES

Exames complementares normalmente não são necessários para o diagnóstico de bursites, devido a suas características clínicas. Os exames laboratoriais são inexpressivos e geralmente não trazem dados adicionais para investigação diagnóstica, tendo como exceção casos em que haja preocupações quanto à possibilidade de artrites sépticas ou análises de líquido sinovial.

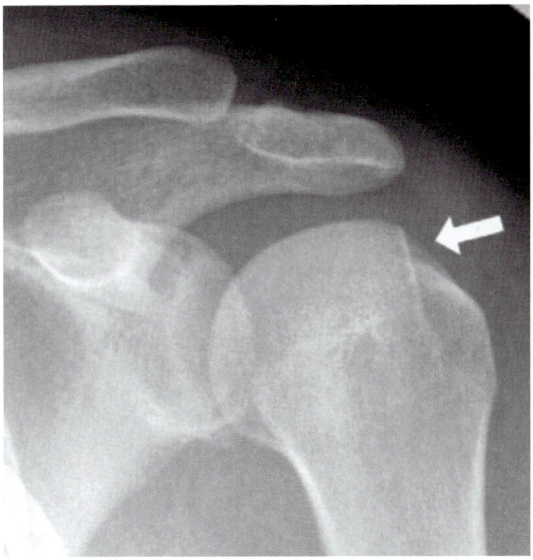

FIGURA 2 Radiografia em anteroposterior (AP) com rotação interna mostrando fratura de impacto de Hill-Sacks (seta) na face posterossuperior da cabeça umeral.

TABELA 2 Principais manobras na avaliação da síndrome do impacto e bursite subacromial

Teste de Spurling	É realizada compressão vertical sobre a cabeça do paciente com as mãos do examinador ou com auxílio de uma toalha, posteriormente realizando rotações laterais	Pode indicar radiculopatias cervicais	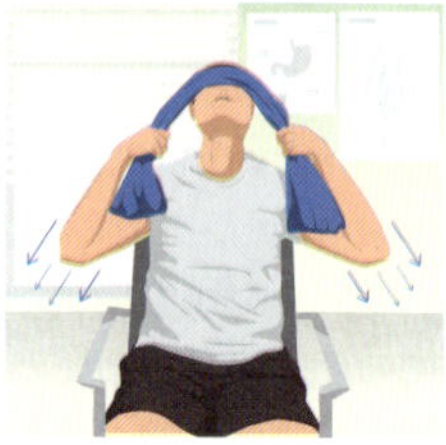
Teste de Jobe	O paciente realiza abdução de 90° e 30° de flexão. O braço é mantido com rotação interna para que o polegar fique apontado para o chão	Dor ou fraqueza podem indicar lesões no músculo supraespinhal ou síndrome do impacto	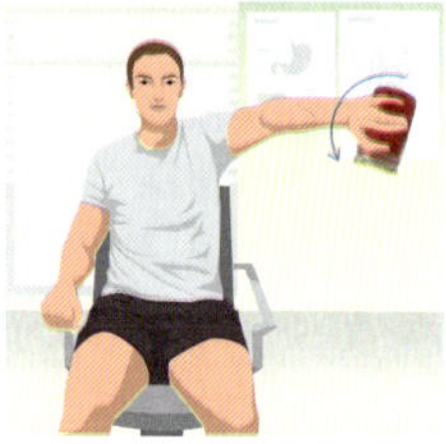
Teste de Hawkings	Ombro mantido em 90° de flexão frontal com cotovelo em 90° de flexão. É realizada rotação interna do ombro em conjunto	Dor à manobra pode indicar impacto subacromial ou síndrome do manguito rotador	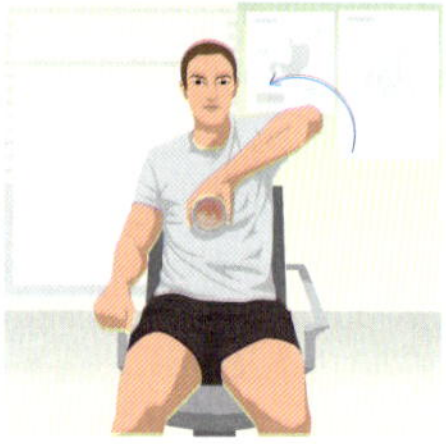
Teste de Hawkings-Kennedy modificado	O paciente toca o ombro contralateral com a mão do lado afetado, enquanto mantém o ombro erguido	Dor à manobra pode indicar impacto subacromial ou síndrome do manguito rotador	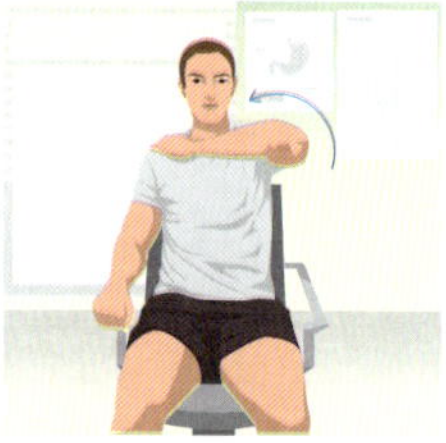
Teste do impacto de Neer	O paciente performa flexão frontal máxima do ombro, mantendo o polegar apontado para baixo	Dor na face anterior do ombro pode indicar impacto subacromial. Dor na face posterior é mais característica de impacto interno	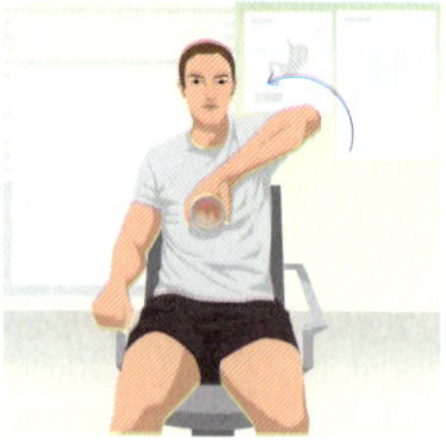

Exames de imagem, embora não sejam obrigatórios, podem ser solicitados com o intuito de excluir outras causas de dor no ombro, como fraturas, luxações e osteoartrites, no planejamento cirúrgico/intervencionista ou como parâmetro para acompanhamento do quadro.

As bursas são tecidos moles que não são normalmente vistos em radiografias simples, desde que não haja calcificações no tecido bursal. A análise da morfologia do acrômio, descrita por Bigliani em 1986, também pode ser de interesse clínico e de simples elucidação com utilização de radiografias simples. Sua classificação, baseada na morfologia da estrutura, descreve três tipos de acrômio: reto (tipo I), curvo (tipo II) e ganchoso (tipo III). Quanto mais curvo o acrômio, maior é a probabilidade de redução no espaço subacromial, com consequente desenvolvimento de síndromes de impacto e lesões no manguito rotador.

A ultrassonografia pode apresentar-se como uma ferramenta interessante para avaliação da espessura do tecido bursal em mãos de profissionais habilitados, além de possibilitar a análise da integridade dos tendões do manguito rotador. O tecido mostra-se como um tecido hipoecoico entre duas linhas hiperecoicas, que representam a gordura peribursal. Em pacientes assintomáticos, um estudo de Tsai et al. mostrou que a média de espessura da bursa subacromial é de 0,75 +/- 0,23 mm, enquanto pacientes com bursites apresentam espessura bursal de 1,27 +/- 0,41 mm. Normalmente não há comunicação entre a bursa e o espaço articular. No entanto, em pacientes com roturas totais dos tendões do manguito rotador, em especial do supraespinhal, os espaços são interligados.

Outros exames complementares incluem a ressonância magnética, capaz de avaliar o acúmulo de líquido na bursa subacromial, bem como a coexistência de lesões nos músculos da cintura escapular.

TRATAMENTO

O tratamento para bursite subacromial e subdeltóidea envolve uma gama de opções conservadoras e opções intervencionistas.

Terapias conservadoras

Descrita na literatura quase que contemporaneamente aos primeiros estudos descritivos do quadro, a fisioterapia tem como objetivo reduzir a inflamação subacromial, reduzir escores de dor, permitir a regeneração dos tecidos peribursais, como tendões do manguito rotador, e restaurar funcionalmente o ombro. Terapias não intervencionistas, como exercícios de fisioterapia individualizados com programas de treinamento muscular progressivo e supervisionado, apresentam resultados expressivos nos escores de dor ao repouso, escores de dor

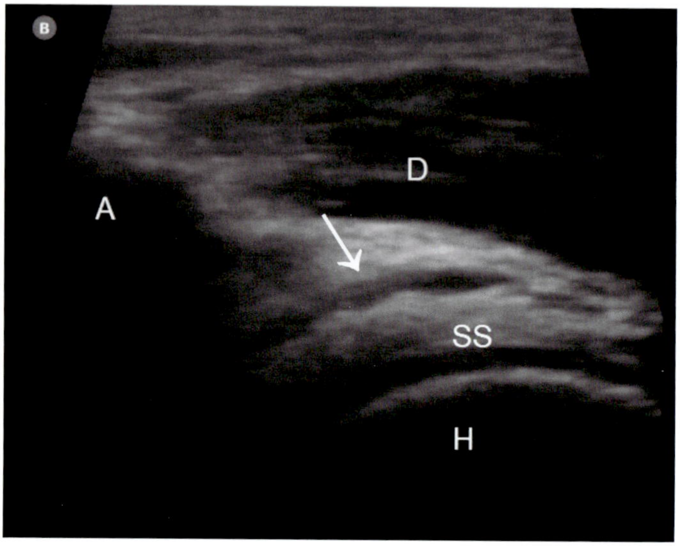

FIGURA 3 Ultrassonografia mostrando acrômio (A), aumento do espaço bursal subacromial (seta), tendão do supraespinhal (SS), deltoide (D) e úmero (H).

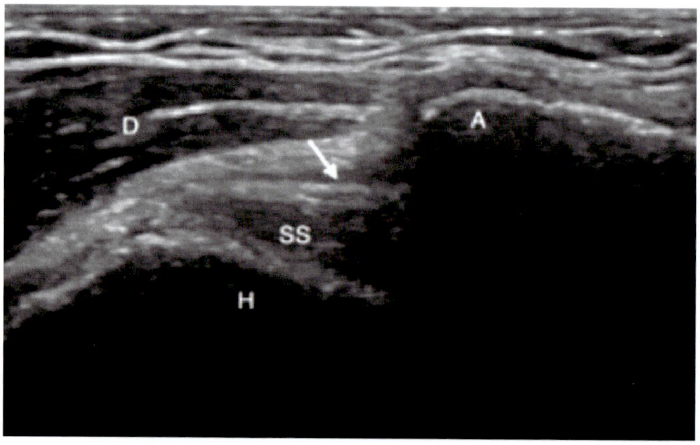

FIGURA 4 Ultrassonografia sem alterações mostrando acrômio (A), espaço bursal subacromial (seta), tendão do supraespinhal (SS), deltoide (D) e úmero (H).

ao movimento e em escores funcionais do ombro, como o DASH (*disability of arm, shoulder and hands*). Outras terapias, como exercícios domiciliares sem supervisão e terapias com *laser*, apresentam dados conflitantes e que devem ser interpretados com cautela.

A suplementação nutricional e ajustes alimentares têm ganhado expressiva atenção dos estudos clínicos ao longo dos anos, mas resultados específicos sobre seu papel na bursite subacromial ainda não são suficientes.

Terapias intervencionistas

Em meados do século XX, estudos emergiram sobre injeções intrabursais de corticosteroides, com a maioria dos casos analisados resultando em alívio total da dor e retorno para função basal. Mais tarde, em 1972, Neer introduziu o termo "síndrome do impacto subacromial", propondo uma nova abordagem para o tratamento do quadro, que consistia em um procedimento cirúrgico de acromioplastia e bursectomia parcial, com descompressão subacromial.

De todos os tratamentos intervencionistas propostos ao longo dos anos, os que permanecem no cenário atual de tratamento são injeções de corticosteroides (guiadas ou não por métodos auxiliares de imagem) e bursectomias parciais. Em casos de tendinopatias de manguito rotador, injeções de plasma rico em plaquetas (PRP) podem ser benéficas, levando em consideração os possíveis efeitos dos componentes biológicos do PRP. Maiores detalhes sobre os reais benefícios desta modalidade de tratamento devem ser elucidados por estudos científicos posteriores. Até o momento, a administração de ácido hialurônico com potenciais benefícios teóricos não se mostrou superior à administração de corticosteroides.

A descompressão cirúrgica subacromial ainda permanece como um ponto controverso no tratamento da bursite. Uma revisão sistemática recente concluiu que a descompressão cirúrgica do espaço subacromial não melhora os desfechos clínicos para pacientes com dor subacromial quando comparada com grupos de cirurgia, placebo e fisioterapia.

CONCLUSÃO

A bursite subacromial/subdeltóidea é uma enfermidade relativamente benigna, de diagnóstico fácil e tratamento simples. É importante uma avaliação completa e dinâmica de modo a excluir diagnósticos diferenciais e delimitar a melhor estratégia terapêutica, uma vez que o não tratamento pode culminar em perda de função, comprometimento de atividades de vida diárias e, consequentemente, de qualidade de vida. O tratamento deve ser multiprofissional, com um time colaborativo que seja capaz de oferecer o melhor desfecho para o paciente.

REFERÊNCIAS

1. Robinson P, Gupta H. Normal shoulder ultrasound: anatomy and technique. Seminars in Musculoskeletal Radiology. 2015;19(3):203-11.
2. Goes PCK, Pathria MN. Radiographic/MR imaging correlation of the shoulder. Magnetic Resonance Imag Clin North Am. 2019;27(4):575-85.
3. Klatte-Schulz F, et al. Subacromial bursa: a neglected tissue is gaining more and more attention in clinical and experimental research. Cells. 2022;11(4):663.
4. Gebremariam L, et al. Subacromial impingement syndrome: effectiveness of physiotherapy and manual therapy. Br J Sports Med. 2013;48(16):1202-8.
5. Faruqi T, Rizvi TJ. Subacromial bursitis. Disponível em: <https://www.ncbi.nlm.nih.gov/books/NBK541096/>.
6. Aragão JA, et al. Análise da curvatura acromial e sua relação com o espaço subacromial e os tipos de acrômio. Rev Bras Ortopedia. 2014;49(6):636-41.
7. Draghi F, et al. Prevalence of subacromial-subdeltoid bursitis in shoulder pain: an ultrasonographic study. J Ultrasound. 2015;18(2):151-8.
8. Wahezi SE, et al. An algorithmic approach to the physical exam for the pain medicine practitioner: a review of the literature with multidisciplinary consensus. Pain Medicine. 18 fev. 2022;23(9):1489-528.

Síndrome do manguito rotador

Olympio de Hollanda Chacon Neto
Elaine Martins Gomes

DESTAQUE DO TEMA

1. Composição do manguito rotador.
2. Fatores de risco e fisiopatologia da doença.
3. Etiologias da lesão do manguito rotador.
4. Métodos diagnósticos (testes clínicos).
5. Tratamento conservador e minimamente invasivo.

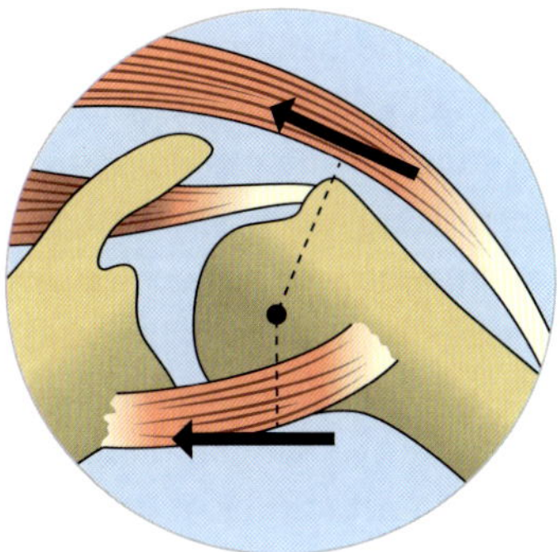

INTRODUÇÃO

A articulação do ombro possui uma grande amplitude de movimento. Como resultado disso, músculos e tendões do manguito rotador, responsáveis pela movimentação e pela estabilização da articulação, podem sofrer vários tipos de lesões, como roturas parcial e total, tendinite calcificante, síndrome do ombro congelado, lesões laborais, entre outras.

Os tendões do manguito rotador, composto pelos músculos supraespinhal, subescapular, infraespinhal e redondo menor, confluem com a cápsula articular e o ligamento coracoumeral e se inserem na tuberosidade do úmero. Rotura do manguito rotador é uma das principais causas de artralgia de ombro, assim como instabilidade articular e prejuízo de sua função. A prevalência pode variar entre 3-39% da população[1].

O avançar da idade é o principal fator para o aumento de prevalência de lesões do manguito rotador, sendo próxima a 0% em menores de 50 anos e 64% acima dos 70 anos, sendo 65% dessas assintomáticas[2].

Lesões do manguito rotador são multifatoriais, contudo, alguns fatores como tabagismo podem causar ou acelerar lesões preexistentes. Demonstra-se correlação entre carga tabágica e o tamanho das roturas, sendo proporcional carga *versus* tamanho da lesão[3]. Há evidência de que o *diabetes mellitus* aumenta significativamente a chance de lesões com rotura total do manguito rotador[4].

FISIOPATOLOGIA DOS TENDÕES E MÚSCULOS DO MANGUITO ROTADOR

A articulação do ombro é composta por uma cabeça do úmero grande e uma fossa glenoidal pequena, necessitando, assim, de estabilização dinâmica, a qual é dependente do funcionamento adequado dos tendões e músculos do manguito rotador. O desbalanço nesse funcionamento harmônico leva a traumas repetitivos e a uma degeneração tendínea com subsequente rotura.

A função primária do manguito rotador é manter a cabeça do úmero rebaixada e centrada na fossa glenoidal, permitindo um único centro de rotação e facilitando os movimentos de abdução e flexão do braço[5]. Essa função é possibilitada por duas forças: a coronal e a transversal. A força coronal é resultado do balanço criado entre o deltoide versus o manguito rotador inferior, infraespinhal, subescapular e redondo menor. O balanço coronal mantém o apoio necessário para a cabeça do úmero rotacionar o ombro. A força transversa é o balanço entre as porções anterior – subescapular – e posterior – infraespinhal e redondo menor. Alterações transversais levam ao deslocamento posterior do ombro, visto que o músculo subescapular é o maior e mais forte componente do manguito.

O desbalanço dessas forças levam à migração posterossuperior da cabeça umeral e à incapacidade de manter um centro de movimento. Ocorre principalmente

QUADRO 1 Fatores de risco para lesões do manguito rotador

Idade avançada
Tabagismo
Diabetes mellitus
Dislipidemia
Etilismo
História de trauma local
Membro dominante
Lesões ocupacionais (carga excessiva, vibração, temperatura, movimentos repetitivos)

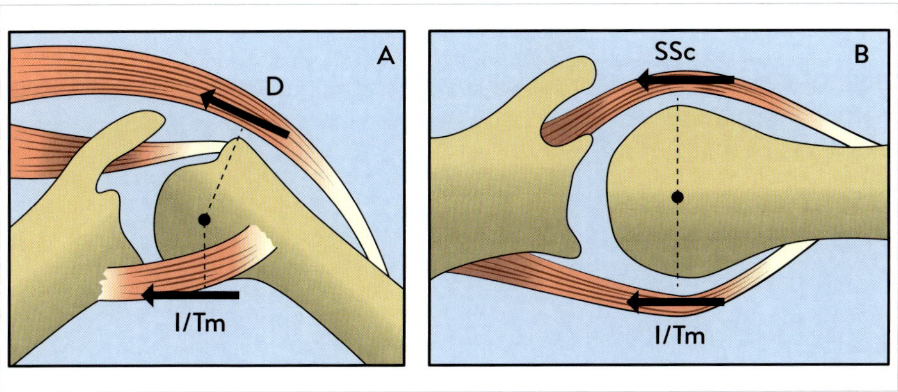

FIGURA 1 A: Força coronal; B: força transversal.
D: músculo deltoide; SSc: músculo subescapular; I: músculo infraespinhal; Tm: músculo redondo menor.

lesões no ventre posterior do supraespinhal e do infraespinhal, enfraquecendo a porção posterior do manguito rotador[6].

ETIOLOGIA DAS LESÕES DO MANGUITO ROTADOR

Traumatismos de grande energia ou lesões degenerativas multifatoriais são as duas principais causas de lesões de manguito rotador. Existem fatores intrínsecos e extrínsecos que levam à falha gradual dos tendões, finalizando em uma rotura total.

Causas extrínsecas

Movimentos de abdução e elevação do ombro contra o arco coracoacromial levam a porção anterior do manguito a bursite, paratendinite e rotura. Alteração anatômica acromial no trajeto descendente pode levar ao impacto do manguito rotador anterior, desencadeando rotura. Segundo a classificação de Bigliani, a morfologia acromial pode variar em 3 tipos: reto (tipo I), curvo (tipo II) e ganchoso (tipo III). A presença do tipo III aumenta as chances de rotura tendínea. Os tipos II e III têm baixa resposta ao tratamento conservador e minimamente invasivo. Outros fatores como esporão acromial e esporão na articulação acromioclavicular são outras causas de lesões extrínsecas do manguito[7].

Causas intrínsecas

Existem múltiplos mecanismos que podem levar ao modelo degenerativo-microtraumático. O envelhecimento, associado à sobrecarga e a microtraumas

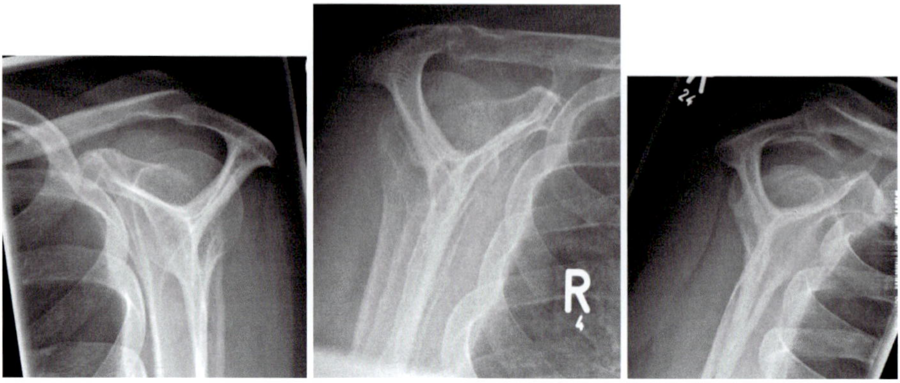

FIGURA 2 Classificação de Bigliani: acrômio reto (tipo I), acrômio curvado (tipo II) e acrômio ganchoso (tipo III), respectivamente.

repetitivos levam a lesões parciais, as quais podem evoluir para lesão total. O envelhecimento promove diversas alterações no tendão: desorganização das fibras de colágeno e redução da espessura, degeneração hialina e mixoide, infiltração gordurosa e proliferação vascular. Ocorre a substituição do colágeno tipo 2, responsável pelo suporte de carga, por colágeno tipo 3, reduzindo a capacidade de compressão e carga dos tendões, além da atrofia muscular e infiltração gordurosa associada a isso.

Outro mecanismo possível é a presença do estresse oxidativo, principalmente pelo desenvolvimento de doenças metabólicas, alterações da dieta e redução na prática regular de atividade física. O estresse oxidativo induz à apoptose do tenócito, além da presença e espécies reativas de oxigênio, as quais lesionam o tendão. Outros mediadores, como as metaloproteinases, MMP-1, MMP-3 e MMP-13, além do TNF, IL-1a, prostaglandina E2 estão associados à dor e à lesão tendínea[8].

ASPECTOS CLÍNICOS

Apesar de não fazer parte do manguito rotador anatomicamente, a lesão do tendão cabeça longa do bíceps é inclusa como síndrome do manguito rotador. Lesões do manguito apresentam dor no ombro, fraqueza e redução da amplitude de movimento, sendo esses sintomas inespecíficos e ocorrendo em outros tipos de lesão, como lesões do *labrum* glenoidal, lesões ligamentares (coracoumeral, glenoumeral, acromioclaviular), osteoartrite, capsulite adesiva, neuropatias periféricas e radiculopatia cervical. Os testes clínicos para avaliação do manguito rotador apresentam variabilidade entre sensibilidade e especificidade, sendo a combinação de testes clínicos a mais efetiva[9].

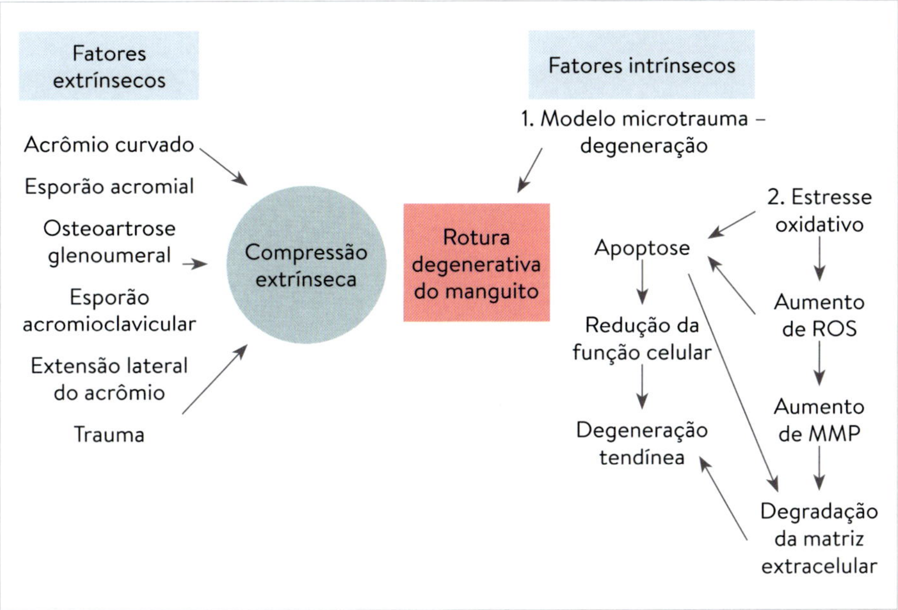

FIGURA 3 Sumário de mecanismos de lesões extrínsecas e intrínsecas do manguito rotador.

ROS: espécies reativas de oxigênio.

INSPEÇÃO E PALPAÇÃO

A inspeção das fossas supraespinhal e infraespinhal da escápula permite avaliação de atrofia dos respectivos músculos. A avaliação de atrofia muscular, com redução volumétrica, deve ser comparada com o lado contralateral. Nas lesões extensas do manguito rotador, pode-se perceber deslocamento cranial da cabeça do úmero.

O tendão da cabeça longa do bíceps pode ser palpado no sulco entre as tuberosidades maior e menor do úmero, apresentando dor quando afetado. A articulação acromioclavicular pode apresentar edema e dor à palpação quando palpada, seguindo a clavícula até a junção acromioclavicular.

AMPLITUDE DE MOVIMENTO

O supraespinhal participa do movimento de abdução do ombro; o infraespinhal e redondo menor, na rotação externa; e o subescapular, na rotação interna. Movimentação ativa e passiva devem ser analisadas. No acometimento da articulação glenoumeral, a movimentação passiva geralmente mostra-se limitada. A

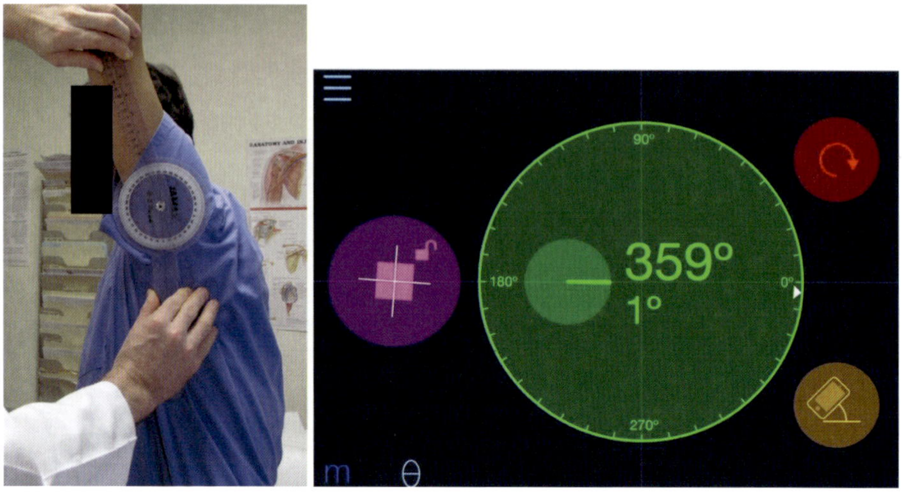

FIGURA 4 Avaliação de amplitude de movimento utilizando-se goniômetro convencional ou aplicativo (*goniometer*).

amplitude de movimento pode ser avaliada por um goniômetro, existindo algumas versões em aplicativos de celulares ou *tablets* utilizando a câmera do dispositivo.

Deve-se avaliar flexão do braço, abdução, rotação externa em posição neutra e rotação interna e externa com abdução (articulação glenoumeral em 90º), além de extensão máxima do braço.

TESTES DE FORÇA

Testes de força devem utilizar um dinamômetro, quando possível. O teste auxilia também outros diagnósticos, como o de sarcopenia e fragilidade.

Testes especiais

Testes para subescapular

- Teste de Gerber ou *Lift-off*: pode ser realizado com paciente em pé ou sentado, braço do paciente é colocado em rotação interna com a mão atrás da parte inferior da coluna lombar traseira/média. O dorso da mão (parte de trás da mão) é contra a coluna lombar do paciente. Nesta posição, o paciente tenta afastar a mão da parte inferior das costas estendendo-se e fazendo girar o braço internamente. O examinador também pode fornecer resistência a este movimento se o paciente for capaz de completar o movimento. O Teste de Gerber é considerado positivo se o paciente não consegue mover a mão longe das costas ou é muito fraco ao fazê-lo. O teste também é positivo se a dor for relatada (Figura 5).

- Teste *Belly Press*: o examinador solicita ao paciente pressionar seu abdome com a mão neutra e mantendo o braço em rotação interna máxima. O exame é considerado normal quando não há deslocalmento do cotovelo para trás, sendo mantido anterior ao tronco. O teste é positivo, indicando fraqueza subescapular, quando há deslocamento posterior do cotovelo para trás do tronco (Figura 6).
- Teste *Bear Hug*: o examinador solicita ao paciente para posicionar a palma da mão do ombro afetado no ombro contralateral, com dedos estendidos e cotovelo na região anterior do corpo. O paciente deve manter tal posição (rotação interna resistida), enquanto o examinador tenta mover a mão, em movimento de rotação externa aplicada perpendicular ao antebraço. O teste é considerado positivo se a rotação interna resistida não for alcançada ou houver resistência reduzida à rotação externa forçada, comparada ao lado saudável. Ausência de fraqueza ou dor, teste é considerado negativo (Figura 7).

Testes para supraespinhal e infraespinhal

- Teste de rotação externa com atraso em cotovelo fletido 90º: paciente está sentado de costas para o examinador, que apoia no braço abduzido em 90º, cotovelo fletido em 90º e em rotação externa máxima. Nessa posição, a rotação externa é realizada principalmente pelo infraespinhal. Solicita-se ao paciente para manter essa posição e o examinador libera o punho do paciente. O teste é positivo se houver deslocamento da posição. O teste positivo indica deficiência do manguito posteroinferior (Figura 8).
- Teste de Jobe: o examinador eleva passivamente o ombro do paciente para 90 graus de abdução com rotação interna. O examinador aplica uma pressão para baixo contra o braço. Um teste positivo é a provocação de dor ou fraqueza anormal (Figura 9).

Teste para tendão do bíceps

- Teste de Speed: solicita-se ao paciente para flexionar seu ombro – elevar anteriormente – contrarresistência, enquanto o cotovelo permanece estendido e o antebraço, supinado. O teste é positivo quando há presença de dor no sulco bicipital, conferindo patologia do tendão da cabeça longa do bíceps (Figura 10).

Sinais de síndrome de impacto

- Teste de Neer: estabiliza-se a escápula com uma das mãos e com a outra faz-se uma elevação passiva forçada do membro, e o paciente irá referir dor.

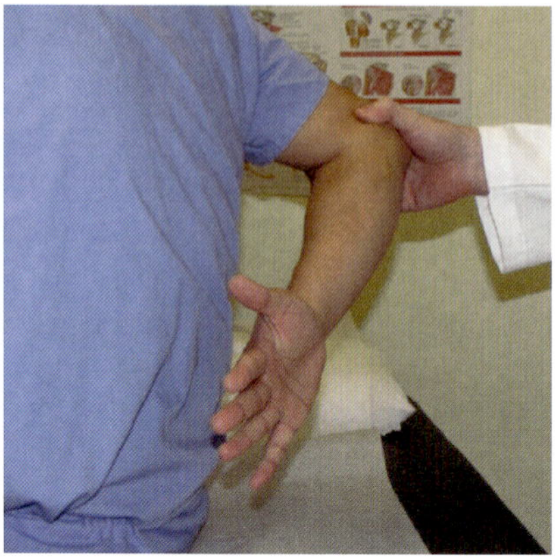

FIGURA 5 Teste de Gerber.

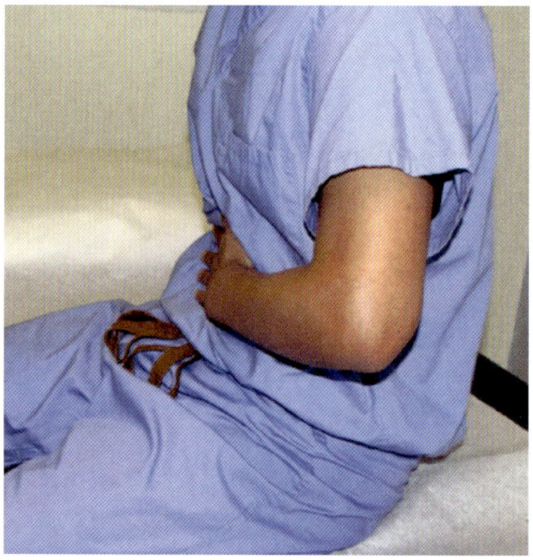

FIGURA 6 Teste *Belly Press*.

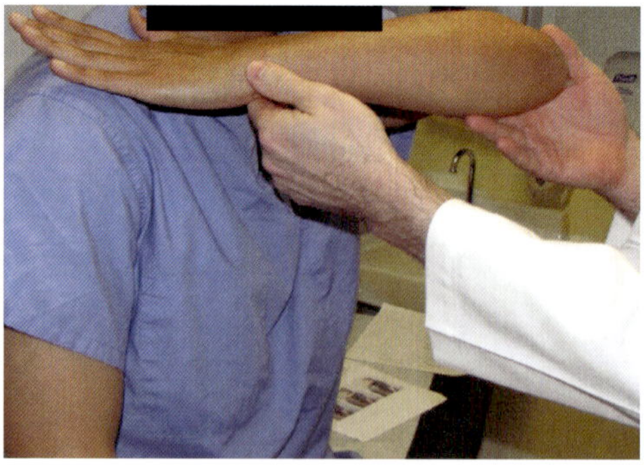

FIGURA 7 Teste *Bear Hug*.

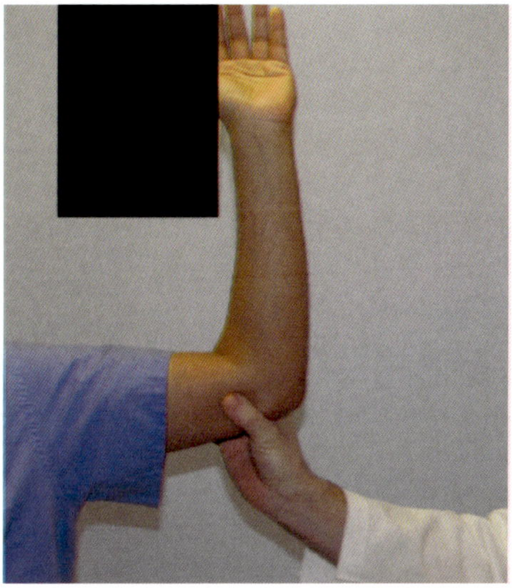

FIGURA 8 Teste de rotação externa com atraso em cotovelo fletido 90°.

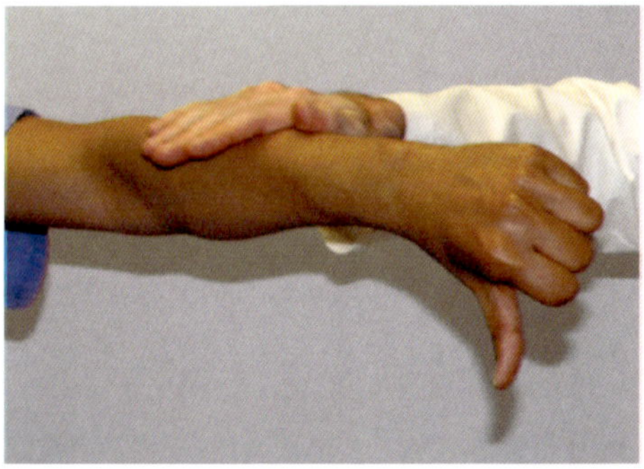

FIGURA 9 Teste de Jobe.

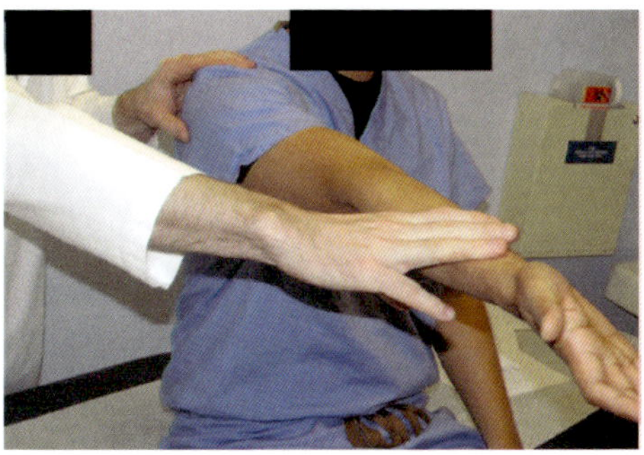

FIGURA 10 Teste de Speed.

Lembre-se de que acima de 120º a 180º a dor pode ser originada da articulação acromioclavicular.

- Teste de Hawkin: o examinador flexiona o úmero em 90º e força a rotação interna do ombro. Essa manobra desloca a tuberosidade maior do úmero inferiormente ao ligamento coracoacromial. O teste é considerado positivo quando há presença de dor.

ASPECTOS RADIOLÓGICOS

Testes clínicos têm limitações para fins diagnósticos, sendo necessária a combinação deles para aumentar a acurácia diagnóstica. Ressonância magnética (RM) é o exame de imagem mais solicitado para a fins diagnósticos de patologias do manguito rotador. Além de ser um exame com alto custo, cerca de 40% dos indivíduos assintomáticos acima de 50 anos apresentam lesões no ombro ao exame. Diagnóstico ultrassonográfico é uma alternativa mais barata e oferece a avaliação dinâmica aos tendões do manguito rotador[10].

MANEJO DAS ROTURAS DO MANGUITO ROTADOR

Lesões parciais do manguito rotador podem melhorar espontaneamente (10%), tornarem-se menores (10%); contudo, 53% podem se propagar e 28%, tornar-se lesão total. Lesões transfixantes não são reparadas espontaneamente e, na maioria das vezes, progridem em tamanho. Lesões acima de 1 cm têm maior chance de progressão, associada à infiltração gordurosa da musculatura, consequentemente, à atrofia muscular[11].

Lesões de manguito de origem traumática, com perda funcional, devem ser reparadas precocemente, assim que a fase inflamatória for controlada e antes da retração dos cotos (transfixantes), mostrando dessa forma melhores resultados na recuperação.

Contudo, em lesões crônicas/degenerativas, devemos observar a clínica do paciente: portadores de lesões assintomáticas e sem perda funcional devem fazer acompanhamento regular, reforço muscular, redução de tabagismo e perda de massa corporal gordurosa.

Portadores de lesões sintomáticas, porém sem perda funcional significativa, devem receber tratamento conservador e minimamente invasivo. Lesões sintomáticas e com perda funcional devem ter acompanhamento com especialista para possível abordagem cirúrgica[12].

Fisioterapia e adjuvantes

Segundo as recomendações da Academia Americana de Cirurgiões Ortopédicos (AAOS), fisioterapia apresenta grau de recomendação forte em melhora sintomática tanto em lesões pequenas quanto grandes, contudo, não impede a evolução para infiltração gordurosa da musculatura e atrofia muscular no período de 5 a 10 anos. Além disso, exercícios físicos dirigidos, terapia manual, acupuntura, eletro-acupuntura têm demonstrado efeitos positivos na melhora da dor, obtendo melhores resultados quando combinados. O uso de laserterapia de baixa intensidade (LLT) promove redução dos escores de dor e aumento da expressão dos fatores induzidos por hipóxia, os quais catalisam o aumento de fatores pró-angiogênicos (VEGF). Campo eletromagnético pulsado (CEMP) e ultrassom podem promover o alívio da dor, assim como o uso de neuroestimulação elétrica transcutânea (TENS). Termoterapia com frio demonstra evidência em redução da dor aguda. Após 48 horas do início do quadro, alternância entre frio e calor pode ajudar no manejo da dor.

Terapia medicamentosa

Analgésicos simples (dipirona, paracetamol), anti-inflamatórios não esteroides (AINEs) sistêmicos ou tópicos devem ser instituídos para melhora da dor inicial. Opioides podem ser utilizados na dor aguda, porém, por tempo limitado até instituição de outras terapias mais efetivas. Dados conflitantes aparecem sobre o uso de adesivos de lidocaína 5% nos quadros de dor na síndrome do manguito rotador.

Terapia por ondas de choque

Terapia por ondas de choque podem provocar dessensibilização de fibras tipo C, reduzindo escores de dor, e estimular a reparação tecidual, com aumento de fatores indutores de vascularização e colágeno. As evidências são incertas para tendinopatias do manguito rotador não calcificantes.

Infiltração com corticoides

Infiltração subacromial com corticoide tem efeitos benéficos na dor aguda, reduzindo escores de dor, possibilitando reabilitação em curto prazo. Não se demonstram benefícios acima de 3 semanas em comparação ao placebo. Ressalta-se que a corticoterapia é tenotóxica, inviabilizando o tendão a longo prazo.

Técnica de injeção: abordagem coronal em plano

Posição do paciente: sente o paciente com o braço ipsilateral pendurado. Se for visualizar o tendão do supraespinhal: posição Crass modificada. Posição do probe: posicione o probe no plano coronal visualizando a extremidade lateral do acrômio.

Marcação: o acrômio pode ser visualizado na parte mais medial da tela de ultrassom. A BSA situa-se abaixo.

Posição da agulha: insira a agulha em plano direcionada para o espaço anecoico (se houver líquido na bursa) entre a gordura da bursa, abaixo do músculo deltoide e acima do tendão do supraespinhal.

Considerações de segurança: evite injetar a solução no tendão do supraespinhal ou deltoide.

Infiltração com ácido hialurônico

A infiltração peritendínea com ácido hialurônico tem se mostrado benéfica, reduzindo a expressão de citocinas pró-inflamatórias, IL-1, IL-6, assim como a migração leucocitária. Regula a expressão de fator de crescimento vascular endotelial (VEGF) e colágeno tipo IV (pró-angiogênico). Em termos clínicos, o uso

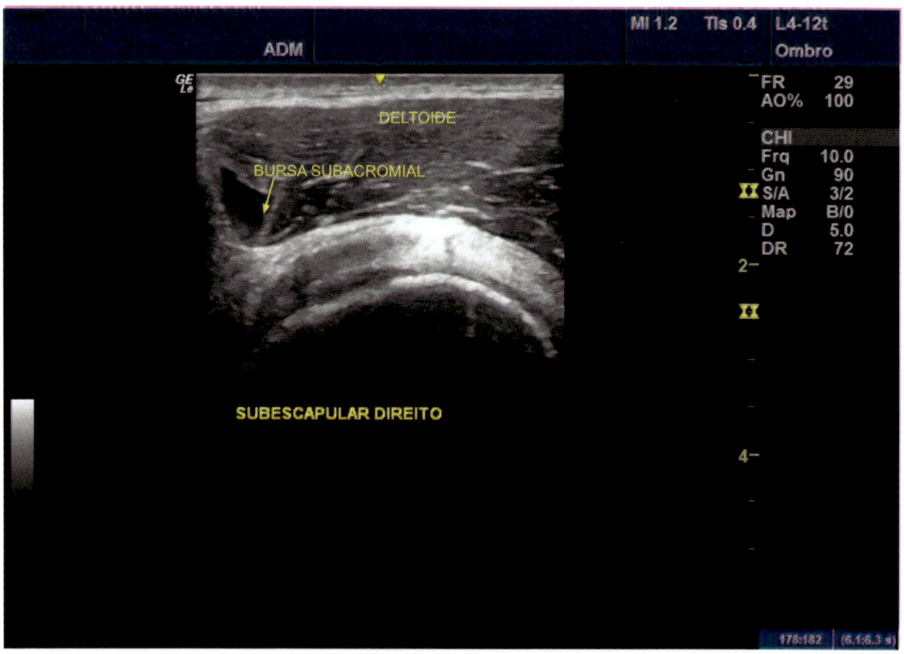

FIGURA 11 Imagem ultrassonográfica para infiltração da bursa subacromial.

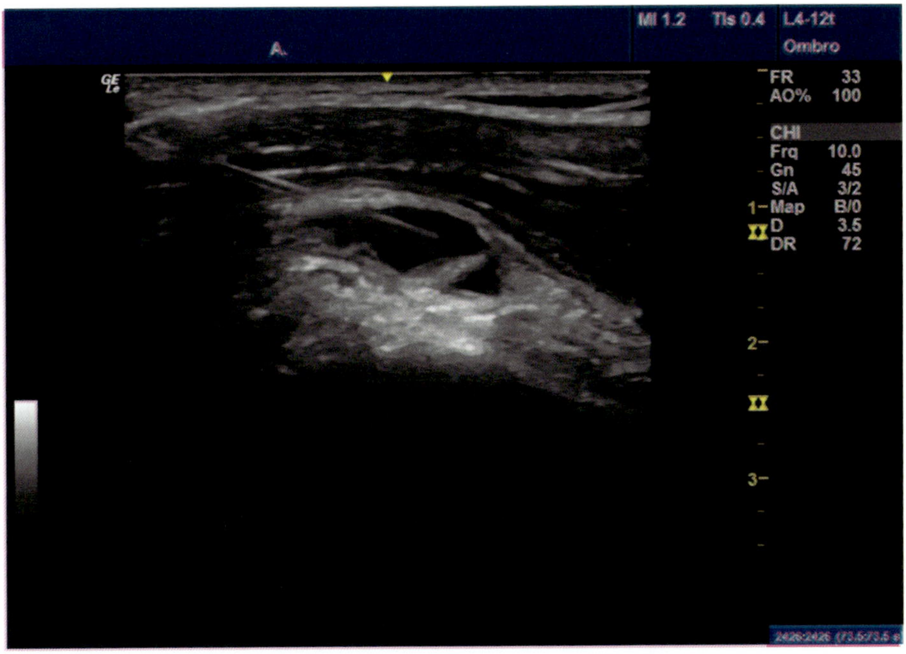

FIGURA 12 Imagem ultrassonográfica de infiltração peritendínea supraespinhal com plasma rico em plaquetas (PRP) matrix (ácido hialurônico mixado com PRP), no tratamento de degeneração tendínea.

de ácido hialurônico peritendíneo está relacionado a menores VAS, aumento da amplitude de movimento, redução de uso de analgésicos e reabilitação precoce, apresentando resultados a longo prazo superiores à corticoterapia.

Proloterapia

Termo para referir-se à terapia de proliferação, o conceito se baseia no uso de um componente irritativo (químico) ou físico a fim de promover a inflamação local e uma cascata de proliferação e reparação tecidual, com posterior remodelamento. Classicamente, utiliza-se dextrose, em algumas determinadas concentrações, com o intuito de provocar alterações osmóticas e gerar a cascata inflamatória. As aplicações de soluções de proloterapia devem ser focadas nas lesões tendíneas, assim como nas enteses.

Uso de produtos biológicos (plasma rico em plaquetas, terapia celular)

Terapias regenerativas com o uso de produtos autólogos estão em ascensão, contudo com estudos de resultados ainda conflitantes, por conta do método de seleção dos pacientes estabelecido. Conceito básico da terapia regenerativa é a recuperação do tecido lesado por meio da proliferação celular, sendo, portanto, uma proloterapia, com base de produtos autólogos. O plasma rico em plaquetas (PRP) contém variados fatores de crescimento pró-angiogênicos (VEGF, PDG), além de estimularem a migração fibroblástica local (FGF, HGF, EGF), produção de moléculas de adesão e colágeno local, a fim de reestruturação da matriz extracelular. Tais fatores ainda servem de sinalização para células progenitoras, com fins de multiplicação e diferenciação celular. Terapias celulares, como obtenção pelo aspirado de medula óssea ou fator vascular estromal, obtido do tecido adiposo, contêm células hematopoéticas, no primeiro caso, e células mesenquimais, em ambos os produtos. Tais células servem como sinalizadoras para atração de células progenitoras e multipotentes, além de promover a diferenciação, neste caso, no tenócito. O aspirado de medula óssea ainda contém os fatores de crescimento, como no PRP.

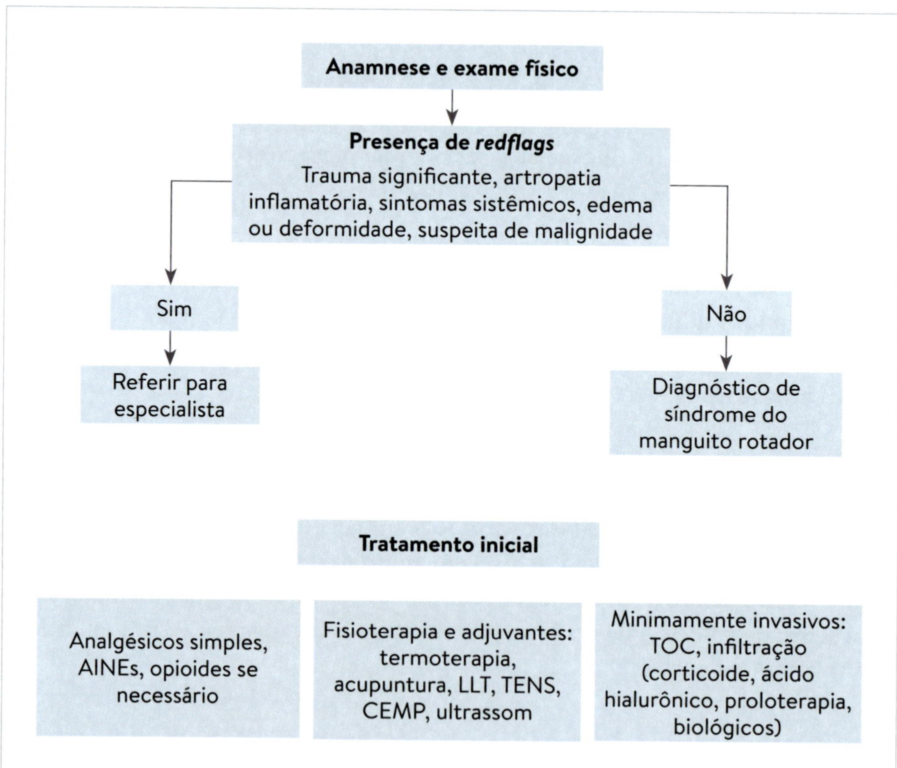

FIGURA 13 Algoritmo de tratamento.

REFERÊNCIAS

1. Moosmayer S, Smith HJ, Tariq R, Larmo A. Prevalence and characteristics of asymptomatic tears of the rotator cuff: an ultrasonographic and clinical study. J Bone Joint Surg Br. 2009:96-200.
2. Minagawa H, Yamamoto N, Abe H, Fukuda M, Seki, N, Kikuchi K, Kijima H, Itoi E. Prevalence of symptomatic and asymptomatic rotator cuff tears in the general population: from mass-screening in one village. J Orthop. 2013;8-12.
3. Itoi E, Minagawa H, Konno N, Kobayashi T, Sato T, Nishi T. Smoking habits in patients with rotator cuff tears. Katakansetsu. 1996:20:209-12.
4. Jeong J, Shi DC, Kim TH, Kim K. Prevalence of asymptomatic rotator cuff tear and their related factors in the korean population. J Shoulder Elbow Surg. 2017.
5. Parsons IM, Apreleva M, Fu FH, Woo SLY. The effect of rotator cuff tears on reaction forces at the glenohumeral joint. J Orthop Res. 2002:439-446.
6. Pandey V, Willems WJ. Rotator cuff tear: A detailed update. Asia Pac J Sports Med Arthrosc Rehabil Technol. 2015;1-14.
7. Ko JY, Huang CC, Chen WJ, Chen CE, Chen SH, Wang CJ. Pathogenesis of partial tear of the rotator cuff: a clinical and pathologic study. J Shoulder Elbow Surg. 2006:271-278.
8. Hashimoto T, Nobuhara K, Hamada T. Pathologic evidence of degeneration as a primary cause of rotator cuff tear. Clin Orthop Relat Res. 2003:111-120.
9. Jain NB, Wilcox RB, Katz JN, Higgins LD. Clinical examination of the rotator cuff. PM R. 2013;45-56.
10. Nazarian LN. The top 10 reasons musculoskeletal sonography is an important complementary or alternative technique to MRI. AJR Am J Roentgenol. 2008;1621-26.
11. Kim HM, Dahiya N, Teefey SA, Middleton WD, Stobbs G, Steger-May K, et al. Location and initiation of degenerative rotator cuff tears: an analysis of three hundred and sixty shoulders. J Bone Joint Surg Am. 2010:1088-96.
12. Doiron-Cadrin P, Lafrance S, Saulnier M, Cournoyer E, Roy JS, Dyer JO, et al. Shoulder rotator cuff disorders: a systematic review of clinical practice guidelines and semantic analyses of recommendations. Arch Physical Med Rehab. 2020;1243-59.

13

Capsulite adesiva: síndrome do ombro congelado

Olympio de Hollanda Chacon Neto
Elaine Martins Gomes

DESTAQUE DO TEMA

1. Definição e classificação de capsulite adesiva.
2. Fisiopatologia e curso da doença.
3. Métodos diagnósticos.
4. Tratamento conservador e minimamente invasivo.

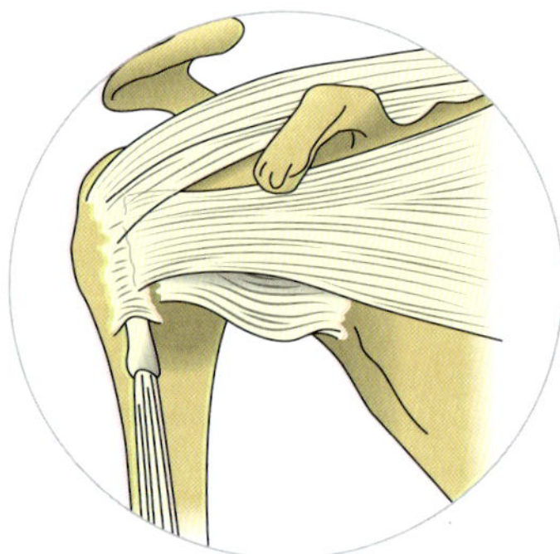

INTRODUÇÃO

Capsulite adesiva ou síndrome do ombro congelado é caracterizada por restrição funcional, acompanhada por déficit de mobilidade passiva e ativa do ombro. Quando caracterizada por métodos de imagens, não são encontrados achados patognomônicos da doença[1].

Estudos de revisão estimam que 5,3% da população seja atingida pela doença, sendo considerada relativamente comum[2]. Essa condição impacta negativamente a vida do portador, sendo associada a privação de sono, ansiedade e perda da funcionalidade.

A capsulite adesiva pode ser classificada como primária ou secundária. É considerada primária quando o fator causal ou condição associada à doença não é identificável. Quando ocorre identificação de tal fator, é classificada como secundária, sendo dividida em 3 categorias: fatores intrínsecos, extrínsecos e sistêmicos.

TABELA 1 Capsulite adesiva secundária

Intrínsecas	Lesões do manguito rotador
	Tendinopatia do bíceps braquial
	Tendinopatia calcificante (evidência de calcificação no espaço subacromial ou manguito rotador)
Extrínsecas	Cirurgias de mama ipsilateral
	Radiculopatia cervical
	Tumor de parede torácica
	Acidente vascular encefálico prévio
	Fratura do úmero
	Anormalidades escapuloumerais
	Osteoartrose acromioclavicular
	Fratura de clavícula
Sistêmicas	*Diabetes mellitus* I ou II
	Hipertireoidismo
	Hipotireoidismo
	Insuficiência adrenal

A doença é autolimitada, resolvendo-se em média de 1 a 3 anos. Contudo, vários estudos apontam que entre 20 e 50% dos pacientes podem permanecer com sintomas por um tempo mais prolongado[3].

Estima-se que 70% dos pacientes portadores de capsulite adesiva são do gênero feminino. Além do gênero, são fatores de risco: idade acima de 40 anos, HLA-B27 positivo, trauma prévio, imobilização prolongada da articulação glenoumeral, doenças sistêmicas (hipo/hipertireoidismo, *diabetes mellitus*, doença coronariana, cerebrovascular, doença de Dupuytren e fatores genéticos).

FISIOPATOLOGIA

A contratura da cápsula glenoumeral é o marco da capsulite adesiva. Outros achados incluem a redução do folheto sinovial da cápsula, adesões da cápsula ao recesso axilar, assim como ao colo do úmero, reduzindo seu volume total, além do espessamento e da fibrose do intervalo dos rotadores. O intervalo dos rotadores é uma estrutura em formato triangular, delimitada pela borda anterior do tendão do supraespinhal superiormente, pela borda superior do subescapular inferiormente, pelo ligamento transumeral e pelo processo coracoide medialmente, contendo o ligamento coracoumeral, o tendão da cabeça longa do bíceps e a

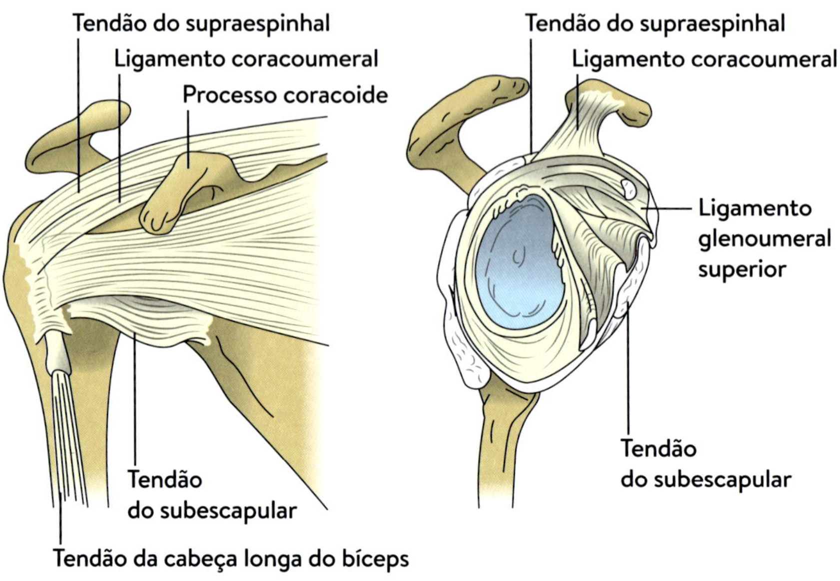

FIGURA 1 Esquema anatômico dos tendões do manguito rotador e delimitacão do intervalo dos rotadores.

cápsula glenoumeral. O ligamento coracoumeral (LCH) contraído é um achado essencial na capsulite adesiva – estudos de ressonância magnética demonstram que o LCH está espessado na doença, assim como a cápsula no intervalo dos rotadores, com a redução volumétrica do recesso axilar.

Em nível celular, há uma proliferação de fibroblastos, com transformação em células musculares lisas (miofibroblastos), as quais são responsáveis pela contratura capsular. Existe uma redução de metaloproteinases, como a MMP-14, responsável pela ativação da MMP-2, a qual está envolvida na degradação de moléculas de colágeno, resultando na excessiva produção dele. Assim como há redução de MMP, há um aumento do fator inibidor de metaloproteinases (TIMP), ocorrendo, assim, um desbalanço entre degradação, remodelamento e regeneração da matriz extracelular.

Existe uma sinovite multirregional, aumento de citocinas pró-inflamatórias (IL-1, IL-1, TNF-, COX-1 e COX-2) e de células inflamatórias (mastócitos, macrófagos tipo 1, células T e células B). Alterações gênicas em moléculas de MMP-3 e IL-6 demonstram estar associadas à rigidez articular após cirurgias do manguito rotador, configurando uma predisposição genética para o desenvolvimento de capsulite adesiva. Moléculas de adesão, ICAM-1, que facilitam a migração leucocitária por capilares, estão aumentadas na capsulite adesiva, assim como no *diabetes mellitus*, fator de risco para a manifestação da doença.

Fatores de crescimento, como TGF-, VGEF e NGF, estão elevados na capsulite adesiva, favorecendo a neoangiogênese e a neoinervação[2,4,5].

DIAGNÓSTICO

O diagnóstico da capsulite adesiva é realizado através de história clínica e exame físico, sendo geralmente um diagnóstico de exclusão – algumas causas de dor no ombro podem ser artrite séptica, lesões do manguito rotador, fratura não consolidada, artrose glenoumeral, radiculopatia cervicobraquial.

Redução da amplitude de movimento é uma das principais características ao exame físico, principalmente nas manobras de rotação externa do ombro, sendo geralmente a primeira a se apresentar. Dor é um sintoma e sinal precoce da doença, ocorrendo em 90,6%, antes da perda de movimentação. A dor é pior nos extremos da movimentação, quando a cápsula sofre seu estiramento máximo[6].

Exames de imagem não são necessários para diagnóstico, a não ser que seja preciso excluir diagnósticos diferenciais. O achado radiológico mais frequente é osteopenia, nos pacientes portadores de capsulite de longa data. Achados de ressonância magnética (RM) comuns são o espessamento capsular e pericapsular, espessamento do LCH 4 mm e da cápsula articular 7 mm, apresentando especificidade de 95 e 86%, respectivamente[7].

A doença é dividia em 4 estágios, baseando-se no quadro clínico e achado artroscópico (Tabela 2).

TABELA 2 Capsulite adesiva – estágios

Estágio I	Dor articular, principalmente à noite. Movimentação preservada. Astroscopia com sinovite, sem aderências e contraturas.
Estágio II	Rigidez articular inicial. Artroscopia com sinovite, redução do recesso axilar e aderências iniciais, com contratura capsular.
Estágio III	Perda de amplitude de movimento profunda, com dor ao extremo dos movimentos. Astroscopia apresenta resolução da sinovite, porém, com obliteração do recesso axilar.
Estágio IV	Enrijecimento articular persistente, porém, ausência de dor e sinovite. Artroscopia com aderências avançadas e restrição do espaço articular glenoumeral.

TRATAMENTO

Fisioterapia

É a terapia inicial de escolha, em geral, combinada com outras modalidades de tratamento. Costuma ser recomendada a partir do estágio II da doença, apresentando melhora clínica e de amplitude de movimento em 90% dos pacientes. Exercícios domiciliares orientados demonstram eficácia se comparados aos exercícios sob supervisão. A fisioterapia e a mobilização podem ser combinadas com aplicação de ultrassom, TENS, fotobiomodulação e hidroterapia[8].

Terapia medicamentosa

A prescrição de anti-inflamatórios não esteroides (AINEs) e corticoides sistêmicos podem ajudar a mobilização durante a fisioterapia: há expressão aumentada da COX-1 e COX-2 no tecido bursal dos pacientes com capsulite. Os AINEs são recomendados para alívio da dor, devendo ser prescritos por um curto ciclo, durante a fase inflamatória da doença[9].

Injeção intra-articular com corticoide

Infiltrações intra-articulares com corticosteroides promovem alívio mais rápido e superior, quando comparada à terapia oral. Corticoide intra-articular reduz a formação de miofibroblastos e fibrose capsular. Estudos comparando infiltração de triancinolona vs. fisioterapia demonstraram efeito positivo para o corticoide em escores de dor e funcionalidade, contudo, não mostraram efeitos aditivos/sinérgicos com a combinação[10].

Injeção intra-articular com hialuronato de sódio

Polissacarídeo não ramificado, apresenta efeitos condroprotetores, demonstrando efeitos comparados aos corticoides. Exibe efeitos farmacológicos na cartilagem, na sinóvia e no líquido sinovial, reduzindo a espessura sinovial na capsulite adesiva. Demonstra-se melhora de amplitude de movimento, escores de dor e funcionalidade ao se utilizar viscossuplementação intra-articular na capsulite adesiva[11].

Abordagem intervencionista ultrassonográfica do intervalo dos rotadores

- Técnicas de injeção: abordagem transversal oblíqua.
- Posicionamento do paciente: decúbito dorsal, com o braço em posição neutra ou posição Crass modificada.
- Posição do probe: coloque o probe transversal oblíquo visualizando o TCLB.

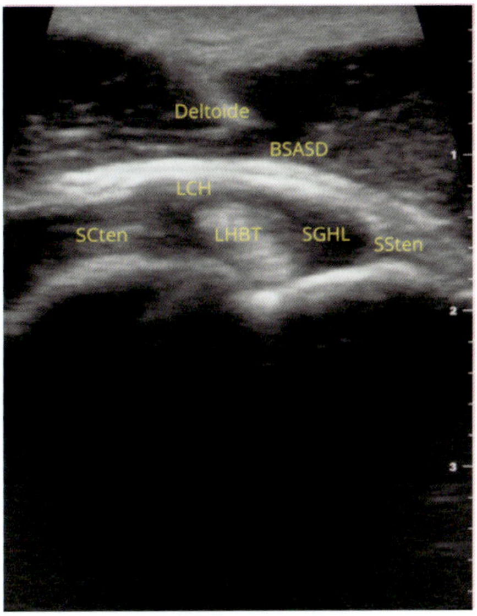

FIGURA 2 Imagem ultrassonográfica do intervalo dos rotadores.

SCten: tendão do m. subescapular; SSten: tendão do m. supraespinhal; LHBT: tendão da cabeça longa do bíceps; LCH: ligamento coracoumeral; SGHL: ligamento glenoumeral superior; BSASD: bursa subacromial subdeltoidea.

- Marcações: TCLB, ligamento glenoumeral superior, ligamento coracoumeral (teto do intervalo), tendão SE e tendão do subescapular.
- Posição da agulha: a agulha é direcionada, em plano, ou fora de plano para a articulação glenoumeral através do espaço em ambos os lados do TCLB. Considerações de segurança: evite injetar nos tendões.

Abordagem intervencionista ultrassonográfica da articulação glenoumeral, via posterior

- Técnicas de injeção: abordagem posterior axial em plano.
- Posicionamento do paciente: sentado ou em uma posição semiprona com a mão do ombro atravessando o tórax (úmero ipsilateral aduzido ao longo do tórax).
- Posição do probe: coloque o probe caudal e paralelo à extremidade lateral da espinha da escápula.
- Marcações: o músculo infraespinhal, a cabeça umeral, a borda glenoidal posterior e o lábio podem ser visualizados.
- Posição da agulha: a agulha é direcionada, em plano, a partir do lado medial ou lateral do probe até que entre em contato com a cabeça do úmero.

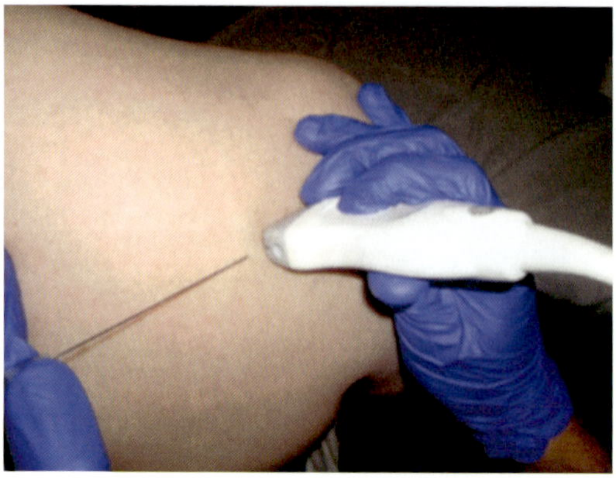

FIGURA 3 Posicionamento do probe linear no paciente para realizar a intervenção na articulação glenoumeral.

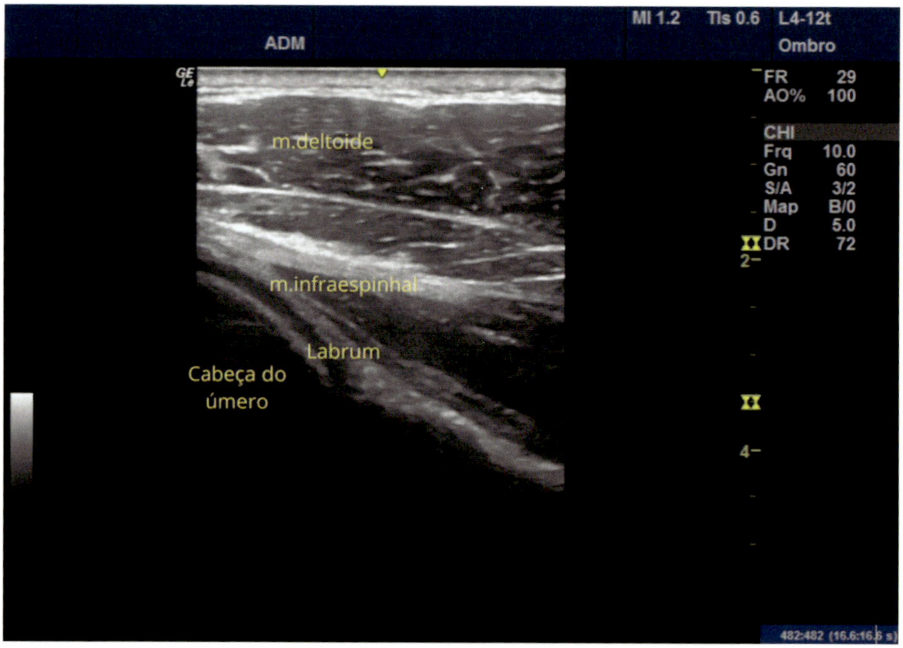

FIGURA 4 Imagem obtida da articulação glenoumeral por via posterior.

- Considerações de segurança: evite perfurar o lábio glenoidal. Cuidados devem ser tomados para conduzir a agulha diretamente para a cabeça do úmero. Se for encontrada resistência durante a injeção, a agulha pode estar na cartilagem ou na cápsula e pode exigir manipulação (recuo) leve para permitir um melhor fluxo de solução dentro da articulação.

Bloqueio de nervo supraescapular

As fibras do nervo supraescapular provêm 70% da sensibilidade da articulação glenoumeral. Demonstra-se que bloqueios seriados do nervo supraescapular promovem redução de escores de dor por curto prazo, porém, sem melhora na mobilização articular. Torna-se opção terapêutica analgésica para pacientes sem resposta à infiltração intra-articular ou como adjuvante na terapia, realizando-se bloqueio do nervo supraescapular e infiltração intra-articular, com ou sem mobilização. No bloqueio, podem-se utilizar adjuvantes a fim de prolongar seu efeito[12].

Abordagem intervencionista ultrassonográfica para bloqueio do nervo supraescapular

- Técnica de injeção: abordagem coronal em plano.
- Posicionamento do paciente: deitado lateral ou sentado com o braço no colo.
- Posicionamento do probe: paralelo e superior à espinha da escápula e, em seguida, movido lateralmente e cefálico em um plano coronal para visualizar o assoalho da escápula e a incisura supraescapular.
- Marcações: o músculo trapézio e o supraespinhal são claramente identificados. O ligamento transverso da escápula também será visualizado. A artéria supraescapular pode ser confirmada com o Doppler.
- Posição da agulha: a agulha é direcionada para o plano abaixo do ligamento transverso da escápula (ligamento supraescapular). A ultrassonografia permite a visualização do espraiamento do anestésico em torno do nervo e sob o ligamento supraescapular.

Hidrodilatação

Procedimento em que há dilatação da cápsula articular, com solução adicionada de anestésico local, guiada por imagem. Altos volumes (20-40 mL) são injetados na cápsula articular e podem estar adicionados de corticosteroide. Demonstram-se efeitos em melhoras de escores de dor e mobilização, em comparação à mobilização sob anestesia geral[13].

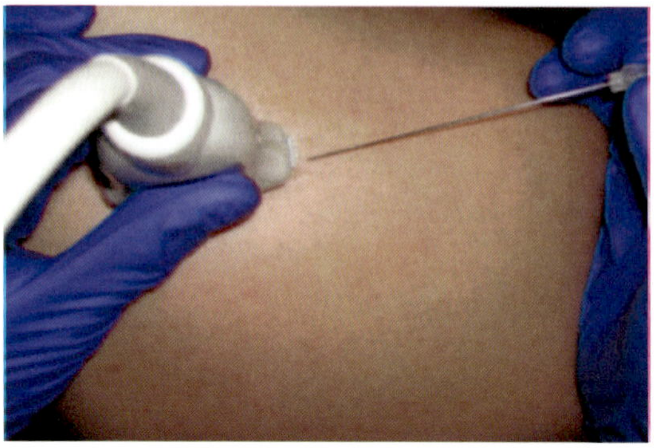

FIGURA 5 Posicionamento do probe linear, para a realização do bloqueio do nervo supraescapular.

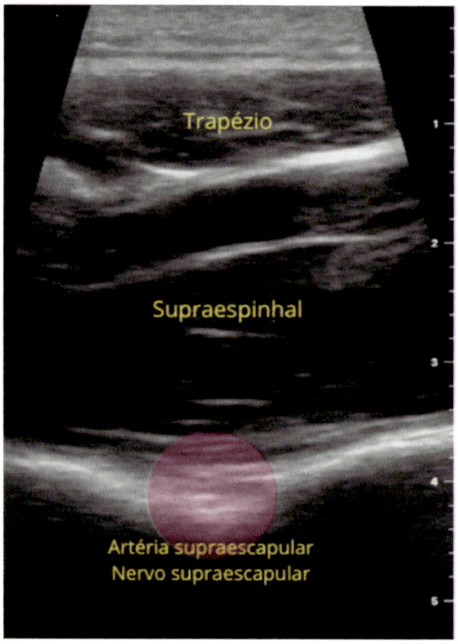

FIGURA 6 Bloqueio no nervo supraescapular guiado por ultrassonografia.

Terapia por ondas de choque

Aplicação de pulsos acústicos de média a alta energia, gerados por aparelhos radiais ou focais, demonstraram efeitos analgésicos em curto prazo, assim como mobilização articular. As ondas de choque, ao atingirem seu alvo, aumentam o fluxo sanguíneo local, promovem dessensibilização de fibras C, aumentam produção de NO, além de modularem a produção de citocinas e reduzir o *pool* de células

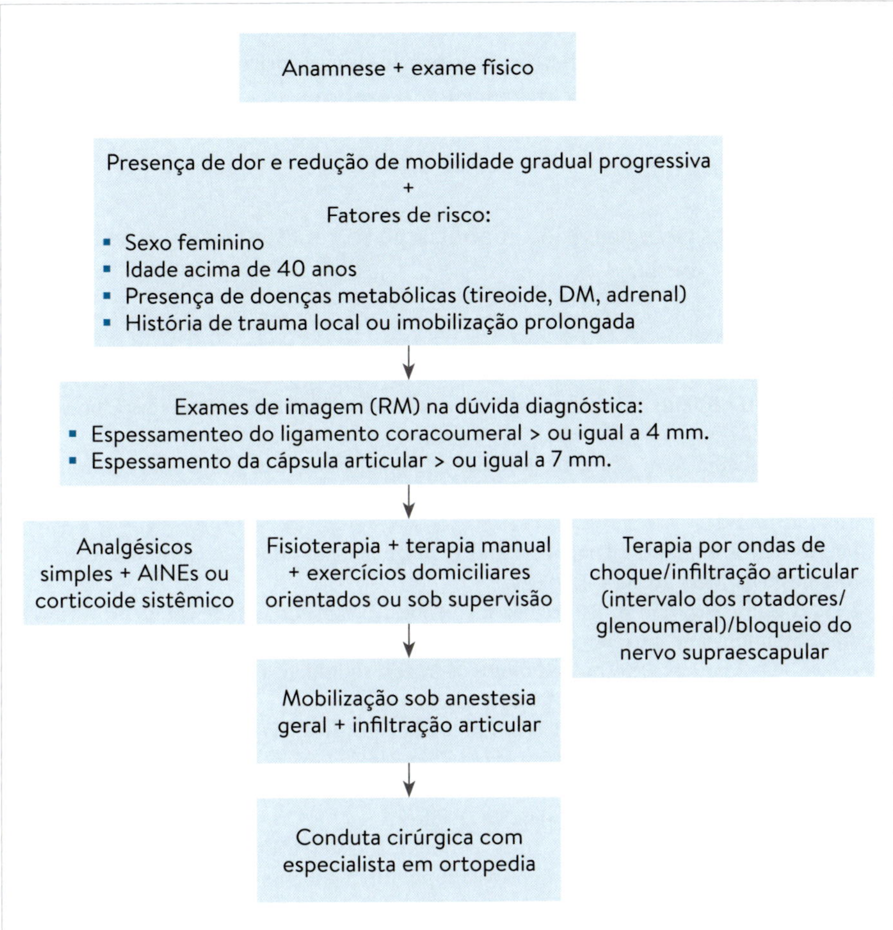

FIGURA 7 Fluxograma de tratamento da capsulite adesiva.

AINEs: anti-inflamatórios não esteroides; DM: *diabetes mellitus*; RM: ressonância magnética.

pró-inflamatórias. As ondas de choque reduzem a ativação da via NF, responsáveis pelo processo inflamatório, pró-fibrótico e formador de miofibroblastos[14].

Plasma rico em plaquetas

O plasma rico em plaquetas (PRP) é um produto biológico autólogo, obtido pela centrifugação de sangue periférico, rico em fatores de crescimento (FGF, HGF, VEGF, NGF) e citocinas pró e anti-inflamatórias, que pode ser utilizado para a redução dos níveis de escore de dor e a melhora do microambiente e da estrutura articular lesada. Em estudo comparativo com infiltração articular com corticosteroide, o PRP demonstrou escores de dor menores, assim como maior mobilização ativa e passiva da articulação do ombro[15].

Abordagens cirúrgicas

As abordagens cirúrgicas são a mobilização sob anestesia geral, a artroscopia e a capsulotomia aberta.

REFERÊNCIAS

1. Zuckerman JD, Rokito A. Frozen shoulder: a consensus definition. J Shoulder Elbow Surg. 2011;20(2):322-5.
2. Kelley MJ. Shaffer MA, Kuhn JE, Michener LA, Seitz AL, Uhl TL, Godges JJ, McClure PW. Shoulder pain and mobility deficits: adhesive capsulitis. J Orthop Sports Phys Ther. 2013;43(5):A1-31.
3. Manske RC, Prohaska D. Diagnosis and management of adhesive capsulitis. Curr Rev Musculoskelet Med. 2008;(3-4):180-9.
4. Le HV, Lee SJ, Nazarian A, Rodriguez EK. Adhesive capsulitis of the shoulder: review of pathophysiology and current clinical treatments. Shoulder Elbow. 2017;9(2):75-84.
5. Bunker TD. Anthony PP. The pathology of frozen shoulder: a Dupuytren-like disease. J Bone Joint Surg Br. 1995;77(5):677-83.
6. Boyle-Walker KL, Gabard DL, Bietsch E, Masek-VanArsdale DM, Robinson BL. A profile of patients with adhesive capsulitis. J Hand Ther. 1997;10(3):222-8.
7. Mengiardi B, Pfirrmann CWA, Gerber C, Hodler J, Zanetti M. Frozen shoulder: MR arthrographic findings. Radiology. 2004;233(2):486-92.
8. Jewell DV, Riddle DL, Thacker LR. Interventions associated with an increased or decreased likelihood of pain reduction and improved function in patients with adhesive capsulitis: a retrospective cohort study. Phys Ther. 2009;89(5):419-29.
9. Van der Windt DA, Heijden GJ, Scholten RJ, Koes BW, Bouter LM. The efficacy of non-steroidal anti-inflammatory drugs (NSAIDS) for shoulder complaints. A systematic review. J Clin Epidemiol. 1995;48(5):691-704.
10. Ryans I, Montgomery A, Galway R, Kernohan WG, McKane R. A randomized controlled trial of intra-articular triamcinolone and/or physiotherapy in shoulder capsulitis. Rheumatology. 2005;44(4):529-35.
11. Tamai K, Mashitori H, Ohno W, Hamada J, Sakai H, Saotome K. Synovial response to intraarticular injections of hyaluronate in frozen shoulder: a quantitative assessment with dynamic magnetic resonance imaging. J Orthop Sci. 2004;9(3):230-34.
12. Ozkan K, Ozcekic AN, Sarar S, Cift H, Ozkan FU, Unay K. Suprascapular nerve block for the treatment of frozen shoulder. Saudi J Anaesth. 2012;6(1):52-5.
13. Quraishi NA, Johnston P, Bayer J, Crowe M, Chakrabarti AJ. Thawing the frozen shoulder: a randomised trial comparing manipulation under anaesthesia with hydrodilatation. J Bone Joint Surg Br. 2007;89(9):1197-2000.

14. Zhang R, Wang Z, Liu R, Zhang N, Guo J, Huang Y. Extracorporeal shockwave therapy as an adjunctive therapy for frozen shoulder: a systematic review and meta-analysis. Orthopaedic J Sports Med. 2022;10(2) 23259671211062222.
15. Barman A, Mukherjee S, Sahoo J, Maiti R, Rao PB, Sinha MK, Sahoo D, Tripathy SK, Patro BK, Bag ND. Single intra-articular platelet-rich plasma versus corticosteroid injections in the treatment of adhesive capsulitis of the shoulder: a cohort study. Am J Phys Med Rehabil. 2019;98(7):549-57.

14

Epicondilite lateral e síndrome do nervo interósseo posterior

Amelie Gabrielle Vieira Falconi
Carlos Alberto Menezes Mariosa
Éric Guimarães Machado

DESTAQUE DO TEMA

1. Causa mais comum de dor na região lateral do cotovelo.
2. Condição degenerativa.
3. Geralmente é autolimitada.
4. Até que ocorra a resolução, provoca dor e limitação funcional.

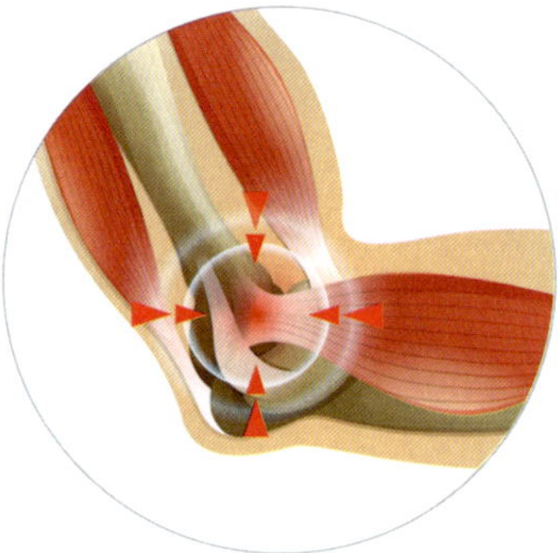

INTRODUÇÃO

A epicondilite lateral (EL), cujo termo mais correto seria tendinose do tenista, é uma doença degenerativa causada por uma disfunção dos elementos vasculares, formação de fibrose tecidual e disfunção total dos colágenos com ausência de células inflamatórias, ou seja, trata-se se uma tendinose angiofibroblástica. É uma das síndromes de uso excessivo mais comuns da atenção médica primária, afetando cerca de 1 a 3% da população. Apesar de amplamente conhecida como cotovelo do tenista, apenas 10% dos indivíduos com esta condição clínica praticam o esporte. Dentre os desportistas, cerca de 50% são acometidos, principalmente os iniciantes, que estão aprendendo o movimento de "*backhand*" com uma das mãos[1,2].

A EL é geralmente observada em pacientes entre 35 e 50 anos, sem predileção específica por sexo. A causa geralmente está associada ao uso excessivo e repetitivo dos músculos extensores do antebraço, que iniciam o processo degenerativo associado a essa condição. Ações cotidianas, como digitação, certos tipos de trabalho manual e outros movimentos ocupacionais, podem colocar uma carga repetitiva nestes músculos extensores. Outras condições não relacionadas, envolvendo o ombro ou antebraço, podem levar a ações compensatórias, que muitas vezes levam a maior estresse na origem extensora. Outros fatores de risco conhecidos para essa condição incluem idade acima de 30 anos, patologia anterior do manguito rotador, doença de De Quervain prévia, síndrome do túnel do carpo e terapia oral com corticosteroides[3].

A EL é um problema de saúde pública devido à sua alta frequência em trabalhadores manuais, entre os quais 10,5% podem apresentar dor lateral do cotovelo e 2,4% têm diagnóstico confirmado de EL. A epicondilite lateral pode produzir um grande ônus social e econômico devido ao absenteísmo, podendo gerar incapacidade por semanas. O risco de EL é maior em trabalhadores manuais pesados e naqueles cujo trabalho requer movimentos repetitivos ou habilidades motoras finas[1,2].

Outros fatores podem aumentar a propensão ao desenvolvimento da EL, como o baixo nível socioeconômico, um perfil psicológico de risco caracterizado por redução da sociabilidade, menos contato com colegas de trabalho, maior perfeccionismo, maiores níveis de ansiedade e menor autonomia[1].

O diagnóstico diferencial inclui síndromes de encerramento, radiculopatia cervical, patologias ósseas e condições inflamatórias. Embora em 90% dos casos a condição seja autolimitada, os sintomas persistentes limitam a vida dos pacientes e são difíceis de administrar[4].

ETIOLOGIA E FISIOPATOLOGIA

O cotovelo é uma das articulações mais utilizadas ativamente. Anatomicamente, o cotovelo é envolvido por uma cápsula ligamentar que contém três articulações menores, permitindo uma articulação significativa em toda a estrutura. O epicôndilo lateral é uma eminência óssea que serve como local de fixação para o ligamento colateral radial, bem como a origem do tendão comum para os músculos supinador e extensor do antebraço. A junção miotendínea para esses músculos está localizada 1 a 2 cm distal ao epicôndilo lateral[5]. Um dos músculos extensores pertinentes neste local é o extensor radial curto do carpo (ECRB)[3].

Originalmente, acreditava-se que a EL era uma condição relacionada à inflamação ativa secundária a uma ruptura no tendão ECRB ao longo do epicôndilo lateral. Isso poderia possivelmente levar a uma infiltração de células inflamatórias, causando uma tendinite na origem do extensor comum. No entanto, vários estudos colocaram em dúvida essa afirmação, pois análises histopatológicas consistentemente falharam em mostrar a presença de células inflamatórias em pacientes que têm um diagnóstico clínico confirmado de cotovelo de tenista[1,3].

Kraushaar e Nirschl descreveram quatro estágios da tendinose, facilitando o reconhecimento do processo degenerativo da epicondilite lateral (Tabela 1). Apesar da principal causa ser a degeneração, mecanismos fisiopatológicos adicionais também contribuem para o desenvolvimento da tendinose. Pacientes com EL com sintomas dolorosos muitas vezes, involuntariamente, levam a "subutilização" ou blindagem de estresse dos tendões afetados, o que subsequentemente resulta em enfraquecimento estrutural do tendão, tornando-o mais sensível a lesões. Enquanto isso, o aumento das forças de cisalhamento promove a formação fibrocartilaginosa na entese do tendão, o que contribui para o enfraquecimento da junção tendão-osso e inicia o desenvolvimento da tendinose[2].

TABELA 1 Estágios da epicondilite lateral

Estágio	Alterações degenerativas da tendinose
I	Inflamação peritendínea sem alterações patológicas
II	Envolve alterações patológicas como tendinose ou degeneração angiofibroblástica
III	Envolve alterações patológicas e falha estrutural completa
IV	Envolve fibrose, calcificação da matriz mole e calcificação óssea dura, além das características do estágio II ou II

Atualmente, está claro que a epicondilite lateral é uma afecção degenerativa que envolve os tendões extensores originários do epicôndilo lateral, embora os termos epicondilite e tendinite sejam utilizados para descrever a patologia. A maioria dos estudos sobre o local inicial das lesões tendíneas sugere que a epicondilite lateral ocorre na origem do ECRB. O processo patológico é mais bem descrito como uma síndrome de uso excessivo dos músculos extensores levando a uma degeneração da entese do tendão do extensor radial curto do carpo ou tendão à inserção óssea, também conhecida como entesopatia[1,3].

As amostras histológicas de tecido de pacientes com EL apresentam alterações macroscópicas na origem do tendão e características microscópicas, incluindo proliferação vascular, degeneração hialina, proliferação fibroblástica e detritos calcificados. Essas alterações são características de uma tendinose degenerativa e não de uma condição inflamatória[1,4].

O tênis, e principalmente a execução de um *backhand* (um golpe de tênis), coloca cargas muito maiores no tendão ECRB do que nos outros tendões, conforme demonstrado por vários estudos anatômicos. Nimura et al., por exemplo, estabeleceram a partir de um estudo de 23 espécimes de cadáveres que o ECRB está em contato direto com a cápsula articular sobre a linha articular úmero-radial. Assim, as cargas conjuntas parecem ser transferidas diretamente para o ECRB. Neste local, enquanto os outros extensores são musculares, o ECRB é tendinoso e pode, portanto, apresentar uma capacidade reduzida de cicatrização após uma lesão. Ao pressionar diretamente o ECRB, o músculo extensor radial longo do carpo pode aumentar o atrito contra o capítulo[3,12].

Além da anatomia estrutural, é importante considerar certas diferenças fisiológicas no local de origem do tendão extensor comum para entender a suscetibilidade a danos. O suprimento arterial para esses tendões vem principalmente da artéria recorrente radial. As regiões hipovasculares são tipicamente associadas a uma resposta de cicatrização prejudicada ou reduzida após a lesão. Portanto, acredita-se que a diminuição do suprimento vascular para a origem do tendão extensor comum desempenhe um papel na patogênese geral da EL. Além disso, os tendões estão associados principalmente à produção de energia anaeróbica e a uma baixa taxa metabólica, o que pode limitar a cicatrização quando o tendão está danificado[2,3].

Alguns estudos histopatológicos mostraram necrose no interior das fibras tendíneas, em pacientes com EL crônica, o que é atribuído à forte associação com subutilização do membro afetado devido à imobilização relacionada à dor. Além disso, a angiogênese inadequada do tendão e a contração muscular contínua podem levar à isquemia do tendão, o que agrava ainda mais o desenvolvimento da tendinose[2].

Vários estudos mais recentes também sugerem que a epicondilite lateral pode ser uma manifestação de instabilidade do cotovelo[2].

CLÍNICA

A maioria dos casos de EL pode ser clinicamente confirmada por meio de anamnese completa e exame físico. O conteúdo da anamnese médica geralmente inclui ocupação, dominância da mão, comportamentos e hábitos diários, duração dos sintomas, data dos episódios anteriores, número de recorrências, fatores indutores ou agravantes, modalidades de tratamento utilizadas e tabagismo. A duração dos sintomas e o número de recorrências são dois fatores importantes para determinar o estágio da EL[1].

A dor ou queimação na região do epicôndilo lateral do úmero é o sintoma sugestivo de EL, que pode apresentar irradiação para a região distal do antebraço, podendo se estender até a parte superior do braço. Muitos pacientes se queixam de uma diminuição na força de preensão, prejudicando as atividades atléticas e cotidianas. A sensibilidade pontual no epicôndilo lateral é um achado físico quase consistente, e a sensibilidade dos corpos musculares epicondilares distais a esse ponto é frequente[1,2].

A dor geralmente é desencadeada ou exacerbada por uma variedade de atividades que envolvem a extensão do punho sob resistência, como agarrar objetos ou torcer toalha. Dor à flexão do punho contra resistência deve ser investigada[1,2].

A intensidade da dor geralmente varia de leve a grave e de intermitente a persistente, o que afeta seriamente a qualidade de vida diária dos pacientes. Além disso, os pacientes frequentemente se queixam de fraqueza à preensão e dificuldade em levantar objetos[2].

A palpação permite a identificação dos epicôndilos lateral, medial e ponta do olécrano. Durante o exame físico, a sensibilidade acentuada é geralmente inspecionada na origem do ECRB no epicôndilo lateral. A dor pode ser exacerbada com a extensão resistida do punho, extensão do dedo médio e supinação do antebraço com o cotovelo na posição estendida. Normalmente, o movimento normal do cotovelo pode ser preservado mesmo em alguns casos graves. A resistência dos extensores do punho com extensão total do cotovelo e pronação pode reproduzir a dor em casos leves a moderados[1,2].

Qualquer teste capaz de desencadear os sintomas típicos de EL pode ser considerado uma modalidade de exame eficaz para o diagnóstico de EL[1].

- Teste de Thomsen: durante o teste, o ombro é flexionado a 60°, o cotovelo é estendido, o antebraço é pronado e o punho é estendido a 30°. O teste de Thomsen é positivo se ocorrer dor no epicôndilo lateral durante a extensão do punho contra a resistência produzida pela aplicação de pressão no dorso do terceiro metacarpo. A resistência do extensor do dedo médio pode causar dor no cotovelo devido ao recrutamento seletivo do tendão ECRB[1].
- Teste de Gardener: no teste da cadeira descrito por Gardener, o examinador solicita que o paciente levante uma cadeira com o ombro aduzido, cotovelos estendidos e antebraços pronados. A presença de dor no epicôndilo lateral indica EL[1].
- Teste de Cozen: exige que o paciente esteja sentado, com o cotovelo estendido, antebraço em pronação máxima, o punho abduzido radialmente e a mão em punho. Em seguida, o examinador move o punho em flexão dorsal e move o punho em flexão palmar. Este teste apresenta 88% de sensibilidade[1].
- Teste de Mill: requer o paciente sentado, cotovelo estendido e antebraço pronado. Em seguida, o examinador move o punho passivamente em flexão palmar e, assim, alonga os extensores[1].

Além disso, a fraqueza de preensão também é considerada um teste eficaz, com 83% de precisão na determinação do EL[1].

EXAMES COMPLEMENTARES

O diagnóstico de EL geralmente envolve uma coleção de sintomas clínicos em conjunto com vários achados do exame físico. No entanto, quando os sintomas clínicos não podem ser bem definidos com base no exame físico e na história, o diagnóstico por imagem pode ser necessário e desempenhar um papel fundamental na identificação desta doença, especialmente em casos complexos em que o diagnóstico diferencial não é claro. Portanto, a imagem desempenha um papel fundamental para ajudar a verificar o diagnóstico quando a suspeita clínica está presente[3].

Radiografias em incidências anteroposterior, perfil e oblíquas do cotovelo devem ser obtidas rotineiramente para procurar diagnósticos alternativos como artrose, alterações osteocondrais, corpos livres e calcificações de origem ERCC. Calcificações podem ser visíveis ao longo dos tendões epicondilares[2].

A ultrassonografia é a investigação padrão de referência de primeira linha, pois achados normais neste exame excluem epicondilite lateral. Além disso, é um exame não invasivo e de baixo custo. Faz-se a varredura transversal e longitudinal da área localizada para melhor visualizar as estruturas anatômicas relacionadas. Como um estudo dinâmico, a sonda de ultrassom é capaz de atravessar e identificar todo o tendão extensor comum, desde a origem no epicôndilo lateral até o ponto onde os tendões individuais convergem. É particularmente útil para visualizar o tendão ECRB, que é considerado o ponto focal de dano na epicondilite lateral[1,3].

Existe uma variedade de achados na ultrassonografia que os médicos normalmente procuram para identificar a tendinopatia. Os achados primários incluem alargamento do tendão, bem como áreas hipoecoicas que representam uma coleção de microrrupturas. Outros marcadores positivos incluem calcificação, crescimento ósseo irregular e hiperemia. Esses achados coletivamente dão à inserção tendínea uma aparência heterogênea difusa que aponta para um diagnóstico de lesão lateral. Além disso, a neovascularização também pode ser detectada por ultrassom. A ultrassonografia apresenta o ponto negativo de ser examinador-dependente, ao contrário da ressonância magnética[1,3,5].

A ressonância magnética pode fornecer uma visão melhor das estruturas anatômicas completas do epicôndilo lateral. Além disso, é mais reprodutível e menos dependente do operador em comparação com a ultrassonografia; em contrapartida, é um exame mais oneroso. A ressonância magnética é geralmente considerada para a possível patologia intra-articular. Os achados primários da ressonância magnética do cotovelo incluem sinais de espessamento anormal do tendão e da cápsula e aumento da intensidade do sinal na origem do extensor comum. A ressonância magnética também pode identificar rupturas parciais ou totais do ECRB. A presença e a gravidade das fissuras tendíneas podem ser avaliadas por ressonância magnética. Os achados da ressonância magnética foram considerados úteis para selecionar pacientes para cirurgia, embora a gravidade da lesão estrutural possa não se correlacionar com a gravidade dos sintomas[1,5].

A tomografia computadorizada é mais sensível que a ressonância magnética na identificação de roturas de cápsula, mas ela raramente é usada no diagnóstico de EL em decorrência da radiação ionizante[2].

TRATAMENTO

A maioria dos pacientes encontra alívio dos sintomas por meio das terapias convencionais, como repouso, uso de anti-inflamatórios (AINEs) e fisioterapia. A EL geralmente tem resolução espontânea (mesmo sem qualquer tipo de tratamento instituído) dentro de 1 a 2 anos. Aproximadamente 80 a 95% dos casos são tratados com sucesso por meio dessas medidas[3].

São poucos os estudos que compararam os resultados com e sem tratamento. Desse modo, não está claro se um resultado favorável deve ser atribuído aos tratamentos usados ou à história natural do distúrbio. Portanto, é preciso ter cautela antes de iniciar um curso de tratamento, independentemente da modalidade escolhida. Estudos comparando tipos específicos de tratamento *versus* placebo são necessários[3].

Apesar de uma variedade de opções de tratamento ser recomendada para EL, ainda não existem modalidades terapêuticas universalmente aceitas. No entanto, o tratamento da EL geralmente tem cinco objetivos terapêuticos: controlar a dor no cotovelo, preservar o movimento do membro afetado, melhorar a força e a resistência de preensão, restaurar a função normal do membro afetado e prevenir a deterioração posterior[2].

A modificação da atividade e a prevenção do excesso de trabalho são componentes essenciais para qualquer protocolo de tratamento. Virar a palma da mão para cima enquanto levanta e evitar exercícios com a palma para baixo pode transferir a força do epicôndilo lateral para o epicôndilo medial e ajudar a aliviar a dor lateral do cotovelo. Além disso, os pacientes com EL devem ser orientados a corrigir hábitos de vida adversos e evitar algumas atividades. O princípio do RICE (repouso, gelo, compressão e elevação) pode ser útil para aliviar a dor no estágio inicial[3,6].

Os AINEs são eficientes para o controle da dor na fase aguda. Cinco estudos recentes controlados por placebo demonstram que AINEs tópicos são eficazes dentro de quatro semanas no tratamento da epicondilite lateral. Não há consenso sobre a superioridade dos AINEs orais *versus* tópicos no controle da dor, embora os AINEs orais possam causar efeitos adversos gastrointestinais[3].

O tratamento conservador pode resolver significativamente os quadros sintomáticos de EL em 90% dos casos. A alteração da atividade esportiva ou laboral é efetiva no controle da dor. Os cuidados não cirúrgicos geralmente incluem modificação da atividade, fisioterapia, AINEs, órteses, terapia extracorpórea por ondas de choque (TOC), ortobiológicos e acupuntura[4].

Tratamento conservador

A fisioterapia é, classicamente, o tratamento de primeira linha para EL. Após a avaliação dos estudos analisados, podemos afirmar que, em geral, as técnicas de fisioterapia têm efeito positivo sobre os sintomas, melhora da funcionalidade e resolução das características clínicas da EL[5].

Exercícios de alongamento são comumente usados em programas de reabilitação, e foi relatado que o tempo de recuperação de uma tendinopatia depende, em grande parte, da frequência de sua execução[5].

A mobilização, em contraste, envolvendo movimentos articulares, manipulação de Mill ou mobilização regional, pode ser benéfica. Exercícios excêntricos de fortalecimento muscular epicondilar foram recomendados por Cullinane et al. com base em uma revisão da literatura que identificou dois estudos de boa qualidade demonstrando benefícios em comparação com pacientes que não receberam essa modalidade de fisioterapia. Portanto, o tratamento da EL deve incluir o fortalecimento excêntrico, devido aos seus benefícios na redução da dor e aumento da resistência tendínea, com outras técnicas, que não são invasivas e seguem os mesmos princípios neurofisiológicos para reduzir a dor e a inflamação[1,5].

Embora cada vez mais utilizadas por muitos fisioterapeutas, a maioria das modalidades físicas usadas para tratar a EL não tem eficácia comprovada. Assim, não existe nenhuma evidência firme de que ondas de choque, laser, estimulação nervosa elétrica transcutânea de baixa frequência, ultrassom ou terapias de ondas magnéticas pulsadas exerçam efeitos benéficos. Por outro lado, também não existe comprovação de ineficácia, pois os protocolos estudados variaram quanto à dose e à frequência de uso. Entre as modalidades físicas, apenas a laserterapia de baixa intensidade e de alta intensidade podem ser tratamentos eficazes para EL[1].

Poucos dados estão disponíveis sobre o uso de órteses para tratar EL. Nem talas de punho ou antebraço, nem cintas de antebraço foram comprovadamente eficazes. O uso de órteses não apresentou efeitos positivos na funcionalidade, o que pode ser explicado pelo fato de que, ao restringir o movimento, podem levar ao desuso muscular; portanto, se as órteses forem combinadas com exercícios de força, podem apresentar melhores resultados. As intervenções baseadas em técnicas convencionais (órteses, exercícios de alongamento e mobilidade e educação) apresentaram bons resultados na funcionalidade[5].

Em relação à dor, outros estudos avaliaram o limiar de dor à pressão, que é uma variável especialmente relevante nas tendinopatias e na avaliação da dor crônica. Essa variável apresentou melhorias com as intervenções baseadas em terapia por ondas de choque, órteses, laserterapia, ultrassom, TENS e exercícios de alongamento, pois todos podem afetar a hipercelularidade, o colágeno matriz, o conteúdo de proteoglicanos e a neovascularização, que é gerada pelo acúmulo de microlesões, devido à sobrecarga repetitiva que excede a capacidade de cicatrização do tendão[5].

Conforme apontado em uma revisão da literatura por Tang et al., a acupuntura pode trazer alguns benefícios em pacientes com EL. No entanto, o nível de evidência é baixo e os dados disponíveis não parecem permitir conclusões definitivas[1,5].

Terapia por ondas de choque

Um artigo de revisão avaliou um total de 13 artigos com 1.035 pacientes e concluiu, com base nas evidências clínicas existentes, que a TOC extracorpóreas pode efetivamente aliviar a dor e o comprometimento funcional (perda da força de preensão) causados pelo cotovelo de tenista, com melhor segurança geral do que outros métodos, especialmente a injeção de corticosteroides. Os resultados em um estudo multicêntrico, randomizado e controlado por placebo mostraram melhorias significativas no escore de dor, escore de atividade funcional, avaliações de atividades específicas e avaliações gerais do estado da doença no grupo TOC, em comparação com o grupo controle[6].

Atualmente, os mecanismos da terapia por ondas de choque para cotovelo de tenista não são completamente claros. Trabalhos mostraram que as fissuras no tendão extensor foram significativamente reduzidas e que as fissuras nos tendões musculares eram indetectáveis em todos os pacientes do grupo de ondas de choque. Eles especularam que o TOC pode induzir reações de fibroblastos que curam gradualmente as rachaduras no tendão extensor. Além disso, foi demonstrado que a onda de choque induz a angiogênese ao estimular fatores pró-angiogênicos, aumentando assim o fluxo sanguíneo, promovendo a regeneração de tecidos e reduzindo a dor. Além disso, foi levantada a hipótese de que o TOC funciona estimulando as fibras nervosas para produzir analgesia e que a ruptura do tecido do tendão pode induzir a cicatrização. Outros estudos mostraram que as ondas de choque podem reduzir a expressão do peptídeo relacionado à calcitonina nos gânglios da raiz dorsal, aliviando a dor[3,6].

Não existem evidências claras de superioridade do TOC sobre outros tratamentos ou placebo. Para pacientes que não respondem aos métodos de tratamento convencionais, os médicos devem considerar a terapia por ondas de choque como uma alternativa possível para reduzir a dor e as despesas médicas associadas com terapia mais invasiva[6].

Apesar das evidências favoráveis, existem poucos estudos sobre o protocolo terapêutico ideal de ondas de choque para EL[6].

Intervenção guiada por ultrassonografia

Os pacientes que apresentam dor refratária ao tratamento conservador possuem os procedimentos guiados por ultrassonografia como uma importante opção terapêutica. A utilização de tratamentos de injeção para esta condição oferece o potencial de alívio funcional e sintomático sem a necessidade de medidas cirúrgicas invasivas. Estas variam entre fenestração com agulha, infiltração com ortobiológicos, proloterapia ou corticosteroide. Embora existam muitas terapêuticas, o consenso sobre qual oferece os resultados mais benéficos não é claro. Os estudos exploraram os resultados clínicos individualmente entre as terapias de injeção, mas a comparação abrangente de todos os tratamentos de injeção é limitada[3].

A injeção de corticosteroides está atualmente entre os tratamentos mais amplamente utilizados e fornece alívio substancial dos sintomas por algumas semanas. O uso primário de corticosteroides foi considerado devido aos seus conhecidos efeitos anti-inflamatórios. Porém, seu uso crônico está associado a efeitos adversos a médio e longo prazo. No entanto, efeitos adversos ocorrem a médio prazo e, mais ainda, a longo prazo. No entanto, após estudos revelarem que a EL apresentava características de processo patológico não inflamatório, a validade da corticoterapia foi questionada. Ainda assim, o cotovelo de tenista, do ponto de vista agudo ou crônico, representa um amplo espectro de patologia da doença, em que o nível de componente inflamatório pode variar amplamente. Generalizações e conclusões sobre o uso de corticosteroides na EL são, portanto, difíceis de serem feitas na literatura, dadas as várias entidades e o grau de inflamação que contribui para os sintomas dessa condição[1,3].

O estudo randomizado de Smidt et al., comparando a injeção de corticosteroides, fisioterapia e nenhum tratamento, forneceu a primeira evidência de um efeito rebote dos corticosteroides: os resultados no grupo de corticosteroides foram melhores após 6 semanas, mas substancialmente piores do que nos outros dois grupos após 1 ano. Da mesma forma, em um estudo mais recente de Olaussen et al., o grupo que recebeu injeções de corticosteroides teve resultado inferior, após 26 semanas do tratamento, quando comparados com o grupo que recebeu solução salina ou nenhum tratamento. Outro estudo sugeriu que a injeção de corticosteroides pode aumentar o risco de falha do tratamento conservador, enquanto Degen et al. relataram que ter recebido mais de três injeções de corticosteroides foi o preditor mais forte de falha do tratamento cirúrgico. Finalmente, em estudos comparativos, as injeções de corticosteroides produziram maiores efeitos a curto prazo, porém os resultados subsequentes foram melhores com as injeções de plasma rico em plaquetas (PRP)[1].

Um estudo adicional foi realizado em 2010 para comparar a eficácia das injeções de corticosteroides com a terapia PRP para pacientes com cotovelo de tenista. Este foi um estudo controlado randomizado que avaliou os resultados usando o escore DASH (questionário que mede incapacidade do braço, ombro e mão) em um período de acompanhamento de 1 ano. Após 1 ano, verificou-se que 73% dos pacientes no grupo PRP tiveram uma redução estatisticamente significativa nos escores DASH, em comparação com 51% dos pacientes no grupo corticosteroide. Este estudo, portanto, fornece evidências quanto ao uso de PRP terapia para melhora da dor e da função, quando comparada aos corticosteroides[1,3].

Os efeitos das injeções de PRP ainda estão sob avaliação e os dados permanecem conflitantes. Uma revisão da literatura por Murray et al., que identificou seis artigos, sugere benefícios das injeções de PRP. Outra revisão, por De Vos et al., incluiu os mesmos seis artigos e um sétimo artigo e surpreendentemente chegou à conclusão oposta. Um ensaio randomizado controlado subsequente em 156 pacientes, relatado por Lim et al., apontou que uma única injeção de PRP produziu maior alívio da dor e melhores valores do que a fisioterapia. No entanto, o relatório do estudo não descreve as modalidades do programa de fisioterapia. Foi sugerido que a inserção de uma agulha exerce efeitos terapêuticos independentemente da substância injetada. Um estudo randomizado encontrou melhores resultados de 6 meses após agulhamento seco da área epicondilar dolorosa do que após ibuprofeno e órtese de antebraço. Um aumento no suprimento sanguíneo local combinado com uma resposta regenerativa pode explicar esses efeitos. A única evidência confiável sobre os efeitos do PRP vem de um estudo randomizado duplo-cego no qual Mishra et al. comparou o agulhamento com *versus* sem PRP em 230 pacientes. Os escores de dor após 24 semanas foram significativamente menores nos pacientes tratados com PRP[1].

Apesar de existir uma infinidade de estudos que exploram o impacto clínico das infiltrações, poucos estabelecem comparações entre elas para determinar qual é mais bem apoiada por evidências. Uma grande revisão sistemática e metanálise foi realizada em 2013 por Krogh et al. para elucidar qual terapia de injeção é mais apoiada por evidências. Esta revisão incluiu ensaios controlados randomizados de vários bancos de dados que avaliaram uma mudança no escore de dor como resultado primário após o uso de infiltrações em pacientes com epicondilite lateral confirmada. A qualidade de cada estudo foi avaliada usando a ferramenta Cochrane de risco de viés. Foram incluídos no estudo final 17 estudos que incorporaram 1.381 pacientes com EL. Oito diferentes terapias de injeção foram avaliadas entre esses estudos, incluindo glicocorticoide, sangue autólogo, PRP, toxina botulínica, polidocanol, glicosaminoglicano, proloterapia e ácido hialurônico. O objetivo geral desta revisão sistemática e metanálise foi avaliar a eficácia comparativa de várias injeções em terapias utilizadas no tratamento de pacientes com EL[3].

Os resultados mostraram que a terapia com glicocorticoide não ofereceu nenhum benefício estatisticamente significativo quando comparada ao placebo em 8 semanas de acompanhamento. A toxina botulínica foi marginalmente melhor do que o placebo. Além disso, o estudo revelou que sangue autólogo, PRP, proloterapia e ácido hialurônico foram todos estatisticamente mais benéficos do que o placebo, enquanto o glicosaminoglicano não foi. No entanto, esta revisão sistemática indicou que apenas 3 dos 17 estudos tinham baixo risco de viés, delineando uma alta possibilidade de viés influenciando os resultados. Portanto, considerando essas informações, o estudo concluiu que simplesmente havia poucas evidências de estudos imparciais disponíveis para fornecer recomendações de tratamento conclusivas. Mais estudos consistindo em ensaios bem construídos devem ser realizados para fornecer recomendações de tratamento definitivas e imparciais para terapia de injeção de EL[3].

Cirurgia

Desenvolver recomendações sobre o tratamento cirúrgico da epicondilite lateral é um desafio. Atualmente, a decisão de realizar a cirurgia é baseada mais em convicções pessoais ou opiniões de especialistas do que em evidências científicas[1].

Até o momento, nenhum estudo comparou os resultados da cirurgia *versus* nenhum tratamento, e poucos compararam os resultados após a cirurgia *versus* o tratamento conservador. Portanto, com base nas evidências atuais, não há indícios de que a cirurgia poderia substituir os tratamentos conservadores. Na prática, a identificação de fatores de risco para falha do tratamento não cirúrgico pode auxiliar na seleção de pacientes para cirurgia. Fatores de risco para falha no tratamento conservador em um estudo de caso-controle de Knutsen et al. tinham idade avançada; obesidade; tabagismo; ganhos secundários; síndrome do túnel radial; injeção prévia de corticosteroide, imobilização ou cirurgia ortopédica; e uso de medicamentos psicoativo. No entanto, entre esses fatores de risco, idade avançada, obesidade, tabagismo e injeções prévias de corticosteroides também podem prever a falha do tratamento cirúrgico. Identificar os pacientes com maior probabilidade de se beneficiar da cirurgia é, portanto, um desafio[1].

A decisão de realizar a cirurgia também é influenciada pelo risco de complicações pós-operatórias, que podem parecer inaceitáveis se a obtenção de ganhos funcionais estiver em dúvida. A frequência de complicações foi de 4,3% após cirurgia aberta, 1,9% após cirurgia percutânea e 1,1% após cirurgia artroscópica[1].

Em um artigo de revisão, Lenoir aborda que Baker et al. foram os primeiros a relatar resultados encorajadores após o tratamento artroscópico da EL[1]. Posteriormente, muitos estudos apoiaram o uso da artroscopia. Concomitantemente, métodos percutâneos minimamente invasivos foram desenvolvidos[1,2].

Conforme mencionado nas revisões de Lenoir e Ma, estudos comparativos foram realizados para determinar quais métodos cirúrgicos são ideais. Dois grupos de 34 pacientes tratados por cirurgia aberta e cirurgia artroscópica, respectivamente, foram comparados em um estudo retrospectivo de Kim et al.[1] Após 1 ano, o grupo da cirurgia aberta apresentou maior força de preensão e menores escores de dor. Em estudo retrospectivo de 59 cotovelos em 55 pacientes, Kwon et al. relataram significativamente uma ligeira menor intensidade da dor durante o trabalho de parto pesado após o tratamento cirúrgico aberto; e, após por mais de 2 anos, nenhuma diferença foi aparente no Quick-DASH, na intensidade da dor em repouso ou na força de preensão sem dor[1]. Em outro estudo retrospectivo, Solhheinm et al. encontraram melhores valores de Quick-DASH em 225 pacientes tratados artroscopicamente do que em 80 pacientes tratados por cirurgia aberta, mas concluíram que ambos os métodos forneceram bons resultados.[2] Uma revisão retrospectiva de 87 pacientes por Peart et al. apontou que a única diferença significativa foi um retorno mais precoce ao trabalho após a cirurgia artroscópica quando comparada com a cirurgia aberta[1]. Szabo et al. avaliaram tratamentos percutâneos além de artroscopia e cirurgia aberta e obtiveram resultados semelhantes com todos os três métodos em relação ao escore de dor e ao escore de Andrews-Carson[1,2].

Uma revisão da literatura por Pierce et al., mencionado na revisão de Lenoir, obteve informações coletadas sobre 848 cirurgias abertas, 578 artroscopias e 178 casos percutâneos[1]. Os valores de DASH foram piores com o tratamento percutâneo e a dor foi mais intensa com a cirurgia aberta. A satisfação, no entanto, foi semelhante nos três grupos. As taxas de complicações também foram semelhantes, embora a infecção tenha sido mais comum após a cirurgia aberta[1,2].

Em suma, não há evidências até o momento de que algum dos métodos cirúrgicos seja superior aos outros.

DIAGNÓSTICO DIFERENCIAL

Apesar da alta incidência da epicondilite lateral, não se deve subestimar as outras causas de dor lateral do cotovelo. A ausência de dor durante as manobras que sobrecarregam o ECRB e a ausência de anormalidades na ultrassonografia ou na ressonância magnética devem sugerir um diagnóstico diferente de EL. Os sintomas também podem originar-se de uma anormalidade regional, devendo-se examinar todo o membro superior, com especial atenção para o ombro. A coluna cervical também deve ser avaliada na suspeita de EL para descartar radiculopatia cervical[1,2,7].

Outros diagnósticos diferenciais importantes incluem osteoartrite umerorradial, osteocondrite dissecante, corpos estranhos, ombro congelado, síndrome do túnel radial, síndrome do nervo interósseo posterior, instabilidade posterolateral do cotovelo e edema inflamatório do músculo do cotovelo. Outras causas de dor incluem infecção de baixo grau ou outras doenças inflamatórias, como artrite reumatoide[1,2].

O diagnóstico diferencial – síndrome do nervo interósseo posterior

As síndromes compressivas do nervo radial apresentam-se de maneiras distintas; elas podem ser puramente sensitivas, motoras ou mistas. Esse grupo contém várias síndromes, como a síndrome do túnel radial, a síndrome de Wartenberg e a síndrome do nervo interósseo posterior (NIP). Assim como em outros casos de compressões nervosas, essas síndromes apresentam quadros clínicos distintos e potencial interseção diagnóstica com outras afecções, como a EL do cotovelo. As síndromes compressivas mais comuns são distais ao nível do cotovelo[7,8].

A paralisia espontânea do NIP é uma condição rara. O aprisionamento ocorre principalmente no nível da arcada de Frohse, e alguns casos de aprisionamento distal foram descritos[7].

A compressão extrínseca do NIP é uma condição rara e pode ocorrer espontaneamente (aprisionamento) ou secundária a lesões de massa (lipoma, schwannoma, gânglio, hemangioma, condromatose sinovial). Existem cinco pontos de armadilha potencial do NIP. A banda fibrosa da cabeça do rádio é o ponto de aprisionamento mais proximal, seguido pelos vasos recorrentes radiais (*leash* de Henry) ao nível do colo do rádio. Mais distalmente, o extensor radial curto do carpo (ECRB) é o terceiro ponto possível de aprisionamento, seguido pela arcada de Frohse. A borda distal do músculo supinador é o ponto mais distal de aprisionamento. O diagnóstico é baseado em critérios clínicos, métodos de imagem (exame de ultrassom e ressonância magnética) e estudos eletrofisiológicos, mas não há evidência suficiente para definir um manejo exato[7,8].

Os métodos de diagnóstico das compressões nervosas são baseados em critérios clínicos, mas também podem incluir métodos de imagem e estudos eletrofisiológicos. Esses critérios diagnósticos variam muito devido tanto às manobras clínicas quanto aos critérios quantitativos dos exames de imagem. Esse fato torna o estudo desse grupo de lesões doenças desafiadoras porque há uma falta de uniformidade. Na mesma linha, existem controvérsias quanto aos métodos de tratamento (conservador *versus* cirúrgico) e não há critérios para definir bons ou maus resultados[7,8].

CONCLUSÃO

A EL é a causa mais comum de dor na região lateral do cotovelo, que apresenta boa resposta com o tratamento conservador. O tratamento de primeira linha é a fisioterapia apropriada, incluindo exercícios de fortalecimento muscular. Em caso de falha do tratamento conservador, tratamentos como terapia por ondas de choque e infiltrações guiadas por ultrassonografia apresentam bons resultados no controle da dor e melhora da funcionalidade.

REFERÊNCIAS

1. Lenoir H, Mares O, Carlier Y. Management of lateral epicondylitis. Orthop Traumatol Surg Res. 2019;105(8S):S241-S246.
2. Ma KL, Wang HQ. Management of lateral epicondylitis: a narrative literature review. Pain Res Manag. 2020;2020:6965381.
3. Shergill R, Choudur HN. Ultrasound-guided interventions in lateral epicondylitis. J Clin Rheumatol. 2019;25(3):e27-e34.
4. Johns N, Shridhar V. Lateral epicondylitis: current concepts. Aust J Gen Pract. 2020;49(11):707-9.
5. Landesa-Piñeiro L, Leirós-Rodríguez R. Physiotherapy treatment of lateral epicondylitis: A systematic review. J Back Musculoskelet Rehabil. 2022;35(3):463-77.
6. Yao G, Chen J, Duan Y, Chen X. Efficacy of extracorporeal shock wave therapy for lateral epicondylitis: a systematic review and meta-analysis. Biomed Res Int. 2020:2064781.
7. Anania P, Fiaschi P, Ceraudo M, Balestrino A, Zaottini F, Martinoli C, Gennaro S. Posterior interosseous nerve entrapments: review of the literature. Is the entrapment distal to the arcade of Frohse a really rare condition? Acta Neurochir (Wien). 2018;160(9):1857-64.
8. Moraes MA, Gonçalves RG, Santos JBGD, Belloti JC, Faloppa F, Moraes VY. Diagnosis and treatment of posterior interosseous nerve entrapment: systematic review. Acta Ortop Bras. 2017;25(1):52-4.

SEÇÃO IV

Síndromes dolorosas de mão e punho

15

Síndrome do túnel do carpo

Mariana Camargo Palladini

DESTAQUE DO TEMA

1. A síndrome do túnel do carpo (STC) consiste em sintomas e sinais causados pela compressão do nervo mediano que anatomicamente passa pelo túnel do carpo no pulso e é a mononeuropatia focal compressiva mais comum.
2. Por ser uma compressão neural, é uma dor de característica neuropática e também pode no início do quadro clínico ter componente nociceptivo (inflamatório).
3. Sintomas são dor, parestesia e, menos comumente, fraqueza na distribuição do nervo mediano[1].

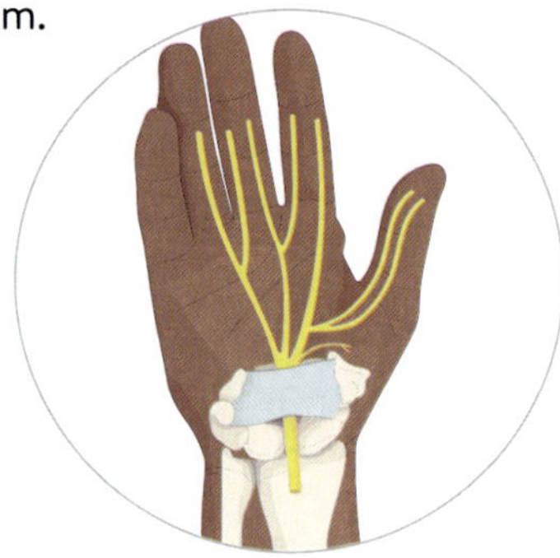

ANATOMIA

O nervo mediano (fornece inervação motora e sensitiva à mão) é proveniente das raízes nervosas C6, C7, C8 e T1. C6 e C7 originam as fibras medianas que fornecem sensação à eminência tenar e aos primeiros três dedos e meio da mão. Já C8 e T1 originam as fibras motoras para os músculos do antebraço e da mão que são inervados pelo nervo mediano.

O nervo mediano emerge do plexo braquial na parte superior do braço, passa pela fossa antecubital, fica adjacente à artéria braquial no lado medial.

O nervo mediano inerva os músculos: pronador redondo, flexor radial do carpo, palmar longo e o flexor superficial dos dedos (Figura 1).

Os ramos do nervo mediano são:

- Ramo periférico: nervo interósseo anterior que inerva o pronador quadrado, flexor longo do polegar e as cabeças mediais dos músculos flexor profundo dos dedos I e II.
- Ramo sensitivo cutâneo palmar: fornece sensação à metade lateral da palma.

Túnel do carpo é a bainha (retináculo dos flexores) por onde passa o nervo mediano, mais nove tendões dos músculos flexores. O *entrapment* do nervo mediano ocorre por inflamação e pela compressão dele dentro do túnel do carpo. Raramente, ocorre na região do cotovelo ou apenas distal ao cotovelo.

O nervo mediano inerva os músculos: abdutor e flexor curto do polegar, o oponente do polegar e o primeiro e o segundo lumbricais.

O ramo cutâneo palmar passa sobre o túnel do carpo, então alteração sensorial (dor ou dormência) na eminência tenar normalmente não ocorre.

A eletroneuromiografia (ENM) é importante para o diagnóstico e porque podem ocorrer variações anatômicas (Figura 2).

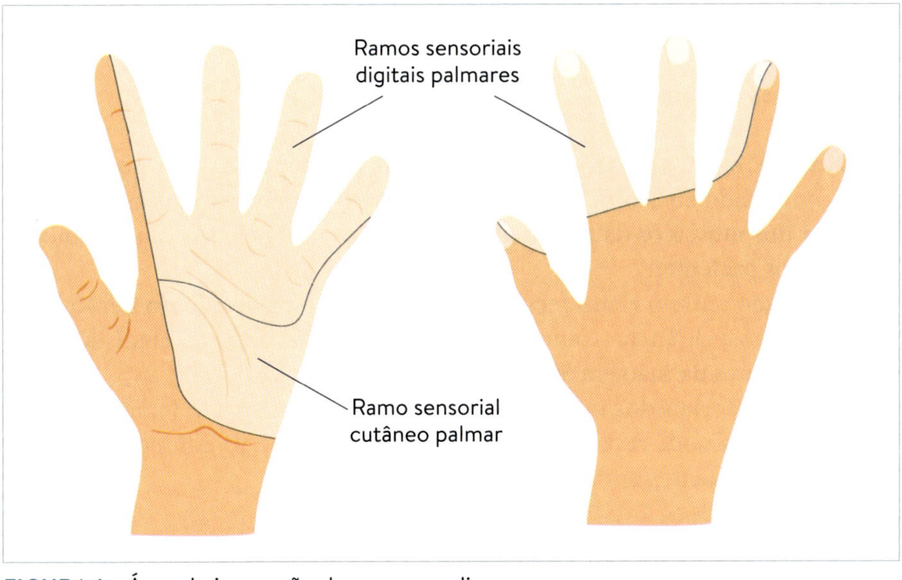

FIGURA 1 Área de inervação do nervo mediano.

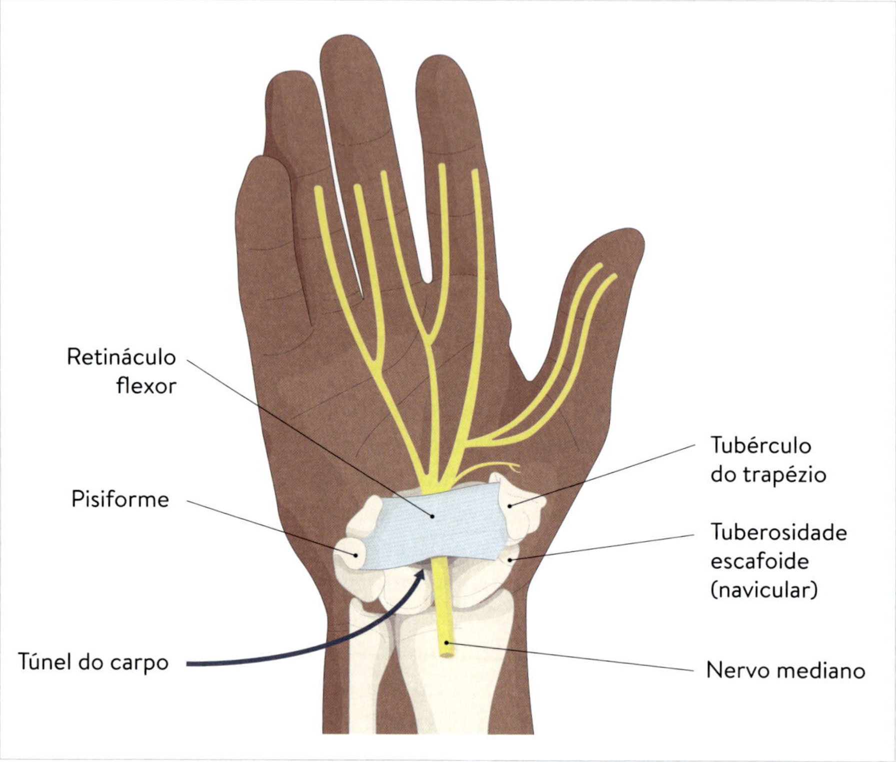

FIGURA 2 Estruturas envolvidas com a síndrome do túnel do carpo.

Variações anatômicas:

- Conexões entre as fibras do nervo mediano com o nervo ulnar no antebraço (denominado anastomose de Martin-Gruber) podem resultar na inervação ulnar dos músculos da mão normalmente supridos pelo nervo mediano em 40% dos pacientes.
- A conexão entre o ramo recorrente com o ramo profundo do nervo ulnar (anastomose de Riche-Cannieu) pode resultar na inervação ulnar dos músculos tenares da mão em 50% dos pacientes.
- Ramos sensoriais dos nervos mediano e ulnar se conectam (anastomose de Berrettini) e pode resultar em anormalidades sensoriais em regiões hipotenares tipicamente supridas por ramos ulnares.

EPIDEMIOLOGIA

A incidência anual estimada de STC é 2,2 a 5,4:1000 para mulheres e 1,1 a 3:1000 para homens (na população geral é de 1 a 5%).

A proporção de mulheres para homens é de 3:1. Ela é maior em pacientes mais velhos e com maior índice de massa corporal (IMC).

A prevalência de STC parece ser maior em mulheres com IMC > 29 e menor em homens com IMC < 25[1].

FISIOPATOLOGIA

A fisiopatologia da STC é multifatorial.

- Aumento da pressão no canal intracarpal com compressão anatômica e inflamação com lesão direta do nervo, prejudicando o transporte axonal ou comprimindo vasos no perineuro e causando isquemia do nervo mediano.
- Fibrose do tecido conjuntivo subsinovial que envolve os tendões flexores gerando compressão neural.
- Alteração congênita com espaço pequeno para o nervo.
- Compressão extrínseca: cisto, neoplasia ou artéria mediana persistente.
- Edema ou condições inflamatórias de doenças sistêmicas: artrite reumatoide.
- Edema endoneural por congestão venosa após lesão do sistema capilar (espessamento das paredes dos vasos dentro do endoneuro e perineuro), fibrose sinovial e proliferação vascular, afinamento da mielina e subsequente degeneração das fibras nervosas seguida de regeneração (nervo em forma de "ampulheta").
- Aumento da expressão da PGE2 e do fator de crescimento endotelial vascular.

QUADRO CLÍNICO E DIAGNÓSTICO

Dor, parestesia nas mãos e, menos comumente, fraqueza que piora com o sono ou quando o paciente mantém a posição da mão por muito tempo. Ocorre na distribuição do nervo mediano.

O quadro clínico é dividido em sintomas leves, moderados ou graves:

- Sintomas leves: formigamento ou desconforto na distribuição do nervo mediano, sem dormência ou fraqueza persistentes. Os sintomas não perturbam o sono e não interferem nas atividades da vida diária.

- Sintomas moderados: formigamento persistente ou sintomas noturnos leves (podem atrapalhar o sono). Os sintomas interferem levemente na função da mão.
- Sintomas graves: fraqueza ou sintomas incapacitantes comumente interrompem o sono e interferem nas atividades diárias.

FATORES DE RISCO

- Sexo feminino (área transversal do túnel do carpo proximal é menor nas mulheres).
- Hereditariedade.
- Tamanho do túnel do carpo.
- Doenças locais e sistêmicas associadas (hipotireoidismo – pelo edema periférico, *diabetes mellitus* – principalmente se já com polineuroparia periférica pelo DM, obesidade, osteoartrite, artrite reumatoide e doenças do tecido conjuntivo).
- Hábitos.
- Gestação: terceiro trimestre, atribuído ao ganho de peso, edema da gestação e comorbidades gravídicas, os sintomas desaparecem gradualmente após o parto – tratamento conservador.
- Traumas de punho: esmagamento da mão e fraturas do rádio ou osso do carpo.
- Fatores ambientais: uso repetitivo ou forçado da mão e do pulso, movimentos vibratórios, pressão sustentada no pulso, extensão e flexão prolongadas do punho, mãos em temperaturas frias por tempo prolongado.

O diagnóstico é feito pela história clínica que demonstra área de dor neuropática em mão e punho, com formigamento, queimação, agulhadas e hipo ou hiperestesia. A ENM comprova o diagnóstico e diagnostica o grau de comprometimento do nervo mediano.

O Teste de Phalen também é útil no diagnóstico da síndrome do túnel do carpo (Figura 3).

TRATAMENTO

Sintomas leves: tratamento clínico.

Sintomas moderados a graves: ENM para confirmar a compressão do nervo mediano e a extensão da lesão (pode haver uma lesão importante com sintoma leve e vice-versa).

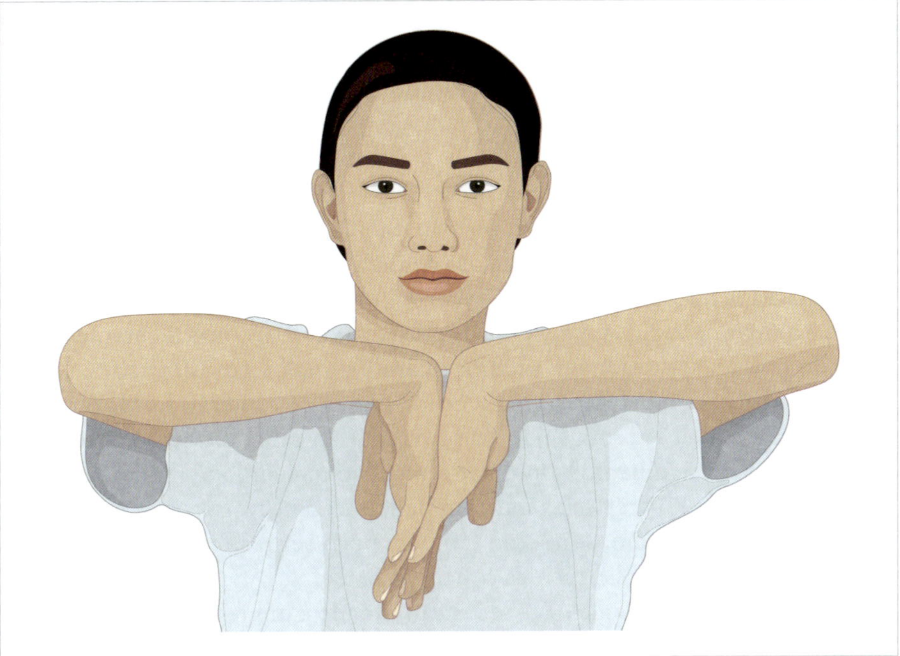

FIGURA 3 Teste de Phalen.

- Alteração ENM leve: latências sensoriais prolongadas (relativas ou absolutas); estudos motores são normais. Não há evidência de perda axônica.
- Alteração ENM moderada: latências sensoriais e motoras prolongadas. Não há evidência de perda axônica.
- Alteração ENM grave: evidência de perda de axônio (potencial de ação sensorial ou muscular alterado ou ausente. Pode haver alteração da sensibilidade motora também. Desnervação ou perda de axônio – cirúrgico.

Tratamento não cirúrgico inicial

Intervenções não cirúrgicas incluem: talas, glicocorticoides, técnicas de fisioterapia e terapia ocupacional, ioga e ultrassom terapêutico. Dois terços dos pacientes têm sucesso com esse tratamento.

Terapia inicial

Tala: imobilização noturna do punho em posição neutra (evitar flexão ou extensão prolongada do punho e limitar atividades que aumentam a pressão dentro do túnel do carpo ou reduzem sua área transversal para melhorar a velocidade de condução do nervo mediano) – preferencialmente à noite ou contínua (o uso contínuo pode melhorar mais os sintomas, mas não é necessário para a recuperação do nervo de acordo com estudos comparativos). Deve ser utilizada por cerca de 2 meses.[2-5]

Injeção de glicocorticoides

Estudos demonstram eficácia semelhante da tala noturna utilizada por 6 semanas versus injeção única de acetato de metilprednisolona (20 a 40 mg) com lidocaína a 1% na região do túnel do carpo. Esta visa reduzir a inflamação do tecido e ajudar na recuperação. Outros glicocorticoides, como a betametasona, também podem ser usados. É melhor quando guiados por ultrassom. Não se deve fazer injeções repetidas, a frequência segura é de 1 injeção a cada 6 meses[6].

Técnica de injeção: com injeções proximais ao túnel do carpo, estender o punho e inserir a agulha no lado ulnar do tendão palmar longo (1 cm proximal à dobra do punho). Parestesias indicam penetração nervosa e deve-se recuar e reiniciar o procedimento. A injeção também pode ser realizada distalmente ao túnel do carpo, porém essa técnica é mais dolorosa.

Na sequência, o paciente deve ser encaminhado a um terapeuta ocupacional para terapia da mão[7,8].

Efeitos adversos leves e transitórios

Metade dos pacientes refere aumento da dor na mão ou no punho imediatamente após a injeção (por compressão do nervo por conta do volume injetado), que pode durar três dias. Pode ocorrer injeção acidental nos nervos mediano ou ulnar e ruptura do tendão flexor digital[9].

Estudos sugerem alívio da dor por curto prazo: um a três meses[10].

A eficácia da injeção de glicocorticoide parece semelhante à imobilização do punho. Pacientes com melhora parcial ou transitória com imobilização ou injeção de glicocorticoide como terapia inicial não cirúrgica devem ser submetidos à terapia combinada com ambas as medidas[11].

Pacientes que recusam a terapia invasiva podem ser tratados com glicocorticoides orais associados: prednisona 20 mg ao dia por sete dias, seguida de 10 mg por dia por sete dias (cuidado com pacientes com DM, problemas psiquiátricos etc.).

Os anti-inflamatórios não esteroides (AINEs) não se mostraram eficazes e não devem ser recomendados no tratamento da STC.

Terapia combinada (talas e injeções de glicocorticoides) com melhora dos sintomas por menos de três meses e ausência de comprometimento sensorial sugerem resposta duradoura ao tratamento clínico[12].

Uso do *patch* de lidocaína a 5%

Muitos estudos indicam o tratamento da neuralgia pós-herpética com patch de lidocaína a 5%, porém várias outras condições que respondem à lidocaína tópica foram relatadas na literatura como potencialmente respondedoras do patch de lidocaína a 5%. Dentre essas síndromes neuropáticas, está a síndrome do túnel do carpo. Os médicos devem considerar o uso do patch de lidocaína a 5%; ele deve ser colocado na pele e, por cima, pode ser aplicada a tala para imobilizar o punho. O *patch* deve ser colocado na área de dor, e o paciente deve ficar 12 horas com ele e 12 horas sem ele. Sua absorção é baixa (3%), o que o torna seguro mesmo para pacientes polimedicados ou com outras comorbidades. Seu uso *offlabel* em gestantes e crianças é praticado por grupos de médicos com área de atuação de dor[13,14].

Injeção perineurais de dextrose 5%

Estudo comparou a injeção perineural guiada por ultrassom de solução D5W (dextrose 5% diluído em água 5 mL) *versus* hidrodissecção para separar o nervo mediano do retináculo flexor, tecido conjuntivo e tendões flexores com solução salina. O grupo no qual se injetou dextrose teve melhora tanto da dor quanto da função neural[15].

Outras terapias combinadas usadas para evitar cirurgia podem ser: manobras de deslizamento do nervo, ultrassom terapêutico, yoga, mobilização dos ossos do carpo (técnica de fisioterapia e terapia ocupacional). Ultrassom pode ser usado para promover a cicatrização após lesões de nervos e tendões em intensidades que variam de 0,5 a 1,5 watt/cm^2.[16,18]

Tratamento cirúrgico

A cirurgia (descompressão do nervo) deve ser realizada se houver sintomas moderados a graves, perda axonal na ENM, sintomas que persistem ou pioram apesar da terapia inicial não cirúrgica.

A falha da terapia conservadora/não cirúrgica ocorre de acordo com os fatores predisponentes a seguir:

- Sintomas por longo período (> 6 a 12 meses)
- Idade superior a 50 anos
- Parestesias contínuas
- Discriminação de dois pontos prejudicada (> intervalo de 6 mm)
- Sinal de Phalen positivo (dentro de 30 segundos do posicionamento da mão)
- Latências motoras e sensoriais prolongadas demonstradas na ENM

Técnicas cirúrgicas para túnel do carpo

A cirurgia para STC ocorre na divisão do ligamento transverso do carpo (ou retináculo flexor) e da fáscia antebraquial visando reduzir a pressão no nervo mediano, via aberta ou endoscópica, guiada ou não por ultrassom[19].

Além disso, os pacientes operados relatam maior melhora dos sintomas aos 6 e 12 meses.

Os resultados a curto prazo da injeção de glicocorticoides podem ser melhores do que os resultados após a cirurgia de liberação do túnel do carpo, mas os resultados a longo prazo parecem semelhantes.

Sintomas persistentes após descompressão podem ser causados por fibrose circunferencial ou por reconstituição ou liberação incompleta do ligamento transverso do carpo[20].

PROGNÓSTICO

O prognóstico é de melhora completa ou acentuada em 70% a 90% dos pacientes em um ano quando a terapia invasiva ou não invasiva for bem indicada. Quando teste de Phalen positivo ou doença bilateral, o prognóstico não é tão bom[1].

REFERÊNCIAS

1. Palladini MC. Tratado de dor neuropática. São Paulo: Atheneu; 2021.
2. Muller M, Tsui D, Schnurr R, et al. Effectiveness of hand therapy interventions in primary management of carpal tunnel syndrome: a systematic review. J Hand Ther. 2004;17:210.
3. Manente G, Torrieri F, Di Blasio F, et al. An innovative hand brace for carpal tunnel syndrome: a randomized controlled trial. Muscle Nerve. 2001;24:1020.
4. Sevim S, Dogu O, Camdeviren H, et al. Long-term effectiveness of steroid injections and splinting in mild and moderate carpal tunnel syndrome. Neurol Sci. 2004;25:48.
5. Walker WC, Metzler M, Cifu DX, Swartz Z. Neutral wrist splinting in carpal tunnel syndrome: a comparison of night-only versus full-time wear instructions. Arch Phys Med Rehabil. 2000;81:424.
6. Smith J, Wisniewski SJ, Finnoff JT, Payne JM. Sonographically guided carpal tunnel injections: the ulnar approach. J Ultrasound Med. 2008; 27:1485.
7. Sevim S, Dogu O, Camdeviren H, et al. Long-term effectiveness of steroid injections and splinting in mild and moderate carpal tunnel syndrome. Neurol Sci. 2004;25:48.
8. Chesterton LS, Blagojevic-Bucknall M, Burton C, et al. The clinical and cost-effectiveness of corticosteroid injection versus night splints for carpal tunnel syndrome (INSTINCTS trial): an open-label, parallel group, randomised controlled trial. Lancet. 2018;392:1423.
9. Nair PP, Wadwekar V, Chakkalakkoombil SV, et al. Comparison of proximal and distal corticosteroid injections for carpal tunnel syndrome. Muscle Nerve. 2020;62:89.
10. Atroshi I, Flondell M, Hofer M, Ranstam J. Methylprednisolone injections for the carpal tunnel syndrome: a randomized, placebo-controlled trial. Ann Intern Med. 2013;159:309.

11. Jarvik JG, Comstock BA, Kliot M, et al. Surgery versus non-surgical therapy for carpal tunnel syndrome: a randomised parallel-group trial. Lancet. 2009;374:1074.
12. Graham RG, Hudson DA, Solomons M, Singer M. A prospective study to assess the outcome of steroid injections and wrist splinting for the treatment of carpal tunnel syndrome. Plast Reconstr Surg. 2004;113:550.
13. Gudin J, Nalamachu S. Utility of lidocaine as a topical analgesic and improvements in patch delivery systems, Postgraduate Medicine. 2020;132:1,28-36.
14. Voute M, Morel V, Pickering G. Topical lidocaine for chronic pain treatment, drug design, development and therapy. 2021;15:4091-103.
15. Wu YT, Ho TY, Chou YC, et al. Six-month efficacy of perineural dextrose for carpal tunnel syndrome: a prospective, randomized, double-blind, controlled trial. Mayo Clin Proc. 2017;92:1179.
16. Fernández-de-Las Peñas C, Ortega-Santiago R, de la Llave-Rincón AI, et al. Manual physical therapy versus surgery for carpal tunnel syndrome: a randomized parallel-group trial. J Pain. 2015;16:1087.
17. Michlovitz SL. Is there a role for ultrasound and electrical stimulation following injury to tendon and nerve? J Hand Ther. 2005;18:292.
18. Page MJ, O'Connor D, Pitt V, Massy-Westropp N. Therapeutic ultrasound for carpal tunnel syndrome. Cochrane Database Syst Rev. 2013. CD009601.
19. Verdugo RJ, Salinas RA, Castillo JL, Cea JG. Surgical versus non-surgical treatment for carpal tunnel syndrome. Cochrane Database Syst Rev. 2008. CD001552
20. Capasso M, Manzoli C, Uncini A. Management of extreme carpal tunnel syndrome: evidence from a long-term follow-up study. Muscle Nerve. 2009;40:86.

16

Tendinite de Quervain

Victor Lopes de Melo

DESTAQUE DO TEMA

1. A tendinite de Quervain é uma doença caracterizada por dor, sensibilidade e edema na região lateral do punho, próximo ao processo estiloide do rádio.
2. Deve-se à compressão dos tendões dos músculos extensor curto do polegar (EPB) e abdutor longo do polegar (APL), localizados no primeiro compartimento extensor do punho.
3. É mais comum em mulheres, dos 30 aos 50 anos.
4. A fisiopatologia envolve degeneração mixoide e depósito de mucopolissacarídeos.
5. O diagnóstico baseia-se na história clínica e em exame físico, com teste de Finkelstein e/ou Eichoff positivos.
6. O tratamento conservador mais eficaz é a infiltração de corticoide.
7. O tratamento cirúrgico também tem alta taxa de sucesso, apesar de maior risco de complicações.

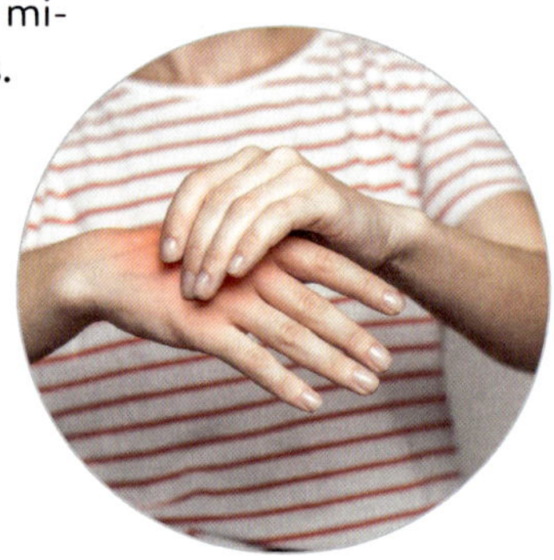

INTRODUÇÃO

A tendinite de Quervain é uma doença caracterizada por dor, sensibilidade e edema na região lateral do punho, próximo ao processo estiloide do rádio. Costuma ser desencadeada por movimentos de lateralização do punho e pode comprometer a função e o uso do polegar. É causada por compressão dos tendões dos músculos extensor curto do polegar (EPB) e abdutor longo do polegar (APL), o que impede seu deslizamento. A função de ambos os tendões é semelhante: o movimento de afastar o polegar da mão, no mesmo plano dela. Essa compressão é provavelmente causada pelo espessamento do retináculo extensor, no primeiro compartimento dorsal do punho. Acredita-se que a dor seja decorrente do pinçamento mecânico dos tendões dentro do túnel osteofibroso onde se localizam, resultando na ativação de nociceptores.

Fritz de Quervain foi o cirurgião suíço que primeiramente descreveu a patologia, em 1895, em um relato de casos. O termo tenossinovite estenosante é frequentemente usado, mas a fisiopatologia da tendinite de Quervain não envolve inflamação. O exame histopatológico evidencia alterações como degeneração mixoide ou mucinosa, metaplasia fibrocartilaginosa e depósito de mucopolissacarídeos na bainha tendínea.

CLASSIFICAÇÃO

A tendinite de Quervain é comumente classificada como lesão por esforço repetitivo (LER) ou distúrbio osteoarticular relacionado ao trabalho (DORT). Diversos autores propuseram modelos complexos nos quais interações entre fatores genéticos, biomecânicos, biofísicos e o perfil psicológico dos pacientes levam ao estabelecimento de LER/DORT. Especificamente no caso da tendinite De Quervain, há quem defenda que, embora o sobreuso possa exacerbar os sintomas, a causa da tendinite pode estar relacionada mais fortemente a fatores genéticos ligados ao sexo, como alterações hormonais que levam à retenção de líquido. Isso poderia justificar o fato de que a prevalência da doença gira em torno de 0,5% em homens e 1,3% em mulheres, sendo mais frequente entre os 30-50 anos.

DIAGNÓSTICO

O diagnóstico é realizado por meio da história clínica e do exame físico. Os sintomas são dor e sensibilidade na região do processo estiloide radial, ocasionalmente referidas para o polegar ou o antebraço. O exame físico pode evidenciar edema e sensibilidade e, mais raramente, crepitação à palpação. O teste de Finkelstein costuma ser positivo e consiste em segurar firmemente o polegar do paciente e proceder rapidamente ao desvio ulnar do punho, provocando dor na topografia do primeiro compartimento extensor. Quando feito de maneira brusca, o teste pode provocar dor mesmo em indivíduos saudáveis. Sugere-se respeitar uma possível limitação de movimento no punho afetado e realizar o teste também no punho saudável como controle negativo. Outro teste comumente aplicado é o de Eichoff, no qual o paciente segura o próprio polegar na palma da mão com os outros dedos enquanto realiza o desvio ulnar do punho de maneira firme. Pacientes com teste positivo deverão referir dor na região do primeiro compartimento extensor. Infelizmente, não existe um teste padrão-ouro ou patognomônico para a tendinite de Quervain. O diagnóstico diferencial deve incluir artrose carpometacarpiana do polegar, neuropatia radial superficial (síndrome de Wartenberg) ou tendinite do segundo compartimento extensor (síndrome da intersecção do antebraço).

TRATAMENTO

O tratamento pode ser conservador ou cirúrgico. O tratamento conservador inclui anti-inflamatórios (AINE), imobilização e infiltração de corticoide no primeiro compartimento extensor do punho. Inicialmente, advoga-se o uso de AINE por até duas semanas associado à imobilização por meio de tala em punho e articulação interfalangeana do polegar por 3 a 8 semanas, durante todo o dia ou pela maior parte do tempo possível. Sabe-se que a imobilização da articulação interfalangeana do polegar não afeta o movimento dos tendões EPB/APL, mas reduz consideravelmente a funcionalidade da mão, levando a uma menor ativação desses tendões.

A infiltração de um corticoide de depósito (como metilprednisolona ou triancinolona) associado a um anestésico local no primeiro compartimento extensor do punho é o tratamento conservador isolado mais eficaz. A taxa de sucesso varia entre 67-93% na literatura. A eficácia das infiltrações é atribuída ao efeito anti-inflamatório do corticoide, porém o mecanismo de ação da medicação não está bem esclarecido, uma vez que a histopatologia da doença não cursa com alterações inflamatórias, e sim degenerativas. Uma hipótese é de que o corticoide pode levar a um enfraquecimento da bainha do retináculo dos extensores, levando a uma deformação e um aumento de volume desse espaço, consequentemente diminuindo a pressão e o pinçamento sobre os tendões nele contido. As possíveis complicações das infiltrações de corticoide incluem infecção, dor pós-procedimento, atrofia da gordura subcutânea, despigmentação da pele ou rotura do tendão. No caso de pacientes diabéticos, deve-se orientar a monitorização cuidadosa da glicemia.

A infiltração pode ser realizada pela palpação de reparos anatômicos (às cegas) ou guiada por ultrassom. A infiltração às cegas não permite a visualização da administração da medicação, e sua dispersão inadequada pode resultar em sintomas residuais ou recidiva precoce da dor. A infiltração guiada por ultrassom possibilita a visualização direta da administração de corticoide, garantindo o depósito de medicação dentro ou ao redor do primeiro compartimento dorsal, aumentando a eficácia e, principalmente, a segurança do procedimento.

A taxa de recorrência da dor após a infiltração de corticoide é maior que 50% após 3-6 meses, e pode-se considerar a repetição da infiltração por mais uma ou duas vezes. Não há consenso sobre a imobilização do punho e do polegar após a infiltração de corticoide. Basar et al.[1] mostrou que a infiltração de corticoide associada a imobilização por 30 dias teve impacto positivo no controle álgico até 12 meses após a intervenção em pacientes não diabéticos. Por sua vez, Ippolito et al.[2] analisaram o uso de talas por 3 semanas após a infiltração de corticoide e não observou nenhum benefício no tratamento.

O tratamento cirúrgico consiste na abertura do retináculo dos extensores e tem uma alta taxa de sucesso, atingindo 95% em alguns estudos. Porém é mais invasivo e associado a maior custo e maior risco de complicações, dentre elas subluxação dos tendões EPB/APL, lesão do nervo radial superficial, lesão vascular e/ou cicatriz hipertrófica. Existem diversas técnicas descritas na literatura, como incisão transversal, longitudinal, em "S", ou liberação endoscópica. Não existe um consenso sobre qual a melhor abordagem, uma vez que não há relação evidente entre o tipo de incisão e o resultado funcional ou o índice de complicações. Quando o tratamento cirúrgico não leva a uma melhora dos sintomas, deve-se considerar outros diagnósticos. A escolha do tipo de tratamento depende, na maioria dos casos, da gravidade e da duração da doença, além da resposta a tratamentos prévios.

CONCLUSÃO

A tendinite de Quervain é uma doença degenerativa que cursa com dor e sensibilidade na região radial do punho e é exacerbada por movimentos repetitivos. É mais frequente em mulheres dos 30 aos 50 anos e seu diagnóstico é clínico. O tratamento conservador mais eficaz é a infiltração de corticoide no primeiro compartimento extensor do punho, idealmente guiado por ultrassonografia. O tratamento cirúrgico, apesar de não ser a primeira opção, também tem alta taxa de sucesso.

REFERÊNCIAS

1. Başar B, Aybar A, Basar G, Başar H. The effectiveness of corticosteroid injection and splint in diabetic de Quervain's tenosynovitis patients: a single-blind, randomized clinical consort study. Medicine (Baltimore). 2021;100(35):e27067.

2. Ippolito JA, Hauser S, Patel J, Vosbikian M, Ahmed I. Nonsurgical treatment of De Quervain tenosynovitis: a prospective randomized trial. HAND. 2020;15(2):215-219.
3. Bosman R, Duraku LS, van der Oest MJW, Hundepool CA, Rajaratnam V, Power DM et al. Surgical treatment outcome of de Quervain's Disease: a systematic review and meta-analysis. Plastic and Reconstructive Surgery – Global Open. 2022;10(5):pe4305.
4. Huisstede BM, Coert JH, Fridén J, Hoogvliet P, European HANDGUIDE Group. Consensus on a multidisciplinary treatment guideline for de Quervain disease: results from the European HANDGUIDE Study. Phys Ther. 2014;94(8):1095-110.
5. Peters-Veluthamaningal C, van der Windt DAWM, Winters JC, Meyboom-de Jong B. Corticosteroid injection for de Quervain's tenosynovitis. Cochrane Database System Rev. 2009; 3.
6. Roh YH, Hong SW, Gong HS, Baek GH. RETRACTED: Ultrasound-guided versus blind corticosteroid injections for De Quervain tendinopathy: a prospective randomized trial. J Hand Surg (European Volume). 2018;43(8):820-4.
7. Suwannaphisit S, Chuaychoosakoon C. Effectiveness of surgical interventions for treating de Quervain's disease: a systematic review and meta-analysis. Ann Med Surg. 2022;77:103620.

Síndrome do canal de Guyon ou síndrome do túnel ulnar

Victor Egypto Pereira
Luiz Severo Bem Junior

DESTAQUE DO TEMA

1. A síndrome do canal de Guyon ou síndrome do túnel ulnar é uma neuropatia rara que pode estar associada a lesões esportivas, lesões ocupantes de espaço ou trauma direto no punho.
2. Os sintomas, na maioria dos casos, são disestesias, dormência e dor na superfície palmar do quinto dedo e na metade medial do quarto dedo, incluindo os leitos ungueais, e pode existir déficit motor isolado ou associado.
3. Esses sintomas frequentemente pioram à noite e são agravados pela flexão e pela extensão vigorosas do punho.
4. O tratamento é na maioria das vezes medicamentoso, associado a fisioterapia.

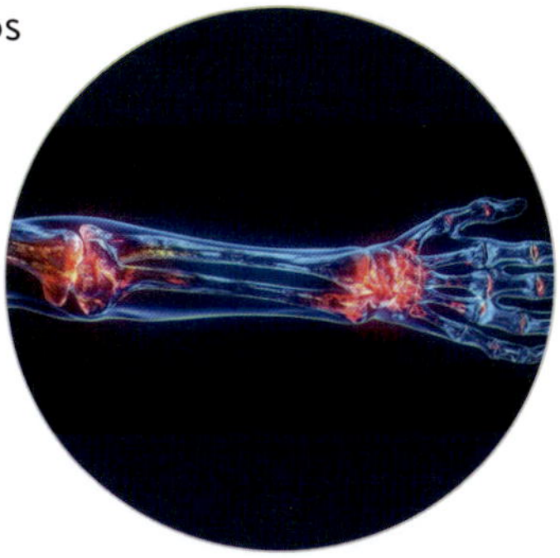

INTRODUÇÃO

Existem principalmente dois locais dos membros superiores nos quais o nervo ulnar é comumente aprisionado: cotovelo e punho. O aprisionamento na altura do cotovelo é o mais comum e habitualmente referido como síndrome do túnel cubital. Em seguida, distalmente, o nervo ulnar pode ser encarcerado na região do punho, em um local conhecido como canal de Guyon. A neuropatia gerada por esse encarceramento é chamada de síndrome do canal de Guyon ou síndrome do túnel ulnar.

EPIDEMIOLOGIA

Muito menos frequente que a síndrome do túnel do carpo, a síndrome do canal de Guyon, apesar de rara, é a segunda mais comum de enclausuramento do nervo ulnar. Ela atinge mais mulheres do que homens e tem associação com ciclistas, pacientes com rápido ganho de peso, artrite reumatoide, doença de Dupuytren e gestantes.

ETIOLOGIA E FISIOPATOLOGIA

Entre as causas mais comuns de compressão do nervo ulnar conforme ele passa pelo estreito canal incluem: lesões esportivas, como quando ciclistas comprimem o canal em contato com o guidão em longos trajetos; lesões ocupantes de espaço, como cistos ganglionares, aneurismas da artéria ulnar e hematomas; trauma direto no punho, como fraturas ósseas em ulna distal e carpo ou contusões na eminência hipotenar proximal; e lesões por movimentos repetitivos.

Derivado principalmente das raízes nervosas C8 e T1 com algumas contribuições menores de C7, o nervo ulnar vem diretamente do fascículo medial do plexo braquial. Após percorrer todo o braço e o antebraço, ao nível do punho, o nervo e a artéria ulnar entram na mão passando pelo canal de Guyon. Ao adentrar esse túnel, proximalmente, há uma grande protuberância ao longo da parede medial – o osso pisiforme – e outra, distalmente, na face lateral: o hâmulo do hamato. O assoalho é constituído pelo ligamento transverso do carpo e o teto, pelo ligamento carpal palmar superficial. No final do canal, o nervo ulnar se bifurca no ramo motor profundo, constituindo a via lateral que cursa profundamente e curva-se de maneira acentuada em sentido lateral e no ramo sensitivo superficial, formando a via medial, que continua no mesmo plano em relação à parte mais proximal do canal.

QUADRO CLÍNICO

Os sintomas são frequentemente piores à noite e agravados pela flexão e pela extensão vigorosas do punho. A depender do ponto dentro do canal em que o nervo ulnar é afetado, a apresentação clínica pode ser diferente. Três zonas de compressão são descritas: compressão do nervo ulnar antes de sua divisão; compressão isolada da divisão motora profunda; e compressão isolada da divisão sensitiva superficial.

Em 30% dos casos, a compressão ocorre na porção proximal do canal, antes da bifurcação nervosa. O paciente apresenta sintomatologia mista – sensitiva e motora. Há perda de sensibilidade, com disestesias, dormência e dor, na superfície palmar do quinto dedo e na metade medial do quarto dedo, incluindo os leitos ungueais. Esses sintomas também podem irradiar proximalmente ao nível do aprisionamento do nervo no antebraço distal. A sensibilidade na eminência hipotenar é geralmente preservada, pois o nervo cutâneo palmar ulnar, que emerge previamente à entrada no canal, não é afetado. Já na perda motora, há fraqueza nos músculos intrínsecos da mão, incluindo mão em garra, podendo ser bastante grave, porque a inervação do flexor profundo dos dedos está preservada.

Em 52% dos casos ocorre encarceramento isolado do ramo motor profundo, portanto, não há perda de sensibilidade cutânea. Os déficits motores são semelhantes aos descritos na lesão proximal. Para atestar se o ramo sensitivo superficial está intacto, deve-se checar o músculo palmar curto, uma vez que a inervação desse pequeno músculo ocorre a partir desse ramo. Havendo contração, supõe-se que essa divisão esteja funcionando, pelo menos de modo parcial. Ocasionalmente, o ramo hipotenar da divisão motora profunda pode ser comprometido de maneira isolada, causando fraqueza apenas nos músculos hipotenares.

Representando 18% dos casos, o aprisionamento afeta somente o ramo sensitivo superficial. Toda função motora é geralmente preservada, e o sinal do palmar curto é ausente (não há contração). A superfície palmar do quinto dedo é a área mais confiável para se examinar a perda de sensibilidade.

EXAME FÍSICO

Coloca-se o punho em leve extensão (ou hiperextensão) e realiza-se compressão digital da porção ulnar do punho imediatamente proximal à prega palmar (teste de compressão do canal de Guyon). O sinal de Tinel, percussão do nervo, e o sinal de Phalen, flexão do punho, também podem ser positivos. Dependendo da localização do comprometimento neural, o paciente pode apresentar fraqueza dos músculos intrínsecos da mão, evidenciada pela incapacidade de abduzir os dedos (o mais afastados possível uns dos outros). Esse sinal é considerado positivo se o paciente não conseguir separar dois ou mais dedos. O dedo mínimo é frequentemente poupado.

DIAGNÓSTICO

É clínico, mas podem ser necessários exames complementares:

- Radiografias simples para descartar processos patológicos ósseos ocultos.

- Ressonância magnética (RM) e ultrassonografia do punho para ajudar a confirmar o diagnóstico e se há suspeita de instabilidade articular ou lesão ocupando espaço.
- Eletroneuromiografia para distinguir de radiculopatia cervical a polineuropatia diabética ou o tumor de Pancoast.
- Avaliações laboratoriais incluindo hemograma completo, nível de ácido úrico, taxa de hemossedimentação e teste de anticorpos antinucleares, para descartar doenças reumatológicas.

QUADRO 1 Diagnósticos diferenciais
Radiculopatia cervical (especialmente C8 ou T1)
Polineuropatia diabética
Tumor de Pancoast
Fratura de estresse da ulna distal
Artrite reumatoide
Síndrome de Wartenberg
Tendinite do músculo flexor radial do carpo
Artrite da articulação carpometacarpiana do polegar
Cisto ganglionar palmar
Artrite do punho
Tenossinovite de Quervain

TRATAMENTO

O tratamento inicial da dor e da incapacidade funcional deve incluir uma combinação de anti-inflamatórios não esteroidais (AINE) ou inibidores da ciclo-oxigenase-2 (COX-2) e fisioterapia. A aplicação local de compressas frias também pode ser benéfica. Os movimentos repetitivos que incitam a síndrome devem ser evitados.

Para pacientes que não respondem a esse passo inicial, após avaliação detalhada, há indicação de infiltração perineural do nervo ulnar no canal de Guyon com um anestésico local e esteroides, de preferência guiado por ultrassonografia para evitar complicações. Se os sintomas ainda persistirem, a exploração cirúrgica e a descompressão do nervo ulnar são indicadas, principalmente se houver uma compressão extrínseca aguda ou em evolução.

REFERÊNCIAS

1. Eberlin KR, Marjoua Y, Jupiter JB. Compressive neuropathy of the ulnar nerve: a perspective on history and current controversies. J Hand Surg Am. 2017;42(6):464-69.
2. Russel SM. The wrist Guyon's tunnel. Examination of peripheral nerve injuries: an anatomical approach, 2th ed. New York: Thieme; 2015. p.57-58.
3. Trescot AM. Ulnar nerve entrapment. In: Peripheral nerve entrapments clinical diagnosis and management. Dallas: Springer; 2016. p.383-96.
4. Waldman SD. Ulnar tunnel syndrome and other disorders of the ulnar nerve at the wrist. In: Waldman's comprehensive atlas of diagnostic ultrasound of painful conditions. Philadelphia: Wolters Kluwer; 2016. p.386-398.
5. Waldman SD. Ulnar tunnel syndrome. In: Atlas of uncommon pain syndromes, 4th ed. Philadelphia: W.B. Saunders; 2019. p.138-42.
6. Waldman SD. Ultrasound-guided injection technique for ulnar tunnel syndrome. In: Comprehensive atlas of ultrasound-guided pain management injection techniques, 2th ed. Philadelphia: Wolters Kluwer; 2020. p.738-57.

SEÇÃO V

Síndromes dolorosas de quadril

18

Osteoartrose do quadril

Alexandra Raffaini
Marcelo Queiroz
Silvia Amália de Melo Moura

DESTAQUE DO TEMA

1. A osteoartrose do quadril, embora de menor prevalência que em joelhos, tem sintomatologia que gera maior comprometimento funcional.
2. A dor é um fator importante de predição de doença com padrão nociceptivo e pode ter ou não componente neuropático com ou sem sensibilização central.
3. A sensibilização central deve ser reconhecida e considerada como um sinal de alerta para um adequado manejo clínico.
4. O tratamento farmacológico se divide em sintomáticos e os que mudam o curso da doença. Ainda há os não farmacológicos e o cirúrgico.

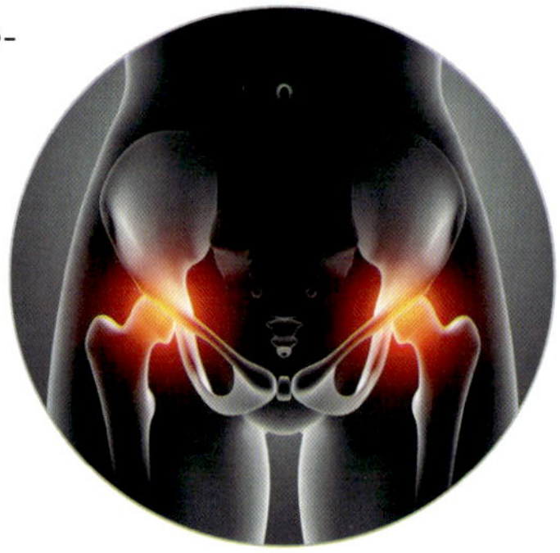

INTRODUÇÃO

A osteoartrite (OA), também conhecida como artrose e/ou osteoartrose, é definida como uma insuficiência da cartilagem articular, de origem multifatorial, que acarreta um desequilíbrio entre a degradação e a síntese da cartilagem articular e do osso subcondral. A dor é a principal queixa, e serve como um preditor de disfunção física e fraqueza muscular; portanto, traz consigo um poder de predição à evolução futura da doença, o que faz seu tratamento ser de suma importância[1].

Além das queixas álgicas, observa-se também rigidez, crepitação óssea, atrofia muscular, alguns casos se associando a deformidades articulares[1]. Radiologicamente, observa-se a formação de osteófitos (crescimento anormal do tecido ósseo sobre uma articulação), esclerose do osso subcondral e formações císticas[2]. Embora exista uma relação fraca entre imagem radiológica e escore álgico, articulações dolorosas apresentam mais patologia estrutural em relação às não dolorosas.

Segundo a Organização Mundial da Saúde, é a quarta causa de incapacidade de trabalho para as mulheres e a oitava entre os homens, gerando um impacto socioeconômico relativamente alto. Em relação à prevalência, a partir dos 70 anos, 85% dos indivíduos apresentam alterações ao exame de imagem, aos 30 anos, 35% já possuem alguma evidência de osteoartrose em joelho e quadril, ainda que de sintomatologia pobre[1,3,4].

A articulação do quadril é a maior de ajuste esférico do corpo; adaptada para suportar o peso corporal; sobrecargas como a obesidade relacionam-se ao acometimento dessa articulação. Estudos identificaram que a OA de quadril atinge cerca de 20% das pessoas acima de 55 anos; e, apesar de ser menos comum que a apresentada no joelho, seus sintomas são mais graves e geram um maior acometimento funcional[3,5].

ANATOMIA

A articulação coxofemoral é a maior articulação de ajuste esférico do corpo humano, adaptada para suportar o peso do corpo ao mesmo tempo que mantém uma versatilidade de movimentos nos membros inferiores, tais como: flexão, extensão, rotações, adução e abdução[6].

A estabilidade e os movimentos articulares são realizados por um arquétipo de estrutura constituída por cápsulas articulares, ligamentos, bursas, tendões e músculos que vão dar suporte a esta articulação de grande porte[4].

A cabeça do fêmur, extremidade do osso longo da coxa, se encaixa na cavidade acetabular do osso pélvico, cujas junções são revestidas por uma cartilagem hialina, lisa e polida que permite o fácil deslize entre as estruturas com ausência de dor. A articulação é revestida pela cápsula articular composta por uma estrutura firme e fibrosa, com revestimento interno pela sinóvia, tecido com capacidade de excreção do líquido sinovial que lubrifica as estruturas articulares[4,6].

A estrutura ainda é estabilizada por poderosos grupamentos musculares que cruzam a articulação. No colo femoral, na região mais lateral, situa-se o trocanter maior e nele se insere a maioria dos músculos glúteos. Medialmente, no trocanter menor se insere o grupamento responsável pela flexão do quadril[4].

A inervação da cápsula articular é complexa e não totalmente elucidada. Sabe-se que a região posterior contém grande parte da inervação sensitiva, com considerável contribuição dos ramos dorsais e acessórios do nervo obturatório. Contudo, pode haver contribuições mais significativas de ramos do nervo femoral, ramos anteriores do nervo glúteo superior, ramos articulares do nervo quadrado femoral e ramos diretos do ciático[7].

FISIOPATOLOGIA

Toda a articulação é afetada com a osteoartrose (cartilagem, membrana sinovial, meniscos, tendões, ligamentos e ossos), porém a maior característica dessa doença é a afecção da cartilagem. É definida por alguns autores como um estado de insuficiência osteocartilaginosa, em que há intensa atividade metabólica da cartilagem[4,8].

Camanho et al. relatam que este desequilíbrio entre síntese e degradação da cartilagem e osso subcondral pode ter origem em fatores mecânicos e hereditários, bem como inflamatórios. Contudo, os fatores mecânico e inflamatório são os mais prevalentes[4,8].

A associação entre obesidade e idade com a osteoartrose de quadril apresenta relações fisiopatológicas mecânicas justificadas pelo desbalanço entre alinhamento e carga, bem como por serem fatores pró-inflamatórios[4,8].

A dor é um fator importante de predição da doença, tem componente nociceptivo e pode possuir preditores neuropáticos, com ou sem sensibilização central. Apesar de a cartilagem não ser inervada, o componente álgico pode ser oriundo do processo inflamatório articular associado a um aumento da pressão intraóssea por congestão vascular subcondral, crescimento de osteófitos, fibrose capsular, contratura e fraqueza muscular[8,9].

A inflamação da articulação pode causar uma neurite dos ramos pericapsulares, na qual a afecção do nervo safeno ou de alguns ramos do obturador justificariam a dor reflexa no joelho, enquanto dores cutâneas seriam oriundas de uma neurite reflexa do nervo cutâneo femoral. Associado ao componente inflamatório, um componente compressivo do ramo articular do nervo femoral poderia também ser responsável por completar o componente neuropático[7,9].

Paris et al. estudaram o processo de sensibilização central e observaram que, nas dores artríticas, houve uma ativação de áreas cerebrais semelhantes à de pacientes com dor crônica, que são regiões do sistema límbico cuja relação é estreita com o processo afetivo. Dados semelhantes encontrados por outros autores que observaram a ativação límbica mais intensa nas formas artríticas em relação aos que possuíam dores intermitentes demonstram nuances de uma sensibilização central nesta afecção[10,12].

QUADRO CLÍNICO

A osteoartrose apresenta-se clinicamente por dor, rigidez, crepitação óssea e atrofia muscular; e em casos mais graves com deformidades e intensa limitação funcional[1]. Pode-se apresentar com frequência episódios de agudização da doença que cursam com derrame articular, dor ao repouso e rigidez matinal[11].

A dor articular é o sintoma mais importante, sendo um protótipo de dor nociceptiva. A cartilagem não é inervada, então, quando ocorre, pode se associar a sinovite e com o grau de destruição da articulação, devendo, portanto, ser considerada como um sinal de alarme. Ainda assim, apresenta diversas variações em sua clínica, podendo ser intermitente ou constante, associada ou não a um componente neuropático e/ou de sensibilização central[4,9].

As dores decorrentes da afecção da articulação coxofemoral podem se iniciar na região inguinal ou nas nádegas, irradiando até a face medial das coxas e joelhos; inclusive, a dor pode ser referida até a região testicular e grandes lábios. Em caso de maior progressão de doença, as dores dificultarão qualquer movimento. Alguns questionários já foram validados para uma avaliação mais multidimensional do quadril como questionário da dor de McGill. Fatores externos como temperatura e estado emocional também podem influenciar na percepção álgica, principalmente para dor de característica espontânea, pois um processo de sensibilização já pode estar estabelecido[10,12,13].

É importante que o estado de sensibilização central seja considerado como um sinal de alerta[11]. Neste momento, o processo álgico já não mais se correlaciona com o grau de degradação articular e há manutenção da dor, independentemente do processo que a originou. Fase na qual surgem a hiperalgesia e a alodínia na região tegumentar e profunda, podendo estar associada a um aumento do campo álgico[10,11].

EXAME FÍSICO

A dor à mobilização do quadril é a característica mais consistente do exame físico. A manobra de mobilização pode desencadear dor e irradiação mais frequentemente para a região da virilha, porém também pode ter irradiação para a região anterior da coxa. Mais raramente a irradiação ocorre para a região lateral ou posterior do quadril[14].

Outra característica marcante é a perda de mobilidade do quadril, que geralmente se inicia pela perda de rotação interna. Por vezes o paciente pode apresentar dificuldades no exame físico para retirar/calçar sapatos e meias.

Pode ocorrer claudicação decorrente da artrose mais avançada, com marcha em rotação externa do membro inferior acometido. Em casos mais avançados, o processo de inibição artrogênica e perda de massa e desequilíbrio muscular pode causar insuficiência da musculatura abdutora do quadril, com manobra de Trendelenburg positiva. Nos casos de destruição óssea avançada, também pode ocorrer encurtamento do membro inferior acometido e obliquidade pélvica[14].

TRATAMENTO

Podemos dividir os tratamentos em não farmacológicos, farmacológicos intervencionistas e cirúrgicos[15].

A atividade física se destaca entre os não farmacológicos. Diversos estudos têm relacionado este tratamento com ganhos à força muscular, alongamento e/ou melhora da capacidade cardiovascular, e isto tem trazido maior qualidade de vida aos indivíduos ativos e portadores desta doença. Exercícios fisioterápicos que focam em um equilíbrio postural, sejam no meio aquático ou terrestre, também mostraram benefícios, todos sempre respeitando as limitações e capacidades funcionais dos pacientes[15].

Os tratamentos farmacológicos se dividem entre os que mudam o curso da doença e os sintomáticos. Os de ação mais rápida, que servem para controlar os sintomas, são os anti-inflamatórios não hormonais e os corticoesteroides. Os opioides devem ser considerados em casos de dor refratária, a preferência é para o uso de opioides fracos em relação aos fortes, pois os últimos não apresentam efeito analgésico mais significativo e se associam a maiores efeitos colaterais[15].

Os que mudam o curso da doença têm ação mais lenta. São eles: ácido hialurônico, condroitina, diacereína e glucosamina. Podem ser de uso tópico, oral intra-articular e injetável (sistêmico). São drogas que atuam em vias diferentes no equilíbrio da síntese e degradação da cartilagem. O ácido hialurônico suplementa a viscoelasticidade do líquido sinovial e a manutenção desta garante mobilidade articular, além de proteção dos receptores de dor, células e tecidos articulares. No mercado existem preparados de baixo, médio e alto peso molecular, não havendo um consenso na literatura sobre quais seriam mais eficientes para melhor tratamento[15].

A diacereína tem a principal forma de atuação na inibição de fatores inflamatórios e uma ação anabólica menos pronunciada, porém presente; sua administração é via oral na dosagem 100 mg/dia; o efeito colateral de alterar o peristaltismo intestinal deve ser levado em consideração. Pode ser administrada a pacientes com insuficiência renal e cardíaca[15].

A glucosamina tem um mecanismo anabólico ao participar, como substrato, da síntese das glicosaminoglicanas (GAG), proteoglicanas e hialuronato da cartilagem articular. Além disso, parece inibir os efeitos de degradação exercidos por vias inflamatórias. Para a glucosamina sintética, a dose diária é de 1.500 mg/dia[15].

O sulfato de condroitina é uma GAG presente na cartilagem hialina. É uma molécula grande que é quebrada quando absorvida pelo intestino e tem glucosamina em sua estrutura. O provável mecanismo de ação ocorre por estimulação direta da cartilagem e inibição de vias de degradação. Sua dosagem é de 1.200 mg/dia. Ainda que apresente glucosamina em sua estrutura, a associação com esta droga mostrou-se eficiente para situações de dor de intensidades moderadas a severas em comparação com o grupo placebo[15].

Diante disso, alguns autores têm dividido de maneira didática o ácido hialurônico como um medicamento que tem ação predominante na dor e função do paciente com artrose; enquanto a diacereína e a glucosamina sintética agem como retardadores da osteoartrose[15].

O objetivo do tratamento cirúrgico é aliviar a dor do paciente e melhorar a função articular. Tem como indicação quadros de artrose avançada, com sintomatologias diversas, como, por exemplo: dor que prejudica atividades da vida diária, dor em repouso, dor noturna, dor que requer uso de medicamentos, prejuízo da função, limitação de mobilidade, limitação da capacidade de deambular e outras. Basicamente, a dor e a função são os fatores principais para indicação cirúrgica, muito mais importantes que o grau de artrose nos exames de imagem[14].

A artroplastia total de quadril, também conhecida como prótese de quadril, é o padrão ouro de tratamento da artrose avançada de quadril. Consiste na substituição da articulação desgastada por uma articulação artificial. Realiza-se a ressecção da cabeça femoral e a raspagem da cartilagem acetabular, colocando-se no fêmur uma haste com uma cabeça encaixada e na bacia uma cúpula. O contato entre a cabeça e a cúpula permitem movimento[14].

Essa cirurgia pode ser realizada por diversas vias de acesso, cada uma com vantagens e desvantagens específicas. Atualmente é uma cirurgia com baixo risco de complicação e grande ganho de qualidade de vida[14].

Métodos cirúrgicos e anestésicos contemporâneos com protocolos *fast-track* têm proporcionado recuperação muito mais rápida, com pouca dor e alta hospitalar precoce[14].

RESUMO PRÁTICO

A dor é um preditor na disfunção física e força muscular na articulação coxofemoral.

A principal característica do exame físico é a dor à mobilização do quadril.

Sinais de alarme para sensibilização central, como alodínia e aumento do campo álgico, devem ser identificados, para melhor manejo.

Técnicas não farmacológicas associadas a farmacológicas fazem parte do escopo de tratamento clínico.

O ácido hialurônico tem ação predominante na dor e função do paciente com artrose; enquanto a diacereína e a glucosamina sintética agem como retardadores da osteoartrose.

Dor e funcioabilidade são os preditores para indicação para o tratamento cirúrgico.

REFERÊNCIAS

1. Frontera W, Dawson M, Slovik DM. Exercício físico e reabilitação. Porto Alegre: Artmed, 2001.
2. Duarte VS, et al. Exercício físico e osteoartrose: uma revisão sistemática. Fisioterapia em Movimento,193-202, jan-mar. 2013.
3. 3 Ricci NA, Coimbra IB. Exercício físico como tratamento na osteoartrite de quadril: uma revisão de ensaios clínicos aleatórios controlados. Rev Bras Reumatologia. 2006;46(4):273-280.
4. Souza ES, et al. Fatores biomecânicos do joelho e quadril como causa de osteoartrite. Disponível em: file:///D:/D/COMPROVANTES/401-633-1-PB.pdf. Acesso em: 26 dez. 2018.
5. Silveira GV. Acupuntura na osteoartrose. IV Congresso Brasil de Medicina Chinesa. 2015. Disponível em: https://docplayer.com.br/11240837-6-22-2015-prof-gustavo- vilelada-silveira-msc.html. Acesso em: 29 dez. 2018.
6. Klippel JH, Dieppe PA. Rheumatology, 2a ed. Mosby, The hip; 1998. 4(10):1-10.8.
7. Birnbaum K, Prescher A, Hebler S, et al. The sensory innervation of the hip joint: an anatomical study. Surg Radiol Anat. 1997;19:371-5.
8. Perrot S. Dor de osteartrose: fisiopatologia, diagnóstico e gerenciamento. Disponível em: http://www.aped-dor.org/13_Formatted_Portuguese.pdf. Acesso em: 30 dez. 2018.
9. Camanho GL. Tratamento da osteoartrose do joelho. Rev Bras Ortop. 2001;36(5).
10. Parks EL, Geha PY, Baliki MN, Katz J, Schnitzer TJ, Apkarian AV. Brain activity for chronic knee osteoarthritis: dissociating evoked pain from spontaneous pain. Eur J Pain. 2011;15:843.
11. Rezende MU, Campos GC. A osteoartrite é uma doença mecânica ou inflamatória? Rev Bras Ortop. 2013;48(6):471-474.
12. Kulkarni B, Bentley DE, Elliott R, Julyan PJ, Boger E, Watson A, et al. Arthritic pain is processed in brain areas concerned with emotions and fear. Arthritis Rheum. 2007;56(4):1345-54.
13. Neto MG, et al. Estudo comparativo de capacidade funcional e qualidade de vida entre idosos com osteoartrite de joelho obeso e não obesos. Disponível em: http://www.scielo.br/pdf/rbr/v56n2/pt_0482-5004-rbr-56-02-0126.pdf. Acesso em: 30 dez. 2018.
14. Rezende M. Tratamento medicamentoso da osteoartrose do joelho. Rev Bras Ortop. 2009;44(1).
15. Rezende MU, Gobbi RG. Tratamento medicamentoso da osteoartrose do joelho. Rev Bras Ortop. 2009;44(1):14-9.

19

Dor sacroilíaca

Jackson Davy da Costa Lemos

DESTAQUE DO TEMA

1. A articulação sacroilíaca (ASI) é a maior articulação sinovial presente no corpo humano.
2. Tem como função primordial a estabilidade, através da atenuação da sobrecarga mecânica do esqueleto axial em direção aos membros inferiores.

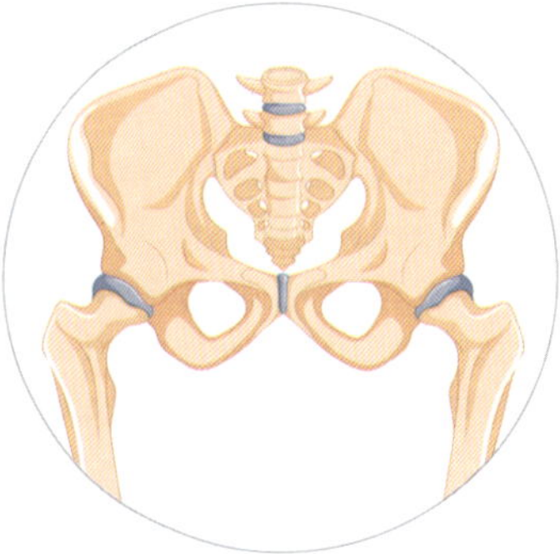

INTRODUÇÃO/DEFINIÇÃO

A articulação sacroilíaca (ASI) é uma articulação diartrodial, formada pela união do osso ilíaco e do sacro, o que confere um formato auricular a essa estrutura. Essas duas superfícies ósseas são irregulares e possuem uma conformação que permitem um firme acoplamento, proporcionando uma maior estabilidade articular. Seu terço anterior é formado por uma articulação sinovial verdadeira, enquanto seus dois terços posteriores são formados por uma coesa rede de ligamentos, que estabiliza a articulação e limita o alcance do movimento articular, que é considerado mínimo, por volta de 2-4 mm em todos os seus planos. A cartilagem do osso do sacro é duas vezes mais espessa que a do osso ilíaco, e esse achado explica o porquê das alterações degenerativas do lado sacral aparecem 10 a 20 anos depois das alterações que acometem a superfície do ilíaco.

Várias outras estruturas, como os músculos piriforme, glúteo máximo, bíceps femoral e a fáscia toracolombar também são responsáveis por manter a estabilidade articular. Algumas condições podem alterar essa configuração original, por exemplo, em mulheres gravídicas, em que as alterações hormonais favorecem a frouxidão ligamentar, permitindo maior mobilidade da articulação, que é uma condição favorável ao parto. Em contrapartida, indivíduos do sexo masculino possuem um complexo ligamentar mais consistente, diminuindo a mobilidade da superfície articular. Alterações estruturais relacionadas à idade também estão implicadas com o grau de mobilidade da articulação[1,2].

A inervação da ASI ainda é controversa na literatura, e a maioria dos autores concorda que as raízes dorsais de L4-S3 são responsáveis pela maior parte da inervação da porção posterior da articulação, bem como de seus ligamentos, podendo ter contribuição de ramos de L3 e S4. Já a parte anterior é inervada por ramos de L2-S2. Variações individuais podem ocorrer[1,3].

EPIDEMIOLOGIA/ETIOLOGIA

Dor na ASI é uma queixa bastante comum entre os pacientes que se apresentam com dor lombar baixa (DLB) e uma das principais causas de incapacidade no mundo, gerando um impacto negativo na qualidade de vida dos pacientes que se apresentam com essa condição clínica. Dentre os pacientes com queixa de dor lombar baixa, uma parcela significativa desses casos envolve a ASI, estimando-se

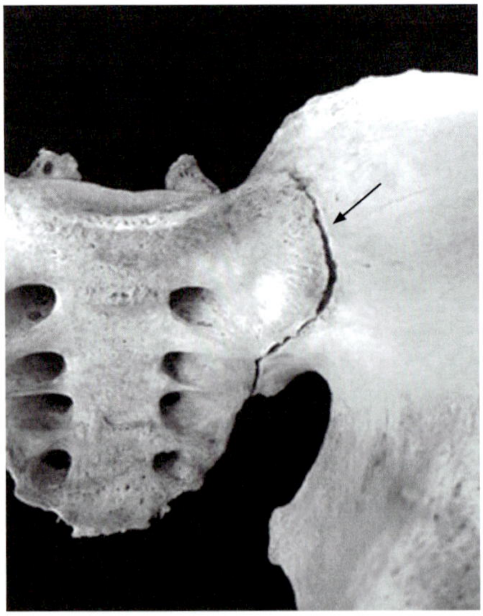

FIGURA 1 Articulação sacroilíaca (seta).

uma prevalência de 16-35% dos casos. A prevalência é igual e independente de sexo ou raça.

Disfunção da ASI é uma causa comum de DLB em atletas, especialmente em esportes nos quais são realizados movimentos repetitivos ou quando o atleta é submetido a um desbalanço de forças. Outros fatores de risco também incluem gravidez, obesidade, sedentarismo, assimetria de membros inferiores, hipermobilidade, anormalidades da marcha, trauma direto sob a articulação, doenças degenerativas articulares e condições de inflamação sistêmica, como observado em algumas doenças reumatológicas. Outro fator de risco crescente nessa população é a artrodese lombar ou lombosacra prévias, que resultam em alterações degenerativas na articulação em 40-75% dos pacientes após 5 anos do procedimento. Esse quadro é consequente à sobrecarga imposta à ASI após o procedimento de artrodese[2].

As causas de dor sacroilíaca podem ser variadas, portanto, de maneira simplificada, essas causas podem ser divididas em intra e extra-articulares. Dentre as causas intra-articulares destacam-se artrites e infecções. Por outro lado, as causas extra-articulares incluem dor miofascial, entesopatia, fraturas e lesões ligamentares. As causas extra-articulares representam a causa mais comum de dor sacroilíaca[4].

QUADRO CLÍNICO

Dor sacroilíaca pode se manifestar com um quadro de dor uni ou bilateral, frequentemente sendo descrita como lancinante, em pontada ou em peso, localizada em topografia inferior do dermátomo de L5, podendo haver irradiação para nádega, virilha e membros inferiores ipsilateral e não associado a sintomas, como dormência ou parestesia. A região posterior e lateral da coxa são as áreas mais comuns de irradiação da dor nos membros inferiores, podendo estender-se para a região distal da perna e do pé, embora sendo pouco frequente o envolvimento de áreas abaixo do joelho. A dor frequentemente é localizada em uma topografia distal e medial à espinha ilíaca posterossuperior. No entanto, sintomas axiais acima do nível de L5 devem ser avaliados como sendo outra etiologia que não dor sacroilíaca (Figura 2)[2,5,6].

Geralmente os pacientes relatam dor lombar baixa que piora em algumas circunstâncias, como manter-se sentado por tempo prolongado, inclinar-se para a frente, levantar-se de um assento, deitar-se sob o lado afetado, subir escadas ou após uma caminhada prolongada.

É importante lembrar que a dor proveniente da ASI e a dor originada de outros componentes extra-articulares podem se sobrepor e eventualmente ser um fator confusional, conduzindo a um diagnóstico equivocado (Tabela 1)[3].

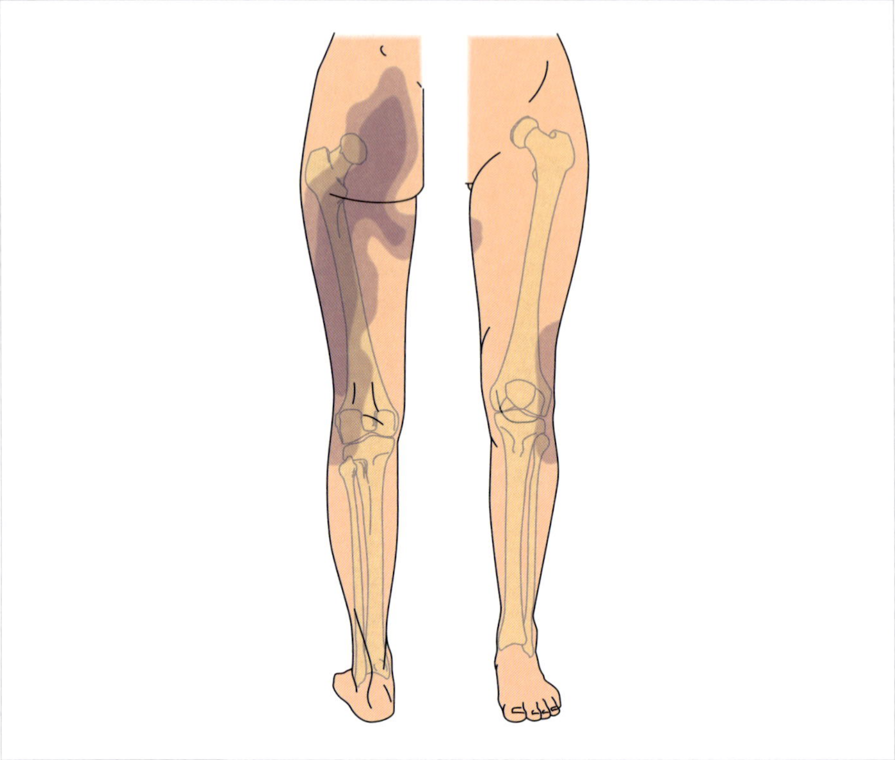

FIGURA 2 Padrão típico da apresentação da dor relacionada à sacroilíaca.

TABELA 1 Diagnóstico diferencial de dor lombar unilateral

Fratura
Úlcera gástrica
Osteoartrite de quadril
Idiopática
Infecção (pélvica, osteomielite ou discite)
Hérnia discal
Neoplasia/metástase (próstata, mieloma múltiplo etc.)
Doença pélvica (prostatite, endometriose etc.)
Doença renal
Disfunção de sacroilíaca
Sacroileíte e/ou espondiloatropatia inflamatória

DIAGNÓSTICO

Um dos maiores desafios para o manejo de dor sacroilíaca é a complexidade em realizar seu diagnóstico. A complexidade anatômica da ASI e a possibilidade de a dor ser proveniente de múltiplas fontes podem tornar seu diagnóstico desafiador. Portanto, uma história clínica minuciosa e os achados clínicos obtidos no exame físico são úteis para descartar algumas patologias que podem mimetizar dor originada na ASI, como dor lombar discogênica, tumores, patologias da articulação do quadril, síndrome miofascial ou dor proveniente de patologias ginecológicas, gastrointestinais ou do trato urinário. Condições inflamatórias sistêmicas devem ser investigadas com exames radiológicos apropriados e testes laboratoriais específicos em casos de pacientes com história clínica dúbia ou achados clínicos sugestivos de espondiloartropatia[1,4].

O exame clínico de um paciente com suspeita de disfunção e dor em ASI inicia com uma avaliação do padrão da marcha, do modo como se senta, bem como da forma como se levanta, mensuração do comprimento de membros inferiores, inspeção da coluna lombar para descartar deformidades que possam cursar com dor sacroilíaca secundária, além de uma série de exames provocativos da ASI[7].

A articulação deve ser palpada com intuito de delimitar a área de dor. Exame neurológico deve sempre ser realizado com o intuito de descartar outras patologias, e em casos de disfunção sacroilíaca o exame clínico neurológico e a força muscular não apresentam alterações. Do mesmo modo, queixas de disfunções vesicais ou intestinais associadas a alterações de força muscular devem ser conduzidas como emergência neurológica.

O comprimento das pernas deve ser medido e avaliado se há assimetria entre elas, pois alterações de comprimentos podem sobrecarregar a ASI. Um exame físico dinâmico, como o teste de Trendelenburg e a avaliação da marcha, podem ser úteis nesse caso.

O exame físico específico visa à realização de testes provocativos para sobrecarregar a ASI e auxiliar no diagnóstico. Os mais comumente realizados são FABER, distração, empuxo da coxa, compressão e manobra de Gaenslen. Esses testes, quando usados em combinação, têm alto grau de sensibilidade (91%) e especificidade (78%). Quando três ou mais dos cinco testes são positivos, ou seja, reproduzem a dor do paciente, a ASI pode ser considerada a causa da dor. Dentre os exames positivos, um deles deve ser empuxo da coxa ou teste de compressão. Por outro lado, se todos os testes forem negativos, podemos desconsiderar a dor como sendo originada na ASI e buscar por diagnósticos diferenciais[1,5,6].

- Manobra de Faber: paciente em posição supina, joelho ipsilateral fletido a 90 graus e o quadril rotacionado externamente, repousando o pé ipsilateral sobre o joelho contralateral. O examinador pressiona a espinha ilíaca anterossuperior contralateral contra a mesa e empurra o joelho fletido no sentido da mesa. O teste é considerado positivo se o paciente refere dor na ASI do mesmo lado do joelho fletido. Quando o paciente remete dor em região da virilha, é sugestivo de patologias do quadril. O teste de Faber é o exame com maior sensibilidade quando executado corretamente.

- Teste de empuxo da coxa (teste de cisalhamento posterior): paciente em posição supina. Quadril e joelho do lado afetado são flexionados em 90 graus, enquanto o outro membro se mantém neutro repousando sobre a mesa. O examinador pressiona a coxa fletida contra a mesa ao longo do eixo do fêmur. Paciente refere dor na perna manipulada.
- Teste de Gaenslen: paciente em decúbito dorsal próximo à borda da mesa. O membro do lado afetado fica pendente para fora da mesa, enquanto o outro membro mantém flexão do quadril e do joelho em direção ao tórax. O examinador aplica uma pressão sobre a perna fletida e uma contraforça é aplicada ao joelho da perna pendente em direção ao solo. O teste é considerado positivo quando a dor é reproduzida no lado afetado.
- Teste de compressão: paciente em decúbito lateral com o lado afetado para cima. O examinador aplica uma força para baixo na crista ilíaca anterossuperior. O paciente relata dor na ASI do lado onde a força foi aplicada.
- Teste de distração: paciente em posição supina. Com a palma da mão e mantendo o cotovelo estendido, o examinador aplica uma força posterolateral contínua em ambas as espinhas ilíacas anterossuperiores, com o intuito de causar uma disjunção na ASI. O teste é considerado positivo quando o paciente relata dor na área da articulação acometida.

Embora sejam considerados testes específicos, as manobras citadas podem apresentar uma alta taxa de casos falso-positivos em decorrência da dificuldade em diferenciar a dor decorrente de uma patologia intra ou extra-articular por meio do exame físico, diminuindo a confiabilidade do exame. Existe uma ampla variação na sensibilidade e na especificidade de cada teste individualmente e em geral se apresentam com baixos valores preditivos positivos e altos valores preditivos negativos. Portanto, os testes provocativos de ASI são mais úteis para descartar disfunção sacroilíaca do que para diagnosticar essa condição[1].

Outra avaliação que pode ser útil para o diagnóstico é solicitar ao paciente que aponte a pior área de dor com apenas um dedo (Teste "*Fortin Finger*"). Geralmente, pacientes com dor sacroilíaca apontam para um local na região lombar, fora da linha média da coluna vertebral, essencialmente para a ASI. Esse ponto é abaixo da espinha ilíaca posteroinferior e na região do sulco sacroilíaco[7].

Exame radiológico/laboratorial

Exames de imagens têm pouca contribuição no diagnóstico de dor sacroilíaca, visto que na maioria das vezes se mostram inconclusivos. Em algumas situações específicas torna-se necessária a realização de imagens para descartar algumas afecções, como fraturas, malignidade ou infecções[6]. Ressonância magnética ou tomografia computadorizada pode ser útil para auxiliar no diagnóstico diferencial de dor sacroilíaca, como mieloma, estenose de canal medular, fraturas de pelve, herniação discal e bursites trocantéricas. Estudos com ressonância magnética são preferíveis em situações que apresentem sintomas neurológicos ou dor radicular. Esse tipo de exame também pode detectar edema antes do surgimento das alterações ósseas vista na tomografia, além ser ideal para avaliar danos em ligamentos e tecidos moles. Estudo tomográfico é mais sensível para avaliar alterações de estruturas ósseas, além de ser útil para identificar processo degenerativo da ASI através de alterações, como sombra gasosa, erosão, osteófitos, redução do espaço articular e esclerose.

Outra modalidade de exame de imagem que pode ser utilizada é a tomografia computadorizada por emissão de pósitrons. Esse exame é útil para identificar e mapear áreas com atividade metabólica anormal, além de ter se mostrado superior à ressonância magnética para detectar espondilose[2].

Em uma avaliação inicial, radiografia de coluna lombar e pelve pode ser realizada. Essas imagens podem descartar outras fontes de dor lombar baixa a simular dor sacroilíaca, incluindo osteoartrose de quadril, espondilose lombossacral e espondilolisteses. O momento ideal para a realização do exame depende da condição de apresentação clínica do paciente ou da presença de sinais de alarme ao exame físico. Em geral dores que se apresentam há menos de 6 semanas não necessitam ser avaliadas por exames de imagens. Em casos nos quais o paciente será submetido a terapia intervencionista é importante considerar um estudo radiológico prévio à infiltração.

Exames laboratoriais não apresentam benefício diagnóstico, com raras exceções, como em caso de sacroileíte aguda, que normalmente se revela com quadro de dor e febre. Caso seja suspeita, VHS e PCR devem ser solicitados, além de cultura do aspirado articular[3].

Bloqueio diagnóstico/terapêutico

A realização de um diagnóstico confiável torna-se desafiador por causa da ausência de sinais patognomônico no exame clínico, da baixa evidência no uso do diagnóstico por imagem, associado ao fato de que os testes provocativos não são confiáveis quando realizados isoladamente. Portanto, a injeção intra-articular com anestésico local (com ou sem esteroide) mostra-se útil para diagnóstico e para tratamento.

Para minimizar injeções desnecessárias, diversos autores sugerem que apenas pacientes com três ou mais testes provocativos positivos devem ser eleitos para realizar o procedimento diagnóstico.

Historicamente, as injeções eram realizadas sem o auxílio de imagem, baseadas apenas em aspectos anatômicos e palpação. Atualmente, métodos guiados por imagem, como ultrassonografia ou fluoroscopia, mostraram-se confiáveis para realizar os procedimentos de infiltração em ASI, sendo a técnica fluoroscópica a de melhor precisão. A principal limitação do uso da ultrssonografia guiada é a impossibilidade de realizar artrografia.

Previamente à realização do procedimento, o paciente deve ser avaliado quanto ao escore de dor, geralmente utilizando escala verbal numérica, para comparação pós-intervenção[7].

O exame é realizado preferencialmente com o auxílio de fluoroscopia, e o uso de contraste deve ser utilizado para confirmar o adequado posicionamento da agulha no espaço intra-articular (artrografia). Por conta de pequeno tamanho do espaço articular, em geral utiliza-se pequenas quantidades de contraste, em média 0,25 mL, para permitir que maior quantidade de anestésico local seja utilizado no bloqueio. Após confirmação, 1-2 mL de anestésico local são injetados no espaço intra-articular. Ao fim do procedimento, o paciente deve ser reavaliado quanto à intensidade de dor, bem como nos dias consecutivos. Além disso, deve ser orientado a não fazer uso de medicações analgésicas nem fazer compressa morna ou fria no sítio de punção. É importante que o paciente seja encorajado a não ficar restrito ao leito[3,7].

Ainda há controvérsias na literatura quanto à realização de bloqueio único ou duplo, com o intuito de aumentar a precisão do teste, usando dois tipos diferentes de anestésico local. Em caso de bloqueio duplo, considera-se teste positivo quando ocorre redução da intensidade de dor em pelo menos 70%; quando realizado um único bloqueio, considera-se pelo menos 75% de alívio de dor.

Caso o paciente apresente redução de 50-75% dos escores de dor, a ASI ainda deve ser considerada como uma das maiores fontes de dores do paciente e avaliações futuras devem ser benéficas. Nos casos em que o paciente apresenta redução da dor menor que 50%, o diagnóstico é excluído e outras opções devem ser consideradas.

A Associação Internacional para o Estudo de Dor (IASP) considera o diagnóstico de disfunção sacroilíaca como um quadro de dor na área da ASI, reproduzível com manobras provocativas, e ela deve ser aliviada com a injeção de anestésico local intra-articular ou através de rizotomia dos ramos laterais sacrais, sendo essa técnica ainda controversa[6].

TRATAMENTO

O tratamento de dor sacroilíaca requer uma abordagem multidisciplinar e consiste na utilização de técnicas conservadoras (tratamento farmacológico, terapia cognitivo-comportamental, medicina manual, exercícios, terapia de reabilitação e, se necessário, avaliação psiquiátrica) e intervencionistas[8].

Tratamento conservador

Direcionado para o tratamento da causa e do controle de dor:

- Fisioterapia: as intervenções fisioterapêuticas incluem: terapia manual (manipulação e mobilização), uso de órtese, massagem, educação do paciente, condicionamento aeróbico, exercício repetitivos, modalidades eletroterapêutica, como estimulação elétrica transcutânea (TENS), ultrassom e calor. Essas modalidades fisioterapêuticas foram significativamente efetivas em reduzir a dor associada à disfunção da ASI, além de uma melhora notável na restauração da simetria pélvica e da incapacidade funcional. Quando comparada aos outros tipos de intervenção, a manipulação mostrou-se a mais eficaz para reduzir a dor e melhorar a funcionalidade[9].
- Modificações do estilo de vida
- Terapia farmacológica: o tratamento farmacológico com analgésicos simples deve ser considerado. Relaxantes musculares e anti-inflamatórios não esteroidais (AINEs) também podem ser efetivos, tendo como alvo o componente miofascial e inflamatório da dor. Antidepressivos tricíclicos podem ser utilizados, mas com baixo nível de evidência[3,2,5]. Geralmente o tratamento conservador é realizado por um período de 6 semanas. Se ao fim desse período o paciente não obtiver melhora dos sintomas, outras opções terapêuticas devem ser consideradas[2].

Tratamento intervencionista

Injeção intra-articular

Consiste na injeção intra-articular de anestésicos locais associados a corticosteroides ou, menos comum, somente anestésico local. Através da combinação das duas medicações, os pacientes são simultaneamente diagnosticados e tratados com uma única punção. Injeção intra-articular de corticoesteroide e anestésico local podem proporcionar alívio da dor por períodos de até 1 ano. A técnica intra-articular apresenta melhores resultados quando comparada com a técnica de infiltração periarticular[8,10].

Radiofrequência

O uso de radiofrequência, um procedimento minimamente invasivo, mostrou-se uma alternativa para diminuir dor e, consequentemente, o consumo de opioides, além de melhorar a capacidade funcional. Para pacientes com refratariedade ao tratamento inicial ou com falha após tratamento intra-articular recomenda-se procedimentos ablativos por radiofrequência. Um algoritmo prático está representado na Figura 3.

Radiofrequência resfriada dos ramos laterais de L5-S3, podendo estender para S4, é a opção de escolha. Em situações de indisponibilidade, a radiofrequência pulsada é uma alternativa. Outra modalidade citada em alguns estudos é a radiofrequência convencional. As três técnicas se mostraram eficazes na melhora da dor sacroilíaca. Os procedimentos invasivos apresentam potenciais complicações, como hematoma, infecção, lesão neural, embolia e fraqueza muscular[8,10].

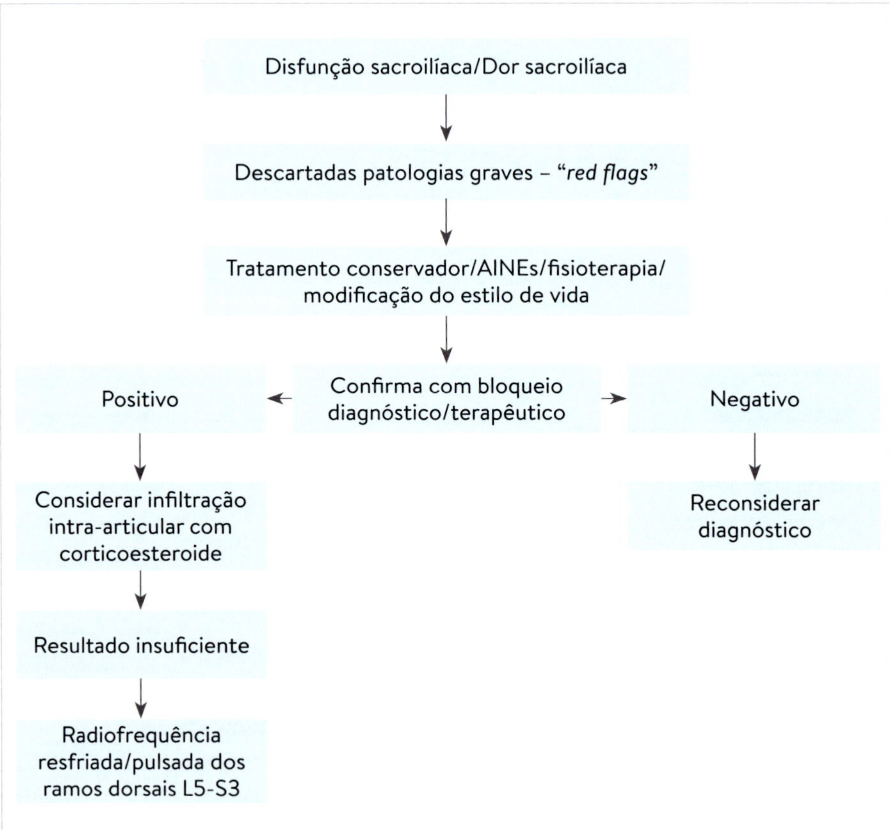

FIGURA 3 Fluxograma prático para o tratamento de dor sacroilíaca.

Tratamento cirúrgico

Estabilização cirúrgica ou artrodese de ASI deve ser considerada quando paciente apresenta dor persistente, de moderada a severa, comprometimento funcional e falha de no mínimo 6 meses das outras modalidades terapêuticas não cirúrgicas. Artrodese de ASI pode ser realizada tanto pela abordagem convencional (aberta) quanto pela percutânea (minimamente invasiva). A abordagem convencional está associada com maior perda sanguínea e maior tempo de recuperação, enquanto o tratamento percutâneo se mostrou mais seguro e com menores chances de complicações[5].

REFERÊNCIAS

1. Gartenberg A, Nessim A, Cho W. Sacroiliac joint dysfunction: pathophysiology, diagnosis, and treatment. Eur Spine J. 2021;30(10):2936-43.
2. Gartenberg A, Nessim A, Cho W. Sacroiliac joint dysfunction: pathophysiology, diagnosis, and treatment. Eur Spine J. 2021;30(10):2936-43.
3. Chuang CW, Hung SK, Pan PT, Kao MC. Diagnosis and interventional pain management options for sacroiliac joint pain. Ci Ji Yi Xue Za Zhi. 2019;31(4):207-10.
4. Cohen SP. Sacroiliac joint pain: a comprehensive review of anatomy, diagnosis, and treatment. Anesth Analg. 2005;101(5):1440-53.
5. Falowski S, Sayed D, Pope J, Patterson D, Fishman M, Gupta M, et al. A review and algorithm in the diagnosis and treatment of sacroiliac joint pain. J Pain Res. 2020;13:3337-48.
6. Buchanan P, Vodapally S, Lee DW, Hagedorn JM, Bovinet C, Strand N, et al. Successful diagnosis of sacroiliac joint dysfunction. J Pain Res. 2021;14:3135-43.
7. Rashbaum RF, Ohnmeiss DD, Lindley EM, Kitchel SH, Patel VV. Sacroiliac joint pain and its treatment. Clin Spine Surg. 2016;29(2):42-8.
8. Huygen F, Kallewaard JW, van Tulder M, Van Boxem K, Vissers K, van Kleef M, et al. “Evidence-based interventional pain medicine according to clinical diagnoses”: update 2018. Pain Pract. 2019;19(6):664-75.
9. Al-Subahi M, Alayat M, Alshehri MA, Helal O, Alhasan H, Alalawi A, et al. The effectiveness of physiotherapy interventions for sacroiliac joint dysfunction: a systematic review. J Phys Ther Sci. 2017;29(9):1689-94.
10. Aranke M, McCrudy G, Rooney K, Patel K, Lee CA, Hasoon J, et al. Minimally invasive and conservative interventions for the treatment of sacroiliac joint pain: a review of recent literature. Orthop Rev (Pavia). 2022;14(4):34098.

Síndrome dolorosa do trocânter maior

Karenthan de Abreu Rodrigues

DESTAQUE DO TEMA

1. Síndrome dolorosa do trocânter maior (SDTM), síndrome dolorosa do grande trocânter ou síndrome dolorosa trocantérica é uma das causas mais comuns de dor em porção lateral do quadril na população adulta.
2. As tendinopatias dos glúteos médio e mínimo são sua principal causa, podendo variar o envolvimento da bursa trocantérica.
3. O termo bursite trocantérica é erroneamente designado para as dores em região lateral do quadril por ser um achado associado ou secundário quando presente, em sua maioria dos casos.
4. Bursite trocantérica primária é rara e geralmente se deve a etiologia séptica.

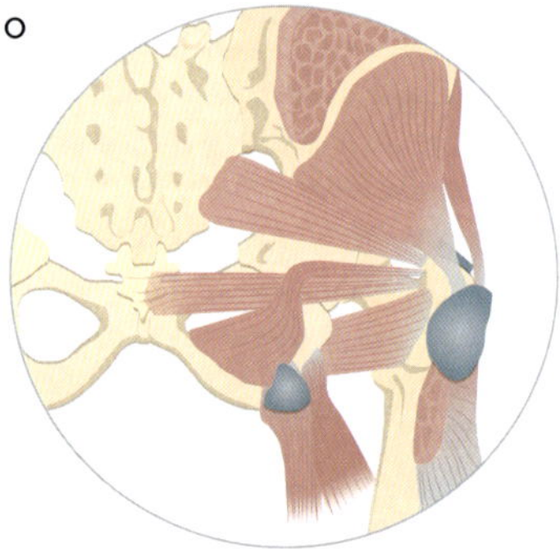

EPIDEMIOLOGIA

Estima-se que a SDTM tenha uma prevalência de até 15% entre as mulheres e até 6,6% entre os homens na proporção 4:1, sendo mais comum em indivíduos na faixa etária entre 50 e 70 anos de idade. Algumas condições patológicas podem se associar como fatores de risco pela demanda mecânica exigida ao movimento: obesidade, lombalgia, escoliose, estenose de canal medular, dismetria de membros inferiores, fascite plantar, tendinopatia do calcâneo, artrites de quadril, joelhos e pés, neuroma de Morton e joanete. O sexo feminino também é considerado fator de risco[1,2].

CONSIDERAÇÕES ANATÔMICAS

É possível imaginarmos uma correlação do manguito rotador do ombro com o quadril. A musculatura do quadril é composta também por um manguito, manguito abdutor, com os seguintes músculos: glúteos mínimo e médio ao redor do trocânter maior. Em seu limite anterossuperior, temos o músculo tensor da fáscia lata que possui função em duas articulações: no quadril, onde auxilia na abdução, flexão e rotação interna; e no joelho, estabilizando a articulação transversalmente, a extensão da perna e a rotação lateral à flexão do joelho.

A musculatura do manguito abdutor, por sua vez, se inserirá nos acidentes ósseos do fêmur mencionados a seguir.

O trocânter maior possui quatro facetas em sua superfície: anterior, lateral, posterior e posterossuperior. Na faceta anterior, temos a inserção de grande parte das fibras tendíneas do glúteo mínimo, e na faceta posterossuperior ocorre a inserção da maior parte tendínea do glúteo médio. O restante das fibras tendíneas do glúteo mínimo irá se inserir na cápsula articular e as fibras remanescentes do glúteo médio seguirão para se inserirem na faceta lateral, dando continuidade anteriormente em união ao tendão do glúteo mínimo[3].

Na tentativa de diminuição do atrito entre o manguito rotador, a fáscia lata e o trocânter maior, existem três bolsas sinoviais peritrocantéricas, como descrito a seguir (Figura 1):

- Subglúteo mínimo: reveste a faceta anterior, fazendo limites superior e lateral ao tendão do glúteo mínimo e podendo apresentar comunicação com a cavidade articular.
- Subglúteo médio: situa-se entre a faceta lateral do trocânter maior do fêmur e o tendão do glúteo médio.
- Trocantérica: é a maior bolsa sinovial, pois circunda o trocânter maior, fazendo a cobertura da faceta posterior, prolongando-se até a porção posterior da faceta lateral externamente à inserção do glúteo médio e à origem do músculo vasto lateral.

FISIOPATOLOGIA

Os músculos glúteos médio e mínimo têm função importante nos movimentos como andar, correr, subir escadas e no apoio sobre uma perna, por participa-

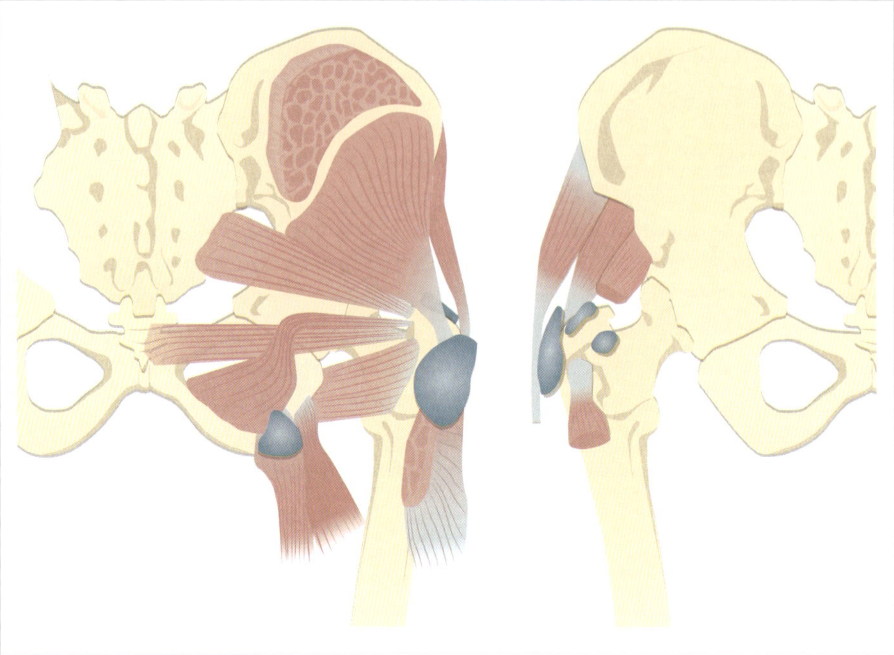

FIGURA 1 Demonstração anatômica do complexo das bolsas sinoviais trocantéricas e suas relações anatômicas.

rem na abdução, na rotação interna e na estabilização pélvica. Dessa maneira, observa-se que a sobrecarga mecânica repetitiva nesses tendões durante esses movimentos, associada aos fatores de risco já supramencionados, pode evoluir para tendinopatias e lesões teciduais relacionadas, como entesite ou rotura parcial tendínea. Ademais, não se pode excluir a participação da banda do trato iliotibial na fisiopatologia da SDTM. Essa estrutura faz contato superior com as ênteses tendíneas na região trocantérica maior, aumentando a pressão, o atrito e o edema local. Esse fato pode sugerir que o dano tecidual mecânico é uma característica fundamental para a evolução da SDTM.

Histologicamente, observam-se alterações degenerativas do tendão, denominadas tendinose, exceto nos casos em que há tendinopatia calcária nos tendões do manguito abdutor e do tendão do glúteo máximo. Em situações de progressão para rutura, líquido poderá estar presente na bolsa sinovial contígua ao tendão lesionado[4].

O envolvimento da bursa na SDTM é considerado lesão secundária e não fator etiológico na maioria dos casos, assim evidencia um estudo de correlação de ressonância magnética e achados de exame físico em pacientes com SDTM, observando que, dentre 24 indivíduos com SDTM, apenas duas pessoas possuíam distensão da bursa trocantérica e que os dois casos eram achados secundários ao processo local. Dessa forma, bursite pode estar presente ou não[5,6].

DIAGNÓSTICO

A principal queixa que o paciente irá apresentar em uma consulta será uma dor em região lateral da coxa, mais especificamente, na topografia do trocânter maior. Algumas pistas poderão dar mais precisão à hipótese diagnóstica na história clínica como os fatores de piora associados à localização da dor: piora ao deambular, ao levantar-se da posição sentada, ao subir ladeiras ou ao andar em superfícies inclinada, ao deitar-se em decúbito lateral sobre o lado afetado. Não é raro durante a anamnese o paciente relatar ser acordado pela dor estando em decúbito lateral sobre o lado afetado. Apesar de ser uma síndrome dolorosa autolimitada, há interferência na qualidade de vida e bem-estar geral nos pacientes portadores, principalmente por afetar a qualidade do sono[7].

Em suma, ao iniciar o exame físico, pede-se ao paciente que aponte onde está a dor. Os pacientes com SDTM e seus diagnósticos diferenciais irão localizar a dor na porção lateral do quadril, enquanto os que possuírem patologias subglúteas ou retrotrocantéricas a localizarão em região posterior do quadril, e quem tiver patologias articulares coxofemoral apontarão para a virilha e a coxa anteromedial.

No exame físico há algumas considerações importantes a serem feitas:

- É importante observar o paciente ao entrar e deambular pelo consultório, o modo como se levanta da cadeira e como retira os calçados.
- Claudicação antálgica, dificuldade por dor ao flexionar o tronco sobre a coxa não são exclusivos da SDTM, mas podem estar presentes e coexistir com artrose coxofemoral.
- Marcha de Trendelenburg também pode se fazer presente, não sendo exclusiva da SDTM e estando presentes em outras doenças associadas ou não.
- Dor à palpação do trocânter maior é o principal achado no exame físico da SDTM. O ponto de maior dor geralmente é na palpação sobre a faceta posterossuperior ou canto posterior – local correspondente à inserção do glúteo médio.
- Caso haja alteração de consistência tecidual ou protuberância na região peritrocantérica, considerar como sinal de alerta e avaliar com utrassonografia (USG) ou ressonância magnética (RM), não podendo excluir tumor ou processos infecciosos das hipóteses diagnósticas.
- Durante as manobras específicas, um método de diferenciar a dor articular da dor miotendínea é: a primeira é provocada ao movimento passivo e restri-

to; e a segunda é provocada ao movimento de alongamento, passivo ou contra resistência.

A seguir, alguns testes específicos para auxiliar no diagnóstico:

Observam-se na Tabela 1 as possíveis patologias. Nela, estão contidas algumas informações que podem facilitar a diferenciação da SDTM.

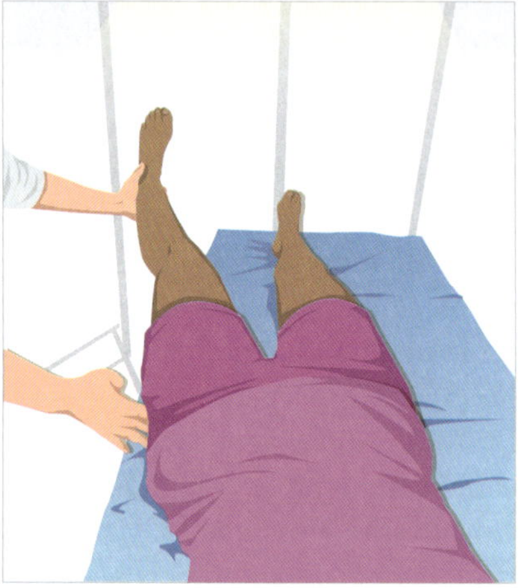

FIGURA 2 Palpação dolorosa do grande trocânter com abdução passiva. Com paciente em supino, abduzir a coxa em poucos graus e palpar o trocânter maior. Se distensão dos glúteos médio e mínimo ou até mesmo edema do trato iliotibial, o paciente irá referir sensibilidade ou dor à palpação durante a realização desse teste.

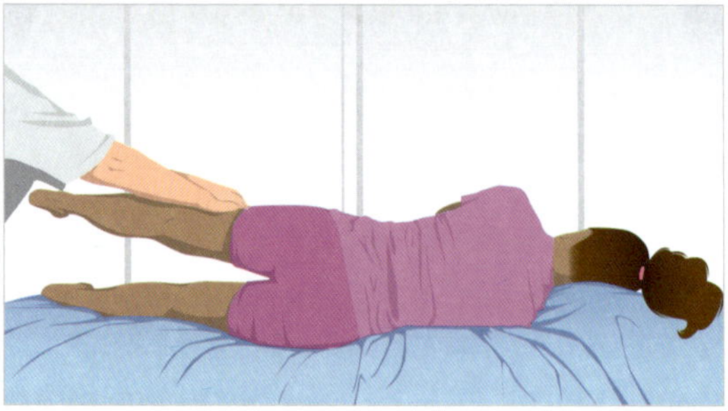

FIGURA 3 Teste de abdução resistida. A abdução contra a resistência é capaz de estressar o manguito abdutor do quadril e também a articulação sacroilíaca. Dor localizada na porção lateral do quadril ao realizar esse teste significa irritação do manguito abdutor e/ou tensor da fáscia lata. Dor em região posterior pode indicar entorse dos ligamentos sacroilíacos no lado ipsilateral (realizando a contrarresistência ao examinador conforme a imagem).

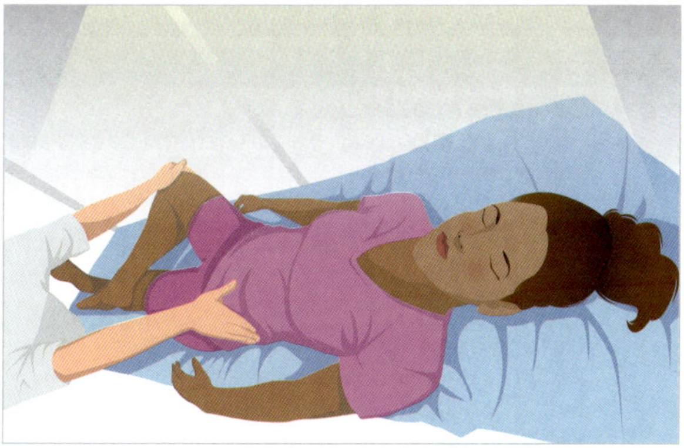

FIGURA 4 Teste de Fabere, do acrônimo "flexão, abdução, rotação externa" (ou teste de Patrick), pode provocar dor lateral no quadril em pacientes com síndrome dolorosa do trocânter maior (SDTM) ao alongar a porção do glúteo médio e mínimo, os quais giram o quadril medialmente. Com o paciente em decúbito dorsal, o examinador levanta o joelho do lado afetado (flexão do quadril), coloca o calcanhar próximo/acima do joelho oposto e deixa o joelho cair para o lado, estabilizando o quadril contralateral e abduzindo a coxa a ser testada.

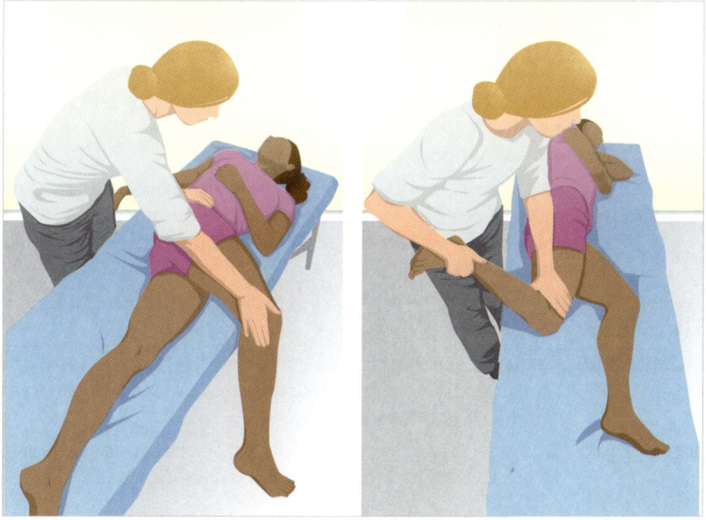

FIGURA 5 Teste de Ober (adução passiva). O paciente é posicionado de lado, com o quadril a ser examinado superiormente. O examinador fica atrás do paciente com uma mão no quadril dele e a outra mão apoiando a parte inferior da perna. Para avaliar o glúteo médio, o quadril é mantido em 0 graus de extensão e 45 a 90 graus de flexão do joelho, conforme a figura à esquerda. E, para avaliar o glúteo máximo, os ombros são rodados para trás em direção à mesa, com o quadril em flexão e o joelho em extensão, conforme figura à direita.

TABELA 1 Diagnósticos diferenciais da síndrome dolorosa do trocânter maior (SDTM)

Patologias	Como diferenciar
Fibromialgia	Dor generalizada e muscular Manobras indolores: rotação externa contra a resistência; apoio sobre uma perna. Vários pontos dolorosos (índice de dor generalizada – IDG)
Tendinite calcária – glúteos: médio e mínimo	Necessita de exame de imagem: radiografia simples, ultrassonografia, ressonância magnética
Bursite séptica	História de punção ou ferimento prévio Pacientes imunocomprometidos Sinais flogísticos e dor na topografia trocantérica Febre
Doenças articulares coxofemorais	Localização da dor geralmente no quadril anterior Movimentação passiva dolorosa Diminuição de amplitude do movimento
Dor referida musculoesquelética de estruturas lombares profundas	Infiltração trocantérica com anestésico local + corticoterapia sem melhora significativa Exame físico de coluna lombar inespecífico para dor facetária, musculatura lombar ou discal
Dor radicular/ radiculopatia de L5	Exame neurológico sensitivo em dermátomo e/ou motor em miótomos alterados
Meralgia parestésica	Exame neurológico sensitivo alterado
Impacto acetabular	Dor na região anterior de quadril ou virilha Exame de imagem com junção de cabeça e colo do fêmur com formato anormal – acetábulo com impacto à flexão anterior do quadril Dor à manobra de Faddir
Ressalto do quadril (interno ou externo)	O paciente pode mencionar sentir um clique audível ou não audível em região lateral do quadril ou em virilha Para confirmação se faz a realização de manobras dinâmicas durante exame de ultrassonografia
Estiramento do ligamento iliolombar	Dor à flexão lateral e contralateral da coluna lombar
Neoplasia primária ou secundária	Sinais de alarme: perda ponderal, alteração de tamanho ou consistência na região trocantérica, história pregressa ou familiar de câncer
Síndrome do pirifome	Dor em posterior de glúteo com sintomas de ciatalgia Dor à extensão, à adução e à rotação interna

TRATAMENTO

A maioria dos casos de SDTM responde bem ao manejo conservador. A incidência de necessidade de abordagem cirúrgica é baixa. SDTM possui boa resposta às combinações de mudança de hábitos com atividade física, fármacos como anti-inflamatórios não esteroides (AINEs), analgésicos comuns, relaxantes musculares, fisioterapia, infiltração de proloterapia e infiltração com corticosteroides geralmente guiado por ultrassonografia (USG). Pelo fato de a SDTM não ter um mecanismo inflamatório em sua fisiopatologia e sim de sobrecarga mecânica, os AINEs não serão benéficos para além da sua função como adjuvantes analgésicos no tratamento da dor[8].

É importante darmos ênfase à mudança do estilo de vida e reforçar a necessidade de emagrecimento, se for indicado, e atividade física sempre como tratamento para esses pacientes, principalmente se objetivarmos a melhora global do paciente, e não apenas a mensuração da dor. Mellor et al. provaram que, para tendinopatia glútea, exercício e injeção de corticosteroide resultaram em taxas mais altas de melhora global relatada pelo paciente e menor intensidade da dor se comparados à ausência de tratamento em 8 semanas. Exercícios físicos tiveram melhor desempenho do que a injeção de corticosteroide: em 52 semanas de acompanhamento, atividade física levou a uma melhor melhora global em comparação com o uso de injeção de corticosteroides, mas sem diferença na intensidade da dor[9].

A despeito das infiltrações como tratamento conservador, revisões sistemáticas demonstraram melhoras significativas após injeção de proloterapia com dextrose se comparada com injeções salinas e fisioterapia. Da mesma forma, trabalhos com boas evidências científicas também comprovaram benefício de injeção de corticoide em bursa trocantérica[10-12].

Dentre as técnicas de infiltração, a que melhor se destaca por segurança, assertividade e especificidade é a técnica guiada por USG como método de imagem. Com detalhes de partes moles, possível distinção de vasos sanguíneos através do Doppler, reconhecimento de nervos, o USG como método de imagem traz mais riqueza de detalhes, auxílio diagnóstico no momento da intervenção e, consequentemente, mais segurança na prática médica. Entretanto, essa técnica depende da habilidade e da expertise do profissional, principalmente em situações de dificuldades de aquisição de imagem e agulhamento durante o procedimento. Ainda não há estudos comparativos entre esse procedimento guiado por USG (Figuras 6 e 7) e guiados por fluoroscopia (Figura 8) e por meio de marcos anatômicos. Talvez pela possibilidade de o USG ser um instrumento de fácil acesso, de melhor custeio ao paciente e mais seguro pelos motivos supramencionados, a razão de não existir tais estudos comparativos seja evidente.

Estudos com terapia de ondas de choque também são descritos com algumas evidências como alternativa de tratamento: Furia et al. compararam pacientes com SDTM tratados com terapia por ondas de choque (TOC) e outros tratamentos não cirúrgicos, incluindo injeções de corticosteroides, com pacientes tratados com os mesmos tratamentos conservadores sem TOC em um estudo de caso-controle. Eles mostraram maior eficácia no grupo tratado com TOC em 1, 3 e 12 meses. Korakakis et al. demonstrou em revisão sistemática que TOC é menos

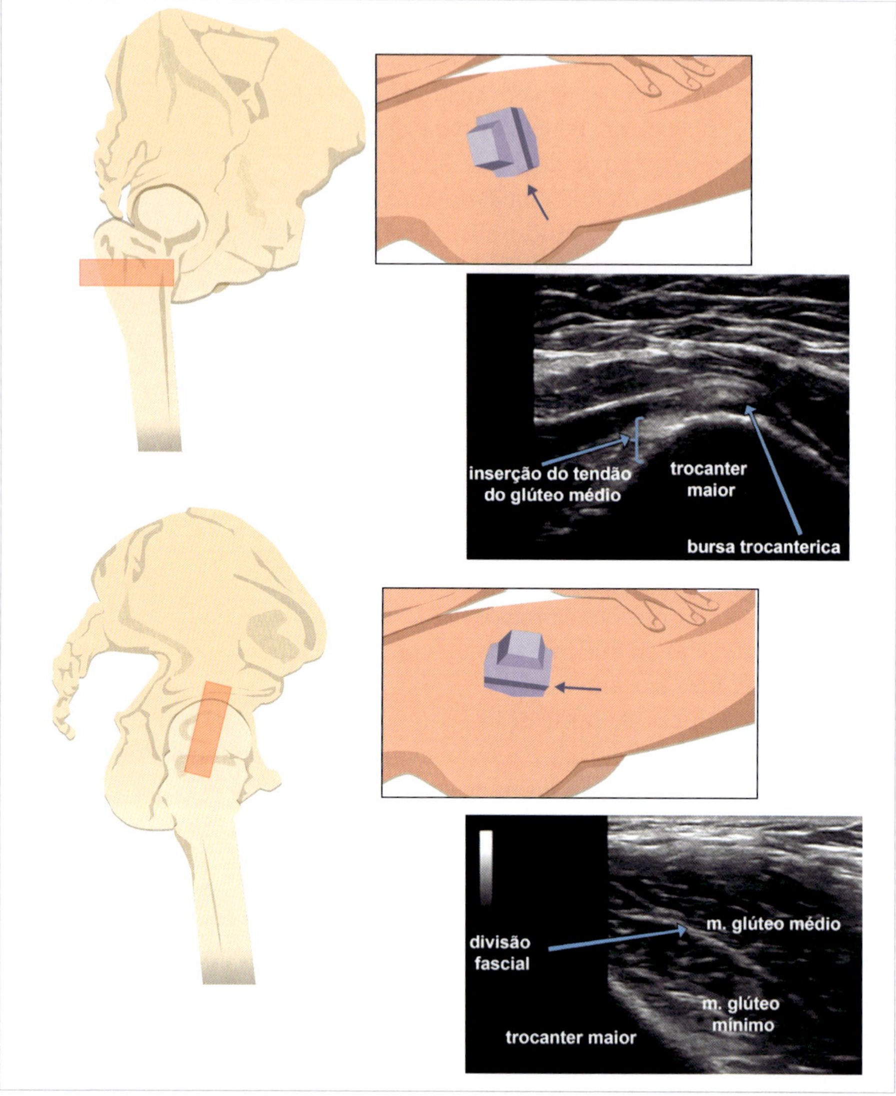

FIGURA 6 Com o probe da ultrassonografia no sentido axial na porção lateral da coxa, ao seguir de distal para proximal, se observará uma mudança no padrão circunflexo da diáfise femoral para uma imagem triangular/trapezoidal, sendo possível ser identificado nesse local o trocânter maior e a inserção do tendão do glúteo médio na parte posterior do trocânter maior, e na faceta anterior do trocânter maior estarão fibras tendíneas insercionais do glúteo mínimo. É possível já identificar a bursa trocantérica entre os tendões desses dois músculos, ou entre o tendão do glúteo médio e o trato iliotibial acima desse. Deve-se confirmar essa transição óssea deixando o probe em longitudinal ao ver a ascensão desse acidente anatômico abaixo dos músculos glúteo médio e glúteo mínimo.

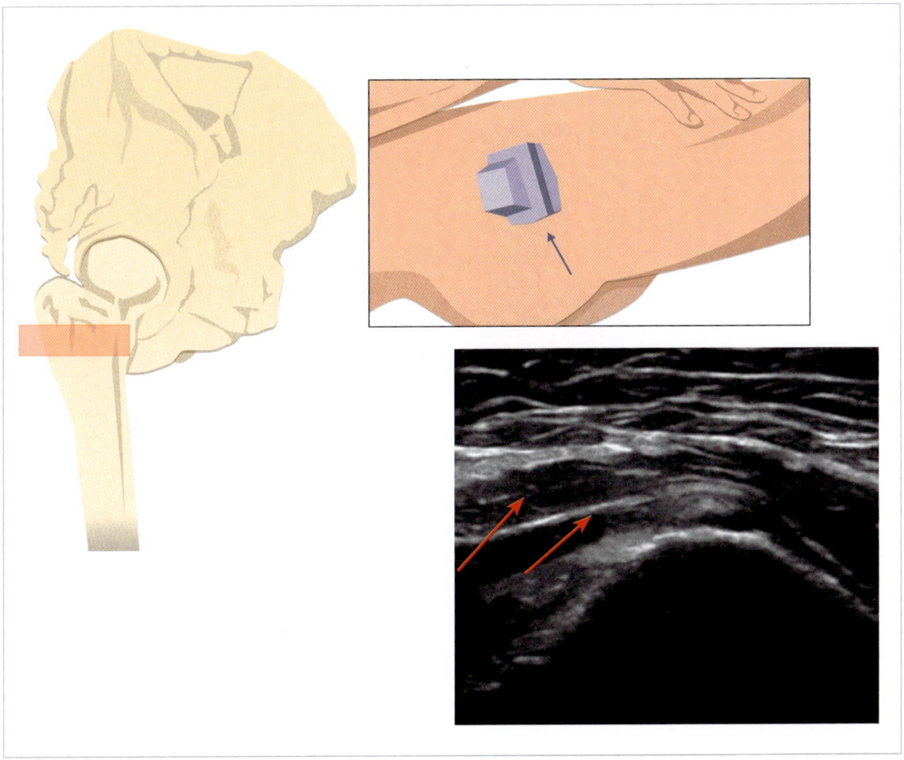

FIGURA 7 Após a confirmação com o probe na posição longitudinal, é preciso retornar para posição axial novamente. A infiltração deverá ocorrer com o agulhamento de posterior para anterior, conforme orientado pelas setas vermelhas.

eficaz do que a injeção de corticosteroides a curto prazo, mas produziu resultados superiores a médio e longo prazo em SDTM. Heaver et al., através de um estudo randomizado duplo encoberto, também demonstrou grande eficácia de TOC no tratamento da SDTM sem significância estatística comparada ao grupo controle, o qual era de infiltração com corticosteroides guiada por USG. É nítido que temos estudos emergentes e com boa qualidade metodológica e evidências para uso de terapia por ondas de choque na síndrome dolorosa do trocânter maior, sendo essa uma boa opção de tratamento não invasivo e conservador, principalmente em se tratando de pacientes com grandes riscos para uso de corticosteroides[13,14].

Para os casos nos quais ocorram rupturas parciais (com diâmetro de ruptura maior que 50%) ou totais dos tendões dos abdutores, tem-se descritas técnicas cirúrgicas abertas e endoscópicas. Para o tratamento de rupturas irreparáveis, já foram descritas transferências musculares com aloenxertos. A literatura sobre o tratamento cirúrgico das rupturas dos abdutores do quadril consiste em grande

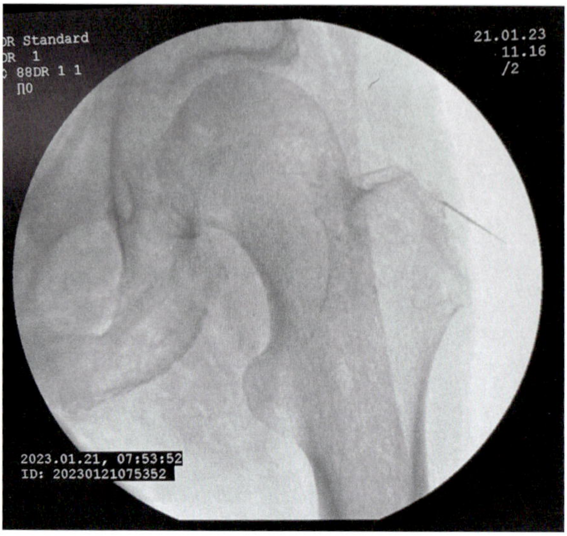

FIGURA 8 Com o paciente em decúbito horizontal, o arco C é posicionado sobre o quadril a ser puncionado, com a localização da articulação coxofemoral e do trocânter maior, sendo visualizados na imagem na incidência anteroposterior (AP). Após a identificação em AP, deve-se palpar o grande trocânter e introduzir a cânula sobre a intersecção das facetas superoposterior e lateral conforme imagem. Após confirmação com pouco contraste, pode-se injetar a solução a servir na infiltração.

parte em séries de casos e fica substancialmente atrás daquela dos distúrbios do manguito rotador. É importante deixar claro que o manejo cirúrgico da SDTM deve ser reservado para pacientes com sintomas que duram de 6 a 12 meses, cujo tratamento não cirúrgico não foi bem-sucedido[15].

REFERÊNCIAS

1. Segal NA, Felson DT, Torner JC, Zhu Y, Curtis JR, Niu J, Nevitt MC, Multicenter Osteoarthritis Study Group. Greater trochanteric pain syndrome: epidemiology and associated factors. Arch Phys Med Rehabil. 2007;88(8):988-92.
2. Fearon AM, Scarvell JM, Neeman T, Cook JL, Cormick W, Smith PN. Greater trochanteric pain syndrome: defining the clinical syndrome. Br J Sports Med. 2013;47(10):649-53.
3. Pfirrmann CW, Chung CB, Theumann NH, Trudell DJ, Resnick D. Greater trochanter of the hip: attachment of the abductor mechanism and a complex of three bursae – MR imaging and MR bursography in cadavers and MR imaging in asymptomatic volunteers. Radiology. 2001;221(2):469-77.
4. Sernik RA. Ultrassonografia do sistema musculoesquelético. Correlação com ressonância magnética. São Paulo: Revinter; 2009.

5. Bird PA, Oakley SP, Shnier R, Kirkham BW. Prospective evaluation of magnetic resonance imaging and physical examination findings in patients with greater trochanteric pain syndrome. Arthritis Rheum. 2001;44(9):2138-45.
6. Reid D. The management of greater trochanteric pain syndrome: a systematic literature review. J Orthopaedics. 2016;13(1),15-28.
7. Fearon AM, Cook JL, Scarvell JM, Neeman T, Cormick W, Smith PN. Greater trochanteric pain syndrome negatively affects work, physical activity and quality of life: a case control study. J Arthroplasty. 2014;29(2):383-6.
8. Mallow, Michael; Nazarian, Levon N. Greater Trochanteric pain syndrome diagnosis and treatment. Physical Med Rehab Clin North Am. 2014;25(2),279-89.
9. Mellor R, Bennell K, Grimaldi A, Nicolson P, Kasza J, Hodges P, et al. Education plus exercise versus corticosteroid injection use versus a wait and see approach on global outcome and pain from gluteal tendinopathy: prospective, single blinded, randomised clinical trial. BMJ. 2018;361:k1662.
10. Bae G, Kim S, Lee S, Lee WY, Lim Y. Prolotherapy for the patients with chronic musculoskeletal pain: systematic review and meta-analysis. Anesth Pain Med (Seoul). 2021;16(1):81-95.
11. Hauser RA, Lackner JB, Steilen-Matias D, Harris DK. A systematic review of dextrose prolotherapy for chronic musculoskeletal pain. Clin Med Insights Arthritis Musculoskelet Disord. 2016;9:139-59.
12. Pianka MA, Serino J, DeFroda SF, Bodendorfer BM. Greater trochanteric pain syndrome: Evaluation and management of a wide spectrum of pathology. SAGE open medicine. 2021. [citado 15 dez. 2022]. Disponível em: https://doi.org/10.1177/20503121211022582.
13. Korakakis V, Whiteley R, Tzavara A, Malliaropoulos N. The effectiveness of extracorporeal shockwave therapy in common lower limb conditions: a systematic review including quantification of patient-rated pain reduction. Br J Sports Med. 2018;52(6):387-407.
14. Heaver C, Pinches M, Kuiper JH, Thomas G, Lewthwaite S, Burston BJ, Banerjee RD. Greater trochanteric pain syndrome: focused shockwave therapy versus an ultrasound guided injection: a randomised control trial. Hip International. Advance online publication. 2021. [citado 16 dez 2022]. Disponível em: https://doi.org/10.1177/11207000211060396.
15. Redmond JM, Chen AW, Domb BG. Greater trochanteric pain syndrome. J Am Acad Orthopedic Surg. 2016;24(4):231-40.

21

Síndrome do piriforme

Karenthan de Abreu Rodrigues
Jose Luiz de Campos
Bernardo Augusto da Silveira
Rafael Braz Pinto

DESTAQUE DO TEMA

1. A síndrome do piriforme (SP) é uma condição clínica de compressão do nervo ciático ao nível da tuberosidade isquiática ao redor do músculo piriforme, sendo assim uma causa não axial de ciatalgia.
2. Pacientes geralmente possuem exames neurológicos normais incluindo o teste de elevação da perna estendida (Teste de Laségue) e exames de neuroimagem.
3. O diagnóstico da SP é desafiador pelo fato de possuir vários diagnósticos diferenciais de dor lombar baixa e musculatura glútea com vários sintomas que se interpõem e que podem confundir o examinador, fazendo assim parte de uma clínica complexa coluna--quadril[1,2].

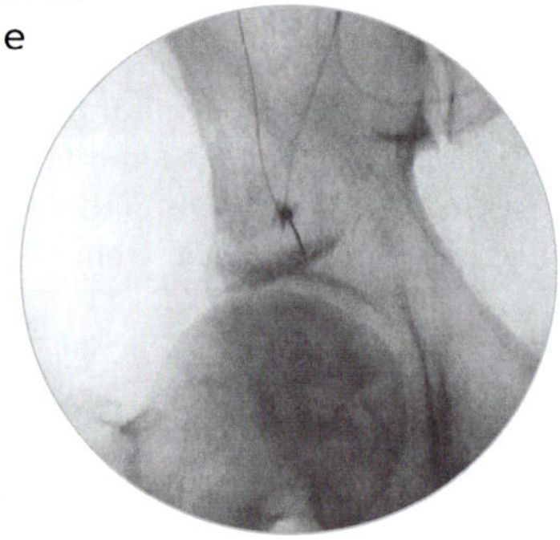

EPIDEMIOLOGIA

A síndrome do piriforme (SP) pode ser responsável por 0,3% a 6% de todos os casos de lombociatalgia. Considerando a quantidade estimada de novos casos de lombalgia e ciatalgia em 40 milhões por ano, a incidência da síndrome do piriforme estaria próximo a 2,4 milhões por ano. Em sua maioria, a SP ocorre em pacientes de meia-idade com uma proporção relatada entre homens e mulheres afetados de 1:6, respectivamente[2].

FISIOPATOLOGIA

A SP pode ser causada por trauma na região glútea, resultando em inflamação e espasmo muscular, com subsequente compressão do nervo ciático, mas também aparece secundária a assimetrias musculares e atividade física inadequada. O aprisionamento do nervo ciático que pode ocorrer se dá anteriormente ao músculo piriforme ou posteriormente ao complexo gêmeo-obturador interno, que está alinhado com a localização anatômica da tuberosidade isquiática. O piriforme pode ser estressado por conta da má postura corporal crônica ou alguma lesão aguda que resulte em uma rápida rotação intensa e súbita do quadril. Lesões por uso excessivo podem causar estresse no músculo piriforme, especialmente em pacientes que caminham ou correm longas distâncias. Em última análise, o acúmulo de lesões por uso excessivo, hipertrofia e inflamação pode levar à compressão do nervo ciático e, consequentemente, à dor neuropática clássica em sua distribuição.

Possíveis etiologias são listadas a seguir:

- Trauma no músculo piriforme ou glúteo.
- Subida de escadas, caminhada ou corrida sem fortalecimento adequado dos músculos piriformes.
- Não aquecimento dos músculos previamente ao exercício ou alongamento após.
- Estresse e sobrecarga do músculo piriforme comumente visto em atletas.
- Espasmo do músculo piriforme.
- Permanência em posição sentada por períodos prolongados (trabalhadores de escritório, ciclistas, motoristas de caminhão ou táxi).
- Variações anatômicas (em aproximadamente 15-20% das pessoas o nervo ciático passa através do músculo piriforme).

É importante ainda relatar que apenas 6-8% de todos os casos de dor ciática são decorrentes de SP.

DIAGNÓSTICO

O diagnóstico da SP é clínico e de exclusão. Não há conjuntos de critérios clínicos diagnósticos preestabelecidos, restando-nos a utilidade do conhecimento anatômico e fisiológico do músculo piriforme e os testes físicos específicos. A despeito da dificuldade do diagnóstico da SP, Stewart conseguiu elencar quatro condições clínicas relacionadas na geração dessa síndrome: (1) dano à porção proximal do nervo ciático, por lesões do músculo piriforme; (2) lesão compressiva na porção proximal do nervo ciático pelo músculo piriforme; (3) dano ao nervo ciático pelo piriforme e tecidos adjacentes por trauma e cicatrização; (4) dor glútea crônica sem evidência de lesão do neural (ciático e nervos derivados)[3].

Durante a anamnese, algumas considerações devem ser observadas:

- História de trauma na região sacroilíaca e glútea.
- Dor em articulação sacroilíaca que irradia para membro inferior, interferindo com a marcha.
- Piora da dor com flexão e extensão do quadril.
- Ponto-gatilho no músculo piriforme ou massa palpável na topografia do músculo piriforme doloroso à palpação.
- Atrofia ou hipotonia glútea coexistente.
- Lasègue pode estar presente ou ausente.

O paciente que possui a SP geralmente apresenta dor crônica na região glútea no lado afetado ou dor em quadril posterior que se agrava ao se levantar da posição sentada e ao permanecer sentado por muito tempo, podendo irradiar para a parte plantar do pé ipsilateral. O sinal da carteira é associado à síndrome do piriforme, porque geralmente os indivíduos sentem piora dos sintomas ao sentar-se sobre a carteira colocada no bolso traseiro da calça. Esse sinal é visto em sua maioria em pessoas do sexo masculino. Nesses casos, podem ocorrer parestesias, mas os sintomas radiculares clássicos não são comuns[2].

Alguns testes podem auxiliar no diagnóstico da SP:

- O teste de Freiberg consiste em deixar o membro inferior em questão estendido, com rotação interna da perna, realizando uma rotação externa da perna contrarresistência do examinador e provocando a dor em região posterior do quadril.
- O sinal de Pace e Nagle, por sua vez, será realizado com o paciente sentado, fazendo-se abdução com rotação externa da coxa contra resistência, gerando dor e fraqueza na região posterior do quadril.
- O teste FAIR (acrônimo para flexão, adução e rotação interna) também necessita que o paciente se deite em decúbito lateral contralateral no lado a ser testado. O examinador, então atrás do paciente, de pé, segurando o joelho, conduz o movimento da perna para flexão com adução e rotação interna do quadril, levando o joelho na direção da maca, estirando novamente o piriforme. Se o teste for presente, haverá dor na região posterior do quadril.

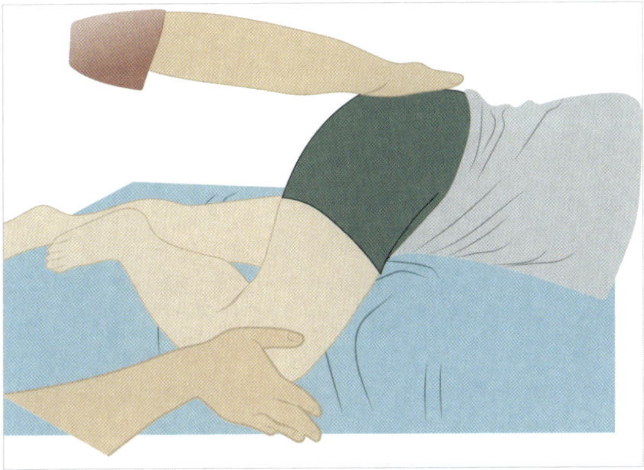

FIGURA 1 O teste do piriforme necessita que o paciente se deite em decúbito lateral contralateral no lado a ser testado: flexionar o quadril superior em 60° e, com o joelho superior completamente flexionado, estabilizar com uma mão o quadril e com outra mão empurrar o joelho para baixo, estirando o piriforme e causando a dor em posterior do quadril.

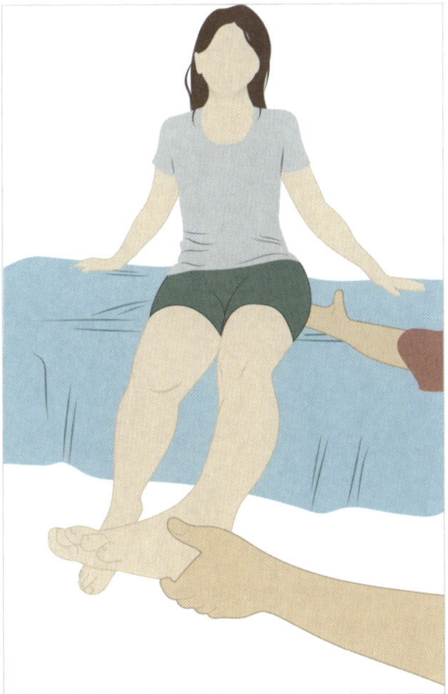

FIGURA 2 O teste do estiramento sentado do piriforme. O paciente está na posição sentada, oferecendo uma plataforma reprodutível estável com 90° de flexão do quadril. O examinador estende o joelho (envolvendo o nervo ciático) e move passivamente o quadril flexionado em adução com rotação interna, enquanto apalpa 1 cm lateral ao ísquio e proximalmente na incisura ciática. É considerado positivo quando há provocação da dor posterior ao nível do piriforme ou dos rotadores externos.

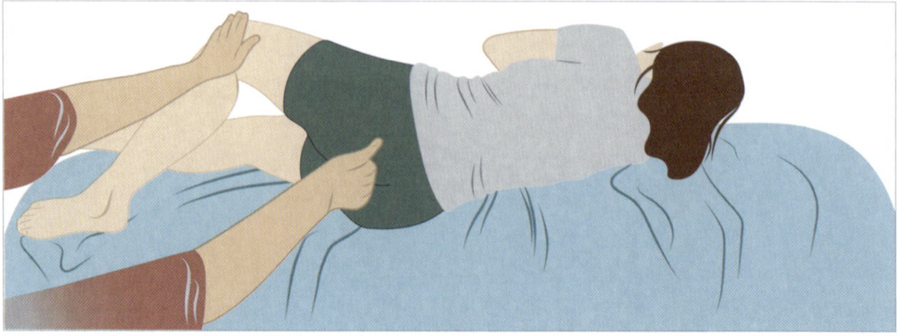

FIGURA 3 O teste do piriforme ativo. Na posição decúbito lateral, o paciente empurra o calcanhar para baixo na mesa e abduz ativamente a perna com rotação externa contra resistência. O examinador palpa ao nível do piriforme. É considerado positivo quando há provocação da dor posterior ao nível do piriforme ou dos rotadores externos.

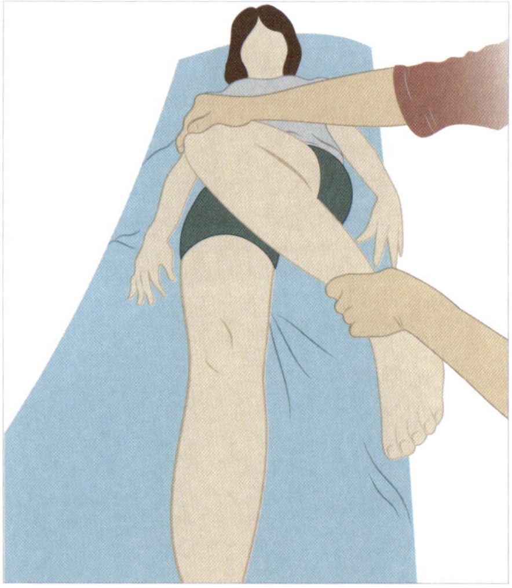

FIGURA 4 O teste FADIR (acrônimo para adução femoral e rotação interna). Além de ser utilizado para testar patologias acetabulares, como um teste de impacto, também pode ser realizado para estressar o músculo piriforme. O examinador move passivamente a perna em flexão total, depois em adução e rotação interna. Assim, ao realizar a manobra, o paciente irá sentir dor em região posterior de glúteo, reproduzindo a dor/ sensação de ciatalgia.

A seguir, estão mais alguns testes que devem ser realizados em conjunto para fomentar a hipótese diagnóstica.

Exames complementares geralmente são solicitados. Ressonância magnética (RM) do quadril e da pelve poderão identificar lesões de partes moles envolvidas. A tomografia computadorizada e a RM do quadril, em poucos casos, podem evidenciar hipertrofia do músculo piriforme. Ainda, a RM do nervo ciático pode ser um exame complementar fundamental. Eletroneuromiografia pode ser normal, mas em alguns pacientes irá demonstrar decréscimos dos reflexos F e H. Levando isso em consideração, devemos ter um exame físico neurológico minucioso e detalhado, pois a radiculopatia pode cursar com mesma alteração eletroneuromiográfica.

O exame ultrassonográfico da espessura do piriforme e da área transversal pode auxiliar no diagnóstico, incluindo a visualização de manobras dinâmicas para a mobilização do músculo piriforme. Apesar de serem inconsistentes, esses exames complementares são importantes no diagnóstico da SP, pois auxiliam no descarte de outras possíveis causas de lombalgia e ciatalgia, como as patologias discais lombar, estenose do canal medular lombar e lesões em massa na topografia do músculo piriforme, além de outras causas de dores radiculares. Sendo assim, a SP se torna frequentemente um diagnóstico de exclusão[4].

TRATAMENTO

Tratamento clínico

O tratamento conservador da SP inclui alívio sintomático da dor muscular e neuropática com anti-inflamatórios não esteroides (AINEs), relaxantes musculares e agentes neuropáticos, como pregabalina, ou gabapentina. O padrão-ouro para tratamento clínico, entretanto, é o alongamento do piriforme, que visa corrigir a patologia subjacente através do relaxamento do músculo e, consequentemente, aliviar a compressão nervosa. Pode ser realizado em posição supina ou ortostatismo, e envolve flexão do joelho ou quadril, adução do quadril e rotação interna da coxa, como na posição FAIR. Pode levar algum tempo para que os pacientes tolerem esses exercícios, pois são as mesmas posições usadas para provocar a dor do piriforme. Após alongamento, estabilização lombossacra, exercícios de fortalecimento do quadril e liberação miofascial são realizados através de terapia fisioterápica, bem como em exercícios feitos em casa.

Tratamento intervencionista

A injeção de substâncias analgésicas no ventre muscular do piriforme pode ter um caráter de diagnóstico, como também terapêutico, e, de preferência, devem ser guiadas por ultrassonografia (USG), fluoroscopia (arco em C), tomografia computadorizada, eletromiografia e ressonância magnética[1,3]. No entanto, os métodos mais utilizados são a USG e o arco em C. A USG tem a vantagem de permitir a realização de bloqueios mais seguros, tendo em vista a possibilidade de identificação de estruturas nobres como vasos e nervos.

Geralmente a medicação utilizada nas infiltrações são os anestésicos locais, sendo a lidocaína a mais indicada. A associação com corticoides pode ocorrer, no entanto o efeito não é tão duradouro, com retorno do quadro doloroso em média com 5 a 6 semanas. Além de não apresentar vantagens clínicas relevantes, devemos lembrar de que a injeção de corticoides pela via intramuscular pode acarretar efeitos adversos locais, como atrofia muscular e efeitos sistêmicos inerentes a essa medicação. O uso de corticoides deve ser reservado para casos muito específicos, tendo em vista que não apresentou vantagens em relação ao uso de anestésico local isoladamente[2,3].

O uso da toxina botulínica do tipo A (BoNT-A) para tratamento da SP aumentou nos últimos anos, tendo em vista que pesquisas mostram uma melhor eficácia em comparação a outras medicações injetadas[4]. A eficácia de seu uso se dá tanto pelo relaxamento muscular como pela diminuição de substâncias como a prostaglandina E2, substância P, bradicinina e peptídeo relacionado ao gene da calcitonina, com consequente diminuição da nocicepção muscular[3,5].

A injeção da BoNT-A necessita de uma boa técnica e correta identificação do músculo-alvo. Sendo o piriforme um músculo pequeno, de localização profunda, recomenda-se que a injeção seja realizada com o uso de USG, pois permite a visualização das estruturas neurovasculares que estão próximas a ele. O uso de outros métodos de imagem mostra-se vantajoso nos casos em que o músculo é muito fino e o paciente, grande obeso[3].

A injeção de 50 a 100 UI de BoNT-A no músculo leva a uma atrofia e uma fraqueza muscular que pode reverter qualquer compressão nervosa que tenha ocorrido.

Os efeitos colaterais em relação à injeção muscular da BoNT-A são dor no local da injeção, dor e fraqueza na parte anterior da coxa e dor intensa nas nádegas[3,4].

TÉCNICA DE INJEÇÃO COM ULTRASSOM

Para um bom efeito da injeção de medicamentos no músculo piriforme, há a necessidade de entender qual seria o melhor ponto de injeção, tendo em vista alcançar o alvo desejado, que, no caso, é o local onde está a maioria das junções neuromusculares e, assim, evitar doses excessivas de medicamentos que podem comprometer estruturas musculares, vasculares e nervosas vizinhas, principalmente nas injeções de BoNT-A[6,7].

Estudo anatômico no qual o músculo de 15 cadáveres foi estudado por meio da tintura de Schiller encontrou que a maior parte das terminações nervosas está mais próxima do sacro, a mais ou menos 4/5 do trocânter maior do fêmur. Tomando como referência o grande trocânter (GT), até 2/5 dele em direção ao sacro se constitui de porção tendinosa e deve ser evitada para a realização de injeções[6].

ESCANEAMENTO COM O ULTRASSOM

O escaneamento do paciente para ser realizada a infiltração do piriforme utilizando a USG se faz com o paciente na posição de decúbito ventral e utilizando-se um probe curvilíneo de 2-6 MHz.

Por palpação, identifica-se a espinha ilíaca superior (EIS) e coloca-se o probe sobre a região glútea com sua parte medial sobre a EIS, e assim podemos ver a crista ilíaca e o músculo glúteo máximo (GM).

Realiza-se movimento do probe em direção caudal à espinha isquiática maior quando se nota a curva do ísquio, que se mostra como uma sombra hiperecoica. Nesse momento, realiza-se uma manobra de otimização da imagem com a colocação da sonda no sentido do músculo piriforme, fazendo-se uma leve rotação medial dela. Com a sonda nessa posição, pode-se identificar as bordas do piriforme e o nervo ciático. Junto ao nervo ciático, que está profundamente ao piriforme e medialmente ao ísquio, corre a artéria glútea inferior, bem próximo ao ciático. Para facilitar essas identificações, é importante aplicar o modo Doppler à imagem.

O agulhamento deve ser realizado, de preferência, com agulhas ecogênicas de tamanho 22 ou 25 G.

Alguns pontos importantes na abordagem de agulhamento guiado pela USG devem ser levados em consideração.

- Procurar agulhamento do ventre muscular que está mais medial, próximo da borda lateral do sacro.
- Entrada da agulha 2 cm distante da borda medial do probe (Figura 3).
- Escaneamento lento no sentido caudal para um bom entendimento da anatomia da região.
- A imagem curvilínea do ísquio, lateralmente ao músculo piriforme, é importante para delimitar nosso ponto de atuação.

Dentre as medicações que podem ser utilizadas para a infiltração do piriforme, estão:

- Anestésico local (bupivacaína 0,20% ou 0,25%).
- Anestésico local com metilpredinisolona 40 mg.
- Toxina botulínica A 50 a 100 UI.

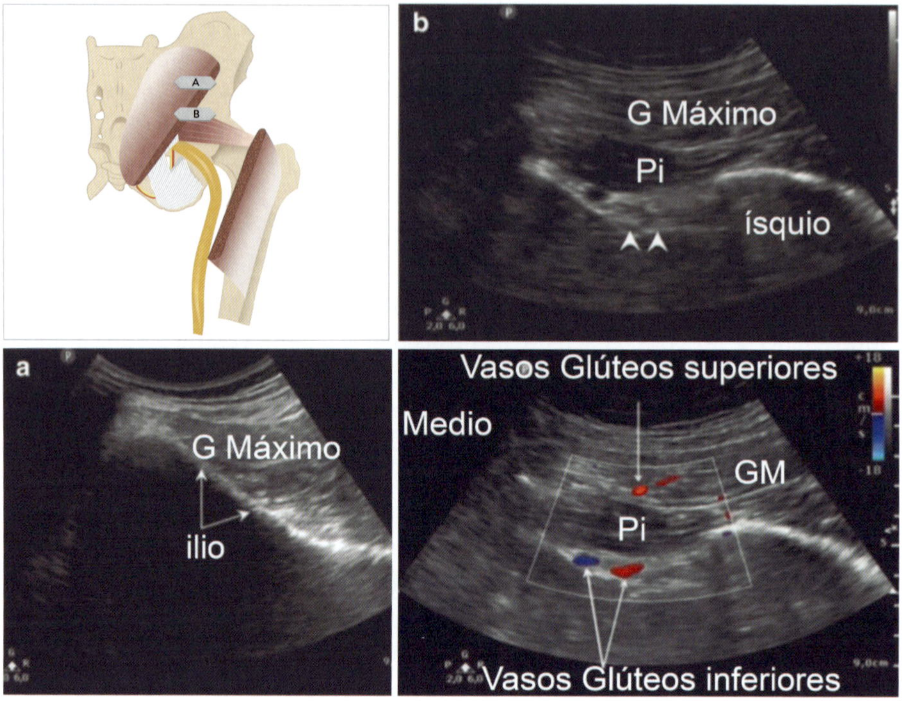

FIGURA 5 Passo a passo do escaneamento do músculo piriforme.

TÉCNICA DE INJEÇÃO COM FLUOROSCOPIA

Em 2004, foi descrita a abordagem do agulhamento guiado pelo fluoroscopia, quando Betts, utilizando uma cânula acoplada a um estimulador de nervo, conseguiu atingir de maneira satisfatória o músculo piriforme, poupando o ciático e confirmado por uma imagem de miograma pela fluoroscopia. Nessa técnica, obtém-se uma imagem em anteroposterior (AP) da hemipelve e região acetabular do lado a ser tratado, identifica-se o aspecto mais inferior da articulação sacroilíaca e o aspecto mais superolateral do acetábulo. Feito isso, coloca-se um marcador metálico, que pode ser uma agulha de raquianestesia, em uma linha adjacente a essas estruturas a 1/3 partindo da referência acetabular. A cânula é avançada sob a orientação da fluoroscopia e do estimulador elétrico a 1 a 2 mA e frequência de 2 Hz. Ocorre uma contração maciça do músculo glúteo máximo e realiza-se a redução do estímulo para um valor em que a contração deste seja moderada e prossegue-se com o avanço da cânula até que a contração do glúteo seja mínima. Nesse ponto, reduz-se o estímulo para 0,6 e o avanço da cânula é feito até que se perceba uma contração perceptível da cânula e no quadril. Algumas vezes o avanço da cânula pode encontrar o osso ílio e, nesses casos, um leve recuo da cânula de 1 a 2 mm é o suficiente para corrigir e atingir novamente o piriforme. Confirmação adicional é obtida pela abolição da contração motora após a administração do anestésico. Um ml de material de contraste radiográfico não iônico é injetado para obter um miograma do piriforme. Após aspiração negativa de sangue, administra-se 3 mL de anestésico local (Figura 6)[8].

Em 2008, Gonzalez, realizou um estudo em cadáveres utilizando os mesmos pontos anatômicos do trabalho de Betts, no entanto não foi utilizado estímulo elétrico. Nesse caso, a cânula teve seu ponto de entrada a um terço da distância do ponto de referência acetabular até a articulação sacroilíaca inferior. A cânula foi progredida até atingir o ilíaco e recuada em 1 a 2 mm. Após isso, os músculos foram rebatidos e observou-se que a cânula estava no ventre muscular do piriforme a uma distância de 2 a 3 cm do nervo ciático[9].

No entanto, por conta de possíveis variações anatômicas, podemos questionar se essa técnica pode ser realizada de maneira consistente e segura sob fluoroscopia sem orientação por estimulação elétrica e se a realização com USG traria mais segurança.

Tratamento cirúrgico

O tratamento cirúrgico deve ser reservado apenas para casos refratários ao tratamento clínico ou às intervenções. Pode ser dividido em endoscópico ou aberto e consiste na descompressão do nervo ciático, além da liberação do músculo.

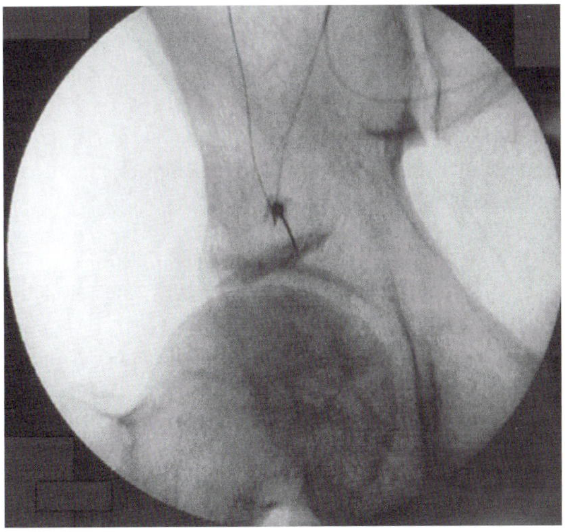

FIGURA 6 Imagem radiológica de um miograma do piriforme.

CONCLUSÃO

A síndrome do piriforme é uma condição dolorosa que causa dor persistente e limitação da atividade diária e capacidade laboral. O tratamento conservador apresenta múltiplas possibilidades e uma habilidade substancial em melhorar a dor e a funcionalidade. Tratamentos minimamente invasivos são utilizados em casos refratários com uma grande probabilidade de sucesso e baixa taxa de complicações, especialmente os de via percutânea e endoscópica.

REFERÊNCIAS

1. Finnoff JT, Hurdle MF, Smith J. Accuracy of ultrasound-guided versus fluoroscopically guided contrast-controlled piriformis injections: a cadaveric study. J Ultrasound Med. 2008;27(8):1157-63.
2. Misirlioglu TO, Akgun K, Palamar D, Erden MG, Erbilir T. Piriformis syndrome: comparison of the effectiveness of local anesthetic and corticosteroid injections: a double-blinded, randomized controlled study. Pain Physician. 2015;18(2):163-71.
3. Vij N, Kiernan H, Bisht R, Singleton I, Cornett EM, Kaye AD, et al. Surgical and non--surgical treatment options for piriformis syndrome: a literature review. Anesth Pain Med. 2021;11(1):e112825.
4. Childers MK, Wilson DJ, Gnatz SM, Conway RR, Sherman AK. Botulinum toxin type A use in piriformis muscle syndrome: a pilot study. Am J Phys Med Rehabil. 2002;81(10):751-9.
5. Aoki KR. Review of a proposed mechanism for the antinociceptive action of botulinum toxin type A. Neurotoxicology. 2005;26(5):785-93.
6. Yi KH, Lee KL, Lee JH, Hu HW, Lee K, Seo KK, et al. Guidelines for botulinum neurotoxin injections in piriformis syndrome. Clin Anat. 2021;34(7):1028-34.
7. Peng HP, Peng JH. Complications of botulinum toxin injection for masseter hypertrophy: Incidence rate from 2036 treatments and summary of causes and preventions. J Cosmet Dermatol. 2018;17(1):33-8.
8. Betts A. Combined fluoroscopic and nerve stimulator technique for injection of the piriformis muscle. Pain Physician. 2004;7(2):279-81.
9. Gonzalez P, Pepper M, Sullivan W, Akuthota V. Confirmation of needle placement within the piriformis muscle of a cadaveric specimen using anatomic landmarks and fluoroscopic guidance. Pain Physician. 2008;11(3):327-31.
10. Probst D, Stout A, Hunt D. Piriformis syndrome: a narrative review of the anatomy, diagnosis, and treatment. PM & R: the Journal of Injury, Function, and Rehabilitation [Internet]. 2019;11 Suppl 1(S1):S54-63. [citado 12 jun 2024]. Disponível em: https://pubmed.ncbi.nlm.nih.gov/31102324/
11. Kirschner JS, Foye PM, Cole JL. Piriformis syndrome, diagnosis and treatment. Muscle & Nerve. 2009;40(1):10-8.
12. Filippiadis D, Bolotis D, Mazioti A, Tsitskari M, Charalampopoulos G, Vrachliotis T, et al. Percutaneous imaging-guided techniques for the treatment of benign neuropathic pain. Diagnostic and Interventional Imaging. 2021;102(1):11-8.
13. Fowler IM, Tucker AA, Weimerskirch BP, Moran TJ, Mendez RJ. A randomized comparison of the efficacy of 2 techniques for piriformis muscle injection: ultrasound-guided versus nerve stimulator with fluoroscopic guidance. Reg Anesth Pain Med. 2014;39(2):126-32.

SEÇÃO VI

Síndromes dolorosas do joelho, tornozelo e pé

22

Gonartrose

Olympio de Hollanda Chacon Neto
Clara Leal Fraga

DESTAQUE DO TEMA

1. Introdução e classificação da gonartrose.
2. Fisiopatologia da gonartrose e fatores de risco relacionados.
3. Métodos diagnósticos.
4. Abordagem terapêutica da gonartrose.

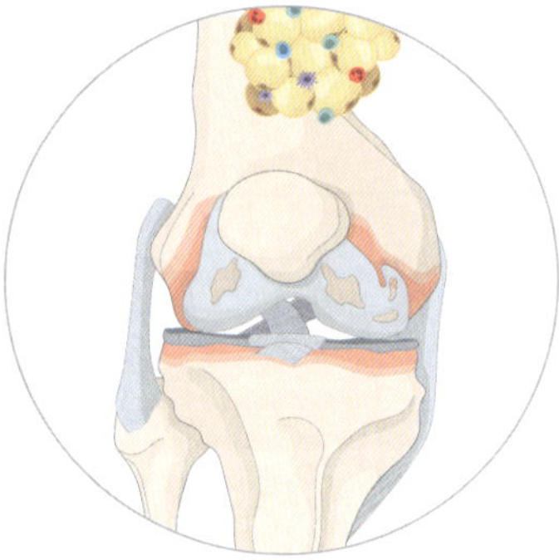

INTRODUÇÃO

A osteoartrite (OA) é a mais prevalente das doenças osteoarticulares do adulto e do idoso. É a principal causa de incapacidade funcional e de perda de qualidade de vida dos idosos. A prevalência da OA no Brasil é de cerca de 16%. A gonartrose é a denominação para a OA na articulação do joelho, sendo caracterizada por dor e limitações funcionais, além de poder apresentar alterações radiográficas, como osteófitos e estreitamento dos espaços articulares, e histopatológicas, alterações inflamatórias e degenerativas na cartilagem e no osso subcondral. Tendo em vista que, atualmente, a mudança do estilo de vida, a prática de atividades físicas regulares, o ganho de massa muscular e a redução do percentual de gordura corporal são as medidas mais efetivas na redução da progressão da doença, demais tratamentos ainda são limitados e se reduzem à melhora sintomatológica:

o tratamento clínico tem como objetivo principal aliviar a dor e possibilitar a reabilitação e a melhora da função articular. Além disso, o desenvolvimento de técnicas intervencionistas em dor traz outras opções para a melhora sintomatológica do paciente, além das técnicas de medicina regenerativa. A intervenção cirúrgica está predominantemente reservada para situações que não podem ser controladas com terapia mais conservadora[1,2].

CLASSIFICAÇÃO

A gonartrose é classificada em primária e secundária. A forma secundária ocorre por diversas doenças e lesões, traumáticas ou não, que tem como consequência comum o dano à cartilagem ar ticular (Quadro 1).

QUADRO 1 Causas de osteoartrite secundária

Inflamatórias	Artrite reumatoide, espondiloartrites (espondilite anquilosante, artrite psoriásica) e outras artropatias secundárias e doenças imunomediadas
	Artrite séptica prévia, tuberculose articular ou outra infecção específica
Metabólicas	Artropatia por deposição de cristais: gota, doença por deposição de pirofosfato de cálcio, doença por deposição de fosfato básico de cálcio
	Acromegalia
	Hemocromatose
	Hiperparatireoidismo
	Doença de Wilson
	Síndrome de Ehlers-Danlos
Mecânicas/ fatores locais	Luxação congênita de quadril
	Impacto fêmoro-acetabular
	Síndrome de hipermobilidade
	Displasias epifisárias
	Necrose avascular, osteonecrose
	Hemartrose
Traumáticas	Trauma articular, lesão meniscal, lesão ligamentar
	Pós-cirúrgico local
	Junta de Charcot (artropatia neuropática)

Fonte: adaptado de Dicesare et al., 2017.

FISIOPATOLOGIA

Ocorre degradação de toda a articulação, envolvendo cartilagem, remodelamento ósseo, formação de osteófitos, inflamação sinovial que causam dor, rigidez, edema e perda de função.

Há uma variedade de fatores que desempenham um papel importante na patogênese da OA, incluindo fatores biomecânicos, mediadores, pró-inflamatórios e proteases.

A inflamação celular apresenta principalmente macrófagos na sinóvia, o que a diferencia da artrite reumatoide (AR), que é caracterizada por um número muito maior de leucócitos e de mais células-T e células-B. No nível molecular, a OA é caracterizada pela presença de uma série de mediadores pró-inflamatórios, incluindo citocinas e quimiocinas, que fazem parte de uma resposta imune desencadeada por carga excessiva ou mecânica anormal e que causa sobretudo degradação da matriz extracelular.

A cartilagem articular fornece uma superfície lisa e de baixo atrito que permite o movimento de deslizamento normal da articulação. A maior parte da carga na articulação é absorvida por outros tecidos, incluindo os músculos periarticulares, o osso subcondral e o menisco. O ácido hialurônico é responsável por diminuir o atrito e proteger a superfície articular, incluindo os condrócitos da zona superficial, das tensões de cisalhamento. As fibras de colágeno fornecem resistência à tração e formam uma rede que restringe os proteoglicanos muito hidrofílicos que fornecem resiliência.

As primeiras alterações patológicas na OA são comumente observadas na superfície da cartilagem articular em regiões focais que sofrem carga máxima. À medida que a OA progride, ocorre extensa degradação e perda da matriz pela produção contínua de proteases impulsionadas por citocinas pró-inflamatórias e fragmentos de proteínas da matriz que retroalimentam e estimulam os condrócitos de maneira autócrina e parácrina para produzir mais citocinas e proteases. A cartilagem tem capacidade limitada de reparo e, uma vez que o colágeno é degradado e perdido, não é substituído em um grau mensurável. À medida que ocorre dano significativo à matriz, a morte dos condrócitos pode ser observada, resultando em áreas da matriz desprovidas de células.

O espessamento do osso subcondral (esclerose óssea) ocorre pelo aumento da produção de colágeno que é inadequadamente mineralizado. Osteófitos se formam nas margens articulares, muitas vezes no local de inserção de tendões ou ligamento. Os nervos sensoriais nas lesões da medula óssea e no osso subcondral são fontes potenciais de dor na OA.

A sinovite contribui para a dor e a progressão da doença, incluindo a destruição da cartilagem, mediada pela produção de fatores pró-inflamatórios e proteínas referidas como padrões moleculares associados ao dano (DAMP), abrangendo as alarminas. Além da cartilagem, os componentes dos tecidos moles da articulação, incluindo os ligamentos, a cápsula articular e, no joelho, os meniscos, são

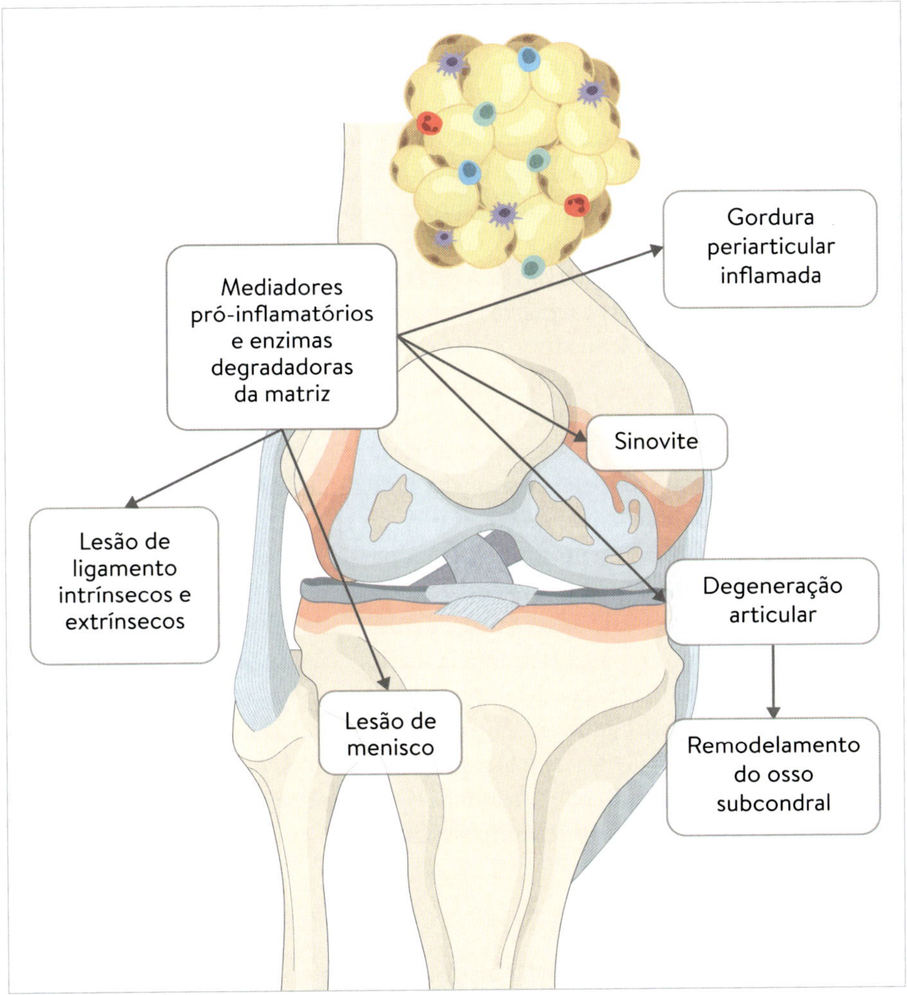

FIGURA 1 A osteoartrose afeta todos os componentes articulares simultaneamente. Degradação da cartilagem articular e sua destruição são os componentes principais, além das demais lesões, como exposição do osso subcondral, remodelamento ósseo, formação de osteófitos, lesões medulares e invasão vascular. Células inflamatórias, particularmente macrófagos, estão presentes na sinóvia e na gordura periarticular. Lesões ligamentares e meniscais estão presentes. Todos os componentes lesados são capazes de produzir citocinas pró-inflamatórias as quais perpetuam o processo, degradando a matriz extracelular, promovendo o remodelamento ósseo e destruindo a articulação.

comumente afetados pela OA. Os músculos e nervos periarticulares também são afetados pela OA, resultando em fraqueza e dor[2,3].

FATORES DE RISCO

Múltiplos fatores de risco têm sido associados à patogênese da gonartrose. Idade, lesão articular, obesidade, genética, fatores anatômicos, incluindo forma e alinhamento articular e sexo. No caso da obesidade, não só a sobrecarga de peso, mas também a produção de citocinas inflamatórias pelos macrófagos do tecido adiposo, podem estar relacionados. Um fator anatômico importante é o alinhamento dos membros inferiores. Indivíduos que têm alinhamento em varo correm maior risco de OA tibial-femoral medial, enquanto aqueles com alinhamento em valgo (joelho batido) correm risco de OA tibial-femoral lateral. A mecânica alterada que coloca cargas excessivas e anormais nas células do tecido articular ativa as vias de mecanotransdução, que resultam no aumento da produção de mediadores inflamatórios e enzimas proteolíticas.

Há uma série de alterações celulares que podem vincular o envelhecimento e a OA. Eles incluem disfunção mitocondrial relacionada ao estresse oxidativo e danos ao DNA mitocondrial; responsividade reduzida à estimulação do fator de crescimento anabólico, incluindo fator de crescimento semelhante à insulina (IGF) 1 e fator de crescimento transformador (TGF) beta; senescência celular que resulta no fenótipo secretor associado à senescência (SASP); e uma redução na autofagia. A predisposição genética é evidenciada em vários estudos, em especial os que mostram maior frequência da doença em gêmeos monozigóticos em comparação aos dizigóticos. Múltiplas variações gênicas já foram associadas à OA, inclusive genes que codificam diversos tipos de colágeno e também proteínas da matriz extracelular. Genes de fatores de crescimento como o lócus do gene do fator de crescimento semelhante à insulina (IGF)-1, genes associados à interleucina (IL-1) e seu receptor, e até ao receptor de vitamina D já foram correlacionados.

APRESENTAÇÃO CLÍNICA

A dor articular na OA tem início insidioso e característica predominantemente mecânica, ou seja, piora com o uso da articulação. Isso ajuda a diferenciá-la das artropatias inflamatórias em que a dor piora no repouso, em geral de manhã e à noite, e melhora com a movimentação. A dor protocinética é típica das fases iniciais, sendo frequentes as queixas de dor nos primeiros passos da manhã ou ao se levantar de uma cadeira. A piora ao subir e descer escadas ou ladeiras também é muito relatada pelos pacientes. Entretanto, com o avançar da doença, a dor tende a ser contínua e exacerbada pelo esforço.

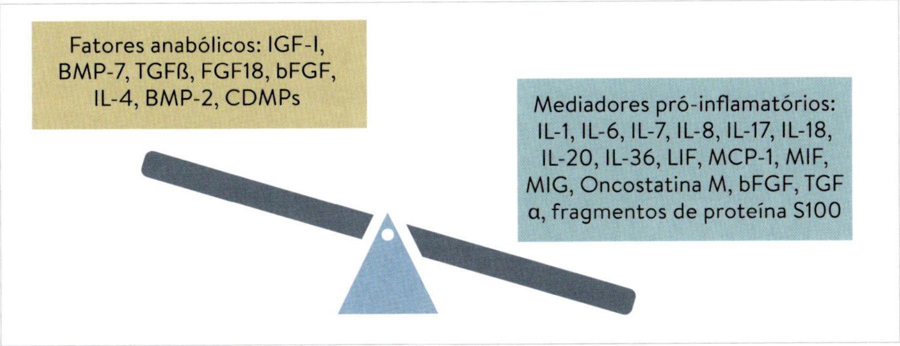

FIGURA 2 Várias moléculas pró-inflamatórias e fatores anabólicos estão presentes no líquido sinovial. Mediadores pró-inflamatórios contribuem para a degradação da matriz extracelular, por meio de metaloproteinases (MMP) e inibição de síntese da matriz. Fatores anabólicos estimulam a produção da matriz e, em certo ponto, inibem sua degradação. Fatores com TGFβ e bFGF podem exercer funções anabólicas ou catabólicas, a depender do tipo de célula e receptor específico expressado. TGFβ e BMP-2 também estimulam a formação de osteófitos. (IL: interleucina; LIF: fator inibitório leucocitário; MCP: proteína quimioatrativa de monócitos; MIF: fator inibitório de migração de macrófagos; MIG: monocina induzida por inteferon gama; IGF: fator de crescimento insulina-*like*; BMP: proteína morfogenética óssea; CDMP: proteína morfogenética derivada de cartilagem).

Ao exame físico, podem ser vistos varismo ou valgismo acentuado do joelho, aumento de volume articular, leve calor local, derrame articular e crepitações à flexo-extensão. Nas fases tardias, a limitação da amplitude de movimento pode ser notável. Pode ocorrer rigidez matinal, mas que, em geral, não ultrapassa 30 minutos de duração. Em algumas exacerbações, pode haver sinais flogísticos com edema, leve calor e derrame articular, mas de intensidade menor do que a usualmente vista na artrite reumatoide. Os fatores de risco para o desenvolvimento e persistência da dor na OA incluem ansiedade e depressão, sono não restaurador (sono delta reduzido), dor em outros locais e traço ou estado catastrofizante. Todos eles causam sensibilização central da dor com redução da inibição da dor descendente[3].

Exames laboratoriais

Considerando o diagnóstico de gonartrose, os exames laboratoriais são mais importantes para descartar outras causas. As provas inflamatórias são normais ou levemente alteradas em alguns casos.

Exames de imagem

Radiografias simples subestimam o envolvimento do tecido articular na OA, demonstram redução de espaço, osteófitos e desvios em varo ou em valgo, além da redução do espaço femoropatelar com osteófitos na patela. A calcificação meniscal, chamada condrocalcinose, pode chamar a atenção para a presença de cristais de CPP.

Os estudos de ressonância magnética podem detectar doenças precoces e fornecer evidências de alterações da matriz na cartilagem, sinovite, lesões da medula óssea e alterações degenerativas nas estruturas dos tecidos moles além da cartilagem, incluindo ligamentos e meniscos do joelho[4].

TRATAMENTO

O tratamento para gonartrose pode incluir intervenções educacionais, comportamentais, psicossociais e físicas, bem como medicamentos orais, tópicos e

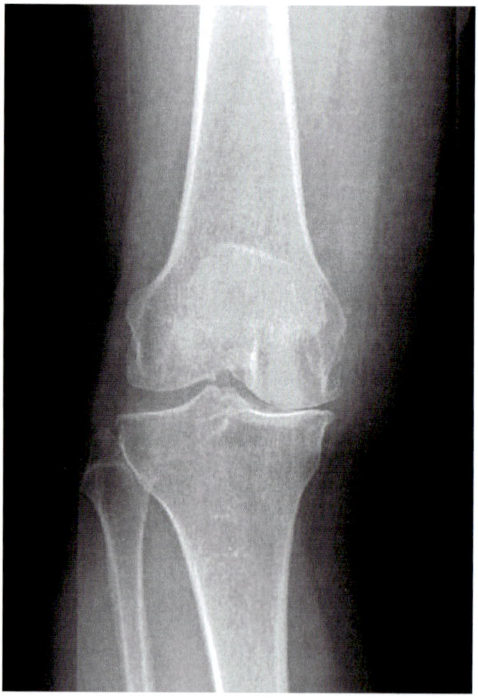

FIGURA 3 Radiografia de joelho apresentando redução do espaço articular, presença de osteófitos marginais e alteração do eixo do joelho em varo.

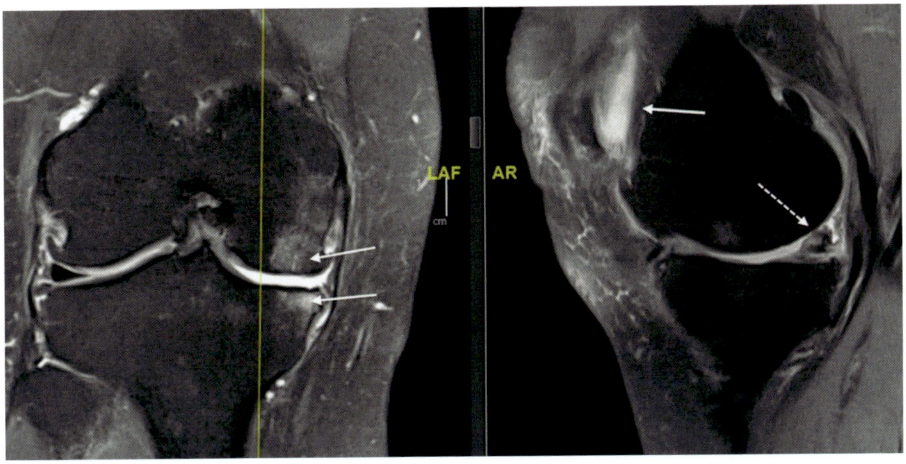

FIGURA 4 Ressonância magnética de joelho, com saturação de gordura. Corte coronal à esquerda e sagital à direita. Lesões medulares são identificadas (seta contínua branca) no corte coronal. No corte saginal, observa-se lesão meniscal, identificada na seta tracejada, e efusão na gordura retropatelar, na seta contínua branca.

terapias intervencionistas. Além da dor, da limitação e da perda funcional, a OA influencia aspectos psicossociais do indivíduo e isso precisa ser também abordado. É muito importante que o paciente tenha uma postura ativa e assuma o compromisso com seu tratamento[5,8].

Manejo não farmacológico

O exercício, com a perda de peso quando indicado, é um componente central do tratamento da OA do joelho, em combinação com treinamento de condicionamento aeróbico de baixo impacto e exercícios de fortalecimento de membros inferiores. Além disso, o emagrecimento deve ser estimulado em pacientes com obesidade e sobrepeso. Foi demonstrada uma relação dose-resposta entre a extensão da alteração percentual no peso corporal e a melhora nos sintomas articulares, com efeitos mais robustos alcançados quando uma redução de pelo menos 10% no peso corporal é alcançada. Uma meta inicial razoável é uma redução de peso de 5 a 10% em um período de seis meses, e as metas iniciais devem ser reavaliadas periodicamente e individualmente para cada paciente. A fisioterapia é muito importante para fortalecer grupos musculares específicos, quando necessário, e permitir o início ou a continuidade da atividade física.

A joelheira em valgo (ou descarregador) tem sido usada para deslocar a carga do compartimento medial com a intenção de aliviar a dor e melhorar a função em pacientes com OA da articulação tibiofemoral (TF) medial. Em geral, até 25% dos pacientes apresentam complicações menores de órtese, como deslizamento e mau ajuste. Além disso, taxas de adesão relativamente baixas (45 a 58% em estudos de grupos paralelos) também podem prejudicar os resultados ideais na prática clínica.

Por outro lado, a bandagem patelofemoral (PF) e órtese visam reduzir o estresse articular em pacientes com sintomas decorrentes da articulação patelofemoral e presença de desalinhamento patelar. Há evidências de que a bandagem patelar melhora acentuadamente a dor a curto prazo, enquanto a órtese PF parece uma opção mais atraente para uso a longo prazo.

Também são indicados auxiliares de marcha como bengala para pacientes com comprometimento significativo da mobilidade e do equilíbrio, com histórico de quedas[5-8,10].

Manejo farmacológico

A terapia farmacológica pode ser iniciada em combinação com ou após uma tentativa de intervenções não farmacológicas, se o alívio satisfatório da dor não for alcançado apenas com essas medidas.

Analgésicos comuns

Apesar de ter sido recomendado por vários anos como analgésico de primeira escolha no tratamento da OA, o benefício do paracetamol, para esses pacientes, tem sido questionado. Estudos recentes trouxeram dúvidas sobre sua eficácia no alívio da dor, considerando ainda a toxicidade hepática em pacientes suscetíveis (etilistas, hepatopatas prévios). Mesmo assim, em casos de contraindicação aos anti-inflamatórios não esteroidais (AINEs), o paracetamol pode ser utilizado, a critério clínico, na dosagem de 2 a 4 g/dia.[5]

Terapia tópica

AINEs tópicos são eficazes e comparados a AINEs orais para tratamento de gonartrose, com sintomas leves. O risco de toxicidade é muito menor por conta da absorção sistêmica reduzida. As drogas estudadas com maior frequência foram o diclofenaco, em gel ou solução, e o cetoprofeno, aplicado sobre o joelho acometido duas a quatro vezes ao dia, pelo tempo necessário para o controle dos sintomas. Adesivos de lidocaína 5% demonstram melhora de 50% de dor em pelo menos 40% dos pacientes portadores de gonartrose, além de melhora de diversos pontos na escala WOMAC (dor, rigidez, funcionalidade).

Outra opção, a capsaicina tópica é uma substância derivada da pimenta, com potencial para aliviar a dor por meio da regulação negativa da atividade do receptor TRPV1 nos neurônios sensoriais nociceptivos e da depleção da substância P, resultando na dessensibilização das fibras nociceptivas e na inibição da dor transmissão de estímulos. Estudos demonstram melhora de escores de dor em mais de metade dos pacientes, na concentração de 0,025%, comparado a placebo. Concentrações de 0,075% demonstra destruição de terminações nervosas livres no local aplicado. Uma limitação do tratamento é que alguns pacientes têm restrições por conta da eventual ardência e dor inicial no local de uso[5,6,11,12].

Anti-inflamatórios não esteroidais

Os anti-inflamatórios não esteroidais (AINEs) sistêmicos têm eficácia demonstrada em vários ensaios clínicos randomizados e revisões sistemáticas. Devem ser usados na falha do tratamento não farmacológico e dos medicamentos tópicos ou associados a eles. Em pacientes com fatores de risco para toxicidade gastrointestinal (por exemplo, idade avançada, hipertensão, uso concomitante de aspirina), deve-se preferir inibidores seletivos de COX-2 ou AINEs não seletivos com um inibidor da bomba de prótons (IBP). O uso intermitente ou por ciclos, mesmo que longos, nos períodos de exacerbação da doença, é preferível ao uso crônico por tempo indefinido[8,9].

Analgésicos opioides

Seu uso tem sido desencorajado pelos efeitos adversos (sonolência, tonturas e aumento do risco de quedas), sobretudo em idosos. Quando necessários, opioides fracos devem ser prescritos na menor dose pelo menor tempo possível[5,6].

Sintomáticos de ação lenta na osteoartrite (SIALOA)

São suplementos utilizados com o objetivo de se obter alívio da dor e a melhora funcional da OA, com um melhor perfil de segurança. Os principais produtos disponíveis no mercado são: a glicosamina, a condroitina, a diacereína, os extratos insaponificáveis de soja e abacate e os colágenos hidrolisados. A glicosamina pura ou associada à condroitina demonstrou benefício para OA de joelho em ensaios clínicos randomizados, mas houve resultados negativos em outros, inclusive grandes estudos de órgãos governamentais. Os outros compostos têm dados ainda menos consistentes, e os colágenos, apesar da variedade de produtos no mercado, apresentam uma ausência de evidências[8,9].

Antidepressivos duais (inibidores de recaptação de noradrenalina e serotonina)

Metanálise demonstra que a duloxetina, a qual promove modulação das vias inibitórias da dor endógena por meio da inibição seletiva da recaptação de serotonina e norepinefrina, pode reduzir de maneira modesta os escores de dor dos pacientes portadores de OA de joelho, tendo pouco efeito antidepressivo. Há relatos positivos de melhora da qualidade de vida, porém, com incidência de efeitos colaterais importantes, principalmente gastrointestinais, constipação, boca seca e náusea[13].

INTERVENÇÕES

Bloqueio do nervo genicular

Para pacientes com OA sintomática do joelho que não responderam satisfatoriamente aos AINEs (ou têm contraindicações que impedem seu uso), um bloqueio do nervo genicular pode ser considerado se houver experiência disponível. O nervo genicular medial superior, nervo genicular lateral superior

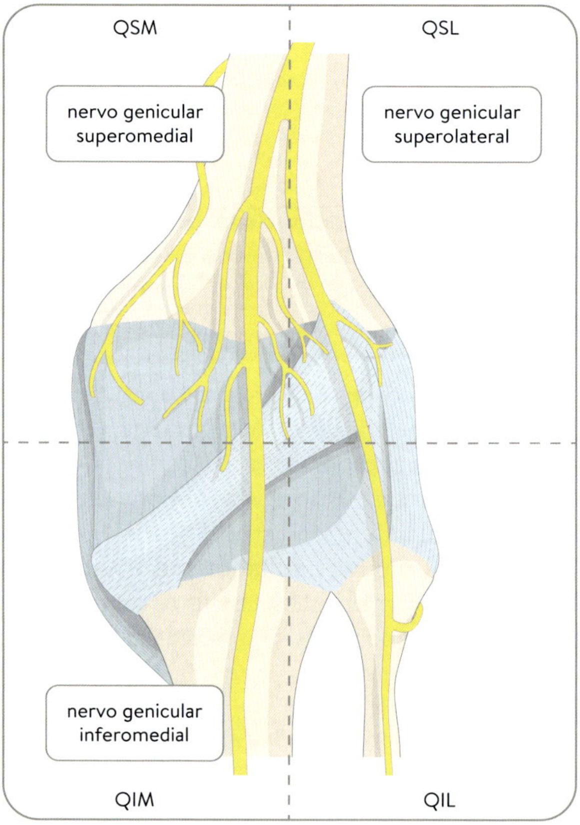

FIGURA 5 Esquematização da distribuição dos nervos geniculares, responsáveis pela inervação da cápsula articular do joelho. No bloqueio teste ou duradouro, os objetivos são atingir os nervos geniculares superomedial, superolateral e inferomedial. Evita-se abordagem do quadrante inferior lateral (QIL), haja vista a função motora do nervo fibular, o qual tem trajeto nessa região.

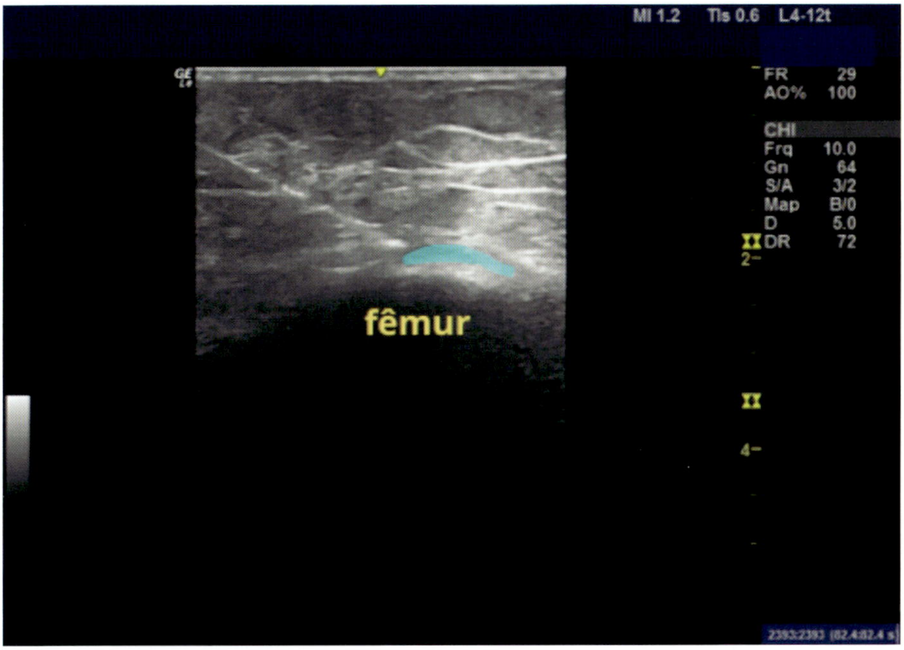

FIGURA 6 Imagem ultrassonográfica de bloqueio de nervo genicular superomedial guiado por ultrassonografia.

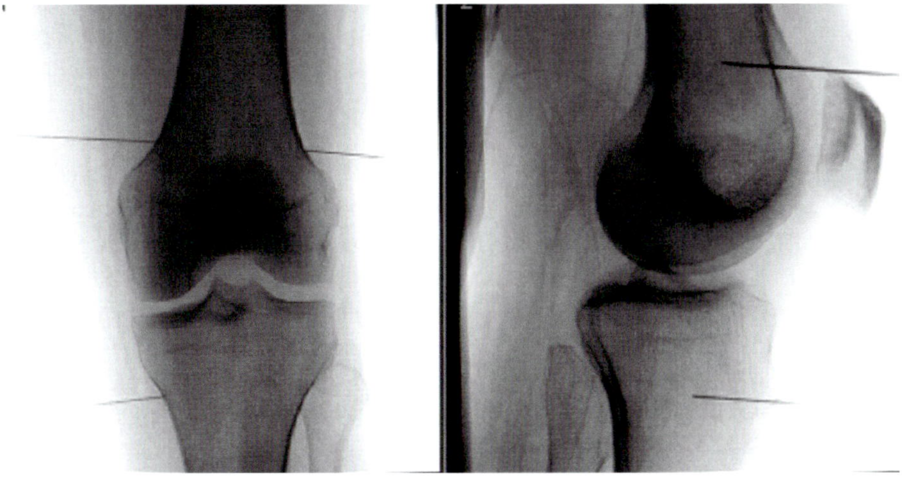

FIGURA 7 Bloqueio dos nervos geniculares superomedial, superolateral e inferomedial, guiado por fluoroscopia em incidências anteroposterior e perfil.

e nervo genicular medial inferior são localizados usando ultrassonografia musculoesquelética ou fluoroscopia. Subsequentemente, esses nervos são removidos com radiofrequência ou produtos químicos (por exemplo, anestésicos locais com ou sem glicocorticoide, álcool, fenol)[13,14].

Infiltrações intra-articulares

As infiltrações articulares têm como objetivo administrar medicações que possibilitem redução do processo inflamatório, sinovite e, consequentemente, dor. Habitualmente, utilizam-se glicocorticoides de depósito (metilprednisolona, triancinolona, betametasona). Infiltrações intra-articulares de glicocorticoides: devem ser limitadas a pacientes com dor moderada a intensa e contraindicações ou falha de outras opções de tratamento que buscam alívio da dor em curto prazo. Esse procedimento, seja como injeção única ou múltiplas injeções repetidas, não é recomendado rotineiramente. Quando indicado, costuma-se usar 40 mg de triancinolona ou metilprednisolona. Injeções seriadas (a cada três meses) são desencorajadas por conta dos potenciais efeitos negativos na progressão do dano da cartilagem, tanto em morfologia quanto em histologia e viabilidade tecidual. É especialmente indicada quando há edema e/ou derrame na articulação acometida pela OA[16].

O ácido hialurônico, um glicosaminoglicano, promove a lubrificação articular e a absorção de impactos, atuando como recurso de proteoglicanos para matriz extracelular. Portadores de OA têm redução de até 50% na concentração de ácido hialurônico articular. Classificam-se os produtos por seu peso molecular, tendo-se preferência pelos de médio e alto peso quando realizada infiltração intra-articular. A viscossuplementação contribui com a redução da dor e a melhora funcional da articulação, sem prejuízo tecidual, quando comparada a terapia com glicocorticoides.

Com o desenvolvimento de técnicas de recuperação tecidual para a melhora da funcionalidade e da dor, as terapias de proliferação, com ou sem produtos biológicos, vêm ganhando espaço. O uso de proloterapia com dextrose tem a capacidade de iniciar um processo inflamatório local, com aumento de produção de colágeno tipo III e remodelamento, com conversão para colágeno tipo I. O plasma rico em plaquetas, a utilização de aspirado de medula óssea ou o uso de tecido gorduroso contém fatores de crescimento, os dois primeiros, e células mesenquimais, os dois últimos, que contribuem para a sinalização e a estimulação de proliferação de condroblastos e condrócitos, na tentativa de recuperação do tecido cartilaginoso[17].

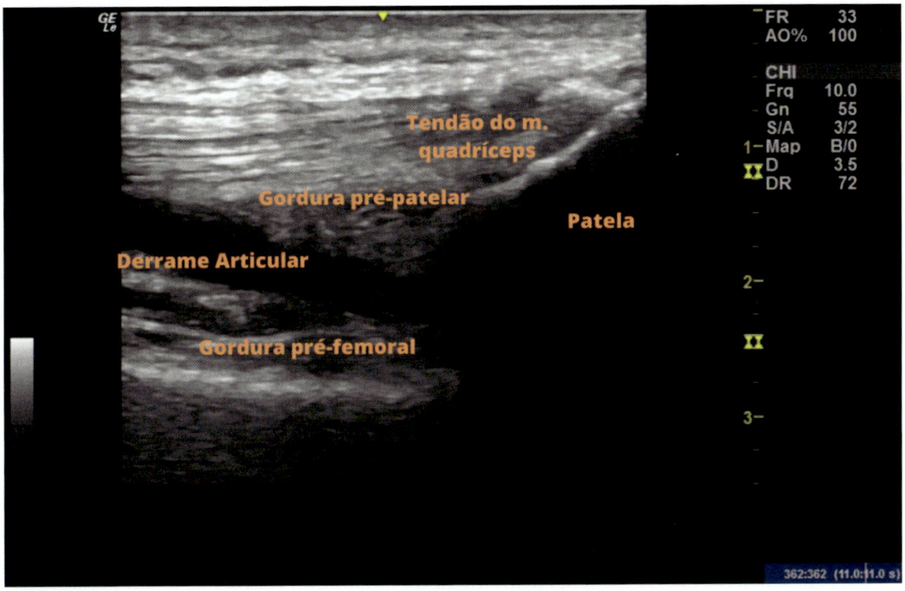

FIGURA 8

CIRURGIA

Os pacientes são encaminhados para a cirurgia quando sintomas significativos relacionados à articulação persistem, apesar do uso de intervenções não cirúrgicas. O tratamento cirúrgico é dominado pela substituição total do joelho, e a osteotomia é uma alternativa para pacientes mais jovens com joelho em varo ou valgo e doença predominantemente unicompartimental. Não são encaminhados os pacientes para cirurgia artroscópica envolvendo desbridamento e/ou meniscectomia parcial, pois demonstrou-se não haver benefício sobre o tratamento de controle, além do potencial real de eventos adversos importantes, incluindo eventos trombóticos e mortalidade[5].

REFERÊNCIAS

1. Kolasinski SL, Neogi T, Hochberg MC, Oatis C, Guyatt G, Block J. et al. 2019 American College of Rheumatology/Arthritis Foundation Guideline for the Management of Osteoarthritis of the Hand, Hip, and Knee. Arthritis Care Res (Hoboken). 2020;72(2):149-62. Erratum in: Arthritis Care Res (Hoboken). 2021;73(5):764.
2. Von Roenn JH. Current Dor. Rio de Janeiro: McGraw Hill; 2009.

3. Primorac D, Molnar V, Rod E, Jelec Z, Cukelj F, Matisic V, Vrdoljak T, Hudetz D, Hajsok H, Borić I. Knee osteoarthritis: a review of pathogenesis and state-of-the-art non-operative therapeutic considerations. Genes (Basel). 2020;11(8):854.
4. Bedson J, Croft PR. The discordance between clinical and radiographic knee osteoarthritis: A systematic search and summary of the literature. BMC Musculoskelet Disord. 2008;9:116.
5. Zhang W, Nuki G, Moskowitz RW, et al. OARSI recommendations for the management of hip and knee osteoarthritis: part III: Changes in evidence following systematic cumulative update of research published through January 2009. Osteoarthritis Cartilage. 2010;18:476.
6. Kolasinski SL, Neogi T, Hochberg MC, et al. 2019 American College of Rheumatology/Arthritis Foundation Guideline for the management of osteoarthritis of the hand, hip, and knee. Arthritis Rheumatol. 2020;72:220.
7. Hall M, Castelein B, Wittoek R, et al. Diet-induced weight loss alone or combined with exercise in overweight or obese people with knee osteoarthritis: A systematic review and meta-analysis. Semin Arthritis Rheum. 2019;48:765.
8. Messier SP, Mihalko SL, Legault C, et al. Effects of intensive diet and exercise on knee joint loads, inflammation, and clinical outcomes among overweight and obese adults with knee osteoarthritis: the IDEA randomized clinical trial. JAMA. 2013;310:1263.
9. Felson DT. Treatment of osteoarthritis. In: Firestein GS, Gabriel SE, McInnes IB, O'Dell JR, editores. Kelley and Firestein's textbook of rheumatology. 10. ed. Philadelphia: Elsevier; 2017. p. 1719-29.
10. Martin JA, Buckwalter JA. Aging, articular cartilage chondrocyte senescence and osteoarthritis. Biogerontology. 2002;3(5):257-64.
11. Burch F, Codding C, Patel N, Sheldon E. Lidocaine patch 5% improves pain, stiffness, and physical function in osteoarthritis pain patients. A prospective, multicenter, open-label effectiveness trial. Osteoarthritis Cartilage. 2004;12(3):253-5.
12. Altman RD, Barthel HR. Topical therapies for osteoarthritis. Drugs. 2011 9;71(10):1259-79.
13. Osani MC, Bannuru RR. Efficacy and safety of duloxetine in osteoarthritis: a systematic review and meta-analysis. Korean J Intern Med. 2019;34(5):966-73.
14. Tran J, Peng PWH, Lam K, Baig E, Agur AMR, Gofeld M. Anatomical study of the innervation of anterior knee joint capsule: implication for image-guided intervention. Reg Anesth Pain Med. 2018;43(4):407-14.
15. Malaithong W, Tontisirin N, Seangrung R, et al. Bipolar radiofrequency ablation of the superomedial (SM), superolateral (SL) and inferomedial (IM) genicular nerves for chronic osteoarthritis knee pain: a randomized double-blind placebo-controlled trial with 12-month follow-up. Regional Anesthesia & Pain Medicine. 2023;48:151-60.
16. Wernecke C, Braun HJ, Dragoo JL. The effect of intra-articular corticosteroids on articular cartilage: a systematic review. Orthop J Sports Med. 2015;3(5):2325967115581163.
17. Fusco G, Gambaro FM, Di Matteo B, Kon E. Injections in the osteoarthritic knee: a review of current treatment options. EFORT Open Rev. 2021;6(6):501-9.
18. Dicesare P, Haudenschild DR, Samuels J, Abramson SB. Pathogenesis of osteoarthritis. In: Firestein GS, Budd RC, Gabriel SE, McInnes IB, JR O'Dell. Kelley and Firestein's textbook of rheumatology. Amsterdam: Elsevier; 2017. pp.1685-1704.e8.

Condropatia patelar

João Henrique Araújo

DESTAQUE DO TEMA

1. Em uma lesão condral, o amolecimento é apenas a fase inicial do processo.
2. A dor retropatelar e profunda é o principal sintoma em uma lesão condral.
3. Os tratamentos podem ser por meio de reabilitação, medicamentosos ou terapias intervencionistas.

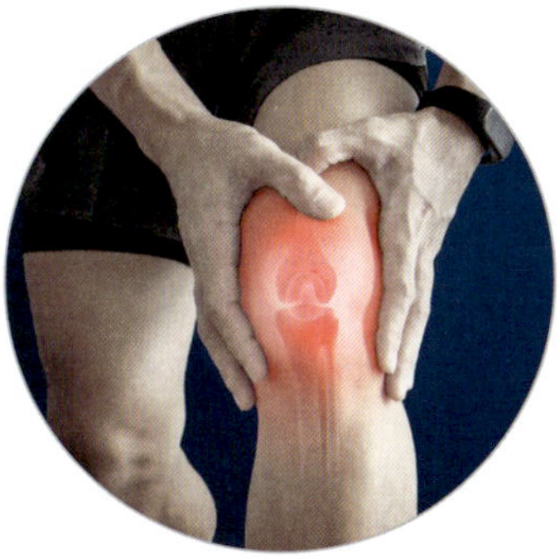

INTRODUÇÃO

A dor anterior no joelho (dor femoropatelar) ou condromalácia é uma das dores mais comuns diagnosticadas em indivíduos jovens, afetando entre 3% e 6% da população. Condromalácia é um termo de origem grega, proveniente da junção das palavras *khóndros* (cartilagem) e *malakos* (amolecido), amplamente utilizado no meio médico como sinônimo de lesão condral, inclusive em artigos científicos. Em uma lesão condral, o amolecimento é apenas a fase inicial do processo de lesão, de modo que termos como condropatia ou lesão condral representam melhor o espectro do envolvimento condral.

A aparência normal da cartilagem hialina patelar é branco-azulada, suave, brilhante e resistente; já a alteração patológica inicial ocorre quando a cartilagem se torna opaca ou ligeiramente branco-amarelada, macia, inchada e com edema na fase inicial. Caracteristicamente, a lesão ocorre em geral no meio da faceta patelar medial, ou apenas distal a esse ponto, e tem cerca de meia polegada ou mais de diâmetro. Essas alterações macroscópicas da condromalácia da patela podem ser classificadas em quatro graus, conforme a Tabela 1.

TABELA 1 Diferentes graus da condromalácia da patela

Grau 1	Ocorre amolecimento e inchaço da cartilagem
Grau 2	Ocorre fragmentação e fissuras em uma área de meia polegada ou menos de diâmetro
Grau 3	Ocorre fragmentação e fissuras em uma área de mais de meia polegada de diâmetro
Grau 4	Ocorre erosão da cartilagem até o osso

CAUSAS

Em adolescentes e adultos ativos, as condropatias podem estar relacionados a injúria no esporte, mais frequente em corrida, futebol, ciclismo e ginástica, que são esportes de alto impacto e envolvem movimentos repetitivos de torção, estresse e pressão na articulação. Outras fontes que podem levar ao desenvolvimento de condropatias em adultos jovens incluem lesões por acidentes de carro (luxações e fratura) e pés planos congênitos – quando a patela não se encaixa perfeitamente no sulco femoral durante o movimento ou é deslocada para um lado por conta de anomalias dos ligamentos ou musculatura.

SINAIS E SINTOMAS

A apresentação de problemas patelares é variada, mas o sintoma mais comum relatado é dor associada à flexão. Os sintomas clínicos típicos incluem uma dor profunda e dor retropatelar que piora ao subir escadas, sentar com os joelhos flexionados e levantar-se da posição sentada. Estender o joelho contra a resistência também pode causar dor, e uma sensação de insegurança pode se manifestar durante a sustentação de peso. Ao exame físico, crepitação ou disfunção da patela pode ser observada. Palpação da articulação patelofemoral durante a amplitude de movimento ativo e passivo do joelho determinará se há crepitação da articulação ou rastreamento da patela dentro da tróclea femoral. Compressão da patela contra o fêmur também pode provocar dor articular.

EXAME FÍSICO

Padrões de marcha devem ser observados; fraqueza e hipotrofia muscular podem estar presentes, principalmente quando associadas à osteoartrite. Outros padrões importantes envolvem um possível desalinhamento, posições antálgicas e rigidez articular (Figura 1). É importante também o exame físico dinâmico, tanto sentado quanto em pé. Deve-se atentar ao movimento da patela, à força de membros inferiores, à flexibilidade e a testes funcionais.

DIAGNÓSTICO

Para o diagnóstico da doença, o padrão ouro é a artroscopia, na qual se nota desde um "amolecimento" da cartilagem até exposição do osso subcondral. Entretanto, não é recomendada a indicação do procedimento para o diagnóstico, uma vez que menos de 10% desses pacientes tem indicação cirúrgica, e, se não

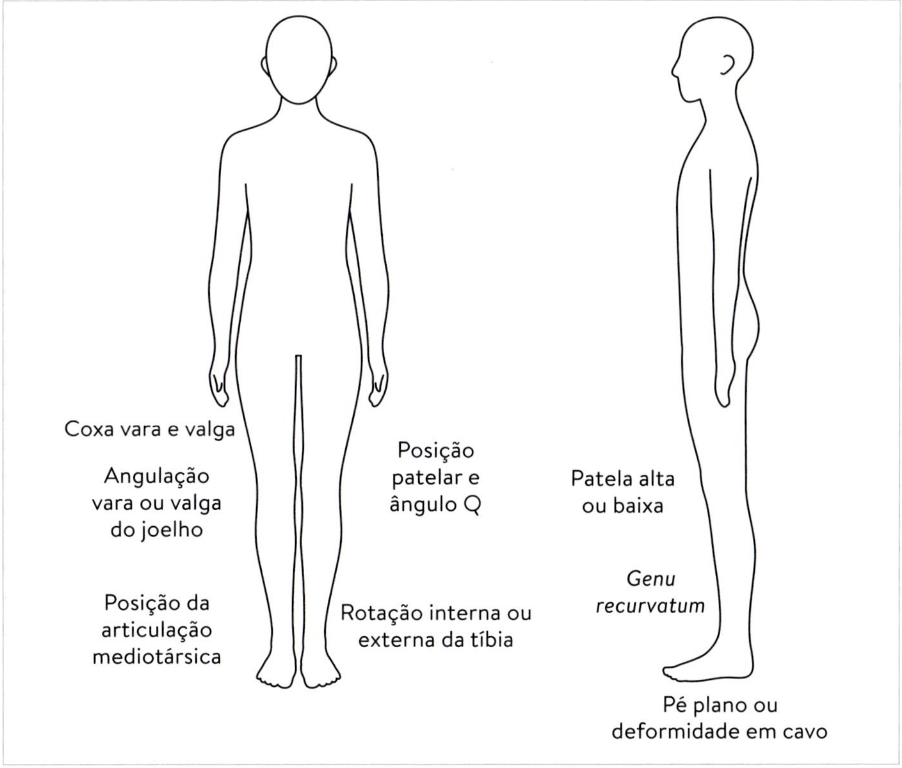

FIGURA 1 Variáveis relevantes no exame físico.

forem encontradas lesões condrais passíveis de tratamento, se torna um método de diagnóstico com altíssimo custo, que causa limitação funcional em curto prazo, dor, estresse e submete o paciente aos riscos anestésicos e cirúrgicos. O diagnóstico apenas nos achados clínicos é bastante controverso, pois outras condições como tendinopatia patelar, desalinhamento femoropatelar e ruptura meniscal podem causar sintomas parecidos, e algumas dessas condições pode ter uma indicação cirúrgica. As radiografias não se mostraram úteis no diagnóstico de condromalácia patelar até que a doença esteja nos estágios avançados. Ressonância magnética é um método diagnóstico não invasivo, tem a promessa de ter a capacidade única de potencialmente detectar lesões de cartilagem, bem como alterações estruturais antes da alteração morfológica macroscópica da perda de cartilagem. Apresenta também como vantagem ser não invasiva, indolor e com baixos riscos.

A ressonância magnética como método diagnóstico condral não invasivo apresenta resultados variados e controversos na literatura, muito dependente do tipo de sequência utilizada, potência do campo, grau da lesão condral e experiência do examinador. Um melhor desempenho dos aparelhos de 3,0 T em relação aos equipamentos de 1,5 T, e ainda mais em relação a outros de menor potência, já é conhecido quando se fala em avaliação condral, mas o mesmo não tem se comprovado na avaliação de meniscos e ligamentos.

TIPOS DE TRATAMENTO

Reabilitação

A força reduzida do músculo quadríceps é um preditor e fator de risco para o desenvolvimento de degeneração femoropatelar; logo, exercícios direcionados a esse músculo são cruciais para a reabilitação. Treinamento dos abdutores do quadril mostraram melhora da dor e resultados funcionais. A postura do corpo é coordenada pelo sistema neuromuscular. A coluna vertebral, a pelve, os quadris, as regiões abdominal e glútea são rotuladas anatomicamente como core ou caixa muscular; irregularidades no controle desse sistema do núcleo do corpo podem influenciar a estabilidade dinâmica na extremidade inferior. O fortalecimento do core, portanto, precisa ser um complemento vital para os exercícios de membros inferiores.

Medicamentoso

Como medida inicial é realizado o tratamento conservador, visando a analgesia, aumento de força e melhora da função articular. Do ponto de vista farmacológico, os analgésicos são fundamentais para melhor conforto do paciente; porém, apesar de ser amplamente utilizados, os anti-inflamatórios apresentam uma degradação adicional na cartilagem tanto em humanos quanto em animais. Drogas modificadoras de doença na osteoartrite têm sido desenvolvidas, mas ainda faltam evidências sobre sua eficácia. Injeções de corticosteroides podem ser realizadas na tentativa de aliviar os sintomas de dor, porém uma revisão abrangente da literatura documenta necrose da cartilagem com apenas uma injeção e elas podem levar à degeneração da cartilagem com maior dor e incapacidade e, eventualmente, uma substituição total do joelho pode ser necessária.

Terapias injetáveis

Um dos grandes desafios para melhor resultado das terapias injetáveis é o diagnóstico precoce, com resultados excelentes em estágios 1 e 2 de condropatias, e uma dificuldade muito maior de tratamento para estágios 3 e 4. O uso do ácido hialurônico exógeno no tratamento da lesão condral é um dos tratamentos atualmente disponíveis. Além disso, outras terapias promissoras como o plasma rico em plaquetas, as células-tronco mesenquimais e a terapia de injeção perineural estão disponíveis hoje, cada qual com sua particularidade e aplicação, brevemente descritas a seguir.

Ácido hialurônico (HA)

O HA está envolvido em muitos processos-chave, incluindo sinalização celular, cicatrização de feridas, reparação, regeneração tecidual, morfogênese, organização da matriz e patobiologia, e tem propriedades físico-químicas únicas, como biocompatibilidade, biodegradabilidade, mucoadesividade, higroscopicidade e viscoelasticidade. Para melhorar e customizar suas propriedades e aplicações, o HA pode ser submetido a modificações químicas: conjugação e reticulação. O efeito terapêutico da injeção intra-articular de HA aparece predominantemente por conta de atividades biológicas: indução da síntese de novo HA em células sinoviais, estimulação da proliferação de condrócitos e consequente redução da degradação da cartilagem. Apresenta um efeito moderado, porém real nas condropatias, comparável aos tratamentos de primeira linha como anti-inflamatórios, porém com menos efeitos colaterais.

Plasma rico em plaquetas (PRP)

O PRP é definido como uma modalidade terapêutica biológica que consiste de preparações contendo uma concentração suprafisiológica de plaquetas e proteínas plasmáticas que aceleram o processo de reparo por mecanismos diretos e indiretos. O objetivo desse tratamento é para melhorar a propriedade endógena das células em reparar lesões e baseia-se na entrega intra-articular de preparações ricas em plaquetas contendo um grande pool de fatores de crescimento e proteínas armazenados nos grânulos alfa das plaquetas. Esses fatores de crescimento e proteínas têm sido implicados nos mecanismos de reparação tecidual e visam estimular a reparação e a substituição da cartilagem danificada. Numerosos fatores de crescimento no PRP estimulam a síntese da matriz da cartilagem e neutralizam os efeitos das citocinas catabólicas como interleucina-1 e fator de necrose tumoral-α. Em estudos retirando condrócitos de humanos com osteoartrite teve como resultado maior expressão de proteínas que resultam em diferenciação em condrócitos utilizando PRP quando comparado ao plasma pobre em plaquetas. Outras pesquisas científicas básicas demonstraram que o PRP causa inibição da transativação da atividade do fator nuclear-κB (NF-κB) e diminuição da expressão da ciclo-oxigenase-2, que são importantes reguladores. Essas descobertas sugerem que o PRP tem a capacidade de estimular a cartilagem local do hospedeiro e melhorar o reparo. Analisando mais de 250 artigos relacionando doenças da catilagem e PRP, o que se destacou foi a falta de uniformidade no protocolo de tratamento com relação à preparação, à administração e à dosagem do PRP. Resultados positivos para o tratamento com PRP na osteoartrose (OA) de joelho e quadril foram evidentes em todos os 14 estudos prospectivos analisados, com melhora na dor e na funcionalidade. Foi vista uma tendência de melhores resultados nos casos iniciais e pacientes mais jovens, por isso a importância do diagnóstico precoce nas doenças de cartilagem. A simplicidade e a segurança do uso do PRP se tornam uma opção interessante e promissora tanto para pesquisadores quanto para clínicos.

Células-tronco mesenquimais (CTM)

As células-tronco mesenquimais (CTM) se tornaram a fonte mais importante de estudo clínico e pesquisa básica. Apresentam vantagens significativas na medicina regenerativa por conta de sua autodisponibilidade, diferenciação pluripotente, efeito de nutrição parácrina, imunidade imunológica, não tumorigenicidade e segurança. Existem abundantes fontes de CTM no corpo humano, principalmente na medula óssea. CTM também existem no parênquima de tecidos não medular, incluindo sangue periférico, tecido adiposo, dentes do siso, dentes decíduos, fluído sinovial, folículos pilosos e cordão umbilical neonatal.

Sabe-se que as CTM estimulam a proliferação de condrócitos, sintetizam a matriz extracelular e têm demonstrado efeitos anti-inflamatórios e imunomoduladores. Estudos prévios relataram que as CTM modulam a inflamação e fornecem o ambiente para a regeneração tecidual, seja por secreção direta de materiais bioativos ou controle das citocinas e produção de fator de crescimento a partir de células endógenas. As CTM contribuíram também para o reparo de lesões articulares de cartilagem através de *homing*, enxerto e produção da matriz de cartilagem em modelos de osteoartrite. O *homing* celular, então, visa alcançar o reparo do tecido por meio de quimiotaxia das células do próprio indivíduo, na área tecidual que sofreu lesão, por meio de moléculas de sinalização biológica.

Os potenciais mecanismos de CTM para o tratamento de lesões de cartilagem são acreditados de duas maneiras. Uma é a diferenciação direta em condrócitos, e a outra são os efeitos parácrinos através da secreção de materiais bioativos. O primeiro caso de tratamento usando CTM veio de um grupo de pesquisa coreano. Os pesquisadores isolaram a própria fração vascular estromal do paciente que contém CTM derivadas de tecido adiposo e injetaram nas articulações retropatelares de três pacientes, em mistura com plasma rico em plaquetas e ácido hialurônico. Após 3 meses do tratamento, a dor de 3 pacientes foi reduzida em 80-90%, e a ressonância magnética mostrou que a cartilagem patelar danificada foi completamente restaurada em comparação com antes do tratamento. No entanto, observou-se que os pacientes nesse estudo receberam múltiplas injeções de plasma rico em plaquetas e ácido hialurônico e dexametasona em baixa dose nos dias 3, 7, 14 e 28 dias após a injeção inicial do derivado adiposo de misturas de células-tronco mesenquimais. Além disso, sem um grupo de controle também fica difícil concluir que o mecanismo de tratamento possível foi unicamente por conta de células-tronco mesenquimais derivadas de tecido adiposo, mas provavelmente por causa de um fator abrangente, assim como concluído pelos próprios pesquisadores.

Semelhante a osteoartrite, a condropatia é uma doença mesenquimal, uma condição na qual a atividade, o fenótipo ou a mobilização da população CTM é alterada, levando a uma ausência de reparação e a um aumento da degeneração da cartilagem. Os resultados mostraram que a injeção de CTM em diferentes articulações afetadas por osteoartrite foi segura e benéfica. Essas descobertas forneceram evidências robustas de que resultados clínicos como a dor e a função melhoraram após a aplicação intra-articular. No entanto, em estudos randomizados controlados, houve resultados controversos e precisamos de mais estudos para dar um melhor embasamento à indicação de CTM para o tratamento de condropatias.

Os mecanismos do efeito condrogênico das CTM no tratamento das condropatias estão apresentados na Figura 2.

Terapia de injeção perineural (PIT – *perineural injection teraphy*)

A PIT é uma opção de tratamento desenvolvida recentemente direcionada adjacente aos nervos periféricos, que são a fonte de patologia causando inflamação neurogênica e dor. Envolve injeção de dextrose 5% em solução aquosa estéril, sem o uso de lidocaína, adjacente a um nervo subcutâneo. O resultado clínico da PIT é a redução dos sinais e sintomas da inflamação neurogênica, e a inflamação neurogênica é associada à liberação de substância P e ao gene relacionado à calci-

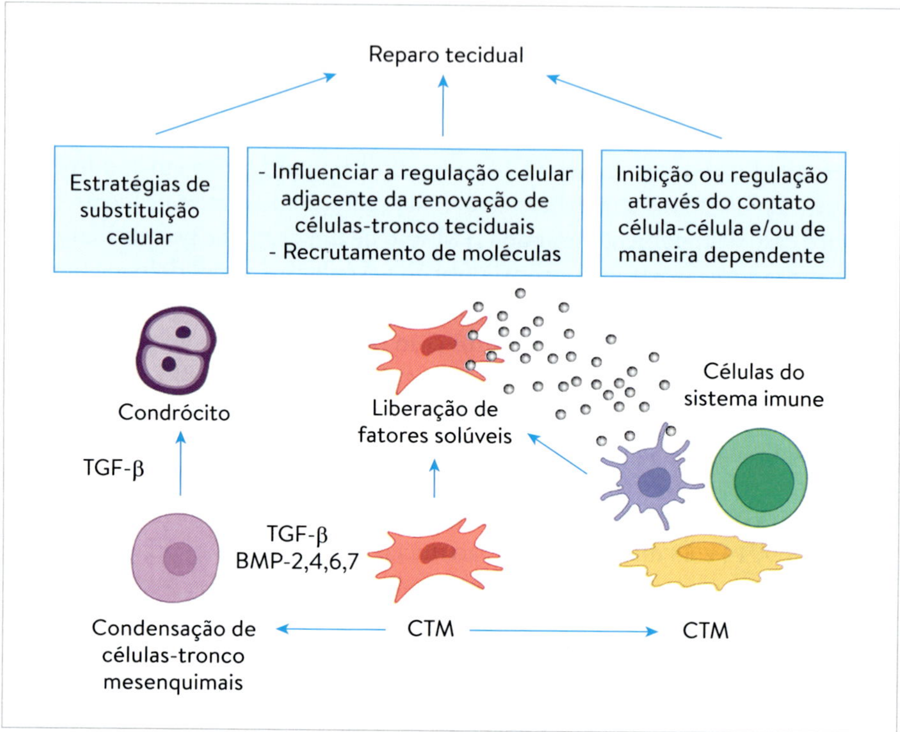

FIGURA 2 Mecanismo do efeito condrogênico das células-tronco mesenquimais (CTM) no tratamento das condropatias.

tonina peptídeo. Por isso, propõe-se que a PIT atue alterando a função dos canais catiônicos transmembrana nas fibras C de tal forma que a liberação da substância P e o peptídeo relacionado ao gene da calcitonina são inibidos.

Essa diminuição na inflamação neurogênica deve permitir o normal fluxo de fatores de crescimento do nervo e reparo do nervo, além de diminuição da dor. Essa terapia tem sido utilizada em múltiplas afecções articulares como a síndrome do túnel do carpo, a neuropatia ulnar e a síndrome dolorosa regional e complexa. Esses estudos relataram que dextrose 5% perineural teve efeitos bons e duradouros. Pela segurança, rapidez e baixo custo, pode ser uma boa indicação aos pacientes com condropatias, mesmo antes de ponderar o uso prolongado de medicamentos orais.

Ondas de choque

Nas últimas três décadas, a terapia por ondas de choque extracorpóreas (TOCE) tem sido amplamente utilizada na prática clínica para o tratamento de distúrbios

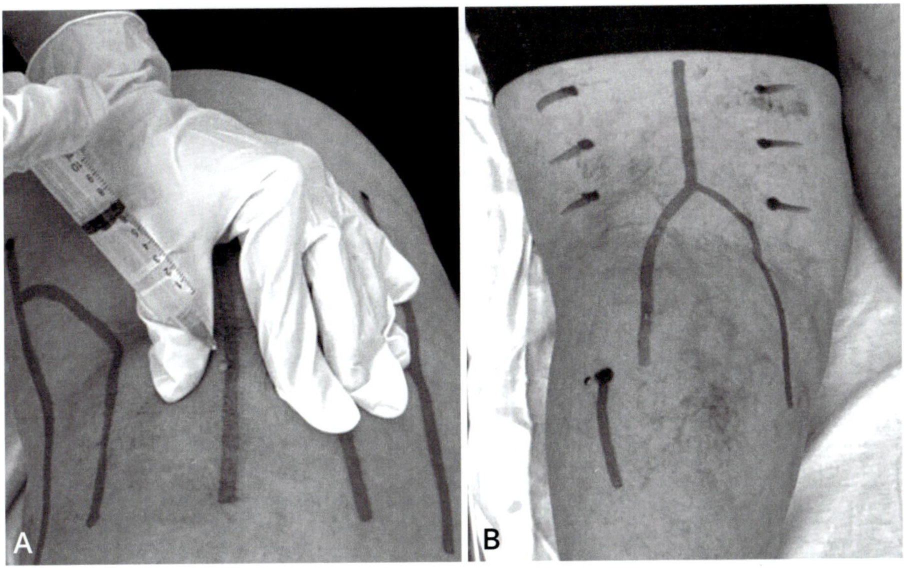

FIGURA 3 As vias nervosas do joelho estão marcadas em traços, e os pontos dolorosos estão marcados em pontos. (A) Trajeto dos nervos parte anterior; (B) nervo cutâneo femoral posterior.

musculoesqueléticos, a maioria dos quais são tendinopatias e entesopatias. Por sua eficácia em exercer efeitos analgésicos e promover a remodelação e o reparo dos tecidos moles, a TOCE também tem sido usada com sucesso para tratar muitos outros distúrbios dos tecidos moles que ocorrem após lesões esportivas e acidentes traumáticos, como distúrbios musculares, joelho pós-traumático, rigidez e lesões ligamentares, bem como desmite ligamentar em animais. Além disso, para condições ortopédicas, TOCE serve como uma alternativa não invasiva ao tratamento conservador (ou seja, injeções de esteroides) ou cirurgia. A TOCE fornece um estímulo mecânico que é conduzido por ondas acústicas de pulso e, por meio da mecanotransdução, esse estímulo é convertido em uma série de sinais bioquímicos nos tecidos-alvo, aumentando a regeneração do tecido.

Vários estudos investigaram a eficácia da TOCE para condições musculoesqueléticas dos membros inferiores ou tendinopatia do joelho por meio de revisões sistêmicas ou metanálises. A TOCE melhora sua função estimulando ou reativando o processo de cicatrização de tecidos conjuntivos, incluindo tendões e ossos.

Nos Estados Unidos, a Food and Drug Administration (FDA) aprovou vários dispositivos de ondas de choque específicos para o tratamento de fascite plantar proximal e epicondilite lateral do cotovelo. Nos últimos anos, a TOCE foi considerada e introduzida no tratamento da osteoartrite, e as investigações demonstraram que a TOCE pode melhorar as alterações patológicas da osteoartrite, incluindo alterações na cartilagem e no osso subcondral. O tratamento com TOCE pode aliviar a dor da osteoartrite e melhorar a função motora tanto em modelos animais quanto em ensaios clínicos. Esses relatórios indicam a potencial aplicação clínica da TOCE como um novo tratamento para a osteoartrite.

REFERÊNCIAS

1. An S, Li J, Xie W, Yin N, Li Y, Hu Y. Extracorporeal shockwave treatment in knee osteoarthritis: therapeutic effects and possible mechanism. Biosci Rep. 2020;40(11):BSR20200926.
2. Gaitonde DY, Ericksen A, Robbins RC. Patellofemoral pain syndrome. Am Fam Physician. 2019;99(2):88e94.
3. Krieger EAG, Karam FC, Soder RB, et al. Prevalence of patellar chondropathy on 3.0 T magnetic resonance imaging. Radiol Bras. 2020;53:375-80.
4. Lankhorst NE, Bierma-Zeinstra SMA, van Middelkoop M. Risk factors for patellofemoral pain syndrome: a systematic review. J Orthop Sports Phys Ther. 2012;42(2):81e94.
5. Outerbridge RE. The etiology of chondromalacia patellae. J Bone Joint Surg Br. 1961;43:752-7.
6. García-Triana SA, Toro-Sashida MF, Larios-González XV, Fuentes-Orozco C, Mares-País R, Barbosa-Camacho FJ, et al. The benefit of perineural injection treatment with dextrose for treatment of chondromalacia patella in participants receiving home physical therapy: a pilot randomized clinical trial. J Altern Complement Med. 2021;27(1):38-44.
7. Ye QB, Wu ZH, Wang YP, Lin J, Qiu GX. Preliminary investigation on the pathogeny, diagnosis and treatment of chondromalacia patella. Acta Acadenuiae Medicinae Sinicae. 2001;23(2):181-3.
8. Zheng W, Li H, Hu K, Li L, Bei M. Chondromalacia patellae: current options and emerging cell therapies. Stem Cell Res Ther. 2021;12(1):412.

Fascite plantar

Lucas Furtado da Fonseca
Olympio de Hollanda Chacon Neto

DESTAQUE DO TEMA

1. A fascite plantar é tão prevalente que poderia ser chamada de "resfriado comum" do pé. Estima-se que 1 em cada 10 pessoas desenvolverá dor no calcanhar ao longo da vida. Também foi estimado que 2 milhões de pessoas recebem tratamento a cada ano para essa condição.
2. A incidência maior ocorre entre 40 e 60 anos de idade e os fatores que parecem estar mais associados à fascite plantar são obesidade, caminhada prolongada, permanência em pé em superfícies duras, diminuição da dorsiflexão do tornozelo e corrida (Tabela 1)[1].
3. Embora diferentes modalidades de tratamento existam, não há um consenso universal, dado que distintas etiologias podem estar envolvidas em sua gênese. Desse modo, a abordagem deve ser considerada multimodal sempre que possível.

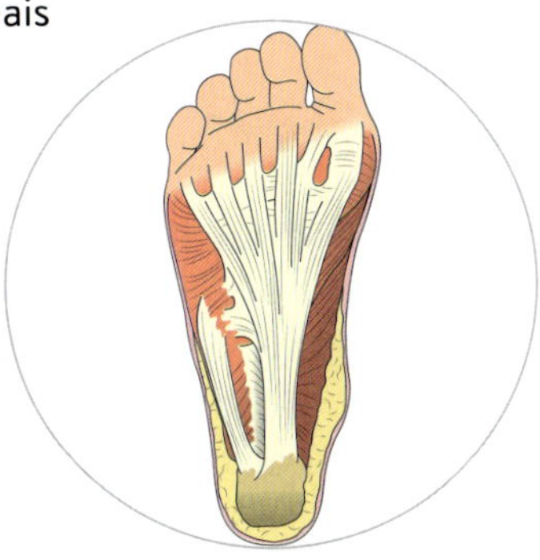

ANATOMIA

A fáscia plantar é um ligamento largo, de tecido conjuntivo denso e relativamente inelástico, que se origina na face medial plantar do calcanhar e se estende

TABELA 1 Fatores de risco associados à fascite plantar

Fatores de risco
Pronação excessiva do pé (colapso do arco do pé)
Corrida em excesso
Arco alto (pé cavo)
Dismetria no comprimento dos membros
Obesidade (IMC > 30 kg/m^2)
Ocupações prolongadas em pé (p.ex., militares, professores)
Sedentarismo
Encurtamento do complexo gastrossóleo/Aquiles
Fraqueza dos músculos intrínsecos do pé

até as falanges proximais dos dedos. Existem bandas separadas para cada dedo do pé que seguem em cada lado dos tendões flexores e depois se inserem na falange proximal de cada dedo do pé. Fibras verticais dividem a fáscia plantar em três compartimentos separados conectando-se ao ligamento metatarsal transverso e à derme (Figura 1). A origem no calcanhar parece ser o elo fraco na cadeia dessa estrutura rígida, que suporta altas forças de tração através do mecanismo de molinete (Figura 2). Isso parece ser ainda mais exacerbado como resultado

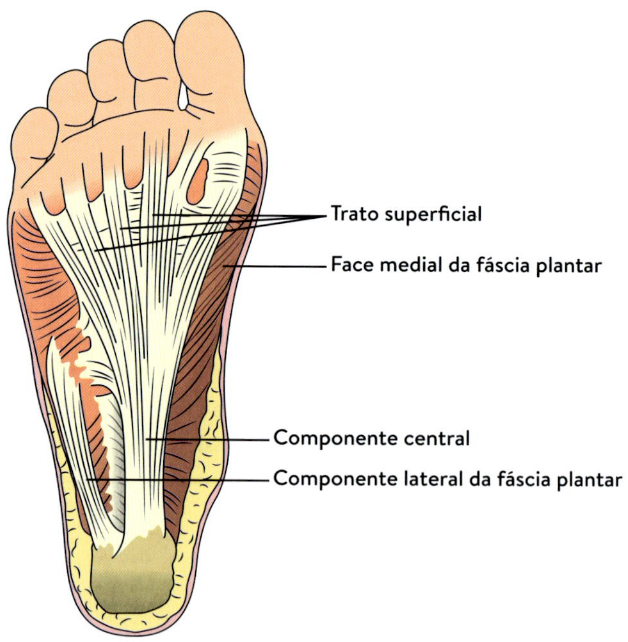

FIGURA 1 Fáscia plantar e seus tratos[2].

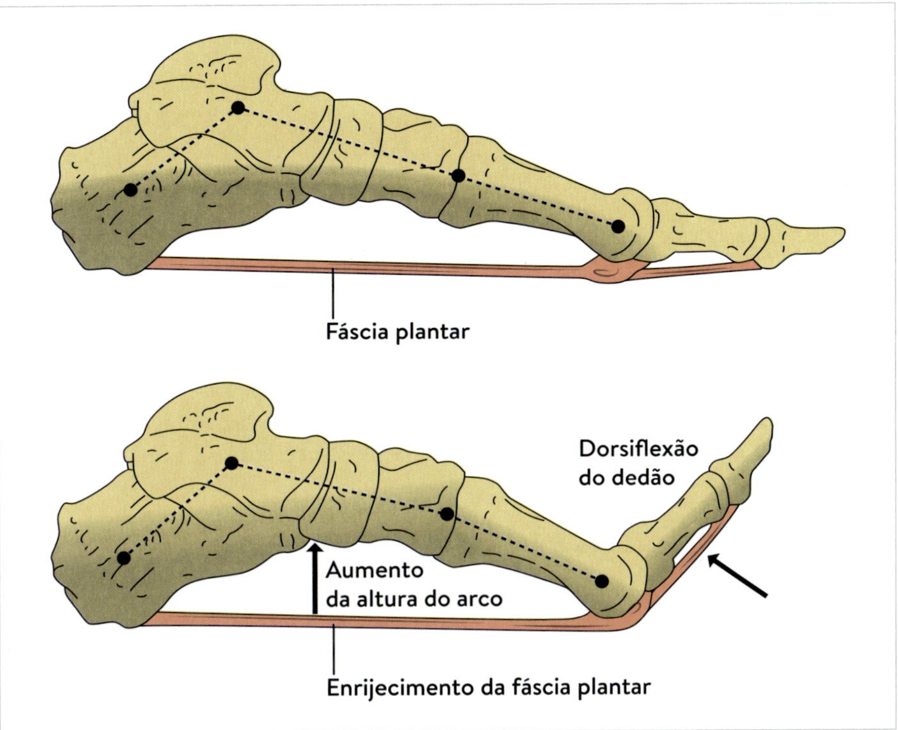

FIGURA 2 Mecanismo do molinete ao se tensionar a fáscia.

da contração dos músculos gastrocnêmio-sóleo na fase de impulsão da marcha, enquanto o peso do corpo está no antepé e a fáscia plantar está sob tensão, elevando o arco medial do pé.

O coxim de gordura é uma estrutura de células adiposas encapsuladas por muitos septos, proporcionando uma função de absorção de impacto. Os septos fibrosos estão ancorados na pele e no osso do calcâneo, resistindo às forças de cisalhamento. Por volta dos 40 anos, há alguma atrofia do coxim de gordura e a capacidade de absorver o choque é reduzida (Figura 3).

Outra área importante de dor são os nervos plantares medial e lateral (Figura 4). Baxter et al. elaboraram a teoria de que o primeiro ramo do nervo plantar lateral, da sigla FBLPN em inglês ou "nervo de Baxter", ficaria aprisionado e seria uma etiologia da dor no calcanhar ou coexistiria com a fascite plantar. Esse nervo, além de inervar o músculo abdutor do quinto dedo, também inerva o periósteo plantar do calcâneo. Baxter et al. também analisaram uma série de pacientes em que a descompressão do nervo foi feita com sucesso. Estipula-se então que uma fáscia tensa poderia aprisionar secundariamente o nervo, levando a uma dor mista.

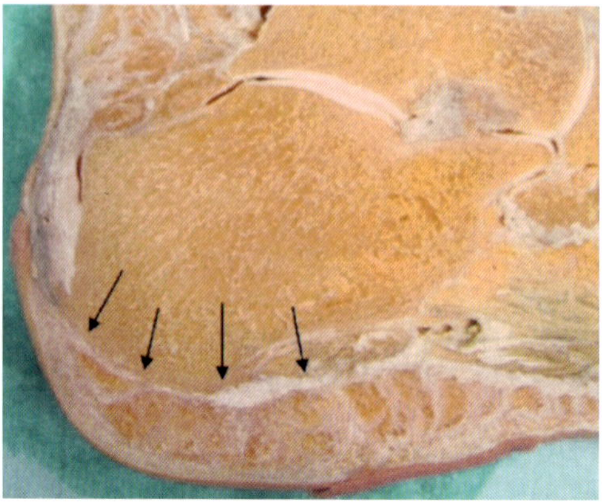

FIGURA 3 Anatomia do coxim plantar. Flechas demonstram a continuidade da fáscia plantar com o paratendão de Aquiles[3]. Septos verticais presentes.

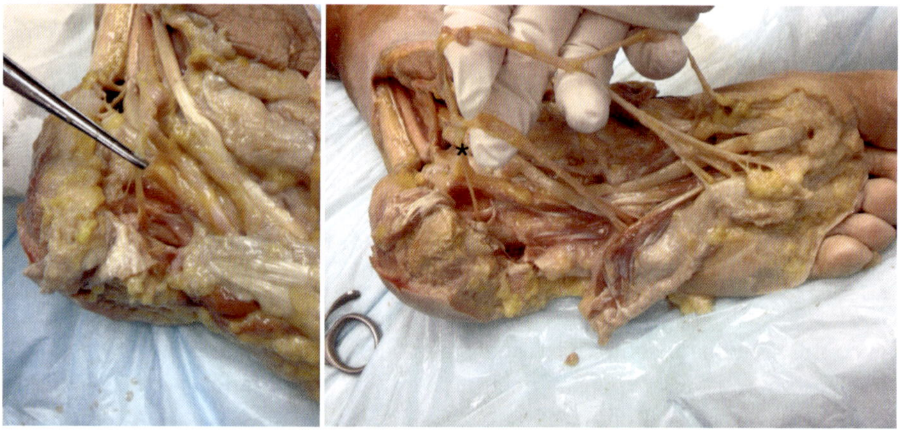

FIGURA 4 Peça anatômica demonstrando o nervo de Baxter (em destaque na pinça e em *) e sua íntima relação com a fáscia plantar, seccionada. Os nervos plantar lateral e medial e suas ramificações são mostrados (arquivos do autor).

Curiosamente, o esporão ósseo do calcâneo não guarda relação absoluta com a fascite plantar. Há uma incidência ligeiramente maior de esporão (75%) em pacientes com fascite plantar *versus* pacientes assintomáticos (63%) (4). A relação causal nunca foi estabelecida de maneira clara.

APRESENTAÇÃO E DIAGNÓSTICO DIFERENCIAL

O diagnóstico de dor no calcanhar plantar é baseado na história clínica e no exame físico. Os pacientes geralmente sentem dor diretamente na origem fascial, no aspecto plantar medial do calcanhar. Encurtamento do complexo gastrossóleo, piora ao levantar e melhora com alongamento e caminhada é comum. Sentar-se ao meio do dia por um período prolongado geralmente ocasiona episódios de dor, muitas vezes em fisgada, até que a fáscia plantar se distenda ao se movimentar. A dor não irradia e as parestesias não são comuns. A síndrome do túnel do tarso (STT) se apresenta com dor irradiada na face medial e plantar do pé, com sinal de Tinel podendo ser positivo sobre o nervo tibial, e há possibilidade de alterações nos testes de condução nervosa – o que normalmente não ocorre no aprisionamento do nervo de Baxter. A eletroneuromiografia negativa não exclui STT.

A necessidade de fazer um "teste do aperto" é importante para excluir fratura por estresse do calcâneo, assim como avaliação palpatória do tendão de Aquiles. Outras entidades que precisam ser consideradas no diferencial são as radiculopatias L5-S1, neuropatias periféricas, infecção, tumores, tendinite de outros flexores mediais do tornozelo e atrofia do coxim gorduroso (Tabela 2).

TABELA 2 Etiologias diferenciais da dor plantar do calcanhar, talalgia e suas características associadas

	Etiologia	Características associadas
Neurológico	Compressão do nervo calcâneo medial e do nervo para o abdutor do quinto dedo Neuropatias Síndrome do túnel do tarso	Dor e sensação de queimação na região plantar medial. Atrofia muscular *Diabetes mellitus*, abuso de álcool, deficiência de vitamina Sensação de queimação ao longo do trajeto do nervo tibial
Esquelético	Fratura aguda do calcâneo Apofisite do calcâneo (doença de Sever) Fratura por estresse do calcâneo Tumor calcâneo Artrites sistêmicas (artrite reumatoide, síndrome de Reiter, artrite psoriástica)	Trauma direto, incapaz de suportar peso Adolescente, dor posterior no calcâneo Início insidioso da dor, carga repetitiva Dor óssea profunda Dores múltiplas nas articulações, dor bilateral no calcanhar
Tecidos moles	Tendinopatia de Aquiles Contusão do calcanhar Inflamação no coxim gorduroso Ruptura da fáscia plantar Tendionapatia tibial posterior Bursite retrocalcânea	Dor posterior do calcâneo/tendão Queda direta sobre o calcanhar com dor óssea Idoso, atrofia do coxim Dor plantar repentina no calcanhar e equimose Dor medial do retropé e do arco plantar Dor na região retrocalcânea, flogose local

A ressonância magnética é provavelmente a melhor ferramenta para descartar outras patologias ao redor do calcanhar, como na suspeita de fratura por estresse no calcanhar. A ultrassonografia também tem sido usada e é considerada tão eficaz quanto a ressonância magnética para o diagnóstico de fascite plantar, mas não de outras entidades possíveis ao redor. A menos que o paciente não esteja melhorando ou a apresentação seja atípica, não há necessidade de se solicitar estudos de rotina para todos os pacientes que apresentem dores sugestivas de fascite plantar.

Tratamento não cirúrgico

A abordagem não cirúrgica é a base do tratamento na fascite plantar. Com um bom plano de ação, ao redor de 80% dos pacientes terão sua condição resolvida ou atingirão um nível de tolerância em que não há prejuízos em seu estilo de vida.

Os exercícios de alongamento têm sido tradicionalmente a modalidade primária de tratamento. Estudiosos revisaram prospectivamente uma série de pacientes que tiveram um programa de alongamento do tendão de Aquiles ou um programa de alongamento específico da fáscia plantar. Embora ambos os grupos tenham melhorado, houve superioridade em favor do protocolo de alongamento específico da fáscia plantar (Figura 5). Em um acompanhamento de 2 anos, 92% dos pacientes relataram satisfação total ou satisfação próxima a isso[5].

Idealmente, o plano fisioterápico deve conter alongamentos combinados, considerando também o complexo gastrossóleo, os isquiotibiais e os glúteos para uma abordagem global. É relatada ainda uma associação entre fraqueza muscular intrínseca do pé e a dor. Apesar de nenhuma mudança na espessura da fáscia plantar ser observada por meio do treinamento de resistência da fáscia plantar, como o fortalecimento da musculatura intrínseca, há indicações de que

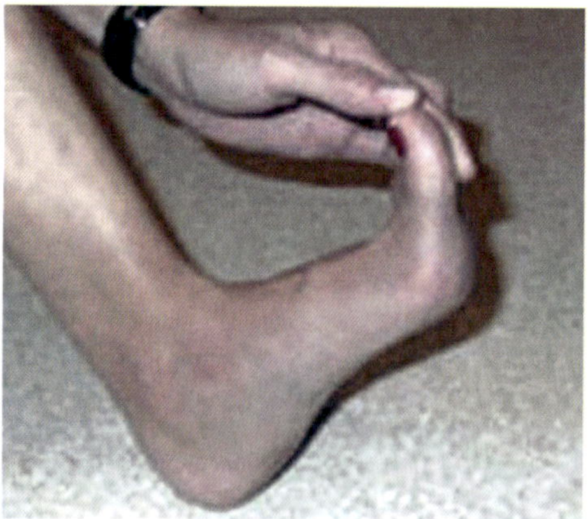

FIGURA 5 Alongamento da fáscia plantar.

isso pode ajudar na redução da dor e na melhora da função[6]. Portanto, trabalhar tal musculatura além da flexibilidade global é o mais indicado atualmente.

O uso de calcanheiras de silicone e de órteses noturnas são um adjuvante no tratamento, mostrando ser efetivo em casos recalcitrantes[7]. Em casos de pronação excessiva na marcha ou na corrida, o uso de palmilhas customizadas tem um valor na melhora da biomecânica (Figuras 6 e 7).

Injeções de corticoides, embora populares, apresentam o risco de atrofia iatrogênica do coxim plantar e ruptura da fáscia[8]. Toxina botulínica é uma opção para infiltração, com redução da dor em 50% na sexta semana. Em estudo, 200 unidades de toxina botulínica A foram infiltradas[9].

A terapia por ondas de choque (TOC) é usada para quebrar o tecido cicatricial e induzir a neovascularização da área. As indicações clássicas para TOC são dor que dura pelo menos 6 meses e recalcitrante para três ou mais modalidades conservadoras; e as taxas de sucesso chegam a 88%[10]. Há evidências de que talvez a onda de choque radial seja mais efetiva do que a focal[11]. Por outro lado, o uso isolado ou combinado entre diferentes métodos físicos pode agregar no resultado

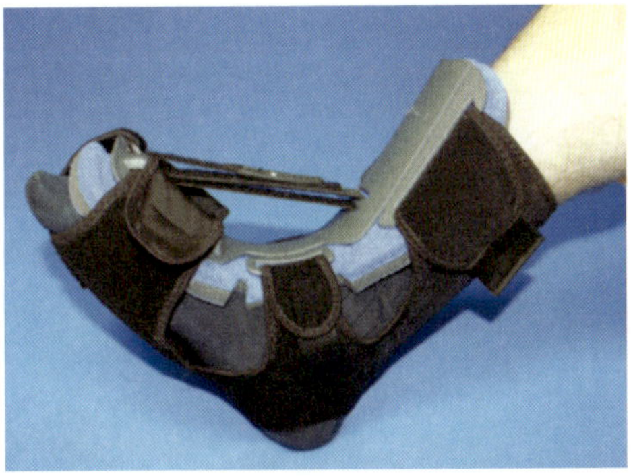

FIGURA 6 Exemplo de órtese para o uso durante o sono.

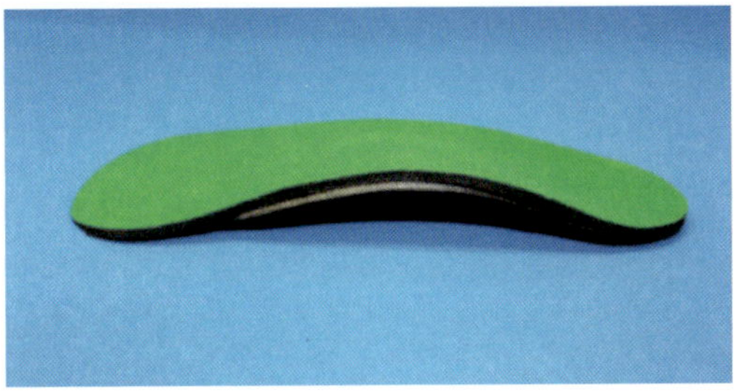

FIGURA 7 Exemplo de palmilha com suporte do arco.

final. O uso do *laser* de baixa intensidade se mostrou mais eficiente na melhora da dor, em trabalho comparativo entre esse método e a TOC[12].

A proloterapia é a injeção de pequeno volume de soluções esclerosantes ou irritantes em um tecido lesionado. A utilização dessa modalidade mostrou melhores resultados do que placebo em revisão sistemática recente[13]. E, em ensaio clínico duplo-cego randomizado, a proloterapia performou de modo similar ao corticoide, sem os riscos inerentes a esse último[14]. A infiltração de proloterapia, guiada por ultrassom, é uma opção conveniente e possível de ser realizada de maneira seriada (Figura 8).

O plasma rico em plaquetas é outra opção com nível I na literatura. Uma meta-análise recente sugere que o PRP é superior às injeções de corticosteroides para controle da dor já em 3 meses de seguimento e com duração mais prolongada. Segundo os autores, a curto prazo, não haveria vantagem na infiltração de corticosteroides[15].

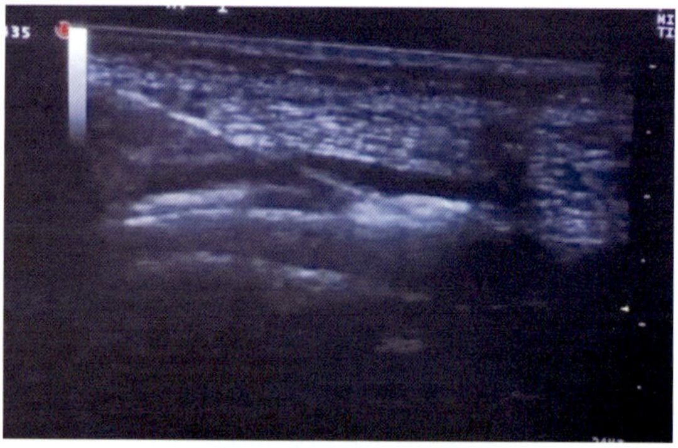

FIGURA 8 Infiltração da fáscia plantar com proloterapia.

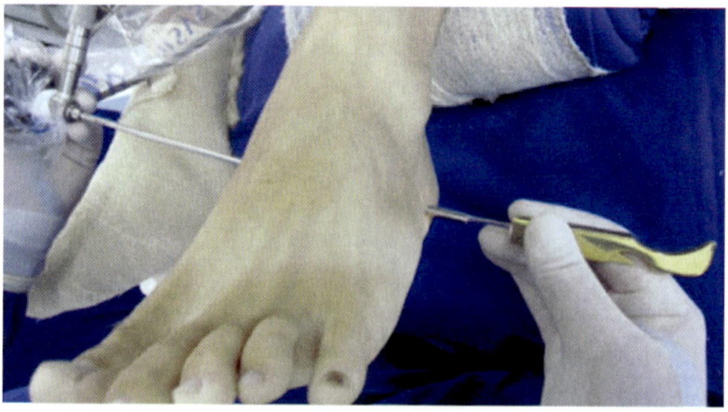

FIGURA 9 Liberação endoscópica da fáscia plantar[16].

Tratamento cirúrgico

Como a história natural da fascite plantar não é realmente conhecida, um curso de 6 meses a 1 ano de tratamento não operatório deve ser considerado. A liberação endoscópica da fáscia plantar implica uma liberação parcial da fáscia de maneira menos invasiva e com uma recuperação mais rápida do que a liberação aberta[2]. Se o paciente apresentar sintomas de compressão neurológica, recomenda-se uma liberação aberta do nervo e liberação parcial da fáscia plantar, com ou sem excisão do esporão do calcanhar. Nesses casos de dor neuropática associada com possível aprisionamento do nervo Baxter, a liberação do túnel do tarso através do retináculo medial dos flexores do tornozelo e a liberação isolada/combinada da fáscia do músculo abdutor do hálux podem ser realizadas.

O resultado da cirurgia aberta tem sido relativamente bom em diversos trabalhos[17]. A liberação da fáscia plantar não é um método totalmente inócuo para o pé. A secção da metade medial da fáscia plantar pode aumentar a pressão sob as cabeças dos metatarsos e a tensão no aspecto dorsal desses metatarsos[18]. De maneira parecida, a altura do arco pode diminuir com a liberação mais agressiva da fáscia plantar[19]. Por esse motivo, a liberação deve ser cuidadosa e não mais do que um terço a metade da extensão laterolateral da fáscia. Mas, de modo geral, ambas as opções (endoscópica e aberta) atingem resultados similares em médio prazo[20].

NOTAS DO AUTOR

A abordagem se inicia sempre com uma boa história e um exame físico, com atenção especial aos fatores biomecânicos envolvidos. Prescrição de palmilhas para a correção de eixo e orientações sobre exercícios de fortalecimento da musculatura intrínseca são passadas já na primeira consulta. A depender da cronicidade, encaminhamento à fisioterapia também é realizado. É importante realizar, se possível, um ultrassom comparativo em consultório, com o intuito de avaliar a estrutura fascial e potencialmente aumentar o engajamento do paciente (Figura 10).

Os sinais ultrassonográficos de fascite plantar normalmente são alterações na ecogenicidade e na estrutura e espessamento da entese da fáscia plantar além de 4 mm[21].

Investigação sobre erros no estilo de vida também merecem atenção, com foco na tríade atividade física, alimentação e descanso/sono. Possíveis encaminhamentos devem ser lembrados, especialmente em relação à perda de peso. No retorno, ao redor de 4-6 semanas, a evolução já pode ser contemplada, uma vez que os casos menos refratários mostram evidente melhora com as medidas gerais. Se a melhora for frustrada, uma avaliação por ressonância magnética e um plano adicional de tratamento devem ser considerados.

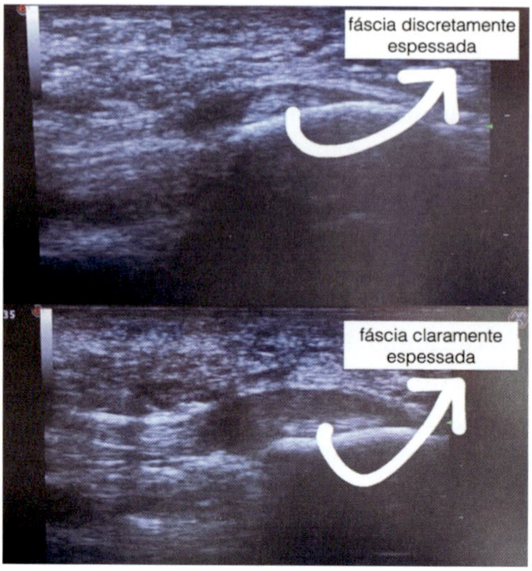

FIGURA 10 Ultrassom mostrando as alterações assimétricas em ambas as fáscias.

Como intervenção, a infiltração da fáscia plantar apresenta resultados muito bons. É de bom tom anestesiar o nervo tibial e o nervo sural para um procedimento mais indolor e com maior volume. A preferência atual tem sido pela proloterapia, combinada ao ácido hialurônico, com a realização concomitante das TOC. Um tratamento seriado normalmente é proposto, caso haja necessidade – muito embora uma parcela considerável dos pacientes realiza apenas um procedimento de infiltração, seguido de TOC seriada (3-5 sessões).

REFERÊNCIAS

1. Riddle DL, Pulisic M, Pidcoe P, et al. Risk factors for plantar fasciitis: a matched case--control study. J Bone Joint Surg Am. 2003;85:872-7.
2. Toomey EP. Plantar heel pain. Foot Ankle Clin. 2009;14(2):229-45.
3. Stecco C, Corradin M, Macchi V, Morra A, Porzionato A, Biz C, De Caro R. Plantar fascia anatomy and its relationship with Achilles tendon and paratenon. J Anat., 2013; 223(6):65-76.
4. Myerson M. Foot and ankle disorders. Foot and ankle disorder. s.l.: W.B Saunders Baltimore MD; 2000, v. 2.
5. DiGiovanni BF, Nawoczenski DA, Malay DP, et al. Plantar fascia specific stretching exercise improves outcomes in patients with chronic plantar fasciitis: a prospective clinical trial with two-year follow-up. J Bone Joint Surg Am. 2006;88:1775-81.
6. Huffer D, Hing W, Newton R, Clair M. Strength training for plantar fasciitis and the intrinsic foot musculature: A systematic review. Phys Ther Sport. 2017:44-52.

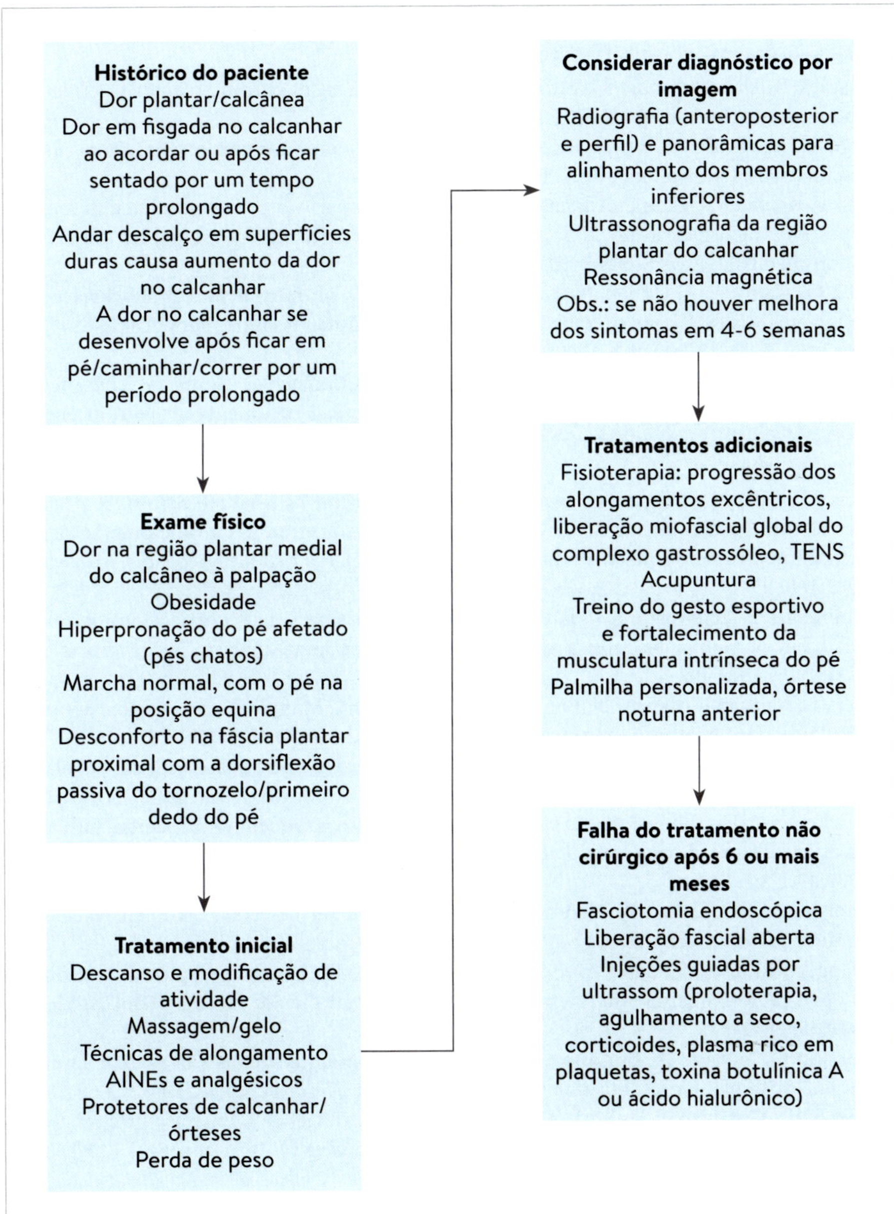

FIGURA 11 Algoritmo proposto.

7. Wapner KL, Sharkey PF. The use of night splints for treatment of recalcitrant plantar fasciitis. Foot Ankle Int. 1991;12:135-7.
8. Acevedo JI, Beskin JL. Complications of plantar fascia rupture associated with corticosteroid injection. Foot Ankle Int. 1998;19:91-7.
9. Placzek R, Deuretzbacher G, Meiss AL, et al. Treatment of chronic plantar fasciitis with botulinum toxin A. Clin J Pain. 2006;22:190-2.
10. Ogden JA, Alvarez R, Levitt R, et al. Shock wave therapy for chronic proximal plantar fasciitis. Clin Orthop Relat Res. 2001;387:47-59.
11. Şah V, Kaplan Ş, Özkan S, Adanaş C, Toprak M. Comparison between radial and focused types of extracorporeal shock-wave therapy in plantar calcaneal spur: a randomized sham--controlled trial. Phys Sportsmed. 2023;51(1):82-87.
12. Koz G, Kamanli A, Kaban N, Harman H. Efficacies of extracorporeal shockwave therapy and low-level laser therapy in patients with plantar fasciitis. Foot Ankle Surg. Jan 18:S1268-7731(23)00010-3.
13. Ahadi T, Cham MB, Mirmoghtadaei M, Raissi GR, Janbazi L, Zoghi G. The effect of dextrose prolotherapy versus placebo/other non-surgical treatments on pain in chronic plantar fasciitis: a systematic review and meta-analysis of clinical trials. J Foot Ankle Res. 2023;16(1):5.
14. Raissi G, Arbabi A, Rafiei M, Forogh B, Babaei-Ghazani A, Khalifeh Soltani S, Ahadi T. Ultrasound-guided injection of dextrose versus corticosteroid in chronic plantar fasciitis management: a randomized, double-blind clinical trial. Foot Ankle Spec. Foot Ankle Spec. 2023;16(1):9-19.
15. Hohmann E, Tetsworth K, Glatt V. Platelet-rich plasma versus corticosteroids for the treatment of plantar fasciitis: a systematic review and meta-analysis. Am J Sports Med. 2021;49(5):1381-93.
16. Nery C, Raduan F, Mansur N, Baunfeld D, Del Buono A, Maffulli N. Endoscopic approach for plantar fasciopathy: a long-term retrospective study. Int Orthop. 2013;37(6):1151-6.
17. Watson TS, Anderson RB, Davis WH, et al. Distal tarsal tunnel release with partial plantar fasciotomy for chronic heel pain: an outcome analysis. Foot Ankle Int. 2002;23(6):530-7.
18. Sharkey NA, Donohue SW, Ferris L. Biomechanical consequences of plantar fascial release or rupture during gait. Part II. Alterations in forefoot loading. Foot Ankle Int. 1999;29(2):86-96.
19. Thordarson DB, Kumar PJ, Hedman TP, et al. Effect of partial versus complete fasciotomy on the windless mechanism. Foot Ankle Int. 1997;18(1):16-20.
20. Wang W, Rikhraj IS, Chou ACC, Chong HC, Koo KOT. Endoscopic plantar fasciotomy vs open radiofrequency microtenotomy for recalcitrant plantar fasciitis. Foot Ankle Int. 2018;39(1):11-17.
21. Turchin O, Liabakh A, Burianov O, et al. Ultrasonographic changes of plantar fascia in patients with plantar fasciitis due to acquired flat foot. Ann Rheumatic Dis. 2022;81:1795.
22. Baxter JR, Corrigan P, Hullfish TJ, O'Rourke P, Silbernagel KG. Exercise progression to incrementally load the Achilles tendon. Med Sci Sports Exerc. 2021 Jan;53(1):124-130.

Neuropatia de Baxter

João Nathanael Lima Torres

DESTAQUE DO TEMA

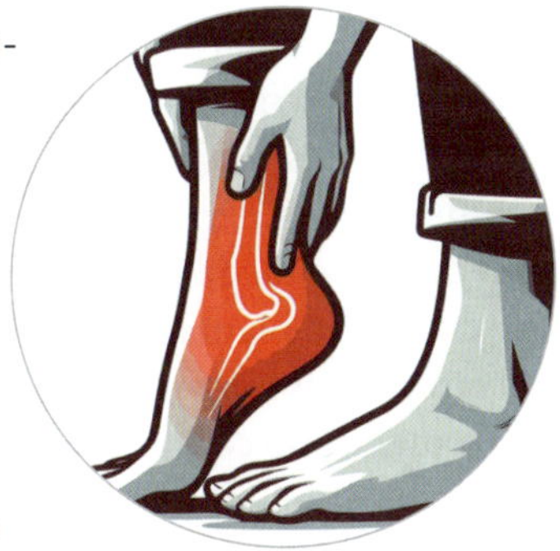

1. A neuropatia de Baxter é uma doença incomum, porém pode estar associada a quadro de fascite plantar.
2. É considerada uma causa muitas vezes esquecida, por produzir sintomas indistinguíveis aos da fascite plantar.
3. O nervo calcâneo inferior (nervo de Baxter) origina-se do primeiro ramo do nervo plantar lateral, um ramo do nervo tibial posterior.

INTRODUÇÃO

Dor no calcanhar é uma queixa frequente na prática clínica de dor. Dentre elas, a talalgia plantar apresenta um amplo espectro de diagnósticos diferenciais, desde a fascite plantar, afecção do coxim gorduroso, fratura por estresse, entesopatia até a artropatia inflamatória[1].Uma causa de dor crônica no calcanhar é o aprisionamento do primeiro ramo do nervo plantar lateral, conhecido como neuropatia de Baxter[2,3]. Acredita-se que aproximadamente 20% dos casos de dor na região medial do calcanhar têm como causa a neuropatia deste nervo. Considera-se uma causa muitas vezes esquecida, por produzir sintomas indistinguíveis aos da fascite plantar[4-7]. Até 20% dos casos de dor no calcâneo medial estão relacionados à neuropatia de Baxter[8-16].

A literatura sugere dois possíveis locais de encarceramento do nervo que possam resultar em sintomas de neuropatia de Baxter. Primeiro, em pacientes com biomecânica alterada, como a pronação excessiva, pois o nervo pode ser comprimido no movimento de girar lateralmente entre os músculos quadrado plantar e abdutor do hálux[17]; segundo, o nervo pode ser comprimido quando passa anteriormente à tuberosidade medial do calcâneo ou sofre conflito mecânico com o esporão plantar do calcâneo.

ANATOMIA

O nervo calcâneo inferior (nervo de Baxter) origina-se do primeiro ramo do nervo plantar lateral, um ramo do nervo tibial posterior. O nervo sai verticalmente entre os músculos abdutor do hálux e quadrado plantar, passando em frente à tuberosidade medial do calcâneo em direção à borda lateral do pé, para, então, inervar o músculo abdutor do dedo mínimo[18-22].

O nervo para o músculo abdutor no quinto dedo (AQD) geralmente tem sua origem como primeiro ramo do nervo plantar lateral (82,1%), que se divide ao nível do maléolo medial; entretanto, apresenta algumas variações anatômicas. Em 11,7% dos casos este nervo pode ser ramo direto do nervo tibial posterior, ou até mesmo se originar de um tronco comum com o nervo plantar lateral e com o ramo calcâneo medial (4,1%) ou em um tronco comum com o ramo posterior para o quadrado plantar (2,1%)[23]. O nervo segue trajeto de medial, ao longo do ligamento plantar longo, para lateral, entre o músculo abdutor do hálux e a tuberosidade medial do calcâneo, penetrando no aspecto proximal do músculo AQD.

O nervo calcâneo inferior fornece fibras motoras para os músculos abdutor do quinto dedo, flexor curto dos dedos e quadrado plantar e também fibras sensoriais para o periósteo do calcâneo, ligamento plantar longo e pele adjacente[8,9].

SINTOMAS[16-20]

O quadro clínico de neuropatia de Baxter é dificilmente distinguível da fascite plantar. Algumas manifestações nos direcionam para suspeita da neuropatia:

- Dor mais ao final do dia, exceto quando há fascite plantar associada.
- Dor no calcanhar com sensibilidade máxima ao longo do nervo calcâneo inferior (preensão mecânica).
- Fraqueza motora do músculo abdutor do dedo mínimo (diferencial nos casos de fascite plantar).
- Geralmente não há déficit sensorial cutâneo.

Locais de encarceramento[5-7,17,23]

Há dois possíveis locais de aprisionamento do nervo, que podem resultar na neuropatia de Baxter:

- Passagem do nervo entre a fáscia profunda do músculo abdutor do hálux e a margem plantar medial do músculo quadrado plantar. Pronação excessiva ou hipertrofia de um desses músculos podem causar a neuropatia.
- À medida que o nervo passa ao longo do aspecto anterior da tuberosidade medial do calcâneo, um entesófito do calcâneo ou uma fascite plantar podem causar o encarceramento.

Fatores predisponentes[7,17,23]:

- Hipertrofia muscular (quadrado plantar e abdutor do hálux).
- Obesidade.
- Pé hiperpronado.
- Pé chato.
- Entesófito do calcâneo.
- Fascite plantar.
- Trauma.

DIAGNÓSTICO[5-7,17,23]

A neuropatia de Baxter é uma doença incomum, porém pode estar associada a quadro de fascite plantar, principalmente quando não há melhora desta após início do tratamento conservador.

Ressonância magnética tem um papel fundamental no auxílio diagnóstico. Evidencia atrofia e/ou degeneração gordurosa do músculo do quinto dedo, além de descartar outros diagnósticos diferenciais.

Eletroneuromiografia pode auxiliar no diagnóstico, porém existem autores que não consideram relevante para essa patologia.

Bloqueio diagnóstico tem um papel importante na confirmação dele, avaliando prognóstico e estabelecendo próximo passo para a terapêutica.

TRATAMENTO INTERVENCIONISTA

Bloqueio diagnóstico é realizado com 1 a 2 mL de anestésico local com ou sem corticoide. Com a resposta positiva, podemos optar por tratamento minimamente

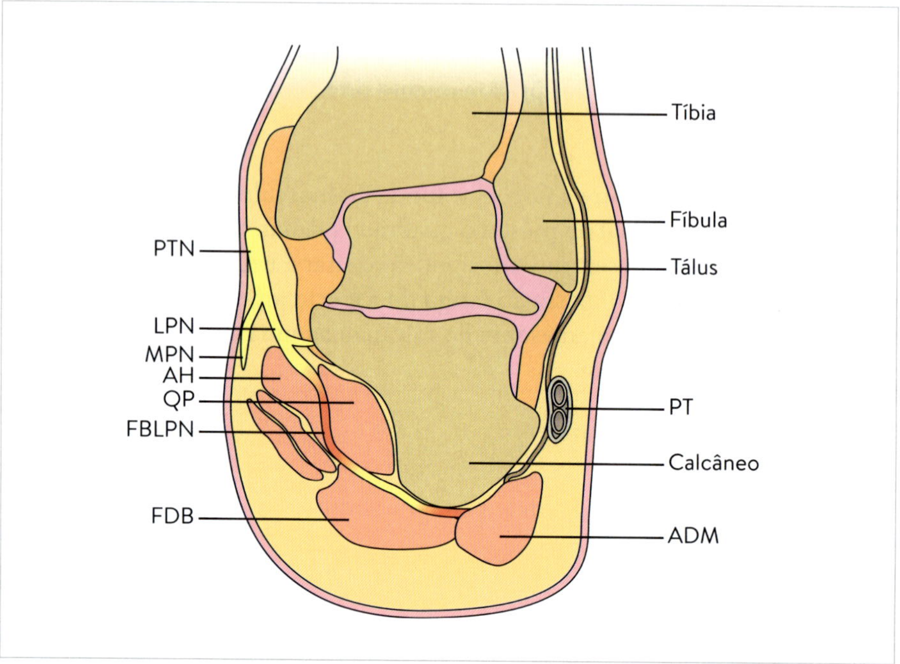

FIGURA 1 Corte coronal do calcâneo, mostrando dois locais de encarceramento do nervo de Baxter.

ADM: abdutor do dedo mínimo; AH: abdutor do hálux; FBLPN: primeiro ramo do nervo plantar lateral; FDB: flexor digital curto; LPN: nervo plantar lateral; MPN: nervo plantar medial; PTN: nervo tibial posterior; QP: quadrado plantar.

Fonte: Sahoo, 2020[22].

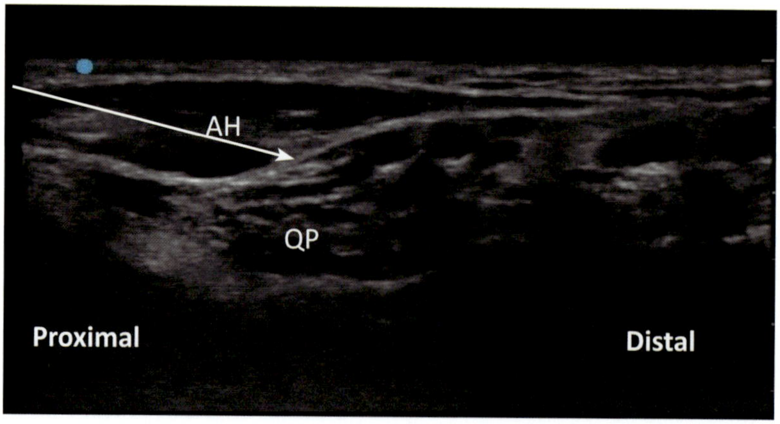

FIGURA 2 Imagem ultrassonográfica do nervo de Baxter ao nível do calcâneo medial.

Fonte: Acervo próprio.

invasivo com radiofrequência ou da forma invasiva com liberação cirúrgica do nervo[4-6,16,22].

REFERÊNCIAS

1. Louisia S, Masquelet AC: The medial and the inferior calcaneal nerves: an anatomic study. Surg Radiol Anat. 1999;21:169-73.
2. Baxter DE. Release of the nerve to the abductor digiti minimi. In: Kitaoka HB, editor. Master techniques in orthopaedic surgery. The foot and ankle. Philadelphia, PA: Lippincott Williams & Wilkins; 2002. p. 359.
3. del Sol M, Olave E, Gabrielli C, et al. Inervation of the abductor digiti minimi muscle of the human foot: anatomical basis of the entrapment of the abductor digiti minimi nerve. Surg Radiol Anat. 2002;24:18-22.
4. Rondhuis JJ, Huson A. The first branch of the lateral plantar nerve and heel pain. Acta Morphol Neerl Scand. 1986;24:269-79.
5. Offutt S, DeHeer P. How to address Baxter's nerve entrapment. Podiatry Today. 2004;17:52-8.
6. Alshami AM, Souvlis T, Coppieters MW. A review of plantar heel pain of neural origin: differential diagnosis and management. Man Ther. 2008;13:103-11.
7. Donovan A, Rosenberg ZS, Cavalcanti CF. MR imaging of entrapment neuropathies of the lower extremity. Part 2. The knee, leg, ankle, and foot. Radiographics. 2010;30:1001-19.
8. Louisia S, Masquelet AC. The medial and inferior calcaneal nerves: an anatomic study. Surg Radiol Anat. 1999;21:169-73.
9. Lippe J, Spang JT, Leger RR, et al. Inter-rater agreement of the Goutallier, Patte, and Warner classification scores using preoperative magnetic resonance imaging in patients with rotator cuff tears. Arthroscopy. 2012;28:154-9.
10. Fleckenstein JL, Watumull D, Conner KE, et al. Denervated human skeletal muscle: MR imaging evaluation. Radiology. 1993;187:213-8.
11. Chundru U, Liebeskind A, Seidelmann F, et al. Plantar fasciitis and calcaneal spur formation are associated with abductor digiti minimi atrophy on MRI of the foot. Skeletal Radiol. 2008;37:505-10.
12. Cozzarelli J, Sollitto RJ, Thapar J, et al. A 12-year long-term retrospective analysis of the use of radiofrequency nerve ablation for the treatment of neurogenic heel pain. Foot Ankle Spec. 2010;3:338-46.
13. Baxter DE, Pfeffer GB. Treatment of chronic heel pain by surgical release of the first branch of the lateral plantar nerve. Clin Orthop Relat Res. 1992;(279):229-36.
14. Mesmar M, Amarin Z, Shatnawi N, et al. Chronic heel pain due to the entrapment of the first branch of the lateral plantar nerve: analysis of surgical treatment. Eur J Orthop Surg Traumatol. 2010;20:563-7.
15. Rondhuis JJ, Huson A. The first branch of the lateral plantar nerve and heel pain. Acta Morphol Neerl Scand. 1986;24:269-79.
16. Tavares Júnior WC, Faria FM, Figueiredo R, et al. Bone attrition: a cause of knee pain in osteoarthritis. Radiol Bras. 2012;45:273-8.
17. Thomas JL, Christensen JC, Kravitz SR, et al. The diagnosis and treatment of heel pain: a clinical practice guideline-revision 2010. J Foot Ankle Surg. 2010;49(3 Suppl):S1-19.
18. Baxter DE, Thigpen CM. Heel pain – operative results. Foot Ankle. 1984;5:16-25.

19. Recht MP, Grooff P, Ilaslan H, et al. Selective atrophy of the abductor digiti quinti: an MRI study. AJR Am J Roentgenol. 2007;189:W123-7.
20. Delfaut EM, Demondion X, Bieganski A, et al. Imaging of foot and ankle nerve entrapment syndromes: from well-demonstrated to unfamiliar sites. Radiographics. 2003;23:613-23.
21. Oztuna V, Ozge A, Eskandari MM, et al. Nerve entrapment in painful heel syndrome. Foot Ankle Int. 2002;23:208-11.
22. Sahoo R.K et al. Ultrasound-guided hydrodissection for Baxter's neuropathy secondary to plantar fasciitis: a case report. A&A Practice. 2020;14:e0133.
23. Kim SJ, Hong SH, Jun WS, et al. MR imaging mapping of skeletal muscle denervation in entrapment and compressive neuropathies. Radiographics. 2011;31:319-32.

Neuroma de Morton

Dominique Meitner Pinho Carneiro
Felipe Chiodini Machado

DESTAQUE DO TEMA

1. Neuroma de Morton, também conhecido como neuralgia interdigital, é uma causa comum de dor na região anterior do pé, que frequentemente gera limitação funcional aos pacientes acometidos.
2. Ocorre mais comumente entre o terceiro e o quarto dedos, onde existe uma protuberância neural causada por uma fibrose perineural benigna.
3. Os sintomas mais encontrados incluem dor intensa na parte da frente do pé, em queimação, sensação de formigamento nos dedos, dormência ou choques.

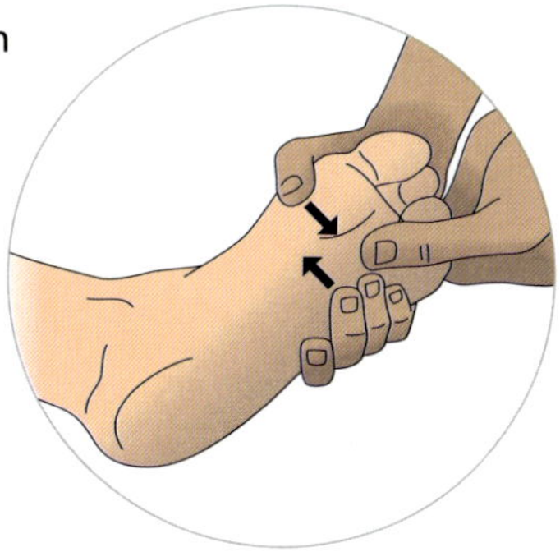

4. O diagnóstico é essencialmente clínico, mas o uso de ultrassonografia pode ser útil para guiar tratamentos intervencionistas, como injeção de corticosteroides.
5. O manejo conservador, como uso de sapatos mais confortáveis e órteses, deve sempre ser considerado antes de abordagens intervencionistas, como infiltrações e cirurgia.

INTRODUÇÃO

A descrição clássica dos sintomas de neuropatia do nervo plantar entre o terceiro e o quarto metatarsos é atribuída a Lewis Durlacher em 1845. No entanto, a primeira série de casos dessa patologia foi publicada pelo cirurgião norte-americano Thomas George Morton em 1876, sendo-lhe atribuído então o nome de neuroma de Morton.

Apesar de a etiologia e a fisiopatologia dessa condição ainda serem controversas, o achado histológico é de um aumento fusiforme do nervo plantar digital em sua bifurcação, bem como de edema neural, lesão axonal e fibrose perineural.

O primeiro, o segundo e o terceiro nervos plantares digitais comuns são ramos do nervo plantar medial, enquanto o quarto nervo é ramo do nervo plantar lateral. O terceiro nervo comumente recebe um ramo comunicante do nervo plantar lateral. Cada nervo digital, subsequentemente, se divide em dois ramos distais. O neuroma de Morton em geral ocorre na bifurcação do nervo plantar digital comum.

Na maior parte das vezes, acomete o terceiro espaço intertarsal, mas 32% dos casos podem acometer o segundo espaço e, mais raramente, em 2% dos casos, o quarto espaço. Em 21% dos casos pode ter apresentação bilateral.

TEORIAS DA GÊNESE DO NEUROMA

Existem diversas hipóteses para explicar o mecanismo patológico do neuroma de Morton, sendo a mais aceita atualmente a teoria do trauma crônico.

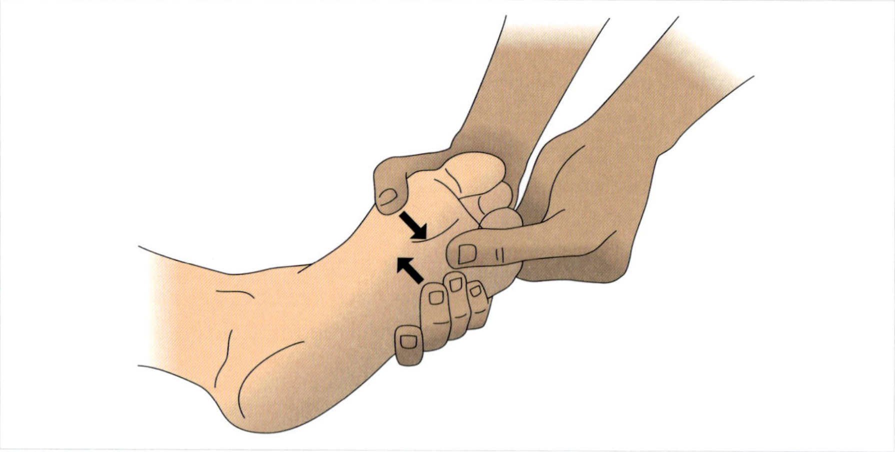

FIGURA 1 Sinal de Mulder[5].

Essa hipótese sugere que os efeitos mecânicos durante a marcha causem trauma às estruturas intermetatarsais, principalmente ao nervo plantar digital comum, que é mais suscetível ao trauma por ter uma origem anatômica dupla (deriva dos nervos plantar medial e lateral). O osso cuboide apresenta grande mobilidade em relação ao osso cuneiforme, que é fixo, o que torna essa articulação naturalmente mais instável durante a marcha. Além disso, o segundo e o terceiro espaços intermetatarsais são significativamente menores do que o primeiro e o quarto, favorecendo a teoria de que os fatores mecânicos apresentam contribuição importante na gênese do neuroma.

Outra hipótese aventada na literatura para a fisiopatologia do neuroma é a compressão nervosa pelo ligamento intermetatarsal transverso, que apresenta íntima correlação anatômica com os nervos plantares digitais. Técnicas cirúrgicas com descompressão desse ligamento sem ressecção cirúrgica do neuroma revelam bons resultados, corroborando o papel dessa estrutura para o desenvolvimento da irritação nervosa.

A bursite intermetatarsal e o papel de alterações degenerativas isquêmicas também são implicados como possíveis causas do neuroma de Morton.

FATORES DE RISCO

Classicamente, o neuroma de Morton é mais comum em mulheres de meia-idade, em torno de 50 anos, que apresentam hábito de usar sapatos com salto alto e apertados nos dedos. A proporção de acometimento entre mulheres e homens é de 4:1. O uso de sapatos para a prática de esportes específicos, como alpinismo e corrida, também é considerado um fator de risco para o surgimento do neuroma. Inclusive, inicialmente, parar de usar esse tipo de calçado pode ser suficiente ao alívio da dor. Deformidades anatômicas dos pés, como pé chato e joanetes, aumentam a chance de desenvolvimento do neuroma.

QUADRO CLÍNICO E DIAGNÓSTICO

A apresentação clínica mais comum do neuroma de Morton é de dor em queimação plantar próximo aos dedos, exacerbada com o uso de sapatos altos e apertados. Mais da metade dos pacientes se queixa de impressão de "pedra" no sapato. Pode haver sensação de formigamento e dormência na região plantar, bem como irradiação para os dedos. É essencial topografar detalhadamente a queixa para realizar diagnóstico diferencial de outras doenças comuns que causam dores nos pés, como fascite plantar e lesões articulares.

Ao exame físico, dor à compressão e percussão do espaço intermetatarsal são encontradas. É possível também a palpação de protuberância local na região dolorosa. O sinal de Mulder é classicamente descrito como a compressão lateral dos metatarsos com uma mão do examinador, enquanto a outra comprime a área de queixa dolorosa com o dedo (Figura 1). Essa manobra pode ser acompanhada da palpação de um clique, que, apesar de não identificar o espaço acometido, aumenta muito a sensibilidade do diagnóstico clínico. O clique de Mulder é mais comumente encontrado em neuromas maiores que 1 cm.

EXAMES COMPLEMENTARES

O diagnóstico do neuroma de Morton é essencialmente clínico. No entanto, em alguns casos os achados são inconclusivos, quando é necessária solicitação de exames complementares para ajudar no diagnóstico e na exclusão de outras patologias. Além disso, os exames complementares podem ser úteis para informar localização e tamanho do neuroma para planejamento pré-operatório.

Radiografias geralmente são normais nos casos de neuroma de Morton. A radiografia anteroposterior com carga do pé pode apresentar o sinal de Sullivan, caracterizado pela divergência de dedos adjacentes por conta do edema do espaço intermetatarsal distal (Figura 2).

A ultrassonografia é o método diagnóstico complementar de escolha, por ser amplamente disponível e relativamente barato, além de guiar procedimentos

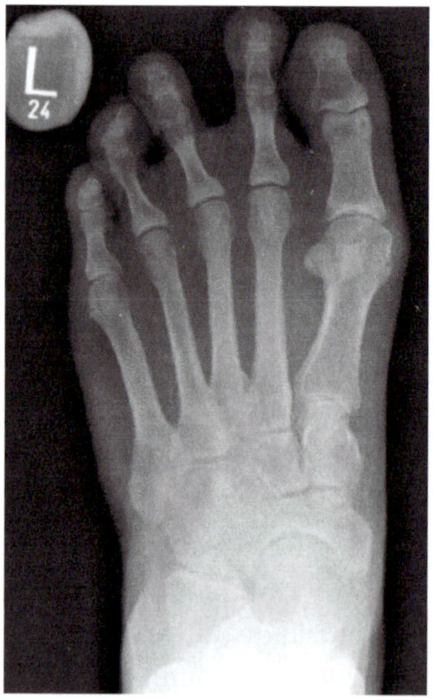

FIGURA 2 Radiografia anteroposterior do pé esquerdo com carga com o sinal de Sullivan[4].

intervencionistas quando indicados. Utilizando um transdutor linear de alta frequência, o exame pode ser realizado por meio de uma abordagem dorsal ou plantar.

Pelo fato de a gordura plantar ser mais espessa, a técnica dorsal com o transdutor em direção sagital pode ser de mais fácil execução (Figura 3). O examinador pode aplicar pressão ao transdutor para reproduzir os sintomas característicos. O neuroma de Morton aparece como uma imagem ovoide hipoecoica bem delimitada, que pode ser vista no espaço intermetatarsal no nível da lesão, circundada por gordura hiperecoica (Figura 4).

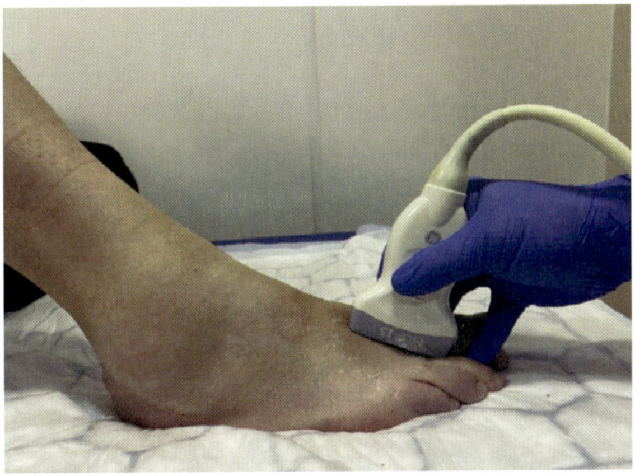

FIGURA 3 Imagem hipoecoica em destaque correspondente ao neuroma de Morton[1].

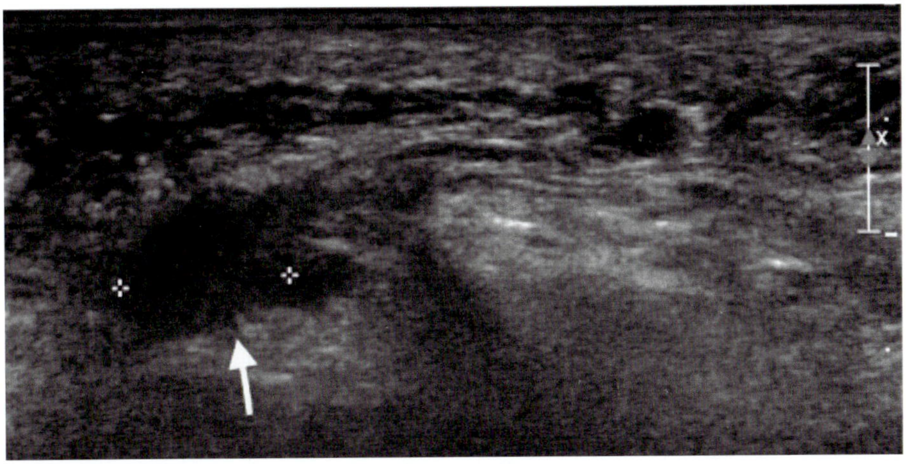

FIGURA 4 Abordagem ultrassonográfica do neuroma de Morton, com transdutor em orientação sagital[4].

Um ultrassonografista especialista em musculoesquelético pode diagnosticar um neuroma com sensibilidade de 95%.

Se ainda assim houver dúvida diagnóstica, o exame de padrão-ouro para investigação é a ressonância magnética. Em um corte axial na sequência T1 é possível visualizar o neuroma dentro do espaço intermetatarsal centrado no feixe neurovascular do ligamento metatarsal transverso profundo.

É importante notar que a presença radiológica do neuroma não necessariamente implica o surgimento de sintomas e que o tamanho da lesão nem sempre se correlaciona diretamente com a intensidade da dor.

TRATAMENTO CONSERVADOR

O algoritmo de tratamento do neuroma de Morton inicia-se por medidas conservadoras e minimamente invasivas, deixando o tratamento cirúrgico para os casos em que esses métodos falham.

A educação do paciente é essencial, uma vez que a mudança do tipo de calçado utilizado pode ser suficiente para que haja melhora significativa dos sintomas. Apesar de a evidência em literatura ser fraca, o uso de órteses plantares específicas, como a barra metatarsal, pode ajudar na distribuição da pressão entre os outros metatarsos, aliviando o peso sobre o neuroma.

Analgésicos comuns e anti-inflamatórios são úteis para o controle de sintomas. Por se tratar de uma dor essencialmente neuropática, o tratamento com gabapentinoides e antidepressivos tricíclicos também se aplica. Existe evidência fraca em relação ao uso de lidocaína tópica.

TRATAMENTO INTERVENCIONISTA

A infiltração do neuroma de Morton com corticosteroides é, atualmente, a terapia intervencionista de escolha por melhor perfil de controle da dor a curto prazo (Figura 5). A associação com anestésicos locais tem a vantagem de tornar a injeção uma ferramenta diagnóstica ao bloquear diretamente o nervo afetado. Estudos demonstram que a resposta terapêutica ao procedimento é melhor quando ele é realizado durante o primeiro ano do surgimento dos sintomas, provavelmente porque a fibrose neural nesses casos ainda não está completamente estruturada. Cerca de 30 a 50% dos pacientes apresentam alívio duradouro da dor com uso de corticosteroide local. Em geral, complicações como hipopigmentação local e atrofia do coxim gorduroso plantar ocorrem quando a infiltração é realizada repetidamente.

Outra opção terapêutica é a infiltração do neuroma com álcool, que mostra resultados positivos com diminuição dos níveis de dor e do tamanho da lesão. Os

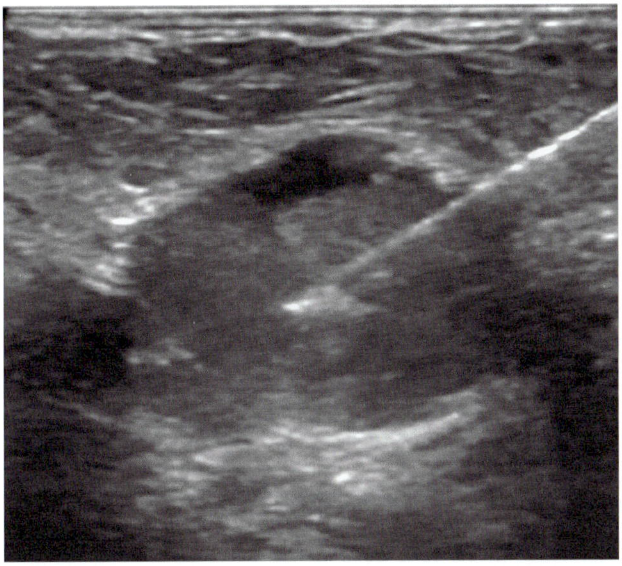

FIGURA 5 Infiltração de neuroma de Morton guiada por ultrassonografia[4].

resultados em estudos com acompanhamento por 12 meses são muito promissores, com mais de 80% dos pacientes referindo resolução completa dos sintomas. Entretanto, esse percentual cai para menos de 30% dos pacientes com seguimento por 5 anos. Por mais que os resultados sejam favoráveis, a cirurgia para excisão do neuroma pode se tornar muito mais difícil tecnicamente após a injeção de álcool, por aumento da fibrose local. Ademais, um terço dos pacientes relatam complicações como aumento da dor em queimação, que pode durar semanas.

Apesar de ainda não existirem estudos suficientes com acompanhamento a longo prazo, a lesão por radiofrequência parece uma boa opção para o tratamento do neuroma de Morton. A custo-efetividade desse procedimento deve ser levada em consideração, quando indicado.

Da mesma forma, infiltração com capsaicina e toxina botulínica, crioterapia, bem como terapia por ondas de choque apresentam evidência fraca na literatura.

Por fim, a excisão cirúrgica do neuroma pode ser necessária em até um terço dos pacientes. A técnica pode ter abordagem dorsal ou plantar, com menores taxas de complicações e recuperação mais rápida do paciente com a primeira opção. Vale notar que a persistência de dor após a cirurgia pode chegar até 30% dos casos e tem como principais causas o diagnóstico incorreto, presença de neuroma em espaço intermetatarsal adjacente, ressecção incompleta, síndrome de dor complexa regional e recorrência do neuroma. O manejo da recorrência do neuroma pós-operatória é realizado com injeção local de corticosteroides.

CONCLUSÃO

O neuroma de Morton é uma causa comum de dor nos pés, frequentemente descrita como queimação, que piora com o uso de sapatos apertados. Anamnese e exame clínico cuidadosos são o pilar para o diagnóstico, que pode ser complementado com uso da ultrassonografia ou ressonância magnética para casos específicos. Inicialmente, esses pacientes podem ser manejados de maneira conservadora ou com terapia intervencionista, com destaque para injeção de corticosteroides. Para os pacientes que apresentam falha terapêutica, a excisão cirúrgica pode ser indicada, ressaltando-se a importância da orientação pré-operatória adequada, considerando as chances de recorrência.

REFERÊNCIAS

1. Bhatia M, Thomson L. Morton's neuroma – current concepts review. J Clin Orthopaedics and Trauma. 2020;11(3):406-9.
2. Choi JY, Lee HI, Hong WH, Suh JS, Hur JW. Corticosteroid injection for Morton's interdigital neuroma: a systematic review. Clin Orthopedic Surg. 2021;13(2):266.
3. Di Caprio F, Meringolo R, Shehab Eddine M, Ponziani L. Morton's interdigital neuroma of the foot. Foot and Ankle Surgery. 2018;24(2):92-8.
4. Mak MS, Chowdhury R, Johnson R. Morton's neuroma: review of anatomy, pathomechanism, and Imaging. Clin Radiol. 2021;76(3).
5. Pelly T, Holme T, Tahir MA, Kunasingam K. Forefoot pain. BMJ. 2020;371:m3704.
6. Thomson L, Aujla RS, Divall P, Bhatia M. Non-surgical treatments for Morton's neuroma: a systematic review. Foot and Ankle Surg. 2020;26(7):736-43.

SEÇÃO VII

Síndromes dolorosas da coluna lombar

27

Lombociatalgia

Roberta Cristina Risso
Marcelo Italo Risso Neto

DESTAQUE DO TEMA

1. A lombalgia é um sintoma de etiologia multifatorial, sendo considerada a condição musculoesquelética mais comum entre a população adulta economicamente ativa[1-3].
2. Ela tem um impacto econômico mundial muito grande, pois a dor causa limitação funcional, levando, muitas vezes, ao afastamento do trabalho, sendo esse fato responsável por dois terços dos custos com essa doença[1-3].
3. A perda da produtividade não se relaciona somente com as atividades laborativas, mas também com as dificuldades relacionadas a tarefas domésticas, participação em atividades recreativas, relacionamentos sociais e pode, ainda, estar associada e potencializar sintomas de depressão e ansiedade[4].

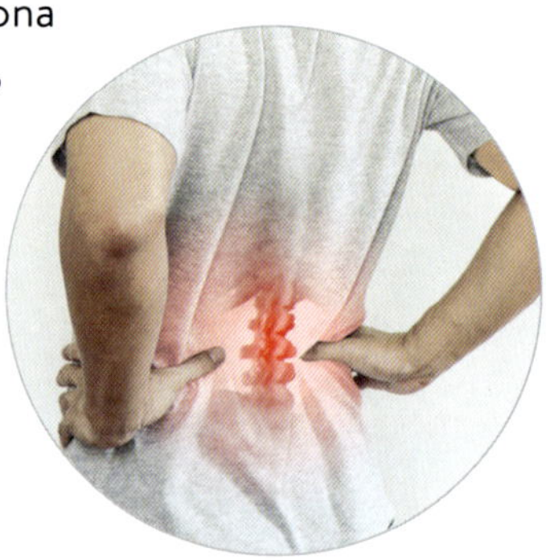

4. A queixa álgica persistente por mais de seis meses é considerada dor crônica e se torna um problema de saúde pública[3].

EPIDEMIOLOGIA E FATORES DE RISCO

A ocorrência da lombalgia é bastante comum e pode chegar à prevalência de 11,9% da população[4,5].

Ela pode acometer ambos os sexos e é mais comum nos idosos, porém com alta incidência na população economicamente ativa, incapacitando temporária ou definitivamente quanto a atividades profissionais. Há estudos que mostram maior prevalência nas mulheres de meia idade até idosas[4].

Com o aumento da sobrevida da população, a estimativa de anos vividos com incapacidade associada à lombalgia aumentou em torno de 48% nos últimos 27 anos[5].

Os quadros de dor lombar com irradiação da dor ocorrem com mais frequência na quarta década de vida, sendo raro essa sintomatologia antes dos 20 anos de idade, exceto em situações como trauma, atividade física excessiva ou postura de trabalho[6]. A prevalência da dor irradiada varia entre 1 e 5% da população. Os casos com radiculopatia apresentam maior chance de cronicidade, e 15 a 40% das pessoas terão dor crônica ou recidivas frequentes[4].

Os fatores de risco estão relacionados ao estresse físico na coluna, associado à piora nas situações em que ocorre uso excessivo de peso e nas situações ergonômicas com permanência prolongada na mesma posição. Além disso, considera-se como fatores de risco o tabagismo, a obesidade e antecedente de dor lombar, especialmente em casos não tratados adequadamente. Questões emocionais como depressão, ansiedade e estresse associado ao trabalho são elementos que se relacionam ao maior risco de desenvolver lombalgia[1,6].

ANATOMIA DA COLUNA LOMBAR

A coluna lombar é composta por cinco vértebras e seus respectivos ligamentos, tendões, articulações, músculos e cartilagem. Assim como outros segmentos da coluna vertebral, tem a função primordial de proteger a medula espinhal e as raízes nervosas e ser o eixo de movimento do tronco[1,4,7].

A medula espinhal se inicia na transição craniocervical e termina no cone medular, que geralmente se situa entre as vértebras L1-L2 e, a partir daí, inicia-se a cauda equina. Esta se constitui por um feixe de raízes nervosas espinhais que emergem pelos forames vertebrais, formando os plexos lombar e sacral[1,7].

A unidade funcional vertebral é formada por duas vértebras unidas pelo complexo triarticular (articulação intersomática, uma articulação plana e cartilaginosa, e as duas articulações zigoapofisárias, de característica sinovial). Esse complexo é estabilizado por um conjunto de ligamentos e músculos. A mobilidade segmentar ocorre nas articulações por ação de quatro grupos musculares: os flexores, os extensores, os flexores laterais e os rotadores[1,7].

O disco intervertebral é a principal estrutura das articulações intersomáticas de composição fibrocartilaginosa. Além de participar da movimentação em diversos planos, tem como intuito absorver o impacto do movimento. É composto por um núcleo pulposo gelatinoso interno e um anel fibroso externo[1,7].

A inervação é composta por cinco pares de nervos espinhais mistos, compostos por fibras nervosas motoras e sensitivas, que se ramificam após passarem pelo forame neural, em ramos ventrais e dorsais. Os ramos ventrais fornecem as fibras motoras e sensoriais para a musculatura paravertebral e os membros inferiores. Já os ramos dorsais são responsáveis pela inervação motora da musculatura eretora da espinha e pela sensibilidade da pele da região[1,7]. Também dos ramos dorsais saem os ramos médios, que são responsáveis pela sensibilidade das articulações zigoapofisárias e sacroilíacas, transmitindo impulsos nociceptivos dessas estruturas quando sofrem processo degenerativo[4].

Os ramos ventrais de T12 a L4 formam o plexo lombar, enquanto os ramos ventrais de L4 a S4 formam o plexo sacral. O plexo lombar dá origem aos nervos obturador, femoral, ílio-hipogástrico, ilioinguinal, genitofemoral e ao nervo cutâneo femoral lateral da coxa. Já o plexo sacral dá origem ao nervo ciático, e também aos nervos glúteo superior e inferior, cutâneo femoral posterior da coxa e pudendo[1,7].

Os nervos espinhais lombares emergem distalmente à vértebra com denominação correspondente. Dessa forma, se tomarmos como exemplo a raiz de L3, temos sua emergência no forame delimitado entre os pedículos de L3 e L4[1].

FISIOPATOLOGIA DA DOR

A transmissão do impulso doloroso se inicia nos nociceptores, responsáveis por percepções sensoriais periféricos. Esses estímulos são traduzidos em sinais elétricos e transmitidos por nervos periféricos específicos, chegando ao corno dorsal da medula e até centros cerebrais para a percepção do estímulo álgico[1,8].

Quando o estímulo nocivo persiste, podem ocorrer processos de sensibilização periférica e central, convertendo a dor de aguda em crônica. A sensibilização central é caracterizada pelo aumento da excitabilidade dos neurônios dentro do sistema nervoso central, de modo que as entradas normais começam a produzir respostas anormais[1,8].

Essa sensibilização é responsável pela alodínia tátil, ou seja, a dor evocada pelo leve toque da pele, e pela propagação da hipersensibilidade à dor além de uma área de dano tecidual[1,8].

A dor geralmente desaparece ao longo de algumas semanas em pacientes sem déficits neurológicos, mas pode cronificar em algumas pessoas[4].

Diante disso, deve-se sempre estar atento aos fatores de risco para desenvolvimento de cronicidade. Os fatores psicossociais e emocionais são fortes preditores de cronicidade da lombalgia. Nesses casos, deve-se considerar a educação aprimorada do paciente e abordagens de terapia cognitivo-comportamental focadas para atingir controle da ansiedade e da depressão, evitar a catastrofização e o medo[9].

ETIOLOGIA

Dependendo da origem da dor, esta pode ser considerada dor nociceptiva, dor neuropática, ambas e, em alguns casos, dor nociplástica, que ocorre quando é amplificada pelo sistema nervoso central[4].

Dentre as causas de dor, temos a degeneração do disco, as dores radiculares, as artropatias zigoapofisárias, a dor miofascial, a degeneração da articulação sacroilíaca, as espondiloartropatias e a dor nociplástica, sendo a presença dos sintomas associada ao fator causal[4]. A degeneração do disco intervertebral é a causa em 26-42% dos casos de lombalgia[4,8].

Outras causas incluem infecção, inflamação, neoplasia e doença vascular, sendo estas menos comuns. Podem ocorrer também anormalidades congênitas e raras[4,6].

SINAIS E SINTOMAS

A lombociatalgia se manifesta com dor na região inferior das costas, sendo as causas mais frequentes a degeneração musculoesquelética e/ou processo inflamatório associado a lesão do disco intervertebral[4,6-8].

As alterações degenerativas estão associadas a sintomas mecânicos, sendo frequentes a dor ao movimento e situações de melhora em repouso[4,6].

A dor miofascial pode ocorrer por inflamação nos músculos, tendões ou fáscias. É frequente a origem dessa dor na musculatura intrínseca profunda, sendo os músculos multífidos ou rotadores os mais comuns, ou na musculatura eretora da espinha, formada pelos músculos longuíssimo, espinal e iliocostal[4].

As hérnias discais lombares ocorrem com mais frequência na região central, e geralmente não comprimem raiz, portanto, com frequência não causam sintomas. Quando a hérnia causa compressão, sendo mais comum na posição lateral, pode gerar dor radicular pela própria herniação do disco ou por levar a estenose do canal medular[4,6-8].

É importante salientar, porém, que a intensidade do sintoma não está necessariamente relacionada ao tamanho da hérnia[4].

Os pacientes com estenose de coluna lombar (estreitamento do canal vertebral) podem relatar dor nas pernas, associada à piora durante a caminhada e aliviada quando fletem a coluna para a frente. Além disso, podem apresentar aumento da distância entre os pés, para alargamento da base e fraqueza neurológica ao exame físico[4]. A dor piora com a extensão lombar, pé prolongado e deambulação. A fisiopatologia parece dever-se à compressão mecânica das raízes nervosas espinhais lombossacras, resultando em isquemia[4,7].

Em situações de compressão da região da cauda equina, os pacientes podem apresentar dor lombar intensa, súbita, fraqueza simétrica de ambas as pernas e perda súbita da função intestinal e da bexiga, causando retenção urinária, anestesia em sela e dor radicular nas pernas[7].

A dor da articulação sacroilíaca pode ocorrer na região lombar ou nas nádegas, e 50% dos pacientes podem apresentar irradiação para os membros inferiores[4].

AVALIAÇÃO DIAGNÓSTICA

Dor lombar pode ocorrer por fatores físicos e fatores psicossociais, e muitas vezes a causa não é identificada, mas é imprescindível lembrar que a dor lombar é um sintoma de vários processos patológicos diferentes[1,7].

Um ponto importante é a adequada avaliação para descartar sinais de gravidade que podem exigir investigação e tratamento urgente ou emergente[1,7].

A história deve incluir uma avaliação da localização da dor, gravidade, tempo, fatores agravantes, fatores aliviadores e irradiação[2].

Os sinais de alerta ou *red flags* para a coluna lombar incluem trauma, idade > 70 anos, perda de peso inexplicável, história de câncer, sintomas constitucionais, dor noturna, anestesia em sela e disfunção intestinal ou da bexiga. Eles podem estar associados a fratura vertebral, malignidade, infecção (osteomielite/discite) e síndrome do cone medular/cauda equina (Tabela 1)[1,2,6].

TABELA 1 Sinais de alerta ou *red flags* em lombalgias[2]

Etiologia possível	Achados da história	Achados de exame físico
Síndrome da cauda equina	Perda motora e sensitiva progressiva, retenção urinária súbita, incontinência fecal	Anestesia em sela, perda do tônus do esfíncter anal, déficit motor compatível com várias raízes nervosas
Fratura	Trauma significativo para a idade, uso de corticoesteroide prolongado, idade acima de 70 anos, osteoporose	Sinais de contusão ou abrasões
Infecção	Procedimento na coluna nos últimos 12 meses, uso de drogas endovenosas, uso de imunossupressores, cirurgia lombar prévia	Febre, ferimento na região lombar Dor localizada e sensibilidade local
Malignidade	História de câncer metastático, perda de peso sem investigação ou causa conhecida	Dor e sensibilidade localizada na vigência de fatores de risco

As investigações diagnósticas por imagem, geralmente, não são indicadas no tratamento inicial da dor lombar, a menos que o exame de imagem altere o tratamento no primeiro momento. A solicitação de exame de imagem imediata pode ser indicada quando *red flags* estão presentes[2,7].

A radiografia simples, seguida de ressonância magnética da coluna lombar, é a sequência comumente realizada como avaliação diagnóstica inicial quando há necessidade de investigação por imagem. O uso da radiografia ajuda na identificação de fraturas e anormalidades ósseas, assim como a tomografia, enquanto a ressonância magnética auxilia na identificação de anormalidades neurológicas ou de tecidos moles[2,7].

Nos casos em que o paciente não responde ao tratamento conservador por 6 semanas com uso de terapias físicas e medicamentos, o exame de imagem pode ser solicitado para identificação de patologias que necessitem de tratamento, como doenças oncológicas, infecção, fratura[2].

TRATAMENTO

O tratamento da lombalgia é direcionado, dependendo do diagnóstico etiológico estabelecido. O tratamento é inicialmente conservador, incorporando uma abordagem multidisciplinar com uma combinação de terapias farmacológicas e não farmacológicas[7,9].

No caso de pacientes jovens com queixa de dor lombar e sem sinais de gravidade, é indicado iniciar a terapia sintomática sem exames de imagem. Já em pacientes idosos, deve-se iniciar o tratamento quando não houver preocupação com doenças sistêmicas ou sinais de gravidade[7,9].

Tratamento não medicamentoso

O tratamento não medicamentoso tem como ponto principal a alteração na exposição aos fatores de risco modificáveis, como a mudança no estilo de vida: caminhar, andar de bicicleta, parar de fumar, controle do peso. Estudos mostram que a cessação do tabagismo pode levar a um aumento de 40% na taxa de sucesso na prevenção[6].

Outro ponto importante é o ajuste dos fatores ocupacionais causadores de dor, pois a modificação do ambiente de trabalho, tarefas e educação ajudam no controle da dor[6,10].

As terapias não farmacológicas incluem exercícios e terapias corporais, que são considerados terapia de primeira linha[4,10]. Porém, não há recomendação exata de qual tipo específico de atividade ideal[6].

As terapias manuais de mobilização da coluna parecem ajudar no controle de dor, considerando a movimentação dentro da amplitude normal do indivíduo[6].

O tratamento psicológico também tem sua importância nos quadros de dor crônica, com o intuito de restaurar os objetivos de vida. A terapia cognitivo-comportamental tem ajudado a diminuir o tempo de recuperação e a prevenir o desenvolvimento de dor crônica[4,9].

A redução do estresse baseada na técnica de *mindfulness* também pode desempenhar um papel importante no tratamento da dor lombar, com redução da queixa álgica, assim como a prática da ioga[2].

A acupuntura pode igualmente ajudar no controle de dor, mas não há evidências consistentes sobre essa técnica no tratamento da lombociatalgia[2,6,10].

Tratamento medicamentoso

O tratamento medicamentoso é indicado a pacientes com múltiplas áreas de dor ou causas de dor, ou a pacientes que não respondem ao tratamento não medicamentoso. Também é indicado a pacientes que se beneficiariam de procedimentos invasivos, porém apresentam alguma contraindicação ou recusa.

Nos pacientes com dor nociplástica, o tratamento medicamentoso também está indicado.[4]

O uso de analgésicos simples, como acetaminofeno e dipirona, é sempre aplicado. Embora não haja evidências de melhora com o uso isolado, há evidências de melhora com o uso associado a outros analgésicos[2,9].

Nos casos de lombalgia aguda ou subaguda, o uso de anti-inflamatórios não hormonais e de relaxantes musculares está indicado. Não há definição do tempo exato de uso, mas deve-se atentar aos riscos gastrointestinais, cardiovasculares, renais e eventos adversos[2,4,6,10].

O uso de opioides fracos como o tramadol é considerado tratamento de segunda linha, mas deve ser considerado nos casos de não melhora com analgésicos simples. Já os opioides potentes não são indicados para tratamento de quadros crônicos, pois geram alívio momentâneo e pouco significativo no tratamento dos pacientes com dor lombar crônica. Considerando os vários efeitos adversos associados ao uso de opioides potentes, este é recomendado somente em quadro de dor crônica refratária[4,9,10].

Nos quadros com componente neuropático, é recomendado o uso de gabapentinoides – e também nos quadros de dor crônica[4,10].

Os antidepressivos tricíclicos são utilizados igualmente em quadros crônicos e em quadros com dor neuropática[4,9].

O uso de antidepressivos seletivos da recaptação de serotonina também pode servir para dor musculoesquelética, além da dor radicular[4,9,10].

O uso de corticoides sistêmicos pode apresentar benefício no controle álgico da dor aguda causada pela hérnia de disco por curto período de tempo[2,6].

Os *patchs* locais de lidocaína se mostraram superiores no controle de dor, quando comparados ao uso de placebo[2].

Tratamento intervencionista

O tratamento intervencionista se baseia em procedimentos invasivos para o controle da dor ou o tratamento de patologias que necessitem de intervenção. Seu princípio parte da identificação da estrutura ou das estruturas que se presumem como fonte da dor.

A injeção epidural de corticoides e anestésico local pode ser uma opção para controlar a dor radicular lombar, aguda e intensa, de difícil controle com tratamento convencional. Estudos mostram resultados positivos para o controle de dor com essa técnica, quando realizada no forame de onde emerge a raiz relacionada à causa álgica[4,6,7].

A dor proveniente da degeneração das articulações facetárias pode ser tratada também com injeção de corticoides intra-articular ou com bloqueio com anestésico local ou ablação por radiofrequência do ramo medial. Porém, a ablação deve ser considerada quando o paciente não responde ao tratamento convencional e após injeção de anestésico local para confirmação da efetividade[4,7].

Caso a articulação sacroilíaca seja a causa de dor, o tratamento intervencionista pode ser realizado com infiltração intra-articular com corticoides associado a anestésicos locais ou com ablação por radiofrequência dos ramos sensitivos[4].

A cirurgia da coluna vertebral para o tratamento da dor lombar, radiculopatia lombar e estenose da coluna lombar é uma consideração após o fracasso dos tratamentos conservadores, porém pode ser considerada tratamento de primeira linha em condições específicas que envolvem a perda da estabilidade da coluna ou há risco de sequela funcional por déficit neurológico. Situações urgentes ou emergentes, como síndrome da cauda equina, ou doença oncológica tanto primária como metastática podem ocorrer nos casos de infecção como osteomielite ou discite ou abscesso epidural e em casos de trauma com fraturas. A técnica cirúrgica e a instrumentação implementada dependem dos fatores do paciente, do diagnóstico que requer tratamento, da disponibilidade de recursos e da capacitação da equipe[4,6,7].

Também pode-se considerar cirurgias nos pacientes que mantêm queixa de dor persistente após 12 semanas de tratamento conservador, e cujos exames de imagem corroboram com as indicações clínicas.[6]

PROGNÓSTICO E COMPLICAÇÃO

Os dados da literatura mostram que a maioria dos casos de lombociatalgia se resolve em menos de quatro ou seis semanas, sem complicações a longo prazo. O paciente pode ter uma recuperação prolongada em casos mais graves; nos casos em que o déficit neurológico está presente, a recuperação ainda pode ocorrer[6].

A complicação mais temida é a cronicidade do quadro, por aumento do risco de afastamento ocupacional, depressão psicológica e complicações socioeconômicas. Além disso, esses pacientes apresentam piores resultados em procedimentos cirúrgicos comparados a pacientes com dor aguda[6].

CONCLUSÃO

A dor lombar é um sintoma de vários fatores etiológicos, sendo importante a avaliação adequada e o tratamento específico. É fundamental sempre considerar o tratamento ideal desde o primeiro episódio doloroso, evitando assim a cronicidade do quadro.

REFERÊNCIAS

1. Allegri M, Montella S, Salici F, Valente A, Marchesini M, Compagnone C, et al. Mechanisms of low back pain: a guide for diagnosis and therapy. F1000Res. 2016;28(5):1530.
2. Will JS, Bury DC. Miller JA. Mechanical low back pain. Am Fam Physician. 2018;98(7):421-8.
3. Barros SS, Angelo RCO, Uchoa EPBL. Lombalgia ocupacional e postura sentada. Rev Dor. 2011;12(3):226-230.
4. Knezevie NN, Candido KD, Vlaeyen JWS, Zundert JV, Cohen SP. Low Back Pain. Lancet. 2021;398(10294):78-92.
5. Bastos RM, Moya CR, Vasconcelos RA, Costa LOP. Treatment based classification for low back pain: systematic review with meta-analysis. J Man Manip Ther. 2022;30(4):207-27.
6. Fairag M, Kurdi R, Alkathiry A, Alghamdi N, Alshehri R, Alturkistany FO, et al. Risk factors, prevention, and primary and secondary management of sciatica: an updated overview. Cureus. 2022;14(11):e31405.
7. Sassack B, Carrier JD. Anatomy, Back, Lumbar Spine. StatPearls [Internet]. Treasure Island: StatPearls; 2023.
8. Isa ILM, Teoh SL, Nor NHM, Mokhtar AS. Discogenic low back pain: anatomy, pathophysiology and treatment of intervertebral disc degeneration. Int J Mol Sci. 2023;24:1-16.
9. Urits I, Burshtein A, Sharma M, Testa L, Gold PA, Orhurhu V, et al. Low back pain, a comprehensive review: pathophysiology, diagnosis, and treatment. Curr Pain Headache Rep. 2019;11:23.
10. Corp N, Mansell G, Stynes S, Wynne-Jones G, Morso L, Hill JC, et al. Evidence -based treatment recommendations for neck and low back pain across Europe: a systematic review of guidelines. Eur J Pain. 2021;25:275-95.

Lombalgia: dor facetária e estenose de canal lombar

Hazem Adel Ashmawi
Bárbara Helena Monteiro
Marcela Alves de Martino de Franco

DESTAQUE DO TEMA

1. Dor lombar é prevalente na população geral.
2. Dor facetária e estenose de canal lombar são causas comuns de lombociatalgia.
3. O conhecimento da anatomia, história clínica, exame físico e dos achados de imagem relacionados são essenciais para o adequado manejo da dor.
4. Bloqueios e testes são métodos essenciais para o auxílio diagnóstico da dor facetária.
5. Tratamentos intervencionistas minimamente invasivos podem ser usados no controle da dor nestas duas condições.

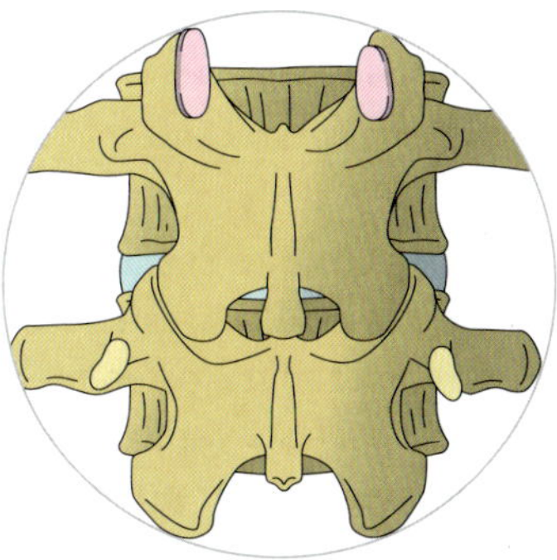

INTRODUÇÃO

As lombalgias, com ou sem irradiação, são a queixa de dor mais frequente na população geral, podendo levar a diminuição da funcionalidade, incapacidade e piora da qualidade de vida. Muitas vezes, as dores lombares são negligenciadas, favorecendo a sua cronificação.

Lombalgia é definida como dor que ocorre entre as regiões costal inferior e da prega glútea inferior, com ou sem irradiação para membros inferiores (MMII), sendo considerada crônica quando persiste por mais de três meses.

Existem inúmeros hábitos deflagradores de dor lombar, tais como esforços repetitivos, excesso de peso, pequenos traumas, condicionamento físico inadequado, erro postural, posição não ergonômica no trabalho, além da própria espondiloartrite na coluna lombar, que leva à degeneração de discos intervertebrais e articulações. É importante ficar atento e identificar sinais de alarme que podem nortear diagnósticos diferenciais, entre os quais doenças de maior gravidade, como infecções ou neoplasias (Tabela 1).

TABELA 1 Sinais de alarme em lombalgias

Perda de peso
Febre
Alterações de micção e evacuação (síndrome da cauda equina)
Déficit neurológico progressivo
Dor de difícil controle
Idade < 20 anos ou > 55 anos
Risco alto de neoplasia maligna
Paciente imunodeprimido
História de trauma recente

Dentre as muitas causas de lombalgia estão osteoartrite zigoapofisária (facetária), hérnia de disco, estenose de canal lombar, síndrome do piriforme, espondilolistese, sacroiliíte, osteomielite e discite, dor pós-cirurgia de coluna, tumores e metástases. Neste capítulo, abordaremos duas importantes etiologias, dor de origem facetária e dor por estenose de canal lombar.

DOR FACETÁRIA

Introdução

Entre os pacientes com queixa de lombalgia, 15 a 41% têm queixas decorrentes de dor facetária, principalmente nas articulações zigoapofisárias lombares. A dor facetária foi descrita no início do século XX, com a denominação síndrome facetária, cunhada à época.

A dor facetária é definida como uma dor proveniente de qualquer estrutura que faça parte da articulação zigoapofisária, incluindo cápsula fibrosa, membrana sinovial, cartilagem hialina e osso subcondral. A dor é resultante de esforço repetitivo e de pequenos traumas ao longo do tempo, que levam a alterações inflamatórias não só na articulação facetária como também a seu redor, causando dor; também podendo causar irritação de nervos espinhais que passam pelo forame vertebral, o que resulta em lombociatalgia. O processo de degeneração articular e inflamação aumenta ao longo do tempo, sendo mais comum na população idosa.

O diagnóstico e o manejo da dor facetária podem ser desafiadores. A história clínica e o exame físico sugerem, mas não são específicos para diagnóstico, sendo a melhora da dor após bloqueio do ramo medial do ramo dorsal do nervo espinhal com volumes baixos de anestésico local mais adequada para firmar o diagnóstico.

Anatomia

A articulação facetária é formada pela junção do processo articular inferior de uma vértebra com o processo articular superior da vértebra seguinte, sendo envolvida pela cápsula articular. A cartilagem articular recobre as facetas de cada processo articular. O tamanho, a forma e a topologia de cada faceta variam de acordo com o nível vertebral (Figura 1).

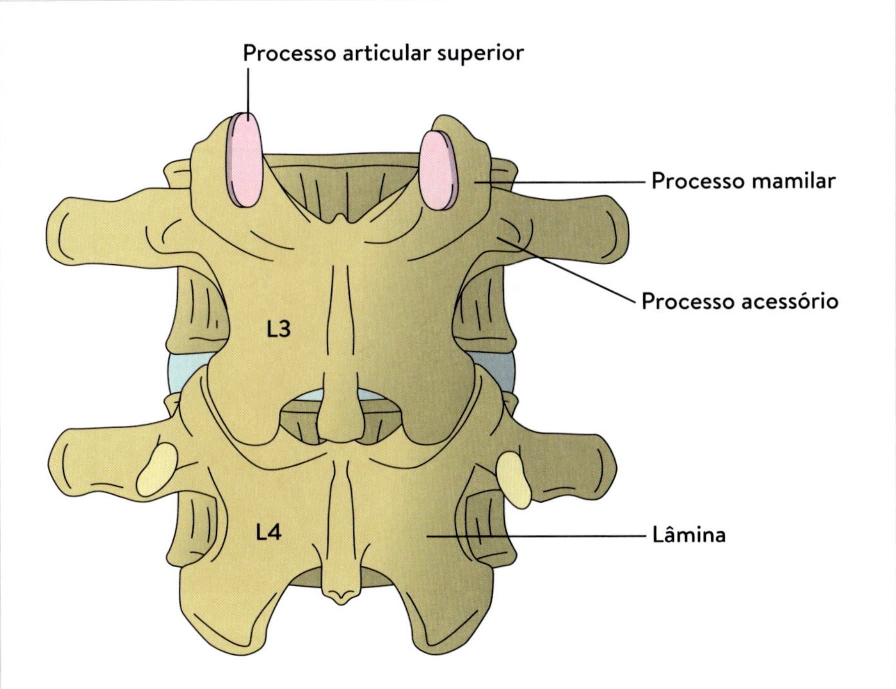

FIGURA 1 Visão posterior das vértebras lombares e suas facetas.

São articulações sinoviais, compostas por cartilagem, osso subcondral, líquido sinovial, cápsula articular e tecidos moles periarticulares (Figura 2).

A inervação sensitiva de cada articulação facetária provém do ramo medial do ramo dorsal do nervo espinhal (Figura 3). Cada ramo medial emite ramos

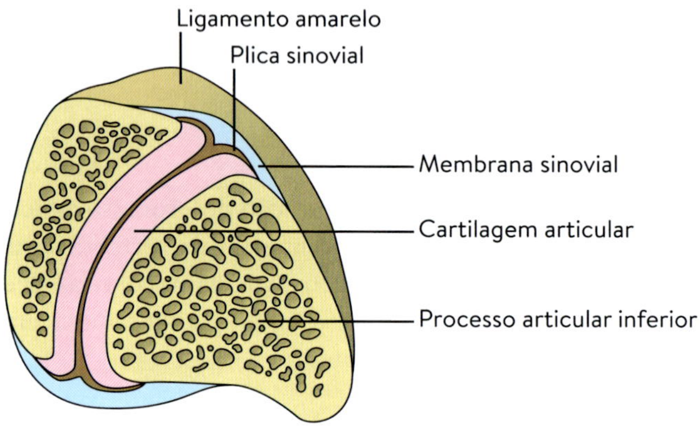

FIGURA 2 Corte transversal da articulação facetária lombar.

Fonte: Won et al., 2020, p. 8-18.

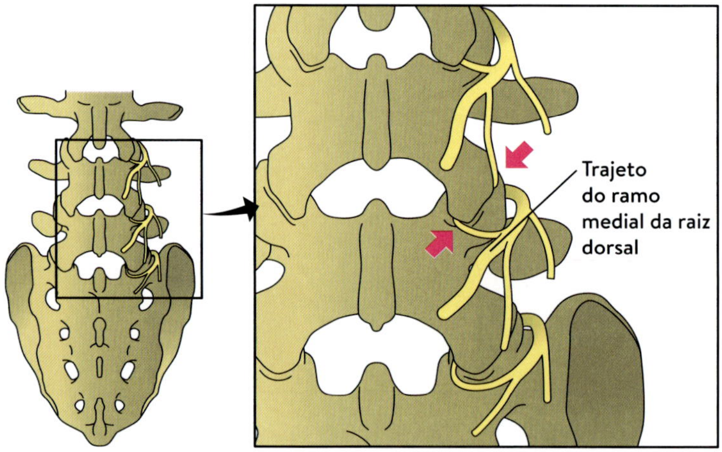

FIGURA 3 Trajeto do ramo medial da porção dorsal do nervo espinhal na coluna lombar. As setas vermelhas indicam a distribuição nervosa na articulação facetária. O ramo medial emite ramos para o mesmo nível e para o nível abaixo, invervando as articulações facetárias do mesmo nível e do nível abaixo.

Fonte: adaptada de Won et al., 2020, p. 8-18.

para o mesmo nível e para o nível abaixo, assim, inervando a articulação facetária do mesmo nível da coluna e o nível abaixo. Portanto, cada articulação facetária recebe inervação de dois segmentos de ramos mediais (ramo medial proveniente do mesmo nível e do nível superior).

Os ramos mediais de L1 a L4 seguem trajetos semelhantes, percorrendo a região da junção da base do processo articular superior com a porção medial do processo transverso. Já o ramo medial de L5 possui um percurso diferente, pois o ramo medial de L5 é muito mais longo e segue em direção à S1, correndo ao longo do sulco formado pela asa do sacro e o processo articular superior do sacro próximo da extremidade caudal da junção facetária lombossacra.

Patogênese

Processos degenerativos como a osteoartrite são a causa mais comum na geração da dor facetária. A osteoartrite leva à degeneração da cartilagem articular, gerando perda de líquido sinovial, redução do espaço articular, perda de cartilagem e estímulo ao crescimento ósseo. Esse processo degenerativo leva a um processo inflamatório local e de tecidos circundantes, causando distensão da cápsula articular, que estimula nociceptores presentes no local, desencadeando dor. As cápsulas articulares facetárias lombares são ricamente inervadas por nociceptores e proprioceptores, destacando-se também as terminações nervosas presentes no osso subcondral. Além da osteoartrite, as facetas articulares podem ser afetadas por outras causas menos frequentes, como artrite reumatoide, espondilite anquilosante e outras sinovites.

Algumas lesões, como cistos sinoviais e subcondrais, podem se estender em direção ao canal lombar ou forames intervertebrais, podendo comprimir raízes nervosas ou nervos espinhais ou causar estenose de canal, o que pode gerar dor irradiada para membros inferiores.

Quadro clínico e diagnóstico

A apresentação clínica mais comum da dor facetária é de dor lombar de padrão axial, com ou sem irradiação para a região das nádegas ou regiões proximais da coxa. Destaca-se que pode haver grande variabilidade de distribuição dos locais de dor (Figura 4). Ela pode ser bilateral ou unilateral, não associada a sintomas neurológicos. A dor piora pela manhã ou após períodos de inatividade, com a extensão lombar ou rotação de tronco, ao se levantar, andar e após esforço físico, com melhora ao repouso. No exame físico, geralmente há piora à extensão, rotação ou flexão laterais do tronco; a palpação da musculatura paravertebral pode ser dolorosa, assim como os processos espinhosos lombares das regiões acometidas.

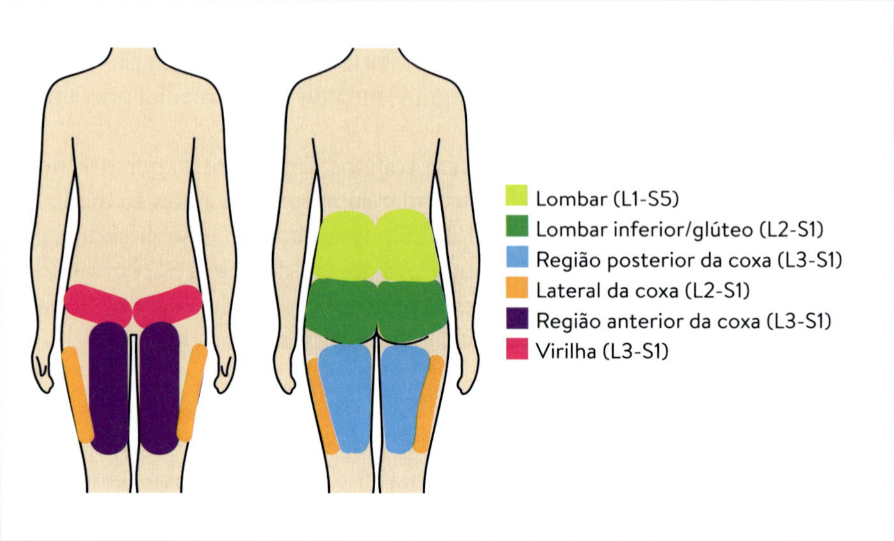

FIGURA 4 Distribuição dos locais de dor.
Fonte: adaptada de Gellhorn et al., 2013, p. 216-24.

A história e o exame físico não são suficientes para confirmar o diagnóstico de dor facetária, sendo importante a realização de bloqueio diagnóstico para confirmação.

O diagnóstico de dor facetária mais aceitável dá-se por meio da realização do bloqueio com anestésicos locais dos ramos mediais provenientes dos ramos dorsais dos nervos espinhais que inervam a articulação zigoapofisária. O bloqueio é realizado com anestésico local, e pode ou não ser associado corticosteroide.

Há discordância quanto à taxa de alívio após o bloqueio diagnóstico e ao número de bloqueios que devem ser realizados. Em geral, considera-se uma resposta positiva quando há melhora mínima de 50% na intensidade da dor; entretanto, alguns grupos consideram que a melhora deva ser igual ou maior que 80% para a indicação de neurotomia por radiofrequência. É questionável quantos bloqueios diagnósticos positivos devem ser realizados antes de se estabelecer o diagnóstico definitivo de dor facetária. Em geral, considera-se a realização de um a dois bloqueios diagnósticos positivos como suficientes para a indicação da desnervação. A realização de apenas um bloqueio diagnóstico leva à ocorrência de falsos-positivos, talvez em função do efeito placebo; e alguns autores defendem a realização de dois bloqueios diagnósticos positivos prévios. Entretanto, muitas vezes é difícil o convencimento do paciente para a realização de mais de um bloqueio antes da desnervação.

Exames complementares

Os exames de imagem auxiliam na exclusão de causas graves de lombalgia, em portadores de sinais de alerta (Tabela 1), mas podem mostrar alterações como derrame intra-articular ou alterações degenerativas nas articulações zigoapofisárias.

A radiografia simples não proporciona informações detalhadas sobre alterações degenerativas articulares. A tomografia computadorizada é considerada o exame de escolha para diagnosticar alterações degenerativas na articulação zigoapofisária, sendo o melhor método para identificar o processo de osteoartrite. A ressonância magnética fornece melhor visualização dos tecidos moles e edemas teciduais, mostrando com mais acurácia as consequências imediatas da degeneração articular, como a compressão de estruturas vizinhas.

Sabe-se que há baixa correlação entre anormalidades em exames de imagem e a resposta aos bloqueios diagnósticos. Assim, faz-se necessária a correlação clínico-radiológica para a valorização dos achados nos exames de imagem, pois a presença de achados, por exemplo, compatíveis com osteoartrite da articulação zigoapofisária em paciente sem dor característica, torna desnecessário o tratamento.

Tratamento

Tratamento conservador

O tratamento da dor facetária envolve uma abordagem multidisciplinar que inclui tratamento farmacológico, exercícios de reabilitação física e, quando necessário, tratamento psicológico. Anti-inflamatórios não esteroides e analgésicos simples podem ser usados no controle dos sintomas provenientes da osteoartrite facetária. Os pacientes que não apresentam melhora com o tratamento conservador podem ser candidatos ao tratamento intervencionista.

Tratamento intervencionista

Dentre os métodos intervencionistas destacam-se a injeção intra-articular de corticoide, o bloqueio do ramo medial e a radiofrequência termoablativa do ramo medial do ramo dorsal dos nervos espinhais.

Bloqueio dos ramos mediais

O bloqueio dos ramos mediais interrompe a transmissão da inervação sensitiva das facetas. A técnica mais utilizada envolve o uso da radioscopia para a localização, mas também pode ser feita com ultrassonografia. Para interromper a transmissão sensitiva de uma articulação zigoapofisária, deve-se abordar os ramos mediais do mesmo nível da articulação e do nível acima. A injeção de anestésico local deve ser feita na junção do processo transverso com o processo articular superior. Deve-se utilizar baixos volumes de solução anestésica (0,3-0,5 mL), evitando-se falsos-positivos e garantindo, assim, que outras estruturas próximas – e que possam ser fontes de dor – não sejam anestesiadas.

Injeções intra-articulares

Também pode-se realizar injeções intra-articulares ou pericapsulares à articulação zigoapofisária, com corticosteroide, normalmente, associado a anestésico local. Corticosteroides possuem propriedades analgésicas e anti-inflamatórias, podendo ser usados no manejo da dor na osteoartrite, diminuindo o ambiente pró-inflamatório presente nessas articulações (Figura 5).

Mais recentemente substâncias como ácido hialurônico e plasma rico em plaquetas têm sido usadas para a realização de injeção intra-articular zigoapofisária. O ácido hialurônico substitui o líquido sinovial, reduzindo a dor causada pela movimentação articular. O plasma rico em plaquetas pode ter efeitos anti-inflamatórios e protetores da cartilagem articular. Estudos sugerem benefícios de sua utilização na injeção intra-articular no tratamento da dor facetária; porém, não há evidências robustas sobre seu uso.

Desnervação por radiofrequência termoablativa dos ramos mediais

A desnervação por radiofrequência (RF) termoablativa dos ramos mediais é realizada de modo a prover analgesia por tempo mais prolongado. A

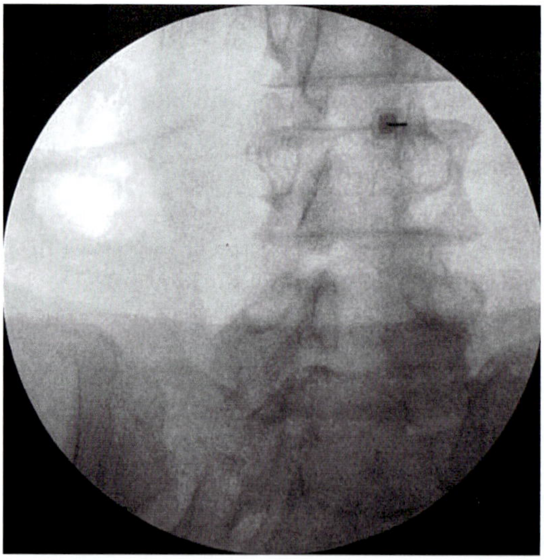

FIGURA 5 Agulha posicionada no espaço intra-articular da articulação zigoapofisária de L3-L4.

localização do ramo medial é feita, normalmente, por radioscopia, análoga à do bloqueio diagnóstico. Após a localização, são realizados testes sensitivos e motores para garantir um posicionamento mais próximo ao ramo medial e longe do nervo espinhal (ramo ventral motor). A lesão é realizada por calor, com temperatura entre 70 e 90°C, geralmente por 60 segundos, podendo ser feitas mais de uma lesão por ramo, de modo a garantir maior destruição do ramo dorsal (Figura 6).

Crioneurólise

Vale-se de dispositivo que emite gases resfriados capazes de gerar o congelamento de nervos a temperaturas abaixo de –50°C. A crioablação é capaz de replicar o alívio da dor causado pela RF termoablativa. Como todos os nervos param de conduzir impulsos a –20°C, o resfriamento dos nervos proporcionado pela crioneurólise leva à interrupção da condução nervosa. Na ponta da agulha de crioneurólise formam-se cristais de gelo que levam a um dano vascular da *vasa vasorum*, gerando edema neural e morte celular. Pode-se destacar algumas vantagens do método, como sua reversibilidade, menor incidência de neurites e neuromas, menor lesão tecidual e efeito a longo prazo. Além disso, as lesões causadas pelos probes de crioneurólise são maiores do que as causadas pela radiofrequência termoablativa, favorecendo que o posicionamento da agulha não precise ser completamente paralelo ao nervo lesado, sendo considerado um

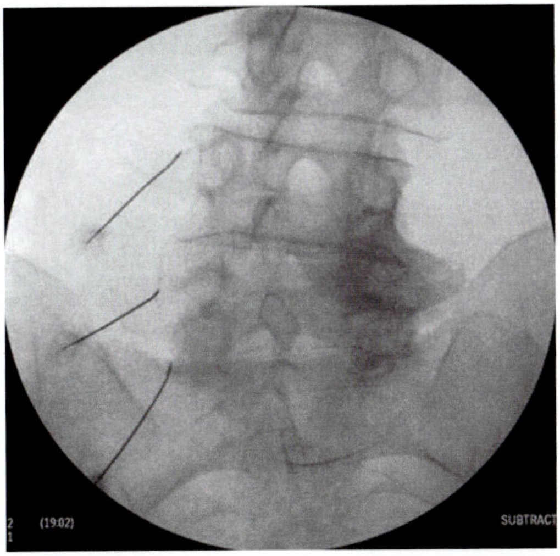

FIGURA 6 Posição final de cânulas de radiofrequência. As cânulas estão posicionadas na transição entre os processos articulares superiores e os processos transversos de L4, L5 e S1, por onde passam os ramos mediais das porções dorsais dos nervos espinhais.

método mais fácil tecnicamente. Estímulos motores e sensoriais também são realizados para confirmar a proximidade com os nervos.

ESTENOSE DO CANAL LOMBAR

Introdução

Na estenose de canal lombar ocorre estreitamento do diâmetro anteroposterior e do recesso lateral, comprometendo a passagem de fibras nervosas na formação da cauda equina. O sintoma principal da estenose é a dor lombar com irradiação para membros inferiores ou região perineal; ela pode ou não ser acompanhada por sintomas de irritação radicular e/ou de diminuição da funcionalidade, impactando a qualidade de vida e em funções básicas como caminhar.

É mais comum em idosos acima de 65 anos, com prevalência anual de pessoas sintomáticas podendo chegar a 25%, representando a principal causa de dor neuropática na população idosa. Geralmente é causada por alterações degenerativas na coluna.

A incidência varia com a idade e sofre influência de obesidade, tabagismo, tipo de ocupação e alterações anatômicas congênitas. O processo degenerativo afeta o próprio disco intervertebral e estruturas próximas, como ligamento amarelo e articulações interapofisárias, acometendo o canal vertebral ou comprimindo as raízes e estruturas vasculares durante sua passagem pelo forame intervertebral.

Em quadros mais avançados, a associação de processos degenerativos é frequente e o quadro álgico multifatorial, pode haver componente facetário associado ao de estenose.

Patogênese

A estenose de canal vertebral parece resultar, em sua forma mais comum, de alterações em cascata da coluna que se iniciam com degeneração do núcleo pulposo, resultante de atrofia da musculatura axial e impacto repetido sobre o esqueleto lombossacro. O colapso do disco intervertebral tende a desalinhar o esqueleto axial, transferindo o vetor de força dos corpos vertebrais para regiões posteriores, incluindo facetas, ligamentos interespinhoso e amarelos. O estresse crônico sobre essas estruturas provoca o crescimento exacerbado da articulação e hipertrofia sinovial, com formação de cistos e osteófitos.

A compressão dural por essas estruturas pode levar a interrupções do fluxo arterial, gerando isquemia, e do fluxo venoso, causando acúmulo de metabólitos. Em graus mais avançados, a espondilolistese (deslizamento da vértebra) pode representar condição ameaçadora com sintomas proeminentes de estenose de canal e risco para déficit neurológico permanente.

Quadro clínico e diagnóstico

Diferentemente de uma lombalgia inespecífica, a estenose de canal costuma se apresentar como dor irradiada para membros, com caráter de claudicação neurogênica, tornando-se pior ao deambular e melhor quando o paciente interrompe o movimento e ao se sentar. É possível ainda notar exacerbação durante movimentos de extensão de tronco e alívio complementar com a flexão do tronco.

A dor associada à estenose de canal geralmente se apresenta de modo bilateral, envolvendo principalmente os níveis L4-L5, seguidos de L3-L4 e L5-S1. Quando unilateral, manifesta-se como radiculopatia e fraqueza limitada a um agrupamento muscular específico.

O teste clínico mais frequentemente descrito é o teste de Lasègue, quando há dor radicular referida com uma amplitude de movimento abaixo de 60°. Não há consenso sobre a especificidade de outros sinais neurológicos (paresia, perda sensitiva ou perda de reflexos). Na prática, sinais indicativos de envolvimento específicos de raízes devem ser sempre verificados em exame neurológico, sendo os principais L4 (reflexo patelar diminuído, inversão do pé) ou L5 e S1 (reflexo do tendão de Aquiles).

O diagnóstico final é feito com base em uma combinação de exame clínico e exames de imagem. Estudos com imagem são indicados principalmente para excluir possíveis doenças graves e para confirmar o nível afetado em pacientes com dor radicular lombossacra crônica, quando já existe a suspeita clínica. O exame de imagem de escolha é a ressonância magnética (RM), sendo indicada a tomografia computadorizada (TC) em casos nos quais a RM não pode ser realizada. A radiografia dinâmica de coluna pode oferecer algum benefício para mostrar instabilidade ao movimento. Estudos de imagem na população geral acima de 40 anos de idade estimam prevalência de alterações degenerativas moderadas na coluna vertebral em até 70% da população; entretanto, a parcela sintomática é expressivamente menor. Os pacientes são frequentemente assintomáticos, por isso os exames de imagem devem ser usados com cautela para o diagnóstico (Figura 7), servindo principalmente de maneira complementar.

O *International Delphy Study* propôs uma lista de sete questões que podem auxiliar no diagnóstico de estenose de canal, com sensibilidade superior a 80% (Tabela 2).

Exames adicionais como eletroneuromiografia e avaliação vascular podem ser utilizados como ferramenta adicional para descartar os principais diagnósticos diferenciais.

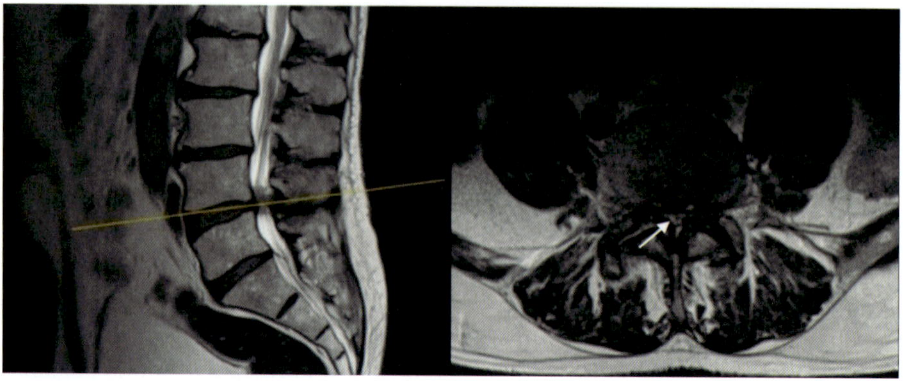

FIGURA 7 Corte sagital de ressonância magnética da coluna lombar mostrando estenose central nos níveis L4-L5, com preservação do alinhamento anatômico dos corpos vertebrais.

TABELA 2 Questões que podem auxiliar no diagnóstico de estenose de canal

O paciente sente dor nas pernas ou nádegas ao caminhar?
O movimento de flexão alivia os sintomas?
O paciente sente alívio ao usar carrinho de compras ou bicicleta?
O paciente apresenta distúrbios motores ou sensitivos ao caminhar?
Os pulsos no pé estão presentes e simétricos?
O paciente apresenta fraqueza nos membros inferiores?
O paciente tem dor lombar?

Fonte: Tomkins-Lane, 2016.

Tratamento

A dor tende a desaparecer completa ou parcialmente em 60% dos pacientes em até 12 semanas após o início do sintoma. No entanto, cerca de 30% dos pacientes ainda apresentam dor após três meses a um ano. A North American Spine Society estima que a maioria dos casos sintomáticos, em que há estenose moderada evidenciada em imagem, costumam evoluir de maneira lenta, sendo raros os declínios neurológicos catastróficos. Cerca de 70% desses pacientes, mesmo sem tratamento adequado, tendem a manter sintomas estáveis após poucos anos.

O tratamento multifatorial parece ser a base do acompanhamento desses pacientes, envolvendo especialidades diversas e englobando terapêuticas como medicações, exercícios físicos direcionados, fisioterapia, acupuntura, entre outras. Hoje em dia, injeções epidurais representam importante intervenção não cirúrgica, podendo proporcionar um cenário de melhor qualidade para reabilitação.

Porém, em casos complexos e refratários, a descompressão dural cirúrgica deve ser considerada.

Tratamento farmacológico

As medicações estão indicadas para o controle sintomático da dor, agindo como adjuvante nas fases iniciais da fisioterapia, e não devem ser incentivadas como tratamento isolado de longo prazo. Alguns dos fatores preditores de bom resultado para o tratamento clínico são:

- Presença de apenas um sintoma de dor radicular.
- Duração dos sintomas menor que um ano.
- Ausência de espodilolistese ou escoliose ao exame de imagem.

Anti-inflamatórios não esteroides (AINEs) e analgésicos simples (dipirona e paracetamol) costumam apresentar boa resposta como terapêutica de primeira linha, mas não existe evidência sobre superioridade de uma ou outra classe. Opioides, relaxantes musculares, gabapentinoides, vitamina B12 e calcitonina são drogas estudadas, mas também não se mostraram superiores em estudos de população específica. O uso dessas medicações, com destaque para a gabapentina e a pregabalina, tem sua aplicação extrapolada com base em melhora clínica relacionada ao tratamento da dor crônica de origem neuropática. Os principais limitadores são efeitos adversos relacionados à sedação.

Fisioterapia

O foco principal do tratamento fisioterápico envolve fortalecimento do *core* (centro de força) abdominal, treinamento de flexibilidade e exercícios de estabilidade postural, representando a principal intervenção conservadora no tratamento da estenose de canal. A combinação desses exercícios, a duração e a intensidade, deve ser pensada individualmente, levando em consideração limitações iniciais, grau de comprometimento dural e habilidades individuais. A prática de exercício pode ainda contribuir para a perda de peso e a redução do estresse mecânico sobre a coluna.

Tratamento intevencionista

Infiltração peridural

As infiltrações peridurais transforaminal ou interlaminar são vistas como alternativas seguras e minimamente invasivas, tornando-se alternativa frequente quando há falha dos tratamentos não intervencionistas ou de modo a facilitar a reabilitação do paciente. O principal benefício é o de prolongar a melhora clínica e capacitar fortalecimentos secundários com fisioterapia.

A infiltração pode ser realizada com corticosteroide e anestésico local combinados, sendo indicada principalmente para pacientes com queixa de claudicação ou radiculopatia, com evidência de melhora dos sintomas por períodos entre duas semanas a seis meses, podendo chegar até 12 meses.

Tratamento cirúrgico

Indicado para pacientes refratários aos métodos anteriores ou que apresentem sintomas graves de compressão neural e comprometimento motor. Quando bem indicada, a programação cirúrgica não deve ser postergada, sob o risco de comprometimento funcional permanente. O tipo de abordagem depende do nível da estenose, da extensão vertebral, do acometimento da junção toracolombar, da instabilidade axial ou de deformidades anatômicas graves, e deve ser avaliada de maneira a proporcionar alívio dos sintomas e prevenir novas degenerações e instabilidade grave da coluna.

Atualmente, abordagens cirúrgicas minimamente invasivas também têm sido sugeridas, com a remoção percutânea seletiva de partes do ligamento amarelo hipertrofiado, reduzindo a estenose lombar.

Têm sido propostas diretrizes ou algoritmos que podem auxiliar na condução do paciente portador de estenose de canal lombar sintomática. A Figura 8 mostra um fluxograma que pode auxiliar na condução dos casos.

CONCLUSÃO

A lombalgia é uma síndrome dolorosa muito prevalente na população, sendo as dores facetárias e por estenose de canal lombar fontes importantes de dores lombares. Os processos degenerativos por osteoartrite são as causas principais das dores nos dois casos. O diagnóstico de dor facetária necessita do bloqueio teste, diferentemente da estenose de canal lombar, diagnosticada pela história clínica e por exame físico, corroborada por exames de imagem.

Os tratamentos podem ser conservadores, intervencionistas e, no caso da estenose de canal, também cirúrgicos. Tratamentos farmacológicos, de reabilitação com atividade física, estão entre os tratamentos iniciais e com maior evidência. Em situações de falha, bloqueios, infiltrações e desnervações estão entre as outras opções de tratamentos que podem ser realizadas.

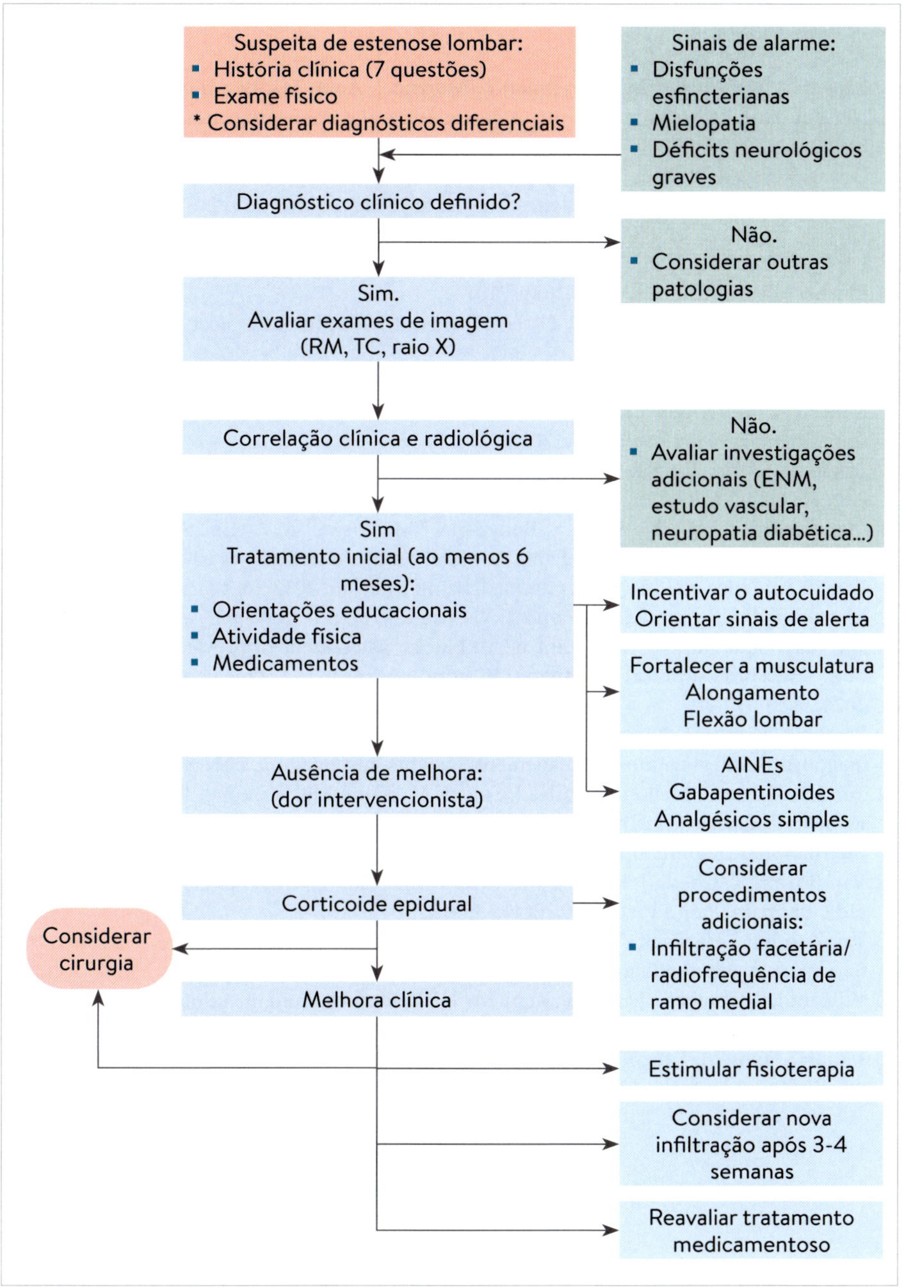

FIGURA 8 Fluxograma de tratamento. AINEs: anti-inflamatórios não esteroides; ENM: eletroneuromiografia; RM: ressonância magnética; TC: tomografia computadorizada.

Fonte: adaptada de Diwan et al., 2019.

REFERÊNCIAS

1. Bagley C, MacAllister M, Dosselman L, Moreno J, Aoun SG, El Ahmadieh TY. Current concepts and recent advances in understanding and managing lumbar spine stenosis. F1000Res. 2019;8:F1000 Faculty Rev-137.
2. Diwan S, Sayed D, Deer TR, Salomons A, Liang K. An algorithmic approach to treating lumbar spinal stenosis: an evidenced-based approach. Pain Med. 2019;20(Suppl 2):S23--S31.
3. Du R, Xu G, Bai X, Li Z. Facet joint syndrome: pathophysiology, diagnosis, and treatment. Journal of Pain Research. 2022:3689-710.
4. Gellhorn AC, Katz JN, Suri P. Osteoarthritis of the spine: the facet joints. Nature Rev Rheumatol. 2013;9(4):216-24.
5. Jensen RK, Harhangi BS, Huygen F, Koes B. Lumbar spinal stenosis. BMJ. 2021;373:n1581.
6. Katz JN, Zimmerman ZE, Mass H, Makhni MC. Diagnosis and management of lumbar spinal stenosis: a review. JAMA. 2022;327(17):1688-99.
7. Lafian AM, Torralba KD. Lumbar spinal stenosis in older adults. Rheum Dis Clin North Am. 2018;44(3):501-12.
8. Manchikanti L, Abdi S, Atluri S, Benyamin RM, Boswell MV, et al. An update of comprehensive evidence-based guidelines for interventional techniques in chronic spinal pain. Part II: guidance and recommendations. Pain Physician. 2013;16(2 Suppl):S49-283.
9. Manchikanti L, Kosanovic R, Pampati V, Cash KA, Soin A, Kaye AD, et al. Low back pain and diagnostic lumbar facet joint nerve blocks: assessment of prevalence, false-positive rates, and a philosophical paradigm shift from an acute to a chronic pain model. Pain Phys. 2020;23(5):519-30.
10. Perolat R, Kastler A, Nicot B, Pellat JM, Tahon F, Attye A, et al. Facet joint syndrome: from diagnosis to interventional management. Insights into imaging. 2018;9(5):773-89.
11. Tomkins-Lane C, Melloh M, Lurie J, Smuck M, Battié MC, Freeman B, et al. ISSLS prize winner: Consensus on the Clinical Diagnosis of Lumbar Spinal Stenosis: Results of an International Delphi Study. Spine (Phila Pa 1976). 2016;41(15):1239-46.
12. Van Boxem K, Cheng J, Patijn J, van Kleef M, Lataster A, Mekhail N, et al. Lumbosacral radicular pain. Pain Pract. 2010;10(4):339-58.
13. Van Zundert J, Hartrick C, Patijn J, Huygen F, Mekhail N, van Kleef M. Evidence-based interventional pain medicine according to clinical diagnoses. Pain Pract. 2011;11(5):423-9.
14. William J, Roehmer C, Mansy L, Kennedy DJ. Epidural steroid injections. Phys Med Rehabil Clin N Am. 2022;33(2):215-231.
15. Won HS, Yang M, Kim YD. Facet joint injections for management of low back pain: a clinically focused review. Anesthesia & Pain Medicine. 2020;15(1):8-18.

Dor discogênica

Rayane da Silva Souza Barbosa
André Marques Mansano

DESTAQUE DO TEMA

1. O paciente com dor discogênica lombar costuma se queixar de dores lombares axiais, eventualmente com dor referida em face posterior de coxas.
2. O tratamento do paciente com dor discogênica lombar é multidisciplinar.
3. O tratamento farmacológico tem papel importante, embora os estudos sejam conflitantes com relação à eficácia de cada medicação isolada
4. O bloqueio peridural interlaminar com corticoide pode trazer alívio no curto e no médio prazo.

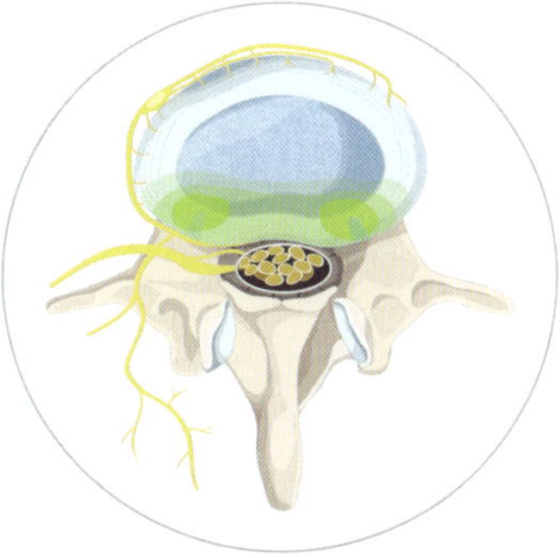

INTRODUÇÃO

A prevalência de dores lombares tem aumentado significativamente nas últimas décadas no Brasil[1] e no mundo[2], representando a principal causa de incapacidade globalmente[3]. Do ponto de vista estrutural, a degeneração do disco intervertebral é a causa mais comum de dor lombar crônica, no que chamamos de dor discogênica lombar[4]. Quanto mais jovem o paciente com lombalgia crônica, maior é a possibilidade de termos o disco intervertebral como fonte principal de dor[5].

O DISCO INTERVERTEBRAL

O disco intervertebral consiste em uma estrutura fibrocartilaginosa composta fundamentalmente em três partes: o núcleo, o ânulo e as placas terminais. As substâncias mais importantes presentes no disco intervertebral são água, colágeno e proteoglicanos, de modo que a dureza das partes do disco é diretamente proporcional à quantidade de colágeno[6].

Embora Inman tenha sido o primeiro a reconhecer o disco intervertebral como uma possível fonte de dor[7], foi Yoshizawa, na década de 1980, que descreveu uma rede axonal não mielinizada na parte posterior do ânulo fibroso[8].

A irrigação sanguínea do disco intervertebral é relativamente ineficiente. As artérias segmentares ramificam-se dentro do corpo vertebral, encaminhando-se para a placa terminal, onde são interrompidas. Isso torna o disco uma estrutura mais suscetível a processos degenerativos, que podem ser exacerbados por sobrecarga física, seja esportiva ou laboral, por distúrbios metabólicos (p. ex., *diabetes mellitus*) ou pelo hábito do tabagismo.

Tanto a degeneração das placas terminais como o extravasamento do núcleo pulposo, sabidamente mais ácido, podem gerar dores lombares[9] (Figura 1). Na

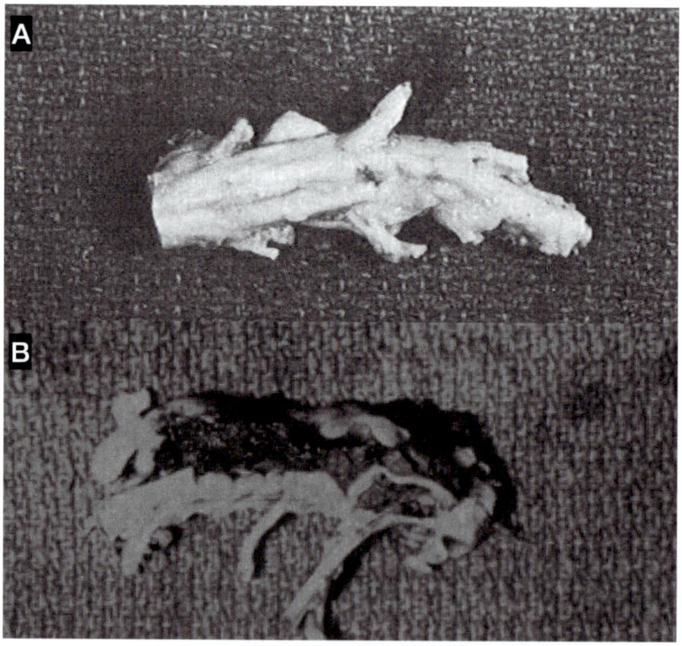

FIGURA 1 A: Cauda equina exposta à salina isotônica. B: Causa equina exposta a núcleo pulposo.

prática clínica percebemos uma falta de correlação entre as degenerações discais e intensidade das dores lombares e isso parece ser explicado pela plasticidade neuronal em patologias discais. Há pacientes que evoluem com aumento da densidade de nociceptores discais, em especial nas degenerações fibrovasculares da placa terminal e nas fissuras radiais do ânulo fibroso[10].

QUADRO CLÍNICO

O paciente com dor discogênica lombar costuma se queixar de dores lombares axiais, eventualmente com dor referida em face posterior de coxas. As dores frequentemente pioram com posição sentada prolongada, durante manobras de Valsalva ou quando o paciente flexiona e/ou deflexiona a coluna. O fator de melhora mais comum é o repouso.

O exame físico é de fundamental importância. Alguns pacientes apresentam manobras de centralização positiva. Durante o exame pedimos para o paciente flexionar, deflexionar e lateralizar a coluna repetidamente. Pacientes com centralização da dor apresentam maior ocorrência de discografia provocativa[11].

Um estudo avaliou a aplicação de um dispositivo vibratório sobre os processos espinhosos e correlacionou a presença de dor durante essa manobra com achados de ressonância magnética e de discografia positiva, mostrando sensibilidade de 85,9% e especificidade de 81,3% quando há a combinação de dor à vibração sobre o processo espinhoso e achados congruentes na ressonância[12]. Na prática clínica acabamos substituindo essa manobra pela palpação do processo espinhoso, o que pode gerar uma zona de cisalhamento entre o disco intervertebral e a placa terminal, culminando em dor.

DIAGNÓSTICO

O diagnóstico preciso da dor discogênica continua a ser um desafio na prática clínica. Sem um quadro clínico típico o suficiente, com exame físico não definidor e com resultados de exames de imagem capciosos, acabamos lançando mão da discografia provocativa e da discografia analgésica como ferramentas diagnósticas intervencionistas.

Alguns achados de ressonância magnética podem ser valorizados de certa forma. São eles as alterações de MODIC, em especial o MODIC 1 e 2, e os sinais de ruptura anular, conhecidos como “HIZ” (*high intensisity zone*). MODIC 1 e 2 têm valor preditivo positivo (VPP) de 81 e 64%, respectivamente[13]. Já o HIZ tem um VPP que varia de 40 a 88%[14]. Porém, são inúmeros os estudos que mostram alta prevalência de alterações discais em pacientes assintomáticos[15].

Discografia provocativa lombar

A discografia provocativa foi realizada pela primeira vez em 1950[16]. Consiste na punção percutânea discal, usualmente com agulhas 22G e injeção de substância contrastante (Figura 2), com o objetivo principalmente de provocar a dor lombar. Os critérios diagnósticos para dores discogênicas são:

- Dor concordante com intensidade igual ou superior a 7 na escala de 11 pontos.
- Morfologia alterada (grau III/IV).
- Critérios de pressão de abertura.
- Dor com pressão inferior a 15 psi: francamente positiva.
- Dor com pressão entre 15 e 50 psi: provável dor discogênica.
- Dor com pressão acima de 50 psi: negativa.

Obs.: é mandatória a realização do procedimento em disco controle.

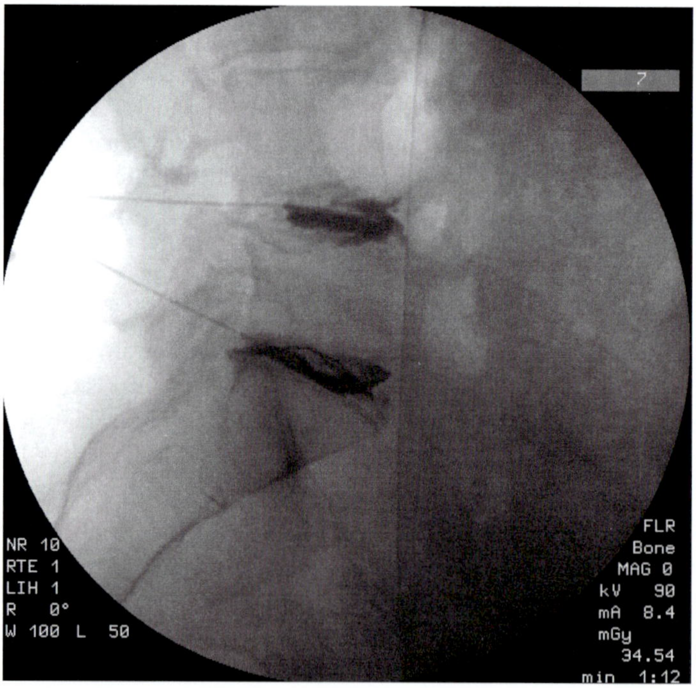

FIGURA 2 Discografia provocativa lombar L4/L5 e L5/S1.

A realização de discografia manual, sem pressão controlada, é associada a inaceitáveis taxas de falsos-positivos[17].

Discografia analgésica

A discografia analgésica tem sido realizada mais recentemente. Como o próprio nome diz, a ideia é fazer um "bloqueio intradiscal" e o desfecho é o alívio da dor do paciente, ao contrário da discografia provocativa. Tem a vantagem de dispensar o uso de materiais especiais como os manômetros de discografia e espera-se uma menor taxa de falsos-positivos. Há estudos selecionando pacientes com dores discogênicas para artrodese lombar por meio da discografia provocativa e da discografia analgésica, com melhores resultados para a discografia analgésica[18].

TRATAMENTO

O tratamento do paciente com dor discogênica lombar é multidisciplinar. É importante que o paciente compreenda a natureza benigna do seu problema, sendo a educação em dor fundamental para que se evite comportamentos cinesiofóbicos[19]. O tratamento farmacológico tem papel importante, embora os estudos sejam conflitantes com relação à eficácia de cada medicação isolada. Analgésicos simples, anti-inflamatórios não hormonais, relaxantes musculares, antidepressivos duais e gabapentinoides costumam ser utilizados. O uso de opioides fortes não é recomendado[20]. O emprego da fisioterapia é de extrema importância, embora os estudos não direcionem exatamente para dores de fundo discogênico. A maioria dos estudos envolvendo a fisioterapia categoriza a dor discogênica dentro do grupo das dores lombares inespecíficas[21].

Tratamento intervencionista

As técnicas intervencionistas estão indicadas para pacientes com dores refratárias que não melhoram com o tratamento conservador. Um dos procedimentos mais simples é o bloqueio peridural interlaminar com corticoide, que pode trazer alívio no curto e no médio prazo[22]. Outra opção pouco invasiva é o bloqueio, ou eventualmente a radiofrequência pulsada, do gânglio da raiz dorsal (DRG) de L2. Essa abordagem tem, como substrato anatômico, os trabalhos de Nakamura, que demonstraram que a aferência sensorial dos discos intervertebrais baixos se dá justamente por meio do DRG de L2[23,24].

Outra opção são as abordagens intradiscais, em que temos algumas possibilidades.

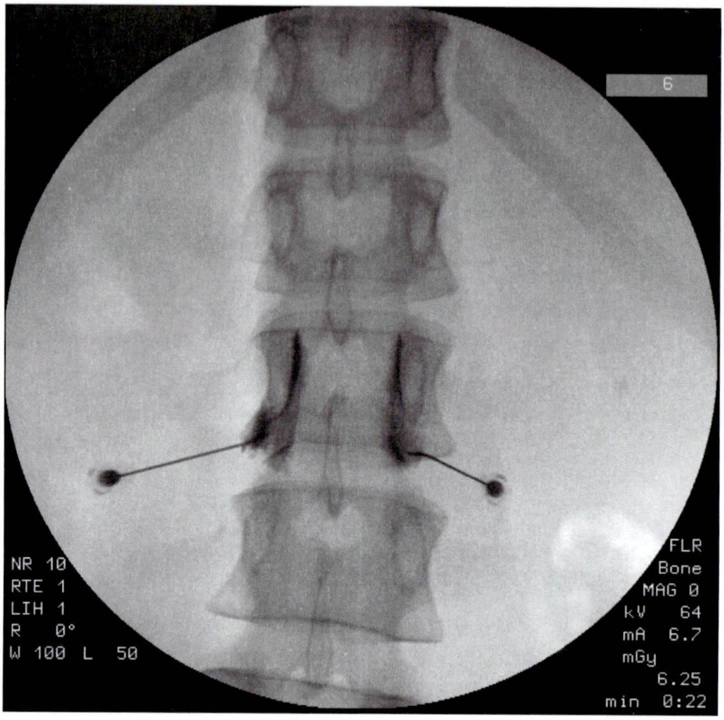

FIGURA 3 Bloqueio do DRG de L2 bilateral.

Infiltrações discais

As infiltrações intradiscais podem oferecer alívio significativo no curto e médio prazo para pacientes com dores discogênicas. A técnica de punção discal é a mesma realizada durante a discografia provocativa ou analgésica, com introdução da agulha no núcleo discal[25]. Várias substâncias já foram estudadas com esse propósito, sendo que as mais comumente empregadas são os corticoesteroides[26], o azul de metileno[27] e ozônio[28], bem como plasma rico em plaquetas com ou sem células-tronco derivadas de medula óssea. Vale lembrar que, até a presente data, tanto o uso do ozônio como o plasma rico em plaquetas e as células-tronco não são permitidos pelo Conselho Federal de Medicina.

Antimicrobianoterapia

Um estudo escandinavo evidenciou a presença de infecções de baixo grau em grande parte dos pacientes com alterações de MODIC[29]. Posteriomente randomizaram pacientes com dores discogênicas e MODIC 1 para receberam cem dias de amoxicilina associada a clavulanato versus placebo, mostrando melhores resultados para o primeiro grupo.[30] Esses resultados não foram confirmados em um estudo publicado no BMJ alguns anos depois[31].

Radiofrequência pulsada intradiscal

A radiofrequência pulsada intradiscal consiste na introdução de uma agulha, tradicionalmente com ponta ativa de 15 mm, no interior do núcleo discal, por meio da qual é aplicada uma corrente de radiofrequência a 60V, com frequência de 2Hz e comprimento de onda de 20 ms, limitadas a 42°C (Figura 4). Teixeira e Sluijter foram os primeiros a realizar a radiofrequência pulsada de alta voltagem intradiscal para paciente com dores discogênicas confirmadas com discografia provocativa. Uma série de casos de apenas cinco pacientes mostrou resolução completa do quadro doloroso em quatro e redução do escore de dor de 7,5 para 1,2, o que não é visto na prática clínica[32]. Rohof publicou uma série não contro-

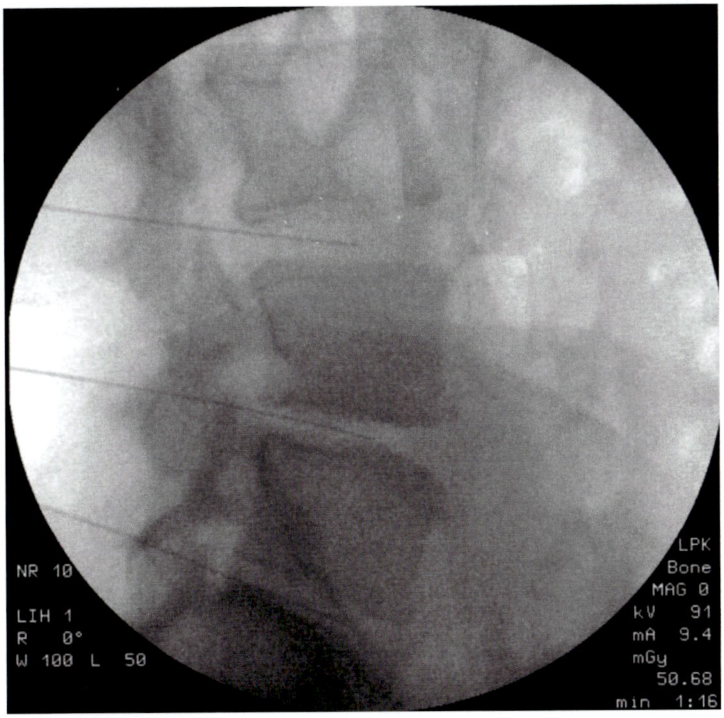

FIGURA 4 Agulhas no interior do núcleo discal.

lada de 76 pacientes, mostrando queda de 2 pontos na escala visual analgésica em 31% dos pacientes, melhora de 50% do quadro em 39% e manutenção do quadro doloroso em 30% dos pacientes estudados.

Biacuplastia

A biacuplastia consiste em uma ablação térmica dos nervos sinovertebrais posteriores por meio de uma radiofrequência resfriada. Duas agulhas são posicionadas na parte posterolateral do ânulo discal, entre as quais é realizada uma radiofrequência térmica, resfriada e bipolar (Figuras 5 e 6). Kapural publicou um seguimento de 633 e 12 meses[34] em um trial em comparação com sham, mostrando melhores resultados para a biaculastia. A presença de lesões de MODIC é contraindicação para a realização do procedimento.

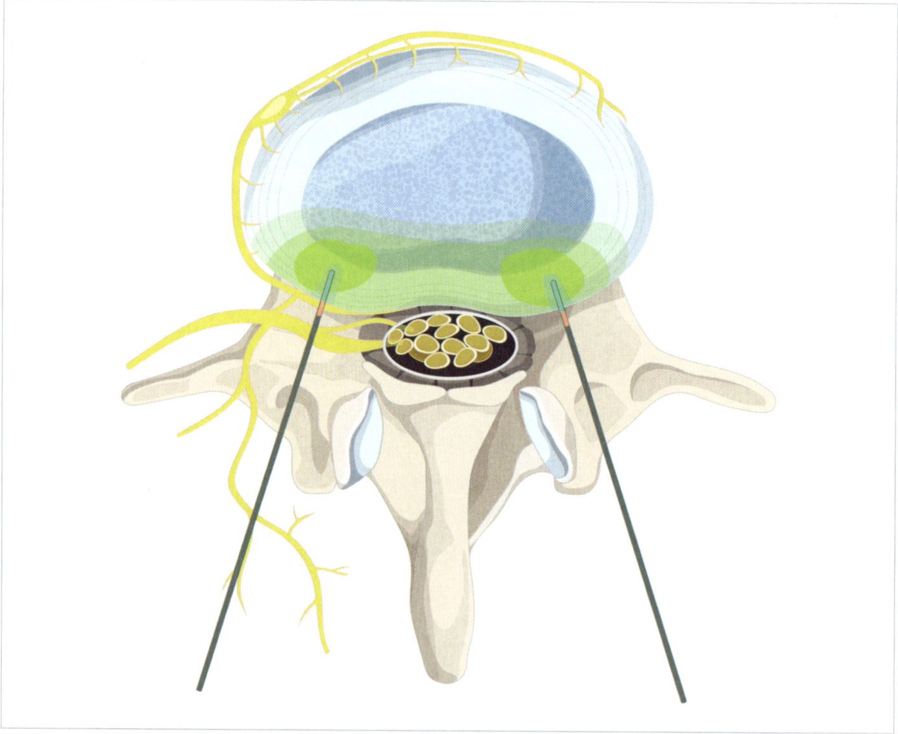

FIGURA 5 Desenho esquemático das agulhas posicionadas no aspecto posterolateral do ânulo discal.

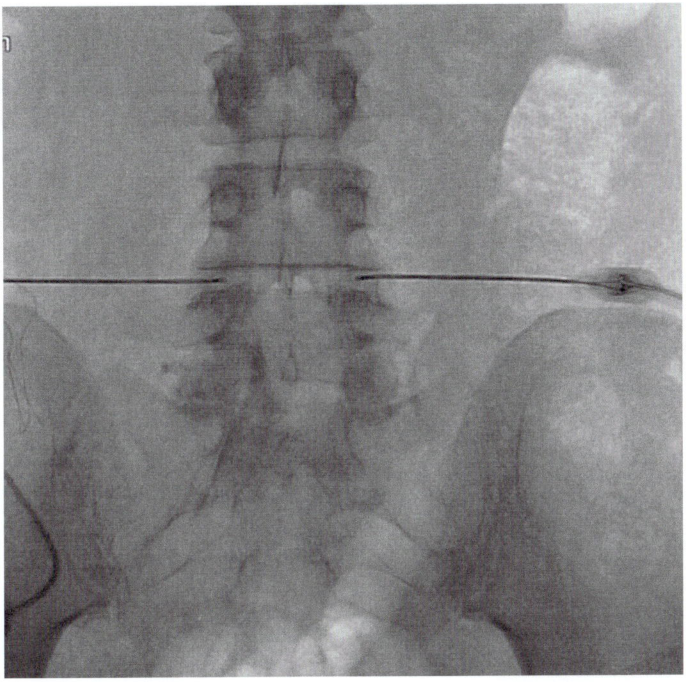

FIGURA 6 Visão fluoroscópica das agulhas posicionadas no aspecto posterolateral do ânulo discal.

IDET (*intradiscal electrothermal therapy*)

A IDET é outra técnica de ablação dos nervos sinovertebrais posteriores. De mais difícil execução que as demais, consiste na punção do núcleo discal com agulha de grosso calibre, por dentro da qual é alocado um cateter com ponta ativa de 5 cm que deve ser navegado com objetivo de repousar sobre o ânulo posterior (Figura 7). A presença de lesões de MODIC é contraindicação para a realização do procedimento. Os estudos mostram efeito modesto na redução das dores de pacientes com degeneração do disco intervertebral sintomática[35].

MEDICINA REGENERATIVA

Inúmeros estudos utilizando substâncias ditas regenerativas, como o plasma rico em plaquetas[36] e células-tronco de medula óssea[37] intradiscais, surgiram na última década. Uma preocupação legítima é a possibilidade de discite bacteriana, cuja incidência pode ser aumentada a depender do cuidado adotado para a coleta e processamento do material.

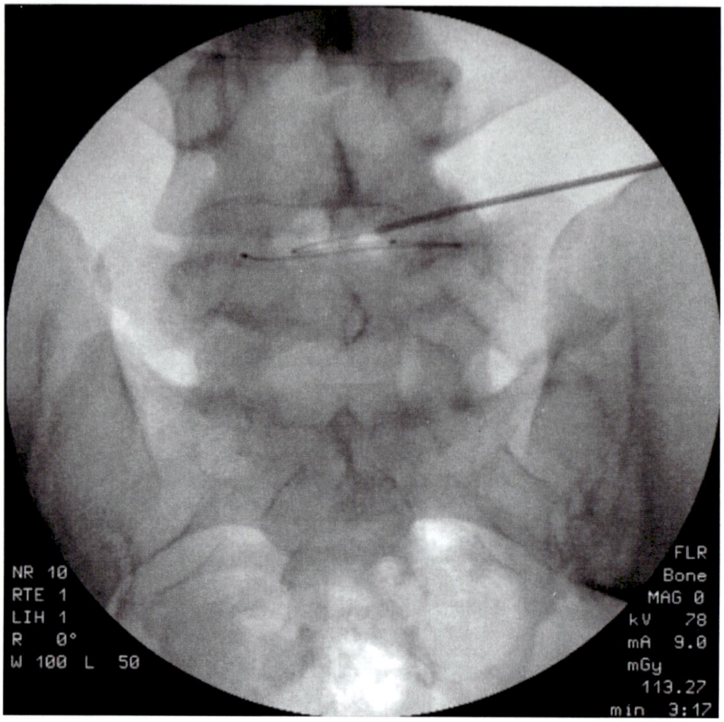

FIGURA 7 Visão fluoroscópica evidenciando o cateter da *intradiscal electrothermal therapy* (IDET) sobre a face posterior do núcleo, em contato com o ânulo fibroso.

REFERÊNCIAS

1. Meucci RD, Fassa AG, Paniz VM, Silva MC, Wegman DH. Increase of chronic low back pain prevalence in a medium-sized city of southern Brazil. BMC Musculoskelet Disord. 2013;14:155.
2. Freburger JK, Holmes GM, Agans RP, et al. The rising prevalence of chronic low back pain. Arch Intern Med. 2009;169:251-8.
3. Murray CJL, Afshin A, Alam T, et al. Global burden of 369 diseases and injuries in 204 countries and territories, 1990-2019: a systematic analysis for the Global Burden of Disease Study 2019. Lancet. 2020;396.
4. Fernstrom U. A discographical study of ruptured lumbar intervertebral discs. Acta Chir Scand Suppl. 1960;Suppl 258.
5. DePalma MJ, Ketchum JM, Saullo T. What is the source of chronic low back pain and does age play a role? Pain Med. 2011;12:224-33.
6. Raj PP. Intervertebral disc: anatomy-physiology-pathophysiology-treatment. Pain Pract. 2008;8:18-44.

7. Inman VT, Saunders JBDCM. Anatomicophysiological aspects of injuries to the intervertebral disc. J Bone Joint Surg Am. 1947;29.
8. Yoshizawa H, O'Brien JP, Thomas Smith W, Trumper M. The neuropathology of intervertebral discs removed for low-back pain. J Pathol. 1980;132:95-104.
9. Takebayashi T, Cavanaugh JM, Cüneyt Ozaktay A, Kallakuri S, Chen C. Effect of nucleus pulposus on the neural activity of dorsal root ganglion. Spine (Phila Pa 1976). 2001;26:940-5.
10. Fields AJ, Liebenberg EC, Lotz JC. Innervation of pathologies in the lumbar vertebral endplate and intervertebral disc. Spine J. 2014;14:513.
11. Young S, Aprill C, Laslett M. Correlation of clinical examination characteristics with three sources of chronic low back pain. Spine J. 2003;3:460-5.
12. Vanharanta H, Ohnmeiss DD, Aprill CN. Vibration pain provocation can improve the specificity of MRI in the diagnosis of symptomatic lumbar disc rupture. Clin J Pain. 1998;14:239-47.
13. Thompson KJ, Dagher AP, Eckel TS, Clark M, Reinig JW. Modic changes on MR images as studied with provocative diskography: clinical relevance. A retrospective study of 2457 disks. Radiology. 2009;250(3):849-55.
14. Jha SC, Higashino K, Sakai T, et al. Clinical significance of high-intensity zone for discogenic low back pain: a review. J Med Invest. 2016;63:1-7.
15. Brinjikji W, Luetmer PH, Comstock B, et al. systematic literature review of imaging features of spinal degeneration in asymptomatic populations. Am J Neuroradiol. 2015;36:811-6.
16. Lindblom K. Technique and results of diagnostic disc puncture and injection (discography) in the lumbar region. Acta Orthop Scand. 1951;20:315-26.
17. Derby R, Lee SH, Kim BJ, Chen Y, Aprill C, Bogduk N. Pressure-controlled lumbar discography in volunteers without low back symptoms. Pain Medicine. 2005;6.
18. Ohtori S, Kinoshita T, Yamashita M, et al. Results of surgery for discogenic low back pain: A randomized study using discography versus discoblock for diagnosis. Spine (Phila Pa 1976). 2009;34.
19. O'Hagan ET, Cashin AG, Traeger AC, McAuley JH. Person-centred education and advice for people with low back pain: Making the best of what we know. Braz J Phys Ther. 2023;27.
20. Migliorini F, Maffulli N, Eschweiler J, et al. The pharmacological management of chronic lower back pain. Expert Opin Pharmacother. 2021;22.
21. George SZ, Fritz JM, Silfies SP, et al. Interventions for the management of acute and chronic low back pain: revision 2021. J Orthopaedic Sports Physical Ther. 2021;51.
22. Manchikanti L, Staats PS, Nampiaparampil DE, Hirsch JA. What is the role of epidural injections in the treatment of lumbar discogenic pain: a systematic review of comparative analysis with fusion. Korean Journal of Pain. 2015;28.
23. Nakamura SI, Takahashi K, Takahashi Y, Yamagata M, Moriya H. The afferent pathways of discogenic low-back pain. Evaluation of L2 spinal nerve infiltration. J Bone Joint Surg Br. 1996;78:606-12.
24. Mendez R, Bailey S, Paine G, et al. Evaluation of the L2 spinal nerve root infiltration as a diagnostic tool for discogenic low back pain. Pain Physician 2005;8.
25. Migliore A, Sorbino A, Bacciu S, et al. The technique of intradiscal injection: a narrative review. Ther Clin Risk Manag. 2020;16.
26. Muzin S, Isaac Z, Walker J. The role of intradiscal steroids in the treatment of discogenic low back pain. Curr Rev Musculoskelet Med. 2008;1.

27. Guo X, Ding WY, Liu LZ, Yang SD. Intradiscal methylene blue injection for discogenic low back pain: a meta-analysis. Pain Practice. 2019;19:118-29.
28. Zhang J, Liu D, Gong Q, Chen J, Wan L. Intradiscal autologous platelet-rich plasma injection for discogenic low back pain: a clinical trial. Biomed Res Int 2022; 2022.
29. Arndt J, Charles YP, Koebel C, Bogorin I, Steib JP. Bacteriology of degenerated lumbar intervertebral disks. J Spinal Disord Tech. 2012;25.
30. Albert HB, Sorensen JS, Christensen BS, Manniche C. Antibiotic treatment in patients with chronic low back pain and vertebral bone edema (Modic type 1 changes): a double-blind randomized clinical controlled trial of efficacy. Eur Spine J. 2013;22.
31. Bråten LCH, Rolfsen MP, Espeland A, et al. Efficacy of antibiotic treatment in patients with chronic low back pain and Modic changes (the AIM study): double blind, randomised, placebo controlled, multicentre trial. BMJ. 2019;367.
32. Teixeira A, Sluijter ME. Intradiscal high-voltage, long-duration pulsed radiofrequency for discogenic pain: a preliminary report. Pain Med. 2006;7:424-8.
33. Kapural L, Vrooman B, Sarwar S, et al. A randomized, placebo-controlled trial of transdiscal radiofrequency, biacuplasty for treatment of discogenic lower back pain. Pain Med. 2013;14:362-73.
34. Kapural L, Vrooman B, Sarwar S, et al. Radiofrequency intradiscal biacuplasty for treatment of discogenic lower back pain: a 12-month follow-up. Pain Medicine. 2015;16:425-31.
35. Pauza KJ, Howell S, Dreyfuss P, Peloza JH, Dawson K, Bogduk N. A randomized, placebo-controlled trial of intradiscal electrothermal therapy for the treatment of discogenic low back pain. Spine J. 2004;4:27-35.
36. Chang MC, Park D. The effect of intradiscal platelet-rich plasma injection for management of discogenic lower back pain: a meta-analysis. J Pain Res. 2021;14.
37. Zhang W, Wang D, Li H, et al. Mesenchymal stem cells can improve discogenic pain in patients with intervertebral disc degeneration: a systematic review and meta-analysis. Front Bioeng Biotechnol. 2023;11.

Síndrome dolorosa do músculo quadrado lombar

Sylvia Regina Rodrigues Wedemann

DESTAQUES DO TEMA

1. O "coringa da dor lombar": causa muscular mais frequente de dor lombar, mas muitas vezes negligenciada por causa da falta de expertise dos profissionais para reconhecê-la[2].
2. Disposição das fibras musculares em 3 seções distintas: iliocostais, iliolombares e lombocostais.
3. Os dois músculos quadrado lombares podem atuar sinergicamente ou como antagonistas. As principais funções deles é estabilização, extensão e flexão lateral da coluna lombar.
4. A ativação dos pontos-gatilho (PG) do músculo quadrado lombar são manifestados como uma dor lombar profunda, em geral iniciada por um fator desencadeador que frequentemente envolve traumas ou atividades comportamentais.

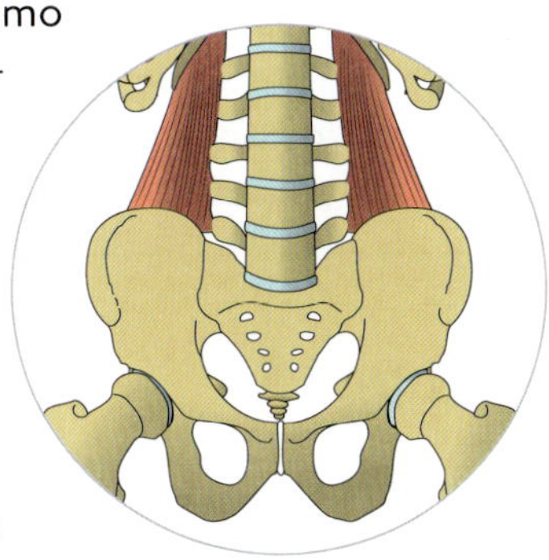

5. A perpetuação dos PG pode ocorrer quando fatores perpetuantes dos PG não são reconhecidos ou são negligenciados, o que depende principalmente de assimetrias esqueléticas ou de fatores mecânicos/comportamentais.
6. São descritas quatro regiões do músculo quadrado lombar com PG em cada uma, e cada uma das regiões apresenta uma distribuição de área de dor referida diferente.

7. Quando um músculo quadrado lombar apresenta a ativação de PG, a sobrecarga contralateral pode resultar no desenvolvimento de PG também no outro lado (porém em geral com menor intensidade).
8. É importante avaliar outros PG associados, principalmente dos músculos: quadrado lombar contralateral, iliopsoas ipsilateral, iliocostal entre T11 e L3, longuíssimo, piriforme, multífido, oblíquo externo do abdome, glúteos médio e mínimo.
9. Exame físico: inspeção estática e dinâmica (diferenciar aparentes assimetrias esqueléticas funcionais de assimetrias esqueléticas estruturais), avaliação de força muscular e exame dos PG do músculo quadrado lombar e dos demais músculos potencialmente com PG associados.
10. Diagnóstico e exames complementares: exames de imagem (termografia, ultrassonografia e ressonância magnética) podem auxiliar no sentido de corroborar a evidência de PG ou outras alterações musculares, mas ainda não existe consenso/padronização sobre os métodos de identificação dos PG por meio desses exames e, portanto, a anamnese e o exame físico ainda preponderam como método diagnóstico soberano.
11. O tratamento clínico é o principal pilar do manejo da síndrome dolorosa do músculo quadrado lombar, sendo de extrema importância fornecer instruções educativas ao paciente para capacitá-lo a realizar ações corretivas por conta própria diariamente.
12. O tratamento intervencionista pode ser utilizado como recurso adicional, auxiliando nas inativações de PG. Porém, ainda não existe um consenso na literatura sobre qual o melhor método (agulhamento a seco *vs.* injeção de solução), nem sobre qual a melhor solução a ser injetada, cabendo sempre ao médico a avaliação individualizada no caso de cada paciente.

INTRODUÇÃO

Nos últimos anos tem sido frequentemente alertado pela literatura a alta prevalência de dor lombar na população e os grandes prejuízos por ela causada, com dados chegando a 84% de prevalência de dor lombar durante a vida, 23% de prevalência de dor lombar crônica e 11-12% da população desabilitada por conta dela[1].

Dentre as muitas possíveis causas de lombalgia, a síndrome dolorosa do músculo quadrado lombar é frequentemente negligenciada pelos médicos examinadores, muitas vezes pela falta de expertise para reconhecê-la. Entretanto, entre os profissionais habilitados para diagnosticá-la, é considerada a causa muscular mais frequente de dor lombar, sendo inclusive conhecida informalmente por alguns autores como o "coringa da dor lombar"[2].

Evidencia-se, assim, a grande importância em educar os profissionais para diagnosticá-la e tratá-la corretamente, além de capacitar os próprios pacientes em condutas corretivas que o reabilitem e evitem o desenvolvimento e/ou a perpetuação dessa síndrome.

ANATOMIA

Inervação e disposição das fibras musculares

O músculo quadrado lombar é um músculo encontrado profundamente na região lombar, inervado pelos nervos espinhais de T12-L3 (sendo em alguns casos de T12 a L4), com fibras dispostas de maneira cruzada em três seções distintas[2]:

- Fibras iliocostais: se dispõem verticalmente (originam-se na 12ª costela e inserem-se na crista ilíaca e no ligamento iliolombar).
- Fibras iliolombares, com disposição diagonal (originam-se nos processos transversos de L1-L4 e inserem-se na crista ilíaca e no ligamento iliolombar).
- Fibras lombocostais, também com disposição diagonal, mas perpendiculares às fibras iliolombares (originam-se na 12ª costela e inserem-se nos processos transversos de L2-L5).

FUNÇÃO

Os dois músculos quadrado lombares podem atuar sinergicamente ou como antagonistas, a depender da função executada[2]:

- Estabilização da coluna lombar, principalmente em posição ortostática, e a paralisia bilateral desse músculo impossibilita a deambulação (ação sinérgica bilateral).
- Estabilização da 12ª costela durante a inspiração e na expiração forçada (ação sinérgica bilateral).
- Contração bilateral concomitante dos dois músculos quadrado lombares: produz extensão da coluna lombar e assiste a expiração forçada (por exemplo, ao tossir) (ação sinérgica bilateral).

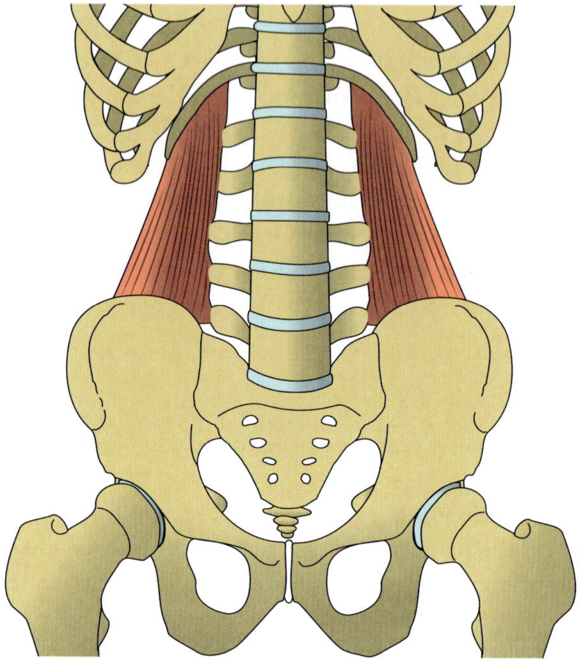

FIGURA 1 Vista anterior das inserções do músculo quadrado lombar. São evidenciadas as fibras iliocostais, iliolombares e lombocostais.

- Contração unilateral: leva à flexão lateral ipsilateral da coluna (quando com quadril estabilizado) e à elevação do quadril ipsilateral (quando com coluna estabilizada).

Durante a flexão lateral da coluna, o músculo quadrado lombar contralateral atua como antagonista ao quadrado lombar ipsilateral à flexão.

QUADRO CLÍNICO

Ativação e perpetuação dos pontos-gatilho

A ativação dos PG do músculo quadrado lombar é manifestada como uma dor lombar profunda, geralmente iniciada por um fator desencadeador que frequentemente envolve traumas (como quedas ou acidentes automobilísticos) ou atividades comportamentais, como manter o músculo em posição encurtada ou alongada por longo período, ou por movimentos com sobrecarga excêntrica não usual, exercício excêntrico no músculo não condicionado, sobrecarga concêntrica máxima ou submáxima[2].

Entretanto, a dor referida dos PG do músculo quadrado lombar pode tornar-se persistente quando os fatores perpetuantes não são reconhecidos ou são negligenciados. A perpetuação desses PG depende principalmente de assimetrias esqueléticas (particularmente da diferença de tamanho entre os membros inferiores, entre as hemipelves e/ou entre membros superiores), ou de fatores mecânicos/comportamentais, como dormir em posição inadequada, ou até mesmo fraqueza da musculatura abdominal (vide demais exemplos abaixo)[2].

Além disso, quando um músculo quadrado lombar apresenta a ativação de PG, o encurtamento desse músculo ao repouso tende a sobrecarregar o músculo quadrado lombar contralateral, podendo resultar no desenvolvimento de PG também no outro lado (porém em geral com menor intensidade)[2].

Exemplos de situações que podem ativar/perpetuar os PG do músculo quadrado lombar:

- Acidentes automobilísticos.
- Movimento de levantar um objeto pesado do chão com a coluna fletida e com rotação/torção do tronco para um dos lados – por exemplo, movimento de vestir uma calça em pé.
- Movimento de levantar-se de uma cadeira/cama baixa com concomitante angulação lateral/torção do tronco.
- Permanência por longos períodos em atividades repetitivas e com microtraumas prolongados, como em posição agachada para jardinagem, limpeza, cimentação de tijolos ou posição em pé, ou posição debruçada unilateralmente sobre uma pia ou mesa de trabalho.
- Sentar-se à mesa de trabalho com inclinação para a frente (frequentemente por causa de inadequação do grau de óculos) e sem apoio para os cotovelos.
- Corrida/caminhada em superfícies inclinadas (como praia).
- Utilização de dispositivo de imobilização pós-trauma unilateral de membro inferior (como gesso, bota ortopédica), gerando assimetria funcional entre os membros inferiores.
- Colchões excessivamente macios, levando a um posicionamento equivalente a como se o paciente estivesse deitado em uma rede.

  Fatores mecânicos constitucionais:
- Enfraquecimento de musculatura abdominal.
- Assimetria de membros inferiores revelada quando o paciente permanece em pé com um dos pés para a frente (membro mais longo) e com apoio no outro pé (membro mais curto), ou com os pés separados e a pelve direcionada para

um dos lados (lado do membro mais curto); a dor piora ao permanecer em pé ou ao deambular.
- Assimetria entre membros superiores ou entre as hemipelves revelada principalmente pela piora da dor ao sentar-se.

Observação: quando o paciente apresenta dor tanto em posição em pé/ao deambular quanto sentado, é possível que exiba tanto um componente de assimetria de membros inferiores quanto de hemipelves (com um dos lados do corpo menor que o outro).[2]

Fatores de piora

- Posição ortostática (muitas vezes impedindo o paciente de permanecer em pé ou de caminhar).
- Expiração forçada (como tossir ou espirrar).
- Rotação da coluna quando em decúbito dorsal/lateral (movimento de rolamento na maca/cama)[2].

Fatores de melhora

O decúbito dorsal alivia o peso da parte superior do corpo sobre os músculos quadrado lombares, que a estabilizam[2].

Padrões de distribuição da área de dor referida

São descritas quatro regiões do músculo quadrado lombar com PG em cada uma, e cada uma das regiões apresenta uma distribuição de área de dor referida diferente[2].

Pontos-gatilho associados

Os PG primários do músculo quadrado lombar podem gerar o desenvolvimento de outros PG associados nas áreas de dor referida[3]. Por conta disso, devem ser avaliados também todos os músculos presentes na região da dor referida.

Clinicamente, os músculos mais suscetíveis a desenvolverem PG associados em decorrência de PG no músculo quadrado lombar são: músculo quadrado lombar contralateral, iliopsoas ipsilateral, iliocostal entre T11 e L3, longuíssimo, piriforme, multífido superficial e profundo, oblíquo externo do abdome, glúteos médio e mínimo e, ocasionalmente, latíssimo do dorso[2].

Região do ponto-gatilho	Área de dor referida
Superficial (lateral) cranial: palpável abaixo da 12ª costela	Ao longo da crista ilíaca e, às vezes, no quadrante inferior do abdome, podendo estender-se à região inguinal superior
Superficial (lateral) caudal: palpável logo acima da crista ilíaca	Grande trocânter e face lateral superior da coxa
Profundo (medial) cranial: palpável ao lado dos processos transversos, profundamente à musculatura paraespinhal	Região da articulação sacroilíaca. * Quando presente bilateralmente, pode se estender pela região superior do sacro
Profundo (medial) cranial: palpável ao lado dos processos transversos, profundamente à musculatura paraespinhal, logo acima da crista ilíaca	Região glútea

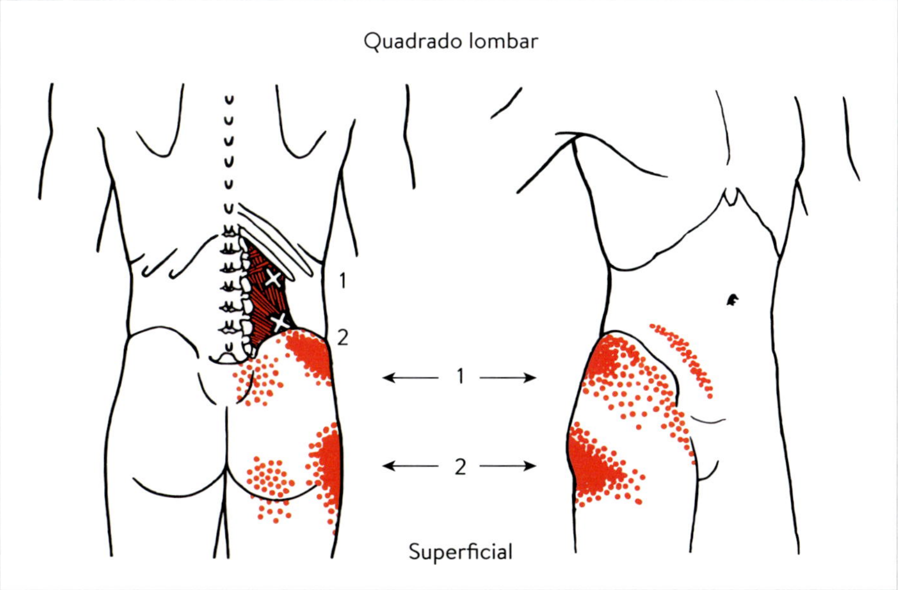

FIGURA 2 Padrões de distribuição da área de dor referida (marcadas em pontos vermelhos) dos pontos-gatilho superficiais (laterais) (marcados em ×) do músculo quadrado lombar: Número 1: ao longo da crista ilíaca e quadrante inferior do abdome, podendo estender-se à região inguinal superior / Número 2: Grande trocânter e face lateral superior da coxa.

Semelhantemente, a presença de PG em outros músculos pode levar a PG associados no músculo quadrado lombar. Um desses exemplos é a presença de PG nos músculos glúteo médio e mínimo, que levam a uma fraqueza para abdução do quadril durante a deambulação e à consequente sobrecarga do músculo quadrado lombar (e ativação de seus PG) como mecanismo compensatório.[4]

A diferenciação da dor por conta desses PG em outros músculos deve ser realizada por meio da história, do padrão de dor, de movimentos desencadeadores ou restritos e do exame físico e da palpação desses músculos.

Diagnósticos diferenciais

- Principais diferenciais locorregionais: disfunção da articulação sacroilíaca, síndrome do grande trocânter, dor ciática, estenose de canal espinhal, disfunção de articulações zigoapofisárias toracolombares (com consequente hipomobilidade da coluna lombar), disfunções de disco intervertebral lombar, "*failed back surgery syndrome*"[2].
- Diferenciais sistêmicos ou de outros sistemas: colecistopatia, hepatopatia, litíase renal/ureteral, infecções intra-abdominais, parasitoses intestinais, diverticulite, aneurisma de aorta abdominal, miastenia gravis, esclerose múltipla[2].

EXAME FÍSICO

Inspeção estática

É importante diferenciar aparentes assimetrias esqueléticas funcionais (por conta de, por exemplo, distúrbios musculares como PG do músculo quadrado lombar) de assimetrias esqueléticas estruturais (em razão da diferença real de tamanho entre os membros inferiores ou hemipelves), que também podem gerar escoliose compensatória. Entretanto, tais assimetrias podem ser difíceis de estimar clinicamente, podendo ser necessários exames complementares (como a radiografia) para melhor mensurá-las[2].

- Em posição ortostática, supina ou prona: o encurtamento do músculo quadrado lombar (potencialmente por causa de PG) pode provocar elevação da hemipelve ipsilateral ao músculo afetado e contribuir para aparente escoliose funcional (com concavidade ipsilateral) e também para aparente menor comprimento de membro inferior ipsilateral. Em posição prona, também é importante palpar reparos ósseos para diferenciar uma disfunção iliosacral de PG miofasciais ou encurtamento do músculo quadrado lombar. Além disso, a lordose lombar fisiológica pode apresentar-se atenuada por conta da rotação vertebral que acompanha a escoliose, (apesar de o músculo quadrado lombar ser um extensor e flexor lateral da coluna)[2].

- Posição sentada: avaliar a altura das cristas ilíacas, espinhas ilíacas posterossuperiores e anterossuperiores. É comum o paciente sentar-se pendendo para o lado ipsilateral ao do músculo quadrado lombar com PG ativos. A avaliação da discrepância de tamanho entre as hemipelves pode ser mais aparente na posição sentada do que na posição ortostática[2].

Exame dinâmico

- Avaliar restrição à mobilidade entre as vértebras lombares e o sacro, evidenciada principalmente quando em posição ortostática, ao deambular, levantar da cadeira ou ao realizar rotação da coluna quando em decúbito dorsal/lateral (movimento de "rolar" na cama).
- Avaliar restrição à flexão lateral da coluna em direção contralateral ao músculo quadrado lombar afetado. Quando as fibras iliocostais do músculo quadrado lombar são afetadas, é mais comum evidenciar restrição da rotação da coluna toracolombar ipsilateral ao músculo acometido, tanto em posição sentada quanto em ortostática.
- É importante também acessar os movimentos sacroilíacos e iliossacrais tanto com o paciente em posição sentada quanto em ortostática, porém deve ser considerado que a presença de PG ativos no músculo quadrado lombar pode levar a testes provocativos de disfunção das articulações sacroilíacas falsamente positivos por conta da sensibilização periférica.
- Avaliar também possíveis hipomobilidades articulares de articulações acessórias (como coluna lombar, sacroilíaca e últimas costelas), visto que elas também podem se apresentar com disfunção do músculo quadrado lombar. A hipomobilidade das últimas costelas também deve ser avaliada por conta da inserção do músculo quadrado lombar na 12ª costela e seu papel na expiração forçada (como ao tossir)[2].

Avaliação de força muscular do músculo quadrado lombar

Deve-se considerar que avaliação de força isoladamente do músculo quadrado lombar é dificultada pela presença da força paralela gerada pelas porções laterais dos músculos abdominais oblíquos interno e externo. Apesar disso, a melhor maneira de acessar a força do músculo quadrado lombar é pela posição de prancha lateral, tanto com apoio nos joelhos (o que fornece maior estabilida-

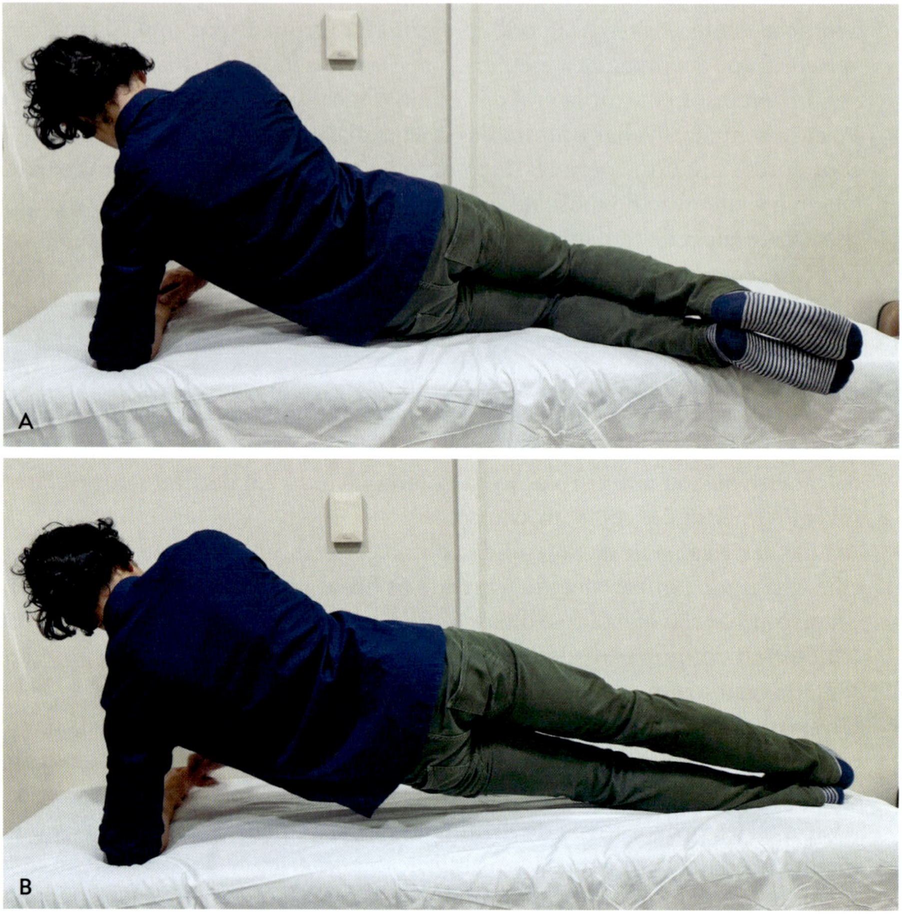

FIGURA 3 Teste de força do músculo quadrado lombar pela posição de prancha lateral. A: Apoio com os joelhos dobrados (maior estabilidade ao paciente). B: Apoio nos pés, com pernas e quadris alinhados (demandando força ainda maior do músculo quadrado lombar).

de ao paciente) quanto com apoio nos pés (demandando força ainda maior do músculo quadrado lombar)[2].

Avaliação de força muscular do músculo glúteo médio

O músculo quadrado lombar pode compensar uma possível fraqueza do músculo glúteo médio durante a marcha. Dessa forma, é importante acessar também a força dessa musculatura glútea em pacientes que apresentam PG do músculo quadrado lombar ou que apresentam marcha de Trendelemburg. Para isso, deve-se observar o padrão de ativação muscular e a posição da pelve durante a abdução do quadril com o paciente em decúbito lateral. Se durante a abdução do quadril o paciente apresentar concomitante elevação ipsilateral da crista ilíaca, pode indicar a ação compensatória do músculo quadrado lombar pela fraqueza do glúteo médio. A fim de inibir essa compensação do músculo quadrado lombar e avaliar isoladamente a força do glúteo médio, deve ser realizada uma firme estabilização da pelve; nesse caso (com a pelve estabilizada e com consequente

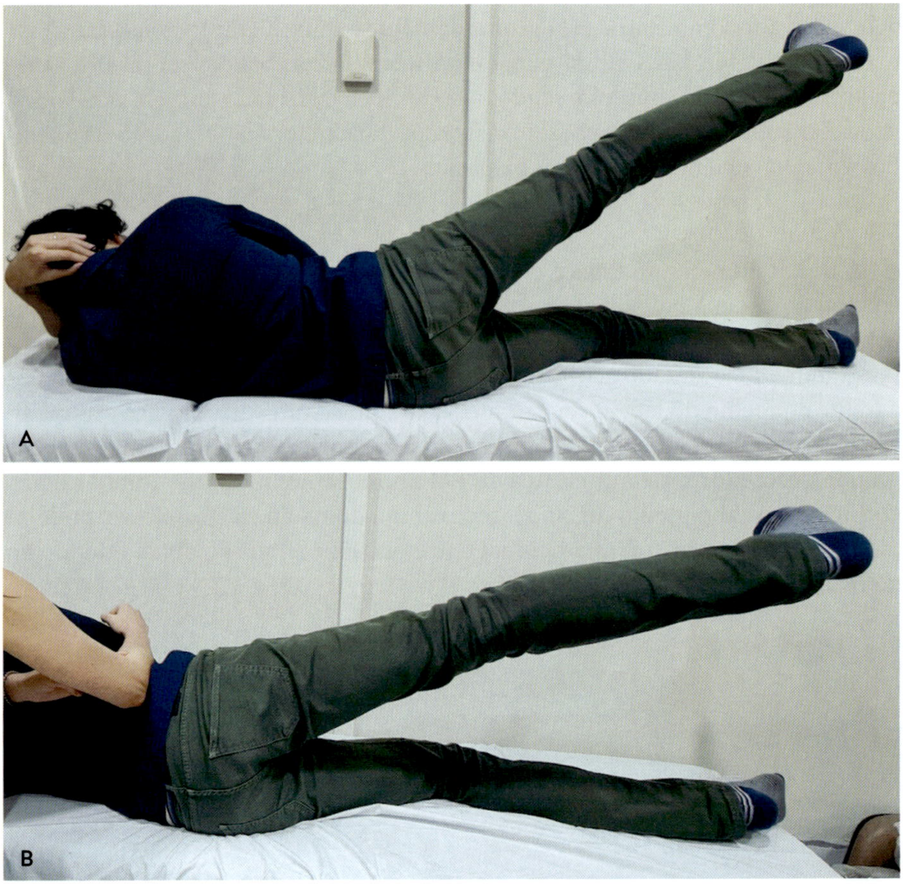

FIGURA 4 Teste de força do músculo quadrado lombar (mQL) e glúteo médio: com o paciente em decúbito lateral, observar padrão de ativação muscular e força durante abdução do quadril. A: Notar elevação concomitante da crista ilíaca do membro abduzido, demonstrando compensação do enfraquecimento do músculo glúteo médio pelo mQL. B: Com a pelve estabilizada (e consequente inibição da compensação do mQL), há diminuição da amplitude de movimento da abdução por conta do enfraquecimento do músculo glúteo médio.

inibição da compensação do músculo quadrado lombar), a redução significativa na amplitude de abertura da abdução do quadril pode indicar fraqueza ou inibição do músculo glúteo médio[2].

Exame dos pontos-gatilho do músculo quadrado lombar

É necessário o posicionamento correto do paciente, visto que o acesso à palpação dos PG do músculo quadrado lombar é dificultado pelo espaçamento inadequado entre a crista ilíaca e as últimas costelas e pela localização do músculo quadrado lombar, que está profundamente à musculatura paraespinhal. Na maioria das vezes, não é possível palpar diretamente as bandas tensas por causa da profundidade do músculo, sendo possível apenas palpar o aumento da tensão muscular subjacente aos músculos mais superficiais e avaliar o padrão de queixa dolorosa do paciente mediante a palpação[2].

Posicionamento

A fim de aumentar o espaço entre as últimas costelas e a crista ilíaca e, assim, facilitar o acesso à palpação do músculo quadrado lombar e mantê-lo sob leve tensão, deve-se posicionar o paciente em decúbito lateral, com o braço do lado a ser examinado levantado acima da cabeça, com o joelho em contato com a maca à frente do joelho do lado a ser examinado e com coxim entre a maca e a transição toracolombar do paciente. É possível que nessa posição o paciente apresente grande desconforto pela presença de PG no músculo quadrado lombar e não consiga encostar o joelho do lado a ser examinado na maca; nesse caso, pode-se também colocar um coxim adicional entre os dois joelhos ou abaixo do joelho do lado a ser examinado[2].

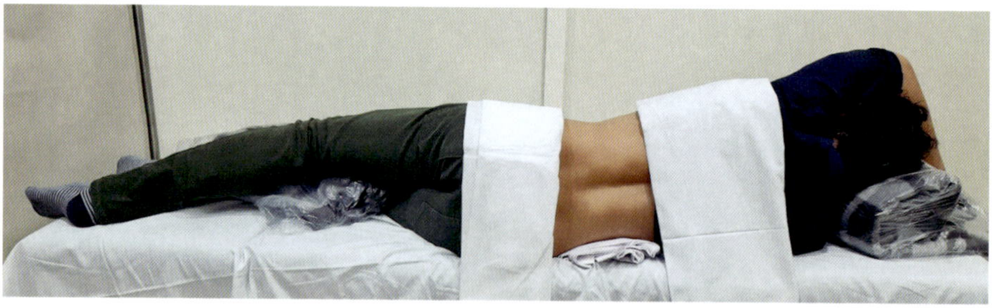

FIGURA 5 Posicionamento correto do paciente para exame de pontos-gatilho do músculo quadrado lombar com o objetivo de aumentar o espaço entre a 12ª costela e a crista ilíaca e, assim, facilitar o acesso à palpação do músculo quadrado lombar e mantê-lo sob leve tensão: decúbito lateral, braço do lado a ser examinado levantado acima da cabeça, o joelho em contato com a maca à frente do joelho do lado a ser examinado e coxim entre a maca e a transição toracolombar.

Palpação

Apesar de ser possível evocar o padrão de dor referida do músculo quadrado lombar por intermédio da aplicação de pressão sustentada nos PG, o método mais confiável para tal avaliação é por meio do agulhamento direto dos PG[2].

Iniciar a palpação da borda lateral da musculatura paravertebral, desde a 12ª costela até a crista ilíaca. Em geral, as fibras iliocostais (mais laterais e superficiais) podem ser identificadas mediante palpação superficial, enquanto as demais fibras (mais mediais e profundas) são mais difíceis de avaliar, visto que estão interpostas pela musculatura paravertebral e podem ser avaliadas apenas indiretamente pela palpação profunda. Devem ser avaliadas 3 regiões[2]:

- Ângulo do encontro entre a parte superior da crista ilíaca e a parte imediatamente anterior à musculatura paravertebral, direcionando a pressão às bordas dos processos transversos lombares. Essa é a parte mais espessa do músculo quadrado lombar, aproximadamente à altura do processo transverso de L4, onde se inserem muitas das fibras (verticais iliocostais) e fibras diagonais iliotransversas, entrelaçadas com o ligamento iliolombar (Figuras 6 e 7).
- Progredir lateralmente à musculatura paravertebral, aplicando pressão ao longo da extensão da parte interna e posterior da crista ilíaca, onde se inserem muitas das fibras iliocostais do músculo quadrado lombar, direcionando a pressão perpendicularmente às fibras. Deve-se atentar para não progredir muito lateralmente e confundir com possíveis bandas tensas do músculo oblíquo externo do abdome; apesar de praticamente paralelas, enquanto as fibras do músculo quadrado lombar estão nas regiões médias e posteriores da 12ª costela até a porção posterior da crista ilíaca, as fibras do músculo oblíquo externo estão na borda lateral da 12ª costela até a porção anterior da crista ilíaca (Figuras 6 e 7).
- Ângulo de encontro entre a 12ª costela e a musculatura paravertebral, direcionando a pressão aos processos transversos de L1-L2, onde estão as porções cefálicas das fibras iliocostais e costotransversas do músculo quadrado lombar.

EXAMES COMPLEMENTARES

Apesar de não serem essenciais para o diagnóstico da síndrome dolorosa miofascial do músculo quadrado lombar, os exames de imagem podem auxiliar no sentido de corroborar a evidência de PG ou outras alterações musculares, sendo os principais exames para essa finalidade a termografia, a ultrassonografia e a ressonância magnética. Entretanto, ainda não existe consenso/padronização sobre os métodos de identificação dos PG por meio desses exames de imagem e, portanto, a anamnese e o exame físico ainda preponderam como método diagnóstico soberano[2].

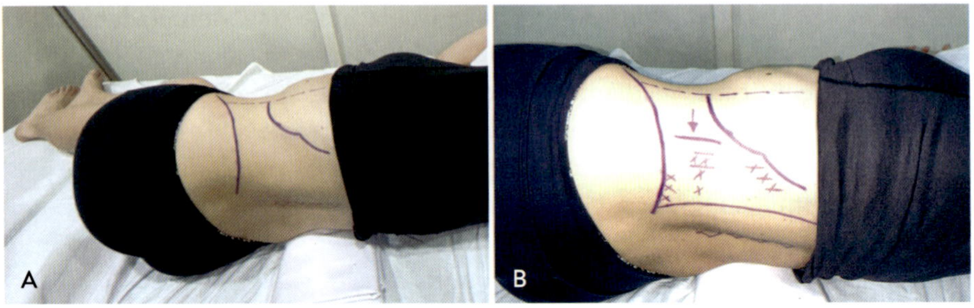

FIGURA 6 Localização da avaliação de pontos-gatilho superficiais do músculo quadrado lombar. A: Linhas contínuas: crista ilíaca e rebordo costal. Linha tracejada: linha axilar posterior. Losângulos: processos espinhosos. B: Localizações para avaliação de pontos-gatilho do músculo quadrado lombar (marcados em ×). Seta: fenda entre o fim do músculo quadrado lombar e o início da musculatura abdominal.

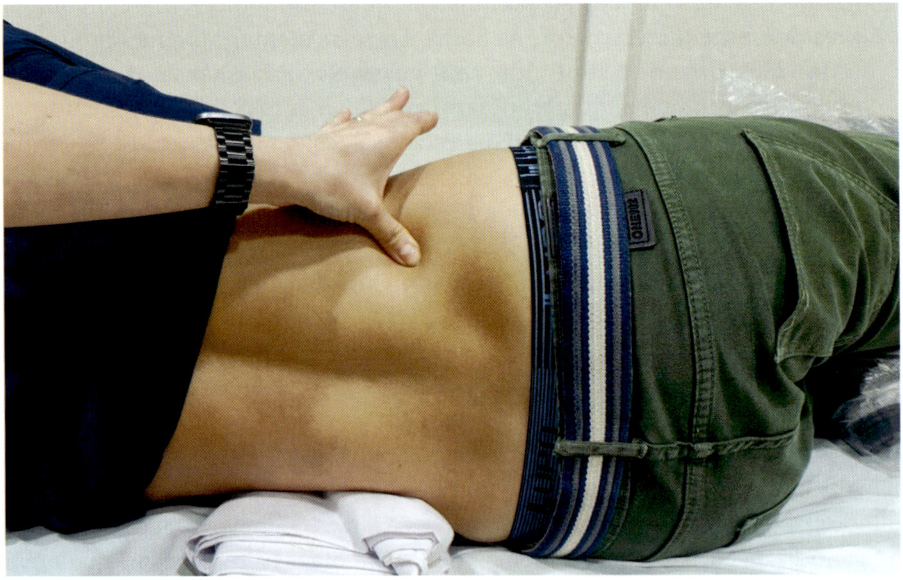

FIGURA 7 Palpação de pontos-gatilho do músculo quadrado lombar.

TRATAMENTO

Tratamento clínico

É de extrema importância fornecer instruções educativas ao paciente para capacitá-lo a realizar ações corretivas por conta própria diariamente[2].

- Posicionamento para dormir: colchões extremamente maleáveis favorecem o encurtamento do músculo quadrado lombar contralateral ao lado apoiado, enquanto colchões extremamente rígidos favorecem o encurtamento do músculo quadrado lombar ipsilateral ao lado apoiado (principalmente em mulheres). A fim de corrigir tais rotações e irregularidades e manter a pelve e a coluna vertebral em posições anatomicamente neutras, podem ser utilizados coxins (Figura 8):
  - Entre os joelhos (reduzir rotação entre a pelve e a coluna lombar).
  - Abaixo do braço não apoiado na cama (reduzir rotação da coluna).
  - Na transição toracolombar (reduzir desalinhamento entre a pelve e a coluna lombar).
- Movimentação e posicionamentos em atividades cotidianas:

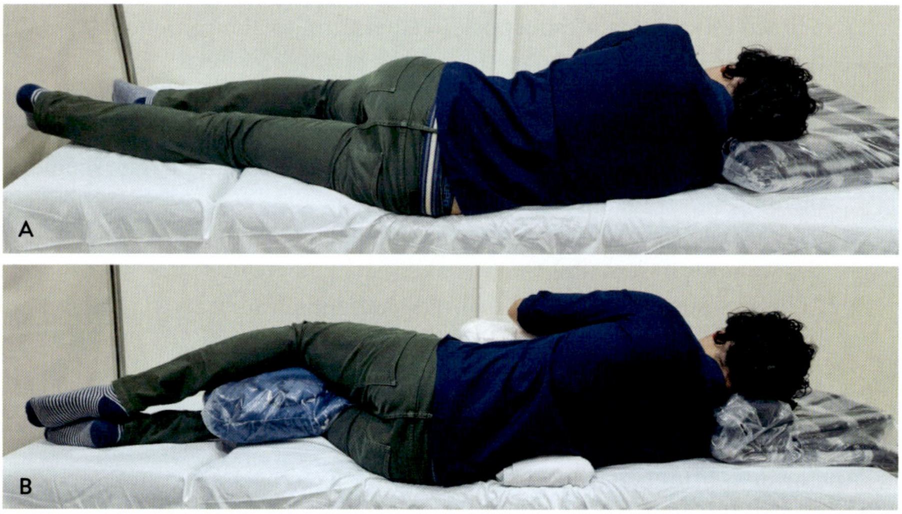

FIGURA 8 Posicionamento para dormir A: Incorreto (atentar à inadequação de ângulos de alinhamento e rotação da coluna). B: Correto, com uso de coxins entre os joelhos, na transição toracolombar, abaixo do membro superior não dependente (atentar ao alinhamento correto da coluna).

    - Evitar a combinação de movimento de flexão com rotação da coluna para o lado a fim de levantar objetos; sempre realizar puramente flexão-extensão da coluna, sem rotação concomitante para os lados.
    - Evitar permanecer em posições ou realizar movimentos com flexão da coluna (como debruçar à pia para escovar os dentes, ou levantar-se da cadeira sem apoio para os braços); dar preferência para executar os movimentos mantendo a coluna lombar alinhada, sem flexão excessiva desnecessária.
    - Autoinativação de PG: pressionar os PG por 15-20 segundos, repetindo até 6 vezes, podendo utilizar instrumentos específicos para autoinativação de PG, ou bola de tênis. Pode ser realizada tanto em decúbito dorsal quanto em posição sentada ou em pé (pressionando o objeto contra a parede)[2].
- Alongamento:
    - Posição supina: iniciar com quadris e joelhos fletidos. Em seguida, aduzir a coxa do lado ipsilateral ao músculo quadrado lombar a ser alongado e cruzar a perna contralateral sobre ela para exercer pressão. Gradualmente permitir o alongamento com a rotação da pelve do lado a ser alongado, mantendo pressão com a perna contralateral e o apoio com os braços na superfície. Mais efetivo para as fibras diagonais iliotransversas[2].
    - Posição em 4 apoios: iniciar com 4 apoios (nas mãos e nos joelhos) e esticar o braço ipsilateral ao lado a ser alongado através da linha mediana do corpo. Puxar o quadril para trás em direção aos tornozelos, mantendo o braço esticado na mesma posição e permitindo alongamento lateral do tronco[2].
    - Correção de alterações de marcha ou escoliose compensatória por conta de assimetrias anatômicas estruturais[2]:
    - Membros inferiores: uso de calçados com elevação maior para o membro menor.
    - Hemipelves: elevações isquiáticas nas hemipelves menores (principalmente para posição sentada).
    - Membros superiores: apoio de braço horizontal no braço da cadeira do lado do membro menor.

Tratamento intervencionista

Apesar de o principal pilar do tratamento ser passível de realização pelos métodos clínicos e, principalmente, pela reeducação do paciente, os métodos intervencionistas podem ser utilizados como recurso adicional, auxiliando nas inativações de PG por meio do agulhamento a seco ou pela infiltração de soluções contendo soro fisiológico, anestésicos locais, toxina botulínica, corticosteroides, anti-inflamatórios não esteroidais (AINEs)[6], ou até mesmo dextrose a 12,5-15% (conforme descrito por Sirh et al.)[5].

A teoria hipotética para realizar as infiltrações seria a destruição local seletiva de miócitos maduros a fim de interromper o mecanismo/ciclo vicioso do PG e, assim, obter o relaxamento muscular, mas ainda não é determinado pela literatura se o mecanismo de alívio da dor envolve apenas o agulhamento a seco ou o efeito da solução injetada (como anestésico local/anti-inflamatório/dextrose etc.)[1]. Com isso, não existe ainda um consenso sobre qual o melhor método (agulhamento a seco *vs.* injeção de solução), nem sobre qual a melhor solução a ser injetada[1], cabendo sempre ao médico a avaliação individualizada de cada paciente.

Sempre que possível, as infiltrações devem ser guiadas pela ultrassonografia[6]. Entretanto, há descrições de infiltrações guiadas por parâmetros anatômicos com resultados satisfatórios, como a descrita por Sirh e colaboradores[5]: foi realizada a demarcação dos PG pela palpação e, em seguida, a inserção da agulha até obtenção de resposta de contração local (no PG) e consequente infiltração da solução de interesse. Para atingir fibras superficiais (iliocostal), foi realizada a infiltração com inclinação da agulha discretamente oblíqua anterior (10-20º) e, para atingir fibras mais profundas (iliolombares ou lombocostais), com inclinação da agulha verticalmente, em direção ao processo transverso da vértebra lombar[5].

A repetição de infiltrações deve ser considerada quando há um alívio de pelo menos 30% do escore de dor inicial, sustentado por pelo menos 3 meias-vidas da medicação injetada, mas é comum a recorrência parcial ou total dos PG caso os fatores de ativação/perpetuação não sejam eliminados[6].

Sendo assim, reitera-se no caso da síndrome dolorosa do músculo quadrado lombar a grande importância do manejo clínico, associado ou não às demais terapêuticas intervencionistas individualizadas.

REFERÊNCIAS

1. Airaksinen O, Brox JI, Cedraschi C, Hildebrandt J, Klaber-Moffett J, Kovacs F, et al. COST B13 working group on guidelines for chronic low back pain. Chapter 4. European guidelines for the management of chronic nonspecific low back pain. Eur Spine J. 2006;15 Suppl 2(Suppl 2):S192-300.
2. Travell J, Simons D. Myofascial pain and dysfunction: the trigger point manual 3.ed. Philadelphia: Wolters Kluwer Health; 2019:1162-92.
3. Hsieh YL, Kao MJ, Kuan TS, Chen SM, Chen JT, Hong CZ. Dry needling to a key myofascial trigger point may reduce the irritability of satellite MTrPs. Am J Phys Med Rehabil. 2007;86(5):397-403.
4. Jull GA, Janda V. Muscles and motor control in low back pain: assessment and management, Chapter 10. In: Twomey L, Taylor JR, eds. Physical therapy of the low back. New York: Churchill Livingstone; 1987:253-78.

5. Sirh SJ, Sirh SW, Mun HY, Sirh HM. Importance of quadratus lumborum muscle trigger point injection and prolotherapy technique for lower back and buttock pain. Front Pain Res (Lausanne). 2022;3:997645.
6. Kumbhare D, Singh D, Rathbone A, Gunn M, Grosman-Rimon L, Vadasz B, et al. Ultrasound-guided interventional procedures. Regional Anesthesia and Pain Medicine. 2017;42(3):407-12.

SEÇÃO VIII

Síndromes dolorosas pélvicas

31

Dor pélvica crônica

Karenthan de Abreu Rodrigues
Alexandre Mio Pos
Priscila Briseno Frota
Danielle Mazetto Cadide
Fernanda Pincelli Teixeira
Rodolfo Costa Sousa Saraiva

DESTAQUE DO TEMA

1. A dor pélvica crônica (DPC) é definida por uma dor persistente localizada na pelve, região de transição entre o tronco e os membros inferiores, percebida por homens ou mulheres, com duração mínima de 6 meses e que interfere nas atividades diárias[1].
2. Frequentemente se localiza na região anterior do abdome, distal à cicatriz umbilical e/ou na região lombossacral e/ou glútea.
3. Na maioria dos casos, a DPC está associada às consequências comportamentais, cognitivas, sexuais e emocionais negativas, possuindo significado simbólico particular para o paciente.
4. Essa patologia é fonte não só de desconforto no pavimento pélvico, como também causa angústia psicológica, resultando em depressão, ansiedade, má qualidade de sono e tensão conjugal acompanhada de dor[2].

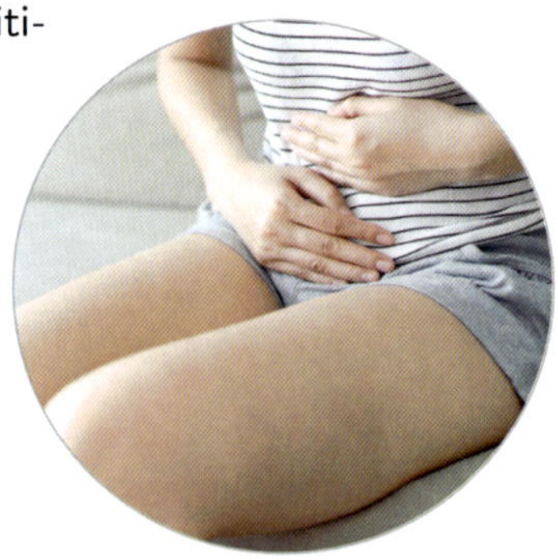

INTRODUÇÃO

Por conta da grande quantidade de estruturas anatômicas na região da pelve, o diagnóstico etiológico da DPC é de difícil definição, frequentemente complexo e de difícil tratamento. Em 30% dos casos, nenhuma causa é determinada, e isso representa um desafio terapêutico e uma fonte de frustração tanto para o paciente como para o clínico. A grande variabilidade na localização e na descrição do sintoma de dor pélvica pode permear por várias especialidades médicas e por longos períodos de investigação, com origem de acordo com o provável órgão que esteja causando a disfunção[1,2].

As principais causas que geram DPC podem ser ginecológicas, urológicas, gastrointestinais, musculoesqueléticas ou psiquiátricas, e tem geralmente origem somática, visceral e nociplástica. A dor nociceptiva induzida por um estímulo nocivo causa lesões nos tecidos e órgãos, podendo ser classificada como visceral ou somática. A dor inflamatória resulta do processo inflamatório, enquanto a dor neuropática aparece por disfunções do sistema nervoso central ou periférico. Nas mulheres, a DPC pode estar relacionada tanto com doenças ginecológicas como não ginecológicas, como endometriose, aderências intra-abdominais, síndrome do intestino irritável (SII), síndrome da bexiga dolorosa, entre outras patologias que possam envolver a pelve. Realizar uma história médica detalhada, com a natureza, a frequência e o local da dor, sua relação com fatores precipitantes, a história menstrual e a sexual são essenciais para fazer um diagnóstico e direcionar o tratamento. Além disso, informação importante na anamnese é a investigação discreta sobre traumas sexuais anteriores que podem estar associados ao quadro de dor pélvica[3].

EPIDEMIOLOGIA

A prevalência de DPC é significativamente maior nas mulheres do que nos homens, variando de 5,7% a 26,6% no sexo feminino, e entre as mulheres com DPC estima-se que um terço dos casos seja causado por endometriose, e que apenas um terço das mulheres com DPC procura cuidados médicos[4].

No Brasil, estima-se uma prevalência de 15,1% em mulheres em idade fértil, com as afecções ginecológicas e não ginecológicas frequentemente sobrepostas em até 60% dos casos. A DPC é responsável por 10 a 20% das consultas ginecológicas, 20% das histerectomias e 40% das laparoscopias ginecológicas realizadas no Brasil[5,6].

Mesmo após o diagnóstico etiológico e o tratamento correto, as taxas de recorrência dos sintomas podem ser superiores a um terço. Em contrapartida, a DPC nos homens manifesta-se primariamente como prostatite, com prevalência que varia de 2,2 a 9,7%, e o risco aumenta com a idade. Pode ainda ser subdividida em síndromes baseadas em órgãos terminais, dentro de cada sistema, como no sistema urinário: síndrome de dor primária na bexiga, síndrome de dor escrotal primária e síndrome de dor testicular primária, entre outros diagnósticos[7-9].

Os custos de tratamento da DPC foram estimados em cerca de 880 milhões de dólares anuais, com aproximadamente 15% das mulheres com perda de dias de trabalho e 45% das mulheres com diminuição na produtividade laboral[4].

Por conseguinte, é necessária investigação adicional sobre a DPC, com atenção especial a seu impacto nos transtornos psicológicos e funcionais do paciente, assim como na qualidade de vida.

ETIOLOGIA

A DPC pode estar relacionada a diversas etiologias. O mecanismo de dor é multifatorial, principalmente por sua complexa anatomia e sua inervação. Causas potenciais de dor pélvica podem estar presentes em nervos, músculos, ossos, órgãos reprodutivos, gastrointestinais e urológicos, além de estruturas vasculares e estarem relacionadas a causas neurológicas e a questões psicossomáticas. Em até 30% dos pacientes a causa pode não ser identificada[10].

Podemos dividir as etiologias da DPC principalmente em origem neuropática, musculoesquelética, gastrointestinal, ginecológica, urológica e psicossocial. Essas causas podem se retroalimentar, muitas vezes se sobrepondo e inclusive contribuindo para perpetuar o quadro álgico (ver Figura 1)[11].

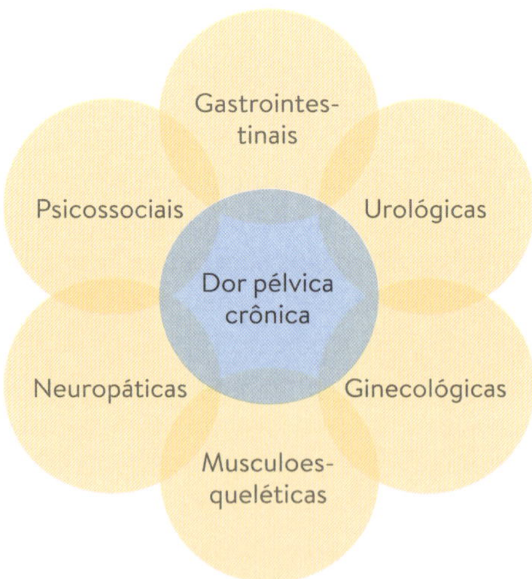

FIGURA 1 Etiologia das doenças pélvicas.

As principais etiologias podem ser agrupadas na Tabela 1[10].

TABELA 1 Etiologias relacionadas à dor pélvica crônica[10]

Reprodutiva – feminina	Endometriose
	Adenomiose
	Cisto ovariano
	Doença pélvica inflamatória
	Vulvodínea
	Gestação
	Síndrome da congestão pélvica
	Vaginismo
Reprodutiva – masculina	Orquite, epididimite
	Pós-vasectomia
Urológica	Cistite intersticial/síndrome da bexiga dolorosa
	Prostatite, uretrite
	Gastrointestinal
Anorretais	Doença inflamatória intestinal, doença celíaca
	Aderências visceropélvicas
	Doença hemorroidária, fissura anal
	Proctalgia
Neurológica	Radiculopatia lombossacral
	"*Entrapment*" de nervos
	Neuralgias (pudendo, genitofemoral, ilio-hipogástrico, ilioinguinal)
	Migrânea abdominal
Musculoesquelético	Coccidínea
	Disfunção relacionada ao ligamento uterossacro
	Disfunção da articulação sacroilíaca
	Dor na parede abdominal
	Dor na musculatura do assoalho pélvico
	Disfunção na sínfise púbica
Psicossociais	Transtorno de estresse pós-traumático
	Depressão e ansiedade
	Abuso sexual, físico, moral (prévio ou atual)
	Distúrbios do sono
	Distúrbios de uso de substâncias ilícitas
Nociplástica	Fibromialgia
Outras	Porfiria, herpes-zóster, oncológicas (decorrentes da neoplasia e do tratamento antineoplásico)

DIAGNÓSTICO

A elucidação etiológica é na maioria das vezes desafiadora. Na abordagem da paciente com DPC, deve-se direcionar a investigação clínica com o objetivo de avaliar três questões muito relevantes[12]:

- Causas primárias relacionadas ou doenças de base.
- Mecanismo fisiopatológico de dor (nociceptiva, neuropática, nociplástica, mista, distúrbios psiquiátricos).
- Pesquisa de afecções associadas e perpetuadoras da dor (constipação, questões biopsicossociais, depressão, catastrofização, sedentarismo, história de abuso moral, físico e sexual)[13].

Aspectos clínicos

Com uma sintomatologia variada em uma região que compartilha de inervação, arcabouço ósseo, muscular e visceral tão complexo, é comum a sensibilização cruzada entre estruturas que compartilham uma mesma inervação através do reflexo víscero-visceral doloroso e, consequentemente, o desenvolvimento do reflexo víscero-somático responsável por sintomas disfuncionais (urológicos, gastrointestinais e ginecológicos), síndrome miofascial e perpetuação do componente álgico visceral, levando a um estado de hiperalgesia difuso. Desse modo, além de repercussões importantes na neuroplasticidade e em mecanismos de amplificação dolorosa, pode haver, muitas vezes, desproporcionalidade de sintomas nos pacientes com DPC.[14]

Estruturas viscerais e somáticas (pele, músculos, fáscia e ossos) na pelve compartilham vias sensitivas comuns, resultando em sintomas semelhantes e dificultando a diferenciação de causas somáticas e de causas viscerais da dor. A estimulação ocorrendo repetidamente pode ser responsável pela caracterização da apresentação da dor como aspecto de sensibilização central, com dor mais generalizada, com amplificação além da área pélvica e com coexistência de outras síndromes dolorosas, distúrbios do sono e transtornos psicossomáticos.

Os principais sintomas relacionados são[15]:

- Dor localizada em região pélvica (vulvovaginal, perineal, peniana ou escrotal) com ou sem irradiação, com descritores variados (principalmente pressão, aperto ou queimação).
- Dor em queimação com irradiação ao longo de dermátomos específicos.
- Sintomas urinários.
- Dispareunia.

- Constipação, diarreia, hematoquezia, disquezia.
- Sangramento menstrual irregular.
- Sintomas sistêmicos.
- Múltiplos locais de dor ou associação com outras síndromes dolorosas, presença de distúrbios do sono, ansiedade, depressão, catastrofização de pensamento e dificuldade de enfrentamento da dor.

Anamnese

A anamnese é fundamental na avaliação do paciente com DPC. Existem diversos instrumentos que podem ser importantes para auxiliar nessa etapa, principalmente com o objetivo de sistematizar as perguntas e organizar o roteiro de anamnese para melhor aquisição de informações acerca das queixas clínicas do paciente.

Um dos questionários padrões mais utilizados pode ser acessado por meio da plataforma da Pelvic Pain Society (IPPS – https:pelvicpain.org)[16]. O estabelecimento de um bom vínculo entre o profissional e o paciente é fundamental, e um diálogo amplo sobre a experiência e a visão acerca dos sintomas do paciente, bem como a escuta ativa sobre os demais problemas relacionados ao quadro álgico, são fundamentais para a aquisição de informações e para a facilitação na abordagem desses pacientes, e dificilmente podem ser substituídos por um questionário.

Na anamnese clínica, há alguns itens que devem ser avaliados:

- Aspectos da dor.
- Início (correlacionar com eventos deflagradores), localização, irradiação, características, duração, intensidade (importante aplicar método de quantificação de dor), fatores de melhora e de piora, sintomas associados, relação com ciclo menstrual, relação com funções evacuatórias, relação com atividade sexual.
- Aspectos psicossociais.
- História de abuso sexual, físico e psicológico[17].
- Distúrbios psiquiátricos.
- Recursos de enfrentamento (suporte familiar e espiritual).
- Impactos na qualidade de vida, nas relações e na vida profissional.
- Distúrbios do sono, transtorno de uso de substâncias ilícitas.
- Comorbidades associadas.
- História de tratamentos prévios.
- Oncológicos (radioterapia, quimioterapia).
- História obstétrica.
- Fatores ocupacionais.
- Exposições a doenças sexualmente transmissíveis.

- Cirurgias.
- Medicamentos.

Exame físico

Após a anamnese, o exame físico é etapa fundamental na abordagem do paciente, embora possa ser normal para grande parte dos pacientes[18]:

- Exame físico geral.
- Exame físico direcionado.
  - Inspeção: procura de cicatrizes cirúrgicas, anormalidades anatômicas.
  - Palpação do abdome inferior.
  - Palpação superficial e profunda, palpação de visceromegalias e linfonodomegalias.
  - Identificação de possibilidade de dor em parede abdominal: procurar pontos dolorosos ativos e/ou latentes.
  - Manobra de Valsalva: dor à palpação da parede abdominal na vigência da manobra de Valsalva: favorável ao diagnóstico de dor de parede abdominal.
  - Teste de Carnett: teste importante para avaliação de dor na parede abdominal. Posicionamento do paciente em decúbito dorsal, com pedido para que ele tente apontar a área de dor máxima com 1 dedo. O exame ocorre em duas etapas: 1) o examinador primeiro palpa a área de dor máxima enquanto o paciente está em posição supina de repouso; 2) solicita-se ao paciente que eleve a cabeça e os ombros da maca ou realize a extensão dos membros inferiores bilateralmente (elevação de pernas sem flexionar os joelhos) para tensionar os músculos abdominais enquanto o clínico realiza palpação do abdome. Teste positivo: persistência ou piora da dor sob contração da musculatura abdominal. Teste negativo: melhora da dor na posição de repouso[19,20].
  - Testes de sensibilidade e pesquisa de alodinia: objetivo de identificar dor neuropática, comum em pacientes com dor em topografia de nervos periféricos (associação sempre que possível com a aplicação de questionário de dor neuropática, a exemplo do DN4.
- Exame ginecológico:
  - Inspeção vulvar, toque vaginal (mobilidade do colo e corpo uterino, tamanho uterino, consistência), exame especular, palpação de regiões anexiais e musculatura de assoalho pélvico, toque retal.
- Exame urológico:
  - Palpação testicular, toque retal, exame da próstata.

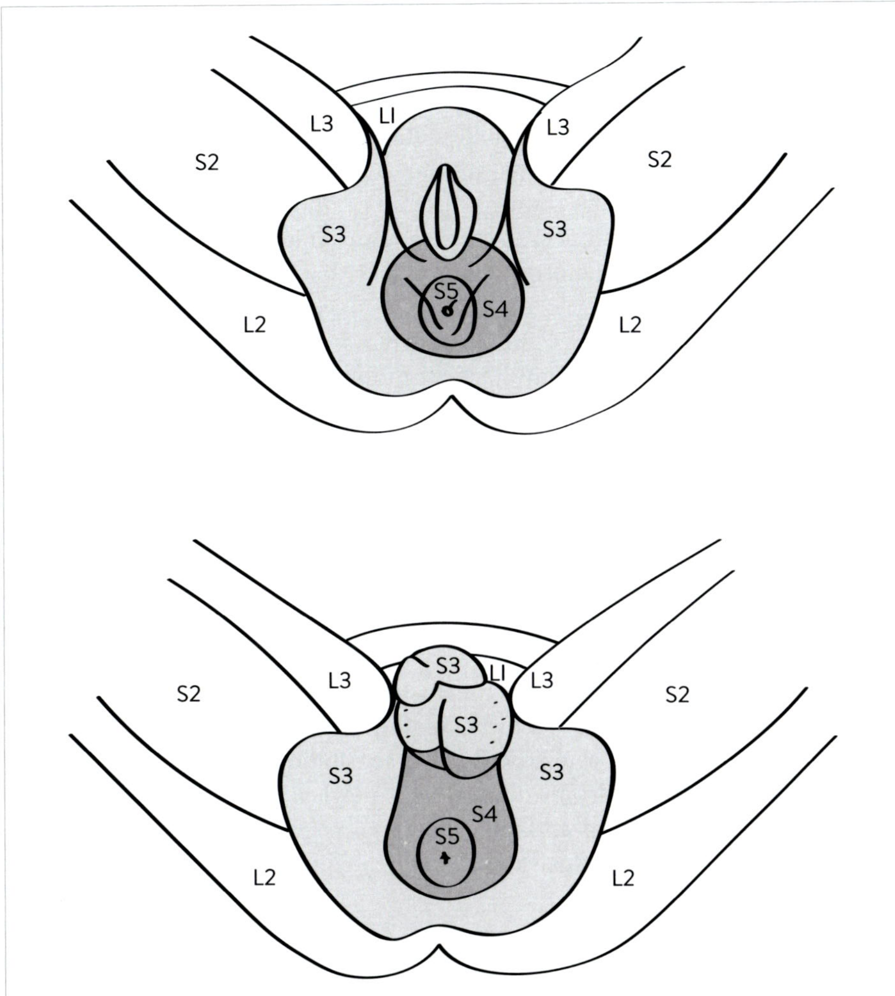

FIGURA 2 Localização da dor (mapa da dor).

- Exame físico musculoesquelético:
  - Teste Patrick-Faber (extensão forçada, abdução e rotação externa) e palpação da região lombossacral, das articulações sacroilíaca e da sínfise púbica. Podem ser realizados outros testes provocativos específicos.
  - Pesquisa de postura pélvica típica, com cifose torácica e inclinação anterolateral da pelve.

Exames complementares

A solicitação de exames complementares pode contribuir para excluir alguns diagnósticos, auxiliar na investigação de sinais de alarme e para o planejamento da terapêutica. Muitas vezes os exames são inconclusivos e o diagnóstico é essencialmente clínico. Alguns exames podem ser importantes, principalmente se houver suspeita específica de acordo com a queixa clínica, e podem ser solicitados de acordo com o provável fenótipo álgico associado (Tabela 2)[21,22]:

- Sumário de urina: investigar infecção urinária.
- Testes para detecção de clamídia, tricomonas, gonococo e outras doenças sexualmente transmissíveis: investigar doença inflamatória pélvica.
- Beta-HCG: excluir gravidez.
- Estudos eletrofisiológicos: avaliar sinais de denervação perineal, latência de nervos genitofemoral e pudendo, alteração no reflexo bulbocavernoso.
- Ultrassom transvaginal: investigar miomatose, adenomiose, massa pélvica, síndrome da congestão pélvica.
- Ressonância magnética: investigar endometriose, adenomiose, avaliar outros diagnósticos diferenciais.
- Colonoscopia: investigar doença inflamatória intestinal – importante se houver sinais de alarme relacionado à hematoquezia.
- Manometria anorretal: avaliação de hipersensibilidade do reto.
- Venografia: avaliar síndrome da congestão pélvica.
- Laparoscopia diagnóstica: endometriose (após ressonância magnética nuclear e ultrassonografia inconclusivas)[23].

TABELA 2 Fenótipos e métodos diagnósticos

Prováveis fenótipos	Métodos diagnósticos
Órgãos específicos	Investigar queixas ginecológicas, gastrointestinais, anorretais, toque retal, toque vaginal, exame especular
Urinárias	Investigar características do jato urinário, queixas de disúria, hematúria, urodinâmica, ultrassom, cistoscopia
Infecciosas	Sumário de urina, sorologias, swabs, culturas
Neurológicas	Investigar alterações de sensibilidades, força muscular, reflexos profundos
Miofasciais	Palpação da parede abdominal e dos músculos do assoalho pélvico
Sexuais	Dor após orgasmo, disfunção erétil, lubrificação vaginal
Psicológicas	Somatização, catastrofismo, depressão, história de abuso sexual, físico e moral

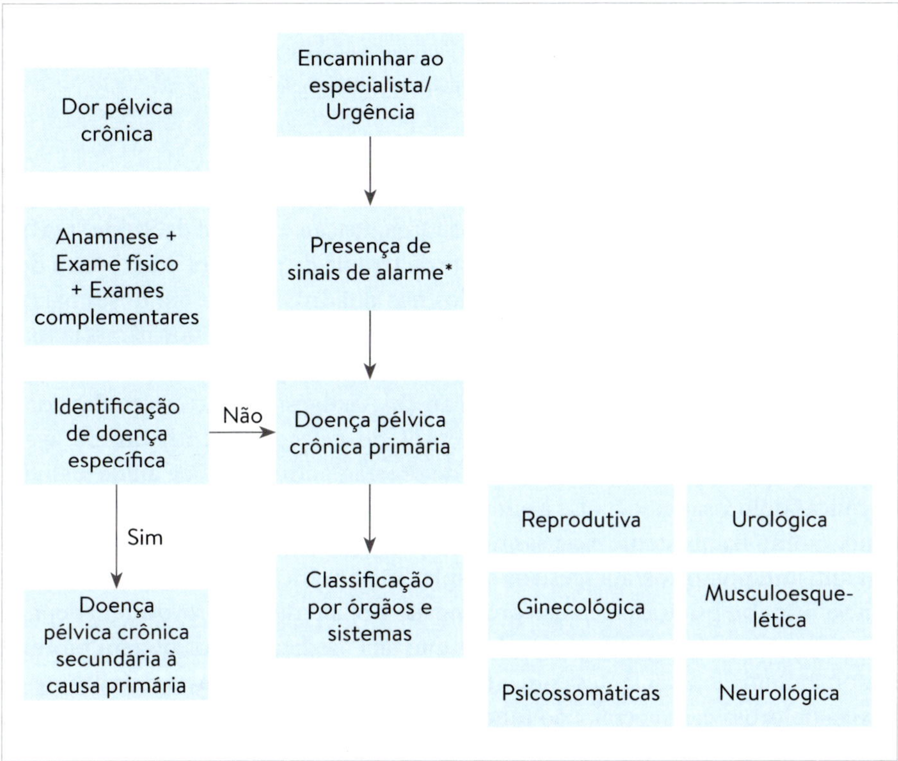

FIGURA 3 Diagnóstico da dor pélvica crônica.

*Sintomas em pacientes com idade superior a 50 anos (principalmente tabagistas), perda de >10% de peso corporal, massas palpáveis, hematoquezia, história familiar significativa de câncer ou doença inflamatória, quimioterapia e radioterapia prévias, hematúria, progressão rápida dos sintomas e ideação suicida.

TRATAMENTO CLÍNICO

A abordagem terapêutica deve ser direcionada pela natureza nociceptiva, inflamatória ou neuropática da dor pélvica, assim como de acordo com o possível diagnóstico etiológico que esteja causando a disfunção. O objetivo principal do tratamento é melhorar a qualidade de vida e a função global do paciente, assim como dar ênfase no envolvimento do paciente na autogestão da dor pélvica. Caso o processo patológico disfuncional seja conhecido, o tratamento deve ser instituído para tal etiologia (endometriose, prostatite, dentre outras), embora mesmo um tratamento direcionado possa não resultar na resolução da dor. Se o tratamento for inadequado pela condição clínica do paciente ou se a causa da dor não for conhecida, a terapia farmacológica tem como objetivo o alívio dos sintomas, conforme a Tabela 3. A causa e a consequência da dor pode envolver múltiplos mecanismos, pelos quais o tratamento requer uma abordagem multidisciplinar envolvendo os componentes físicos, comportamentais, psicológicos e sexuais[2,3,24].

Analgésicos e anti-inflamatórios

De acordo com as recomendações da Organização Mundial da Saúde (OMS), os analgésicos não esteroides fazem parte da terapia de primeira linha para a dor. Recomenda-se que sejam administrados nos quadros de dor, em doses baixas, regularmente e seguindo um horário fixo. Esperar até que a dor não seja mais suportável não é aconselhável, pois significa apenas que doses muito altas devem ser tomadas antes que a dor desapareça. Analgésicos não esteroides como dipirona, paracetamol, ibuprofeno, cetoprofeno, celecoxibe, entre outros, agem impedindo ou retardando a produção de prostaglandinas, o que ajuda a aliviar as cólicas dolorosas associadas à endometriose e/ou em casos de dor nociceptiva aguda, como na prostatite e causas musculoesqueléticas. As principais vantagens dos anti-inflamatórios/analgésicos simples são ausência de tolerância e dependência física ou psíquica com uso prolongado e o fato de não provocarem depressão respiratória. É importante lembrar que tais medicamentos podem piorar a sintomatologia em pacientes com síndrome do intestino irritável e síndrome da bexiga dolorosa e, em geral, não funcionam para controle da dor neuropática[9,25].

Opiodes

Não é recomendado o uso rotineiro de opioides em pacientes com DPC. O risco de dependência não é sua contraindicação, mas é uma condição que exige o máximo de atenção pela possibilidade de dependência com o uso prolongado. Em alguns casos, os opioides podem ser considerados para o tratamento a longo prazo da dor não maligna quando outras opções terapêuticas tiverem sido esgotadas. Sua utilização em síndromes de dor somática funcional é controversa, e deve ser considerado o encaminhamento para um especialista em gestão da dor para seu manejo. As opções incluem o tramadol, a codeína, a morfina, a metadona, a buprenorfina, a oxicodona, entre outros[2,24].

Antidepressivos e anticonvulsivantes

A sensibilização central desempenha papel importante no desenvolvimento e na manutenção dos sintomas da DPC. Quando a dor é classificada como de origem neuropática, são geralmente prescritos medicamentos neuromoduladores, e os medicamentos de primeira linha recomendados incluem antidepressivos tricíclicos, como amitriptilina e nortriptilina; inibidores da recaptação de serotonina e noradrenalina (duloxetina e venlafaxina); e anticonvulsivantes, como gabapentina, e pregabalina, e os efeitos secundários limitam frequentemente sua utilização clínica. Os antidepressivos tricíclicos são agentes de primeira linha para a dor neuropática, atuando na inibição da recaptação de serotonina e noradrenalina, estimulando a via analgésica descendente, com alívio da dor neuropática e depressão, o distúrbio de humor mais comumente associado à dor crônica. Amitriptilina é um dos agentes mais utilizados no tratamento das síndromes de dor neuropática, seguido da duloxetina e venlafaxina, com uso direcionado de acordo com a faixa etária e comorbidades do paciente. Contudo, os antidepressivos tricíclicos devem ser utilizados com precaução em doentes com antecedentes de cardiopatias ou doenças neurológicas por conta de seus efeitos adversos anticolinérgicos. Os gabapentinoides, também indicados em dores neuropáticas, ligam-se à subunidade alfa-2-delta-1 dos canais de cálcio pré-sináptico voltagem-dependente, diminuindo a liberação de glutamato, norepinefrina e substância P no cenário de hiperativação neural. Agentes antiepilépticos bloqueadores dos canais de sódio, como fenitoína, carbamazepina, e lamotrigina, reduzem a excitabilidade na membrana dos neurônios hiperexcitáveis, diminuindo o disparo espontâneo dos neurônios sensoriais que transmitem a informação da dor[8,26].

Outros adjuvantes

Os contraceptivos orais são eficazes para o tratamento da dismenorreia associada à endometriose, com indicação limitada para dor pélvica não menstrual. O objetivo do tratamento tem sido remover os depósitos de endométrio ectópico que são considerados responsáveis pelos sintomas da endometriose. Para pacientes que não responderem aos anti-inflamatórios não esteroides (AINEs) em três meses, uma segunda linha de tratamento pode ser usada, incluindo progestágenos (oral, injetável e intrauterino), andrógenos e agonistas do hormônio liberador de gonadotropina (GnRH), que reduzem a dor moderada a intensa da endometriose. Outros fármacos utilizados em caso selecionados de DPC são os analgésicos tópicos que podem ser eficazes para aliviar a dor em alguns pacientes com doenças musculoesqueléticas crônicas ou neuropáticas, como osteoartrite, neuralgia pós-herpética e neuropatia diabética. Estudos ainda em andamento demonstraram que a aplicação de capsaicina na pele que cobre o corpo perineal resultou na redução dos sintomas de prostatite crônica, acreditando-se que o mecanismo de ação da capsaicina envolva a dessensibilização das fibras nervosas C não mielinizadas, implicadas em algumas condições de cronificação da dor pélvica. Anestésicos tópicos, como a lidocaína e a bupivacaína, atuam como bloqueadores dos canais de sódio, com uso em alguns casos no tratamento da vulvodínia[2,27,28].

Outras terapias complementares

A fisioterapia do assoalho pélvico tem sido proposta como um tratamento para a DPC, sendo considerada quando há sensibilidade do pavimento pélvico. Se a sensibilização à dor aumentar ao longo da doença, isso também levará a uma maior tensão muscular, e as alterações no assoalho pélvico envolvendo grupos musculares hipertônicos desencadearão ainda mais a dor (pontos-gatilho). Embora a fisioterapia tenha se mostrado promissora em pequenos estudos quando a dor miofascial é identificada, uma revisão sistemática concluiu que a atual base de evidência é limitada para orientar a prática. Vários pequenos estudos apoiam a utilização de *biofeedback* para DPC, que ajuda os doentes a reconhecerem a ação dos músculos do pavimento pélvico e tem demonstrado proporcionar melhor alívio da dor do que a eletroestimulação ou massagem[24,29].

TABELA 3 Medicamentos para dor pélvica crônica sem etiologia definida

Agente	Tipo de dor	Comentário
Paracetamol/ dipirona	Somática	Evidências baseadas na dor de origem articular (artrite)
AINEs	Inflamatória	Evidências de benefícios na dismenorreia; alguns estudos com baixas evidências para a endometriose
Opioides	Crônica não maligna	Controverso para uso a longo prazo
Gabapentina/ pregabalina	Neuropática	Boas evidências para dor neuropática em geral com baixo NNT; estudos limitados para DPC
Gabapentina + amitriptilina	Neuropática	Pequenos estudos em mulheres com DPC mostraram que a combinação foi mais eficaz do que a amitriptilina sozinha
ACO/ progestágenos/ GnRH	Cíclica	Boas evidências de benefícios para mulheres com endometriose; evidências limitadas para dor pélvica não cíclica
Inibidores seletivos da recaptação de serotonina (ISRS)	Dor com depressão associada	Boas evidências de benefícios para depressão; evidências insuficientes para dor
Antidepressivos tricíclicos/ inibidores da recaptação de serotonina e noradrenalina	Neuropática	Boas evidências para dor neuropática; poucos estudos para DPC

ACO: anticoncepcionais orais; AINEs: anti-inflamatórios não esteroides; DPC: dor pélvica crônica; NNT: número necessário para tratar.

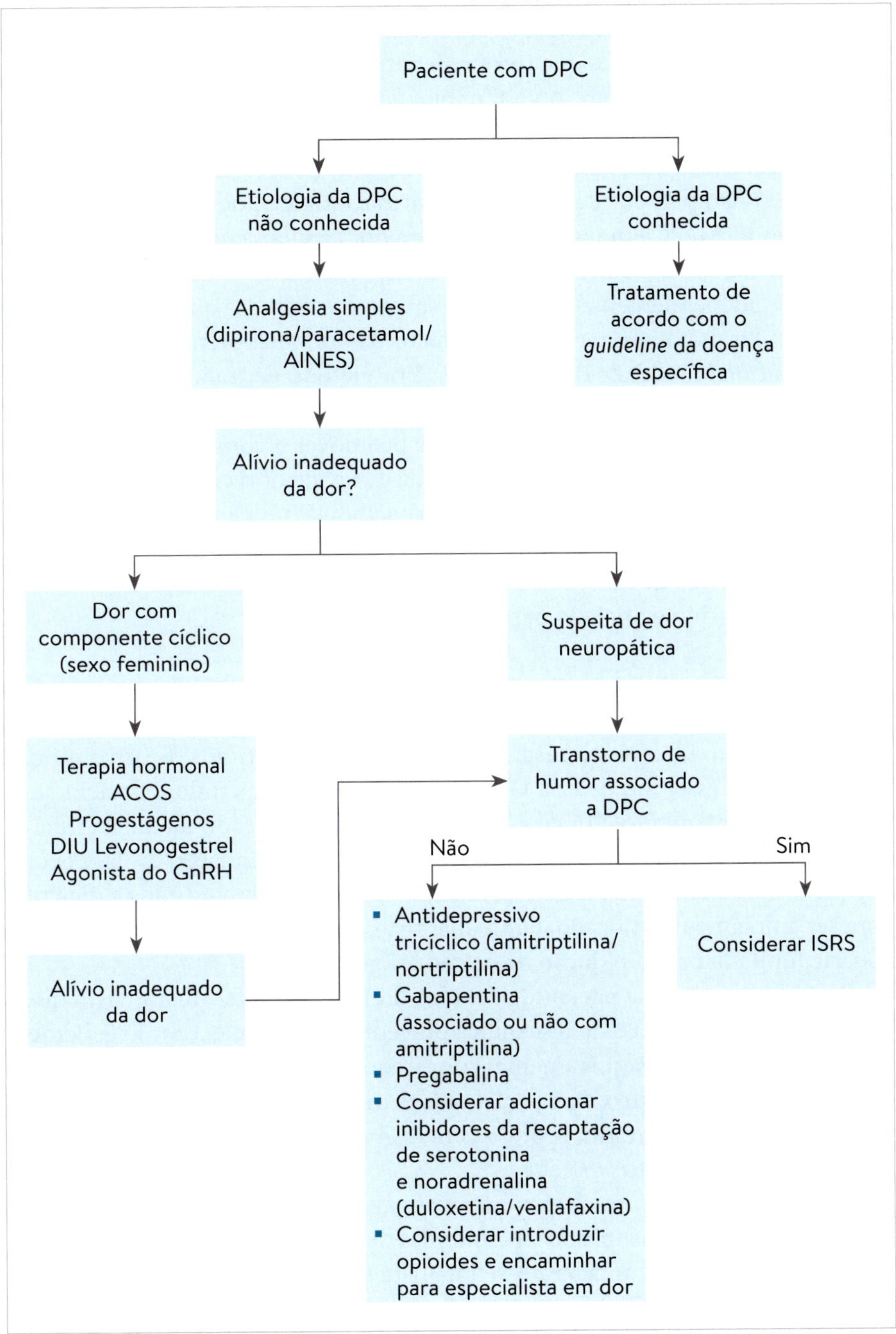

FIGURA 4 Tratamento farmacológico da dor pélvica crônica (DPC).

AINEs: anti-inflamatórios não esteroides.

As terapias não farmacológicas, com baixo risco de efeitos secundários, são benéficas para os pacientes que sofrem de intolerância às drogas, comorbidades múltiplas e dores refratárias. A gestão integrativa, incluindo fisioterapia, terapia cognitivo-comportamental (TCC), atividade física, yoga, acupuntura e neuromodulação periférica, é utilizada com a farmacoterapia e procedimentos minimamente invasivos. O uso precoce da terapia não farmacológica poderia complementar o tratamento da DPC em termos de aliviar a dor e evitar a toxicodependência[4].

A saúde comportamental é um componente crítico nos cuidados dos pacientes com DPC, independentemente da causa subjacente. Sabe-se que a psicoterapia é útil para tratar os componentes psicogênicos da dor, melhorando a aceitação da doença e a funcionalidade dos pacientes. Um método de tratamento promissor é a associação da psicoterapia e da fisioterapia cognitiva, referida como terapia somatocognitiva. Seu objetivo principal é promover a consciência do próprio corpo, desenvolver estratégias de controle da dor e melhoria da regulação da dor e da função neuromuscular. Estudos internacionais indicam que 15 a 87% das mulheres com endometriose sofrem de sintomas depressivos e 29 a 88% apresentam transtornos de ansiedade. É por isso que o apoio psicológico é essencial e deve ser discutido e iniciado para o sucesso terapêutico[2,4,24].

TRATAMENTO INTERVENCIONISTA

O tratamento intervencionista para DPC é um dos últimos recursos utilizados para tratar esse tipo de dor. Geralmente é indicado quando o paciente não responde ao tratamento clínico conservador, como indicado na tabela final (a maior parte deles tem nível de evidência 3, grau de recomendação C). Isso ocorre porque o tratamento intervencionista ainda não conta com estudos suficientes para ser amplamente utilizado, tanto quanto as evidências dos estudos mostram eficácia limitada para a redução da dor ao longo prazo[30,31,33-36].

O cuidado com esse paciente portador da DPC deve ser maior, visto que o paciente com DPC para o qual se indica procedimento de intervenção geralmente é mais vulnerável psiquicamente: com frequência não responde de maneira adequada ao tratamento clínico ou a outras modalidades de tratamento e está psicologicamente frustrado. Sendo assim, a abordagem multidisciplinar é fundamental no tratamento[31,33,34].

Quando o tratamento clínico não é eficaz, antes de se propor tratamento cirúrgico (videolaparoscopia ou laparotomias diagnósticas), procedimentos intervencionistas podem ser uma opção: o tratamento cirúrgico possui algum benefício somente se existem múltiplas adesões, não comprovando eficácia se a dor provém de causas ginecológicas (endometriose ou DIP). A LUNA (*Laparoscopic Uterosacral Nerve Ablation*) foi proposta em 1963 e não tem eficácia comprovada, e uma revisão de metanálises de 2009 concluiu que a técnica não deve ser considerada opção terapêutica para mulheres com DPC, independentemente da etiologia. Uma revisão da Cochrane demonstrou que as complicações intraoperatórias, como o sangramento, não são infrequentes, bem como as pós-operatórias, como as disfunções urinárias e/ou gastrointestinais[31,33-35,37].

- Bloqueios analgésicos: são citados como benefício limitado. Os bloqueios testes (com anestésico local e corticoide) são indicados como ponte para um tratamento mais amplo (neurólise, neuromodulação) ou como tratamento adjuvante. Como exemplos: bloqueio hipogástrico superior (para dor visceral), bloqueio de nervos pudendo (dor na musculatura de períneo) e raízes sacrais (dor em região glútea e de membros inferiores). A neurólise traz riscos maiores que benefícios nos estudos realizados, principalmente neurólise de raiz sacral (como constipação e disfunção miccional), além de lesão em vasos e cadeia simpática. Portanto, é indicada somente para pacientes selecionados[33].
- Toxina botulínica: sua ação é direta na musculatura por relaxamento, e no SNC, mas ainda sem mecanismo de ação totalmente compreendido, especulando-se o transporte axonal até o corno dorsal da medula em vesículas, assim como benefício em componente de dor neuropática através de clivagem das proteínas SNAREs impedindo a exocitose de substâncias implicadas na algogênese (substância P, CGRP). Seu uso é mais bem evidenciado quando a musculatura pélvica está contraída (músculos puborretal e pubococcígeo), quando há elevada pressão na vagina e na bexiga hiper-reativa. Mas, como efeito adverso, não podemos desconsiderar a incontinência urinária que pode ser gerada após o procedimento[33]. Não existem evidências conclusivas que suportem o uso de toxina botulínica na DPC. Estudo randomizado de 2019 mostrou que não houve diferença entre a administração de toxina botulínica em relação à administração de soro fisiológico na melhora da dor pélvica de origem miofascial. Assim, seu uso deve ser reservado para situações em que há refratariedade aos tratamentos de primeira linha[36].
- Acupuntura e agulhamento para romper os *trigger points* podem ser usados semelhante à toxina botulínica: quando se observa tensão miofascial[33]. Novas técnicas minimamente invasivas estão em pesquisas e se utilizam da estimulação elétrica ou magnética, mecanismo através do qual se altera a neurofisiologia local em nervos periféricos ou a nível central, quando há estímulo da medula ou de áreas específicas do cérebro.
- TENS, sigla em inglês que significa estimulação elétrica nervosa transcutânea, explica o mecanismo de ação pela teoria do "portal da dor": fibras de maior diâmetro são estimuladas, fazendo que fibras de menor diâmetro (fibras Adelta e C, que conduzem estímulos álgicos) deixem de ser estimuladas. Viu-

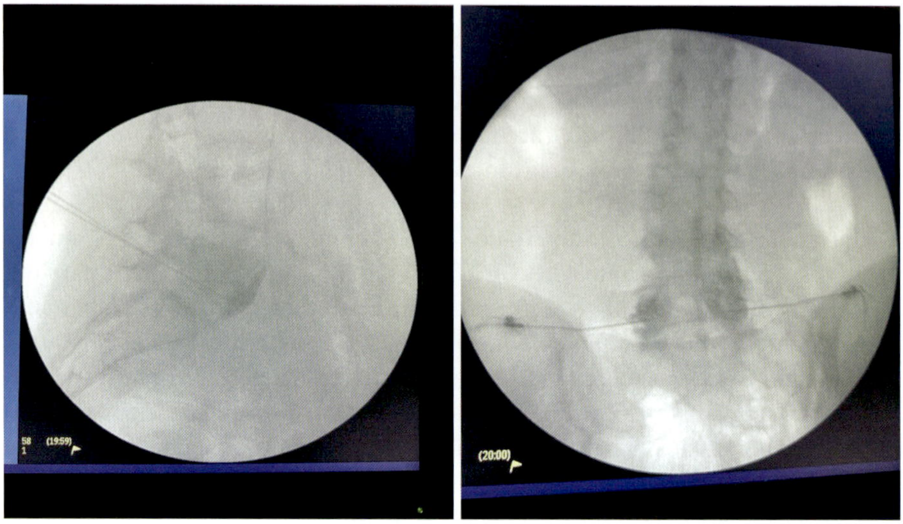

FIGURA 5 Bloqueio hipogástrico superior com anestésico local e corticoide no tratamento intervencionista de dor pélvica crônica. À esquerda, vê-se a dispersão do contraste na incidência em perfil na radioscopia; e, à direita, foto com incidência em anteroposterior.

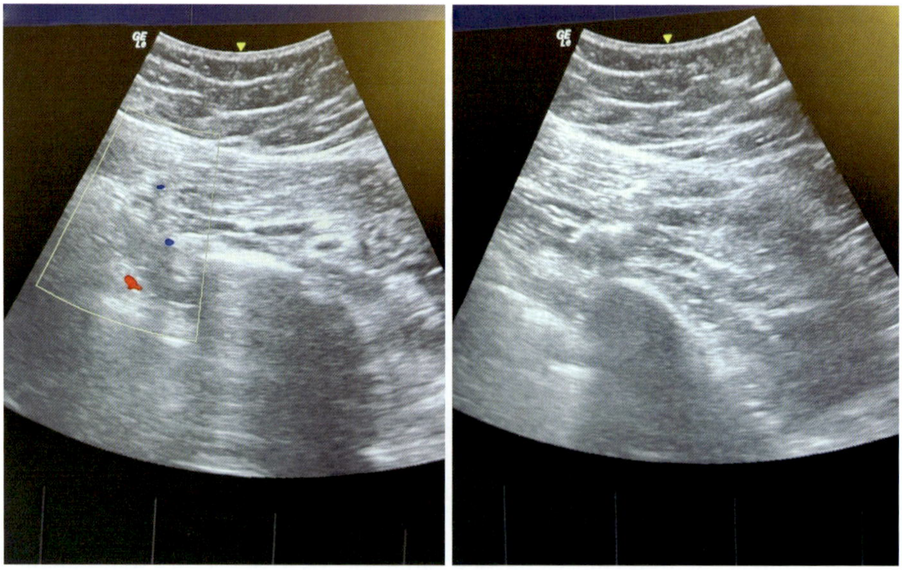

FIGURA 6 Identificação por ultrassonografia do nervo pudendo e vasos pudendos à direita e à esquerda sua hidrodissecção no tratamento da dor pélvica crônica.

-se também que TENS atua nas fibras de menor diâmetro, produzindo analgesia segmentar. Está sendo estudado de que forma os estímulos em baixa frequência podem liberar opioides endógenos, levando à analgesia[32,33].

- Estimulação magnética: atua na alteração da despolarização neuronal por modificar potencial de repouso da membrana; aumento do fluxo sanguíneo (que acelera recuperação de tecidos e eliminação de mediadores danosos); alteração de liberação de citocinas e outros mediadores inflamatórios por alteração de íons[31,33].
- Estimulação magnética transcraniana: modula a dor por efeito direto na atividade cerebral, alterando a concentração de neurotransmissores (GABA, que inibe atividade) e induz mudanças sinápticas a longo prazo – facilita mecanismo inibitório da via descendente e produz analgesia secundária à redução da atividade cerebral ligada ao processamento da dor[33].
- Neuromodulação: implantação de eletrodo percutâneo com estimulação intermitente, que pode ser em nervo periférico como: tibial (disfunção esfincteriana), sacral e pudendo. Nos estudos, a estimulação de nervos pudendos e de nervos sacrais foi comprovada como mais eficiente para a analgesia de região pélvica. Apesar de, inicialmente, atuarem com estimulação de nervo periférico, a longo prazo, têm ação modulatória no SNC, causando mudanças neuronais através da neuroplasticidade e amplificando a via de analgesia descendente e, dessa forma, sustentando a analgesia. Portanto, ainda que necessite de maiores estudos para sua total aplicação na prática, essa técnica parece ser a mais indicada para dor crônica.
- A estimulação medular está sendo estudada e apresentou resultados benéficos para casos de dor visceral principalmente para endometriose.
- Estimulação cerebral profunda (DBS): ainda que como última linha de tratamento, por ser uma técnica altamente invasiva, estimulando tálamo, substância cinzenta periventricular e periaquedutal, também é citada nos estudos.

Apesar dos procedimentos intervencionistas ainda estarem passando por estudos e pesquisas, é incentivada sua aplicação na dor para interromper o processo de sensibilização central, mecanismo base da cronificação da dor em seu estado patológico.

TABELA 4 Recomendações: tratamento clínico para dor pélvica

Agente	Tipo de dor	NE	GR	Comentário
Paracetamol	Dor somática	1ª	A	Em dor por artrite apresenta boas evidências de benefícios
AINEs	Dor pélvica com processos inflamatórios (ex. dismenorreia)	1ª	A	Boa evidência para seu uso
	Mecanismo central (ex.: endometriose	1ª	A	Não há boa evidência para seu uso
Antidepressivos incluindo antidepressivos tricíclicos e outros como venlafaxina e duloxetina	Dor neuropática	1ª	A	Efetivo. Sem evidência específica para DPC
Anticonvulsantes gabapentina, pré--gabalina	Dor neuropática fibromialgia	1ª	A	Efetivo
Gabapentina	Mulher com DPC	2b	B	Efetivo
Capsaicina tópica	Dor neuropática	1ª	A	Algumas evidências sobre o benefício
Opioides	Dor crônica Não maligna	1ª	A	Benéfico em um número pequeno de pacientes
Bloqueios nervosos		3	C	Apresenta um papel como parte de um planejamento amplo
TENS		1ª	A	Não há boa evidência de benefício
Neuromodulação	Dor pélvica	3	C	Pesquisas em evolução sobre o papel

AINEs: anti-inflamatórios não esteroides; DPC: dor pélvica crônica; GR: grau de recomendação; NE: nível de evidência.

REFERÊNCIAS

1. Goel JK, Goel S. Chronic pelvic pain: An overview. J SAFOG. 2013;5(3):147-53.
2. Shrikhande A, Ullger C, Seko K, Patil S, Natarajan J, Tailor Y, et al. A physiatrist's understanding and application of the current literature on chronic pelvic pain: a narrative review. PAIN Reports. 2021;6(3):e949.
3. Yosef A, Ahmed AG, Al-Hussaini T, Abdellah MS, Cua G, Bedaiwy MA. Chronic pelvic pain: pathogenesis and validated assessment. Middle East Fertil Soc J. 2016;21(4):205-21.
4. Wang X, Ding N, Sun Y, Chen Y, Shi H, Zhu L, et al. Non-pharmacological therapies for treating chronic pelvic pain in women: a review. Med (United States). 2022;101(49):E31932.

5. Silva GP, Nascimento AL, Michelazzo D, Alves Junior FF, Rocha MG, Silva JC, et al. High prevalence of chronic pelvic pain in women in Ribeirão Preto, Brazil and direct association with abdominal surgery. Clinics (Sao Paulo). 2011;66(8):1307-12.
6. Federação Brasileira das Associações de Ginecologia e Obstetrícia (FEBRASGO). Endometriose. São Paulo: FEBRASGO; 2021 (Protocolo FEBRASGO-Ginecologia, n. 2/Comissão Nacional Especializada em Endometriose).
7. Coelho LS, Brito LM, Chein MB, Mascarenhas TS, Costa JP, Nogueira AA, et al. Prevalence and conditions associated with chronic pelvic pain in women from São Luís, Brazil. Braz J Med Biol Res. 201447(9):818-25.
8. Xiang H, Zhang T, Al-Danakh A, Yang D, Wang L. Neuromodulation in chronic pelvic pain: a narrative review. Pain Ther. 2022;11(3):789-816.
9. Polackwich AS, Shoskes DA. Chronic prostatitis/chronic pelvic pain syndrome: a review of evaluation and therapy. Prostate Cancer Prostatic Dis. 2016;19(2):132-8.
10. Patel CB, Patel AA, Diwan S. The role of neuromodulation in chronic pelvic pain: a review article. Pain Physician. 2022;25(4):E531-E542.
11. Kumar, R., Scott, K. Chronic pelvic pain and the chronic overlapping pain conditions in women. Curr Phys Med Rehabil Rep. 2020;8;207-16.
12. Grinberg K, Sela Y, Nissanholtz-Gannot R. New insights about chronic pelvic pain syndrome (CPPS). Int J Environ Res Public Health. 2020;17(9):3005.
13. Vincent K, Evans E. An update on the management of chronic pelvic pain in women. Anaesthesia. 2021;76 (Suppl4):96-107.
14. Lamvu G, Carrillo J, Ouyang C, Rapkin A. Chronic pelvic pain in women: a review. JAMA. 2021;325(23):2381-91.
15. Reichmann G, Parlier-Ahmad AB, Beck L, Thakkar B, Alappattu M, Boissoneault J, et al. Chronic pelvic pain and sexual dysfunction among females and males receiving treatment for opioid use disorder. Front Pain Res (Lausanne). 2022;2:787559.
16. Passavanti MB, Pota V, Sansone P, Aurilio C, De Nardis L, Pace MC. Chronic pelvic pain: assessment, evaluation, and objectivation. Pain Res Treat. 2017;2017:9472925.
17. Poli-Neto OB, Tawasha KAS, Romão APMS, et al. History of childhood maltreatment and symptoms of anxiety and depression in women with chronic pelvic pain. J Psychosom Obstet Gynaecol. 2018;39(2):83-9.
18. Parsons BA, Baranowski AP, Berghmans B, Borovicka J, Cottrell AM, Dinis-Oliveira P, et al. Management of chronic primary pelvic pain syndromes. BJU Int. 2022;129(5):572-81.
19. Shian B, Larson ST. Abdominal wall pain: clinical evaluation, differential diagnosis, and treatment. Am Fam Physician. 2018;98(7):429-36.
20. Kamboj AK, Hoversten P, Oxentenko AS. Chronic abdominal wall pain: a common yet overlooked etiology of chronic abdominal pain. Mayo Clin Proc. 2019;94(1):139-44.
21. Chronic Pelvic Pain: ACOG Practice Bulletin, Number 218. Obstetrics & Gynecology. 2020;135(3):e98-e109.
22. Grinberg, K.; Sela, Y.; Nissanholtz-Gannot, R. New insights about chronic pelvic pain syndrome (CPPS). Int. J. Environ. Res. Public Health. 2020;17:3005.
23. Chen YH, Wang DB, Guo CS. Accuracy of physical examination, transvaginal sonography, magnetic resonance imaging, and rectal endoscopic sonography for preoperative evaluation of rectovaginal endometriosis. Ultrasound Q. 2019;35(1):54-60.
24. Speer LM, Mushkbar S, Erbele T. Chronic pelvic pain in women. Am Fam Physician. 2016;93(5):380-7.
25. Mechsner S. Endometrioseschmerz Beherrschen. Der Schmerz. 2021; 35:159-71.

26. Andrade MA, Soares LC, De Oliveira MAP. The effect of neuromodulatory drugs on the intensity of chronic pelvic pain in women: a systematic review. Rev Bras Ginecol e Obstet. 2022;44(9):891-8.
27. Moore J, Kennedy S, Prentice A. Modern combined oral contraceptives for pain associated with endometriosis. Cochrane Database Syst Rev. 2000;(2):CD001019.
28. Granese R, Perino A, Calagna G, Saitta S, De Franciscis P, Colacurci N, et al. Gonadotrophin-releasing hormone analogue or dienogest plus estradiol valerate to prevent pain recurrence after laparoscopic surgery for endometriosis: a multi-center randomized trial. Acta Obstet Gynecol Scand. 2015;94(6):637-45.
29. Stein C, Clark JD, Oh U, Vasko MR, Wilcox GL, Overland AC, et al. Peripheral mechanisms of pain and analgesia. Brain Res. Rev. 2009;60:90-113.
30. Engeler D, Baranowski AP, Elneil S, Hughes J, Messelink EJ, van Ophoven A, et al. Guidelines on chronic pelvic pain. Eur Urol 2004;46(6): 681-9. Eur Urol 2010;57(1):35-48.
31. Stones WR, Cheong Y. Chronic pelvic pain: aetiology and therapy; Best Practice & Research Clinical Obstetrics and Gynaecology. 2006;20(5):695-711.
32. Vincent KF, Curran N, Elneil S, Horne AW; Royal College of Obstetricians and Gynaecologists. Therapies targeting the nervous system for chronic pelvic pain relief. Edinburgh Scientific Impact Paper. 2015;46.
33. Sanchez S, Miranda M. Effect of transcutaneous electrical nerve stimulation plus low-intensity shock waves therapy in women with chronic pelvic pain. Continence. 2022;100456.
34. Stones W, Cheong YC, Howard FM, Singh S. Interventions for treating chronic pelvic pain in women. Cochrane Database of Systematic Reviews. 2005;(2):CD000387.
35. Proctor ML, Latthe PM, Farquhar CM, Khan KS, Johnson NP. Surgical interruption of pelvic nerve pathways for primary and secondary dysmenorrhoea. Cochrane Database Syst Rev. 2005;19(4):CD001896.
36. Dessie SG, Von Bargen E, Hacker MR, Haviland MJ, Elkadry E. A randomized, double--blind, placebo-controlled trial of onabotulinumtoxin A trigger point injections for myofascial pelvic pain. Am J Obstet Gynecol. 2019;221(5):517.e1-9.
37. Daniels J, Gray R, Hills RK, Latthe P, Buckley L, Gupta J, et al. LUNA trial collaboration. Laparoscopic uterosacral nerve ablation for alleviating chronic pelvic pain: a randomized controlled trial. JAMA. 2009;302(9):955-61.

Cistite intersticial

Roberta Cristina Risso
Cláudia P. Cohen

DESTAQUE DO TEMA

1. A cistite intersticial (CI) também pode ser chamada de síndrome da bexiga dolorosa (SBD) e é caracterizada por dor pélvica crônica que provoca sintomas no trato urinário inferior, levando a importante alteração na qualidade de vida dos pacientes[1-3].
2. Essa doença apresenta alteração na frequência urinária, bem como urgência miccional associada a processo inflamatório da bexiga, sendo muitas vezes sintomas de instalação insidiosa e progressiva durante anos, o que pode dificultar muitas vezes o diagnóstico precoce[1,4].
3. Geralmente não tem a causa identificada, mas pode ser tratada, com melhora dos sintomas, ainda que raramente seja uma doença curável[1-3].
4. Essa patologia foi descrita por Guy Hunner em 1915, com achado de áreas de hiperemia na bexiga visualizadas à cistoscopia, que denominou essas lesões hiperemiadas vesicais como "úlceras de Hunner"[5,6].

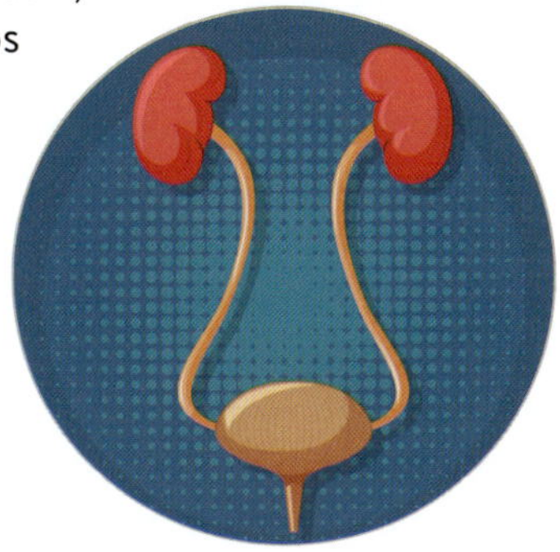

FATORES DE RISCO E EPIDEMIOLOGIA

A cistite intersticial (CI) é uma doença mais prevalente no sexo feminino, mas também pode ocorrer nos homens. Essa diferença é descrita na proporção de 5:1 a 10:1[1,2]. Acredita-se que o estrogênio afeta os sintomas da cistite[3].

Acomete pessoas com média de idade entre 30 e 40 anos, sendo na maioria brancos, porém com o diagnóstico tardio e média de idade em torno de 50 anos[1,3].

Existem casos em que os sintomas podem aparecer na primeira infância, como micção irritativa, sendo mais prevalente essa sintomatologia no sexo masculino[1].

Pacientes com histórico de trauma na bexiga, bem como síndromes dolorosas crônicas, entre elas síndrome do intestino irritável e fibromialgia, podem desenvolver CI simultaneamente em 50% dos casos[3].

O uso de algumas substâncias exógenas, como a cetamina, também é fator de risco[3].

Sabe-se que a cetamina é uma droga anestésica, que atua através do bloqueio do receptor N-metil D-aspartato (NMDA), com o intuito de promover analgesia. Porém, um de seus efeitos colaterais é presença de alucinações. Por conta disso, infelizmente, a cetamina encontrou seu caminho para o ambiente recreativo. A cetamina pode levar à inflamação da bexiga associada a hipersensibilidade imunológica, causando sintomas urológicos[7].

Vários estudos mostraram diferença de prevalência em diferentes regiões do mundo e etnias. A prevalência nos Estados Unidos varia entre 2,7% e 6,5% em mulheres; no Japão aparece em 0,27% a 1% da população geral; e na Coreia é descrita como presente em 0,26% das mulheres[1,2].

ETIOLOGIA E FISIOPATOLOGIA

A etiologia não é sabidamente conhecida, entretanto considera-se um conjunto de teorias para explicar a fisiopatologia, supondo alterações na estrutura da bexiga[3].

Essas teorias da fisiopatologia são: alteração na camada de glicosaminoglicano, alteração na permeabilidade do epitélio vesical, uroinflamação, regulação do sistema nervoso[3].

A alteração da camada de glicosaminoglicano afeta a barreira de proteção do epitélio, aumentando a exposição a substâncias prejudiciais, facilitando infecção, inflamação e lesões por infiltrações a componentes da urina[3].

A teoria da permeabilidade alterada gira em torno da biologia celular da bexiga. O urotélio é composto por três camadas diferentes: a camada de células basais, a camada intermediária e a camada superficial. O objetivo do urotélio é proteger o tecido subjacente da bexiga, porém o aumento da permeabilidade pode causar alteração da funcionalidade do músculo detrusor[3].

Já a inflamação é causada pela ativação de mastócitos e pode levar a colonização bacteriana e infecção. Os mastócitos liberam histamina, e podem eventualmente levar a hiperexcitabilidade das fibras C aferentes, afetando a via ascendente de dor[3].

Por fim, o sistema nervoso simpático e o eixo hipotálamo-hipófise-adrenal podem contribuir para a patogênese da cistite intersticial e a síndrome da bexiga dolorosa, pois essas vias podem se tornar disfuncionais, resultando em desregulação neuronal. Sabe-se que o estresse alterando o eixo da homeostase causa aumento do adrenocorticotrófico (ACTH), sugerindo uma diminuição potencial na tolerância à dor, além de aumento da sensibilidade dos receptores TRPV[3,4].

A inflamação da bexiga, independente da etiologia, pode induzir a hiperatividade do nervo aferente, pois a inflamação causa aumento das citocinas e, consequentemente, estímulo do sistema nervoso[4].

Existe uma associação entre infecção do trato urinário e CI/SBD, por conta da alta frequência de cultura positiva durante a investigação. Há aumento da frequência de infecção pelo vírus Epstein Barr nesses casos[4].

A presença de substâncias exógenas pode estar envolvida no aparecimento da cistite. Sabe-se que o consumo de dietas específicas pode desencadear piora dos sintomas, bem como a alcalinização da urina com o uso de citrato melhora as queixas por reduzir a acidez dela[4].

Já o mecanismo de ação para cistite causada pelo uso de cetamina não é totalmente compreendido, mas parece consistir em múltiplas vias, incluindo toxicidade direta de metabólitos para a mucosa, causando inflamação crônica e fibrose, danos microvasculares e inflamação neurogênica[7].

Há quem diferencie a cistite intersticial da síndrome da bexiga dolorosa baseada nas alterações fenotípicas, considerando cistite insterticial quando há alterações de Hunner[4].

Sabe-se que existem fenótipos diferentes, sendo conhecido o fenótipo que proporcionou a descoberta dessa doença pela presença das lesões de Hunner. Quando essas lesões estão presentes, indicam alterações inflamatórias importantes, caracterizadas por cistite generalizada, com infiltrado de células B e perda de células epiteliais[5].

Acredita-se que a presença de lesões de Hunner está associada a alterações das células B, o que diferencia a patogênese desse fenótipo da doença[5]. Porém, essas lesões estão frequentes somente em 4-10% dos casos de cistite intersticial[1].

Os outros fenótipos apresentam pequenas ou menores alterações inflamatórias. O epitélio geralmente está preservado. Muitas vezes as biópsias nesses casos não mostram alteração em comparação ao tecido da bexiga normal[4].

SINTOMAS E CRITÉRIOS DIAGNÓSTICOS

Os sintomas são muito variáveis, além da intensidade e da duração deles. Essa doença apresenta uma instalação lenta e insidiosa, sendo o tempo médio de 2 anos para a evolução de um único sintoma. Além disso, a identificação precoce é um desafio, pois a apresentação clínica pode ser bastante inespecífica, com sintomas como infecção urinária, endometriose, dor pélvica crônica[1,3,4].

A dor é o sintoma mais comum, estando presente em quase todos os pacientes. É referida a região suprapúbica, que apresenta piora com o enchimento vesical e no momento do esvaziamento da bexiga. Pode ter piora com alguns tipos de alimentos e bebidas, e pode ser irradiada para outras estruturas pélvicas. Talvez exista dispareunia em mulheres e dor a ejaculação nos homens, o que piora muito a qualidade de vida física e mental dos pacientes[1,3,4].

O aumento da frequência urinária está presente em mais de 90% dos pacientes, e a urgência miccional pode ocorrer em até 84%. O uso do diário miccional é útil na avaliação de frequência, noctúria e na exclusão da poliúria[1].

Nos pacientes com histórico de uso recreativo de cetamina, pode ocorrer a redução da complacência vesical, baixa capacidade vesical, hiperatividade do detrusor, comprometimento da função renal e hidronefrose, além dos sintomas da cistite intersticial[8].

O diagnóstico é essencialmente clínico e de exclusão. No exame físico, devem ser descartadas vaginites, lesões vulvares, divertículo uretral e outras doenças. O exame de urina de rotina e a urocultura devem ser realizados para descartar a presença de hematúria e infecções. Quando ocorre hematúria persistente, é obrigada a exclusão de câncer de bexiga, principalmente nos pacientes com mais de 40 anos, fumantes ou com exposição ocupacional a agentes de risco[1,3,4].

Existem alguns questionários para ajudar no diagnóstico, que consistem em perguntas sobre a frequência dos sintomas e o impacto na qualidade de vida no último mês. Os sintomas considerados são urgência urinária, frequência dos sintomas, noctúria, disúria, em uma escala numérica para avaliar a intensidade do desconforto[3].

A maior dificuldade é que a latência do início dos sintomas até o diagnóstico é bastante variável, podendo alternar de 1 mês a 30 anos, com média de 5 anos[1].

Porém, exames complementares podem auxiliar, como a urodinâmica, a cistoscopia com biópsia vesical e o teste de potássio[1,3,4].

O estudo urodinâmico pode demonstrar a capacidade vesical e complacência reduzidas e estabilidade do detrusor[2].

A cistoscopia identifica a capacidade vesical e a presença ou não de glomerulações ou úlceras de Hunner, possibilitando a realização de biópsias. Pode identificar processo inflamatório, úlceras, fibrose e infiltrado de mastócito, porém não é um exame obrigatório. A cistoscopia é mandatória apenas nos casos de micro-hematúria ou na suspeita de outros processos patológicos. Entretanto, os resultados são frustrantes e, até o momento, não se tem nenhum critério objetivo específico[2,4].

O teste com cloridrato de potássio intravesical consiste em comparar os sintomas provocados pela instilação intravesical de solução de cloridrato de potássio com os sintomas provocados pela instilação de solução fisiológica ou água na bexiga. Pessoas sem cistite intersticial permanecem assintomáticas em ambas as instilações, enquanto as com a doença apresentam dor e/ou urgência quando se instila o potássio[2,6].

O uso rotineiro de marcadores urinários ainda não está estabelecido, porém estudos sobre o fator antiproliferativo, fator de crescimento epidérmico ligado a heparina e fator de crescimento epidérmico podem se tornar instrumentos diagnósticos no futuro[2].

A ressonância magnética pode ser indicada para descartar outras hipóteses diagnósticas.[2]

TRATAMENTO

O objetivo terapêutico é aliviar a dor vesical, diminuir a urgência e a frequência, e melhorar a qualidade de vida dos pacientes[2].

Os pacientes devem ser tratados diferentemente, com base no diagnóstico de cistite tipo Hunter ou síndrome da bexiga dolorosa. Para tanto, é necessária a realização de cistoscopia a fim de detectar a presença ou não das lesões de Hunter.

O tratamento deve ser multifatorial, incluindo dieta, tratamento farmacológico, tratamento invasivo e comportamental[1-4].

Deve também considerar o tratamento de sintomas emocionais, como estresse, depressão e angústias, comumente associados aos sintomas urológicos[2].

Se o fator causal for identificado, este também deve ser tratado. No caso de uso de cetamina, este deve ser interrompido[7]. Se houver infecção, esta deve ser tratada adequadamente[2,4].

Tratamento conservador

Consiste em atividades para redução do estresse, incluindo atenção plena, meditação, terapia cognitivo comportamental, além do apoio da família[1,2]. A acupuntura também pode ajudar no controle dos sintomas, porém ainda não existem comprovações de melhora da sintomatologia em comparação ao placebo[3,9].

A massagem de pontos-gatilho pélvicos e a terapia miofascial também podem suavizar parcialmente os músculos, bem como aliviar a dor[2].

Outro ponto importante é a dieta na sintomatologia da cistite. Até 90% dos pacientes com cistite intersticial reportam aumento da sintomatologia após a ingestão de alguns alimentos[2]. Trata-se de alimentos ácidos que contenham vitamina C (sucos de limão, laranja, tomate), café, chá, refrigerantes, adoçantes, alimentos apimentados, soja (produtos como tofu). Ainda, alimentos ricos em potássio também devem ser evitados já que o potássio urinário desses pacientes é aumentado na ingestão, havendo ampliação da dor[2,4].

O tratamento consiste em evitar alimentos que exacerbam os sintomas, primeiramente fazendo um diário alimentar retirando todos os alimentos suspeitos e introduzindo-os depois lentamente[2,4].

Suplementos como glicerofosfato de cálcio e bicarbonato de sódio podem ser utilizados e melhoram a sintomatologia quando usados com a ingestão de alimentos gatilho[2,4].

Tratamento medicamentoso

O tratamento medicamentoso consiste no uso de medicamentos para diminuir a sintomatologia, devendo ser individualizado, já que os fatores patogênicos são imprecisos e heterogêneos entre os indivíduos.

Entre os medicamentos mais utilizados estão os mencionados a seguir.

Antidepressivos tricíclicos

Os mais utilizados dessa classe são a amitriptilina e seu metabólito, N-desmetil, a nortriptilina. Agem como antidepressivo e agente ansiolítico, bloqueando os receptores de acetilcolina e inibindo a receptação de serotonina e noradrenalina, bloqueando também os receptores histamínicos H1. Eles produzem alívio da dor modulando a via descendente dela através da norepinefrina, e, em menor grau, pela ação nos receptores de serotonina. Ajudam a reduzir os sintomas de urgência e frequência urinária. A dose ótima recomendada de amitriptilina varia de 50 mg a 100 mg. Os maiores efeitos colaterais são constipação, sensação de boca seca, sedação, náusea e tontura[1-3]. A melhora dos sintomas com essa classe de medicamentos varia de 50-77%, porém é altamente dependente da tolerância e do aumento da dose.[1]

Anti-histamínicos

- Hidroxizine: é um antagonista do receptor histamínico H1, tendo também propriedades anticolinérgicas. Ao bloquear os receptores histaminérgicos, há uma diminuição da ativação dos mastócitos, o que leva a uma diminuição dos sintomas urinários. Tem efeito sedativo, sendo indicada a posologia de 25 mg a 50 mg à noite[1,10].

- Cimetidina: é um antagonista histaminérgico H2, tendo o mecanismo de ação similar a hidroxizine. Sua posologia é de 400 mg duas vezes ao dia, e essa terapia pode reduzir a dor suprapúbica e a noctúria[1].

Pentosano polisulfato sódico

Como a camada glicosaminoglicana está danificada, o PPS é um polissacarídeo sintético que a substitui, podendo ser utilizado oralmente ou intravesicalmente. O uso pode apresentar melhora da frequência urinária e da dor. A posologia é de 300 mg até 900 mg/dia, sendo importante a duração do tratamento e não a dosagem propriamente dita. Geralmente é uma droga bem tolerada, e tem como eventos adversos náusea, vômito, diarreia e dor de cabeça[1,11].

Imunossupressores

Ciclosporina A

Suprime a atividade da célula T e a liberação de citocinas. Existem dados robustos quanto à melhora dos sintomas ao uso desse imunossupressor, porém existe chance de efeitos adversos, como aumento de creatinina e hipertensão. A posologia é de 3 mg/kg dividida em duas doses por dia por pelo menos 3 meses. Os resultados são animadores, porém prescritores devem se atentar ao risco de nefrotoxicidade, assim como efeitos de imunossupressão a longo prazo[3,4].

Existem outros tratamentos imunológicos em estudo, como o inibidor injetável do fator de necrose tumoral, porém eles ainda precisam de mais dados para recomendação de uso[3].

O tacrolimus também foi descrito em alguns casos como um tratamento eficaz, em combinação com uso de corticoides[4].

Gabapentinoides

Os utilizados para tratamento de dor são a gabapentina e a pregabalina.

São anticonvulsivantes bloqueadores da unidade alfa 2/delta do canal de cálcio utilizado no tratamento de dores neuropáticas. Estudos indicam que, ao serem utilizados com amitriptilina e AINE, há melhora da sintomatologia. A dose de gabapentina recomendada varia de 300 mg a 2100 mg/dia, sendo bem tolerada entre os pacientes.[4]

Antidepressivos seletivos de recaptação de serotonina

A duloxetina é um antidepressivo dual, inibidor da receptação de serotonina e noradrenalina. Apesar de ser bastante utilizado em quadros de dores crônicas com melhora da sintomatologia, para CI ainda não existem estudos robustos que demonstrem sua eficácia[4].

Inibidores da fosfodiesterase-5

O mais comumente utilizado é o sildenafil. Esse é um inibidor da PDE-5 que leva a relaxamento de músculo liso. A hipótese é que, com o relaxamento muscular, menos íon potássio penetra na submucosa, o que induz a degeneração dos mastócitos. Estudos demonstram que, quando utilizado na dose de 25 mg/dia, há melhora dos parâmetros urodinâmicos quando comparado com placebo[4,12].

Bloqueadores de leucotrienos

Os pacientes com CI apresentam aumento dos receptores do leucotrieno E4. Montelucaste é um antagonista dos receptores do leucotrieno; como os mastócitos são produtores de leucotrieno, o bloqueio dos receptores leva a uma melhora considerável da sintomatologia por minimizar a inflamação no ambiente vesical. A dose recomendada é de 10 mg/dia. Nenhum efeito colateral foi descrito[4,13].

Análogos da prostaglandina

O misoprostol é um análogo da prostaglandina que pode ter efeitos citoprotetores da parede vesical. A dose utilizada é de 600 mcg/dia, porém seus efeitos ainda não foram positivamente comprovados. Cólicas abdominais e diarreia são efeitos adversos importantes.[2]

Existem medicamentos como rosiptor, gefapixant, entre outros, que ainda necessitam de mais estudos para conhecimento de sua efetividade.

Tratamento com fármacos intravesicais

Esse tratamento pode alcançar maior absorção de agentes para melhor biodisponibilidade, embora apresente maior risco de lesões uretrais e infecções do que aqueles com as drogas orais[2,3].

A farmacoterapia intravesical tem o intuito de restabelecer a camada de glicosaminoglicana injuriada[2,3]. Sulfato de condroitina, ácido hialurônico, heparina, sulfóxido de dimetil e lidocaína podem ser feitos separadamente ou associados[2,3].

Os medicamentos mais realizados são os mencionados a seguir.

Lidocaína alcalinizada

É um anestésico local de rápida ação que, quando alcalinizado, há uma melhor penetração epitelial. Não se sabe qual é a concentração ideal, porém há uma melhora aguda (ainda que fulgaz) do quadro em seu uso como monoterapia. Está em fase de estudo um dispositivo de liberação prolongada de lidocaína. Esse dispositivo é colocado na bexiga via cistoscopia e vai liberando lidocaína continuamente. Existem duas dosagens (200 e 650 mg). Ela é usada principalmente em pacientes com úlcera de Hunter – houve resolução dessa úlcera após 2 semanas de uso do dispositivo, acompanhada de melhora do quadro álgico por meses[1,2].

Ácido hialurônico e sulfato de condroitina

São componentes da camada de glicosaminoglicana que podem ser instilados em monoterapia ou conjuntamente. Alguns estudos demonstram melhora importante na redução da escala numérica de dor[3,4].

Capsaicina

Também existem estudos com administração de capsaicina intravesical com melhora dos sintomas apresentados pelos pacientes. Esse medicamento atua nos receptores TRPV1[3].

Terapias invasivas

Quando os pacientes não apresentam melhora com as terapias não medicamentosas associadas a medicamentos orais e intravesicais, as terapias invasivas acabam sendo necessárias[1].

Pode ser realizada a injeção de medicamentos na parede vesical, ou terapias direcionadas para tratamento de dor, e, em último caso, quando não ocorre controle dos sintomas e há perda importante da qualidade de vida, até a cistectomia pode estar indicada[1].

Dentre os medicamentos utilizados estão os mencionados a seguir.

Toxina botulínica A

Pode ser realizada única ou repetidas vezes, na parede da bexiga. A duração média do efeito foi de 6 meses, reforçando a necessidade de ser feita repetidamente[4].

Acredita-se que a toxina consiga danificar os nervos no músculo detrusor, responsável pela espasticidade na CI[1,3].

Corticoides

Estão indicados em pacientes com úlceras de Hunner, com injeção de triancinolona na camada submucosa. Essas injeções podem melhorar a frequência urinária e a noctúria[3,4].

Hidrodistensão

Seu mecanismo ainda não foi totalmente definido, porém existem hipóteses sobre degeneração de nervos aferentes, efeitos anti-inflamatórios e redução dos fatores de crescimento. Existem estudos com melhora de 50% na sintomatologia com duração de vários meses. Ruptura vesical e necrose são alguns dos riscos dessa terapêutica[1,2,14].

Plasma rico em plaquetas

É um concentrado autólogo centrífugo, rico em plaquetas, com o intuito de liberar citocinas e fatores de crescimento, além de modular a inflamação tecidual e promover a angiogênese, aumentando assim o fluxo sanguíneo tecidual danificado. Existe estudo dessa terapia em animais com bons resultados, mas ainda não há estudo publicado de trabalho em humanos[8].

Eletroestimulação

Pode ser feita no nervo sacral, tibial posterior e pudendo. Estudos mostram alguma eficácia, porém ainda sem estudos de observação a longo tempo. Essa técnica foi descrita somente em casos refratários[1,14].

CONCLUSÕES

O manejo da cistite insersticial depende de diversos fatores, como um diagnóstico correto e o mais precoce possível, o ajuste para um tratamento adequado e eficaz, evitando a presença de muitos efeitos colaterais, além da importância de modificações de estilo de vida e hábitos, assim como a intervenção em alterações emocionais que essa doença possa gerar.

Esse cuidado multifatorial leva ao controle de sintomas e melhora da qualidade de vida dos pacientes.

REFERÊNCIAS

1. Marcu I, Campian EC, Tu FF. Interstitial cystitis/bladder pain syndrome. Semin Reprod Med. 2018;36(2):123-35.
2. Li J, Yi X, Ai J. Broaden Horizons: the advancement of interstitialcystitis/bladder pain syndrome. Int J Mol Sci. 2022;23(23):14594.
3. Daniels AM, Schulte AR, Herndo CM. Interstitial cystitis: an update on the disease process and treatment. J Pain Palliat Care Pharmacother. 2018;32(1):49-58.
4. Homma Y, Akiyama Y, Tomoe H, Furuta A, Ueda T, Maeda D, et al. Clinical guidelines for interstitial cystitis/bladder pain syndrome. Int J Urol. 2020;27(7):578-89.
5. Akiyama Y, Hanno P. Phenotyping of interstitial cystitis/bladder pain syndrome. Int J Urol. 2019;26(1):17-9.
6. Palma P, Silveira A, Riccetto C, Palma T. Cistite intersticial: novas perspectivas terapêuticas. Prática Hospitalar. 2010;67:114-7.
7. Lamers G, Dyck JV, Schapmans S, De Coster K, Mortier D, Zabegalina N. Ketamine-induced uropathy: a diagnostic pitfall in an increasing healthcare issue in youngsters. Urol Case Rep.2022;1:42.
8. Chueh KS, Huang KH, Lu JH, Juan TJ, Chuang SM, Lin RJ, et al. Therapeutic effect of platelet-rich plasma improves bladder overactivity in the pathogenesis of ketamine-induced ulcerative cystitis in a rat model. Int J Mol Sci. 2022;23:5771.

9. Ragab MM, Tawfik AM, Abo El-enen M, et al. Evaluation of percutaneous tibial nerve stimulation for treatment of refractory painful bladder syndrome. Urology. 2015;86:707-11.
10. Theoharides TC, Sant GR. Hydroxyzine therapy for interstitial cystitis. Urology. 1997;49:108-10.
11. Nickel JC, Curtis Nickel J, Barkin J, et al. Randomized, double-blind, dose-ranging study of pentosan polysulfate sodium for interstitial cystitis. Urology. 2005;65:654-8.
12. Chen H, Wang F, Chen W, et al. Efficacy of daily low-dose sildenafi for treating interstitial cystitis: results of a randomized, double-blind, placebo-controlled trial-treatment of interstitial cystitis/painful bladder syndrome with low-dose sildenafil. Urology. 2014;84:51-6.
13. Bouchelouche K, Nordling J, Hald T, et al. The cysteinyl leukotriene D4 receptor antagonist montelukast for the treatment of interstitial cystitis. J. Urol 2001;166:1734-7.
14. El-Hefnawy AS, Makharita MY, Abed A, Amr YM, Salah El-Badry M, Shaaban AA. Anesthetic bladder hydrodistention is superior to superior hypogastric plexus neurolysis in treatment of interstitial cystitis-bladder pain syndrome: a prospective randomized trial. Urology. 2015;85:1039-44.

33

Vulvodínia

Cecília Daniele de Azevedo Nobre
Felipe Audi
Lia Pelloso
Paula Jaegger

DESTAQUES DO TEMA

1. Vulva é o termo utilizado para designar a genitália externa feminina, compreendendo lábios maiores, lábios menores, vestíbulo, hímen/carúnculas himenais e clitóris.
2. Por conta de sua estrutura complexa, apresenta alterações ao longo do ciclo de vida da mulher, portanto, para sua análise, devem ser considerados idade e status hormonal da paciente.

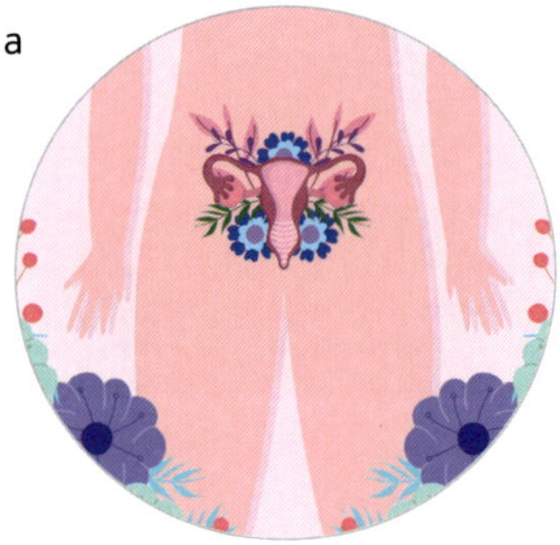

INTRODUÇÃO

Tem sido crescente a procura por cirurgias plásticas íntimas, como labioplastia, vestibuloplastia, perineoplastia, clitoroplastia, e amplificação do ponto G, além das cirurgias para alteração de gênero (faloplastia, metoidoplastia, entre outras). Com isso, pode-se esperar incremento de dor nessa região, tornando-se fundamental seu diagnóstico para a adoção da conduta mais adequada.

A vulva apresenta uma porção não erétil (monte púbico, lábios maiores e vestíbulo) e uma porção erétil (lábios menores e clitóris), possuindo inervação somática múltipla bilateralmente[7], conforme Figura 1 .

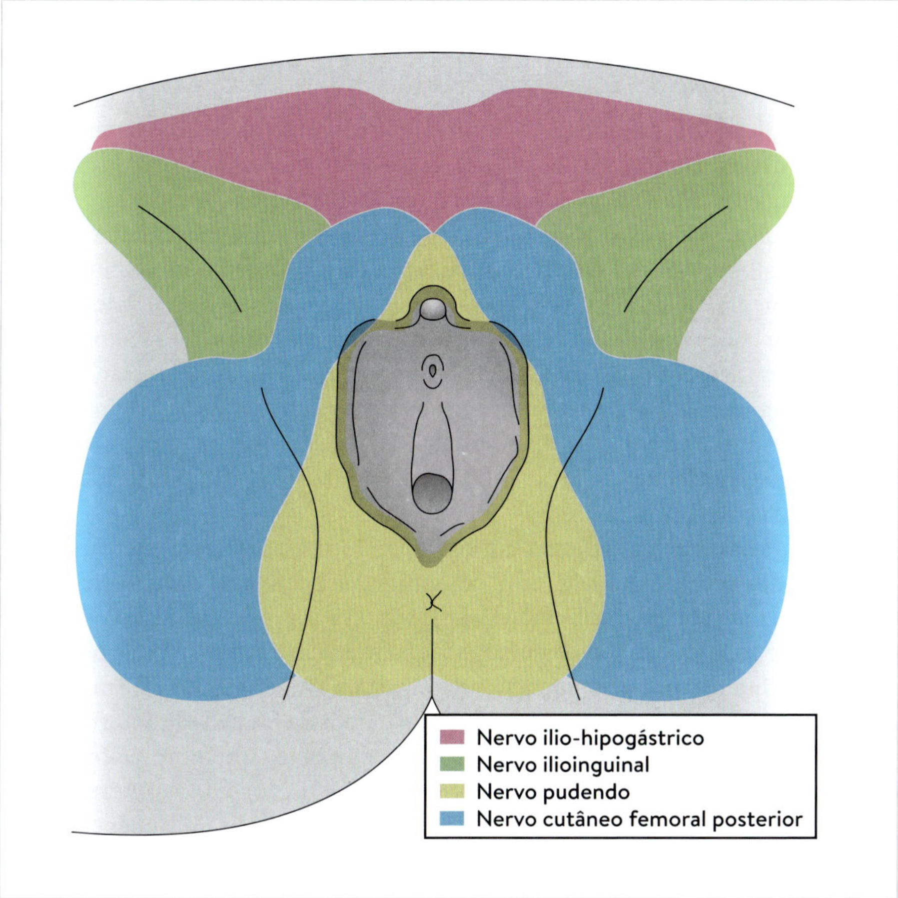

FIGURA 1 Distribuição dermatomérica da genitália externa feminina[12].

- Nervo pudendo e seus ramos:
  - Nervo dorsal do clitóris inervando clitóris.
  - Nervo perineal inervando esfíncter uretral externo, músculos bulbocavernoso, isquicavernoso, superficial transverso perineal e a pele da porção medial do lábio maior, lábio menor e vestíbulo.
  - Nervo retal inferior inerva a pele da região perianal e o esfíncter retal externo.
- Ramos cutâneos dos nervos ilioinguinal e ilio-hipogástrico.
- Ramo genital do nervo genitofemoral.
- Ramo perineal do nervo cutâneo femoral posterior.

As artérias que suprem os tecidos eréteis são ramos das artérias pudendas internas (ramo terminal da artéria ilíaca interna) e externas (ramo da artéria femoral) e são inervadas pelos nervos cavernosos (fibras simpáticas e parassimpáticas do plexo útero vaginal)[7]. Próximo ao óstio uretral, estão os meatos das glândulas uretrais (glândulas de Skene), e, próximo ao óstio vaginal, os meatos das glândulas vestibulares maiores (glândulas de Bartholin) e menores.

A dor vulvar pode estar relacionada a qualquer estrutura da genitália externa feminina, estimando-se que 25% das mulheres irão apresentar esse sintoma em algum momento da vida. Vulvodínia, por sua vez, é uma síndrome dolorosa genital (vulvar) que ocorre em cerca de 10% das mulheres entre 18-40 anos, sendo quatro vezes mais comum em pacientes com diagnósticos de depressão e ansiedade. Essa epidemiologia foi aferida em população com genitália originalmente feminina, e, apesar de alguns estudos aferindo a qualidade de vida e satisfação em mulheres transgênero operadas, não existem dados na literatura sobre esse sintoma no acompanhamento pós-operatório.

Embora seja relativamente comum e altamente impactante para quem a possui, a maioria dos profissionais se sente desconfortável com esse diagnóstico e seu tratamento, muitas vezes atribuindo sua origem a causas psicogênicas. Portanto, a vulvodínia é comumente subdiagnosticada e subtratada, e com isso pode ocasionar sofrimento intenso nas pacientes. A vulvodínia foi caracterizada e formalmente reconhecida apenas em 2015, em uma força-tarefa da Sociedade Internacional para o Estudo das doenças vulvares (ISSVD); da Sociedade Internacional para o Estudo da Saúde Sexual da Mulher (ISSWSH); e da Sociedade Internacional Dor Pélvica (IPPS), e por isso há poucos estudos com nível 1 de evidência (RCT e metanálises) na literatura sobre esse tema[1-3].

A vulvodínia é definida como desconforto vaginal, que permanece mais do que 3 meses e que ocorre na ausência de anormalidades clínicas que a justifiquem, sendo, geralmente, caracterizada como percepções de queimação, brasa, irritação, estocada, facada, laceração, pulsação, dolorimento, estando a dispareunia quase sempre presente. O prurido costuma ser ausente ou leve, não gerando desejo de coçar ou esfregar. Ocasionalmente a vulvodínia atípica pode ser apresentada como prurido crônico. Com frequência, são concomitantes: constipação, disúria, urgência e incontinência urinárias.

A vulvodínia pode ser localizada (mais frequente na região do vestíbulo – vestibulodínia – do que na região do clitóris – clitorodínia) ou generalizada. É comum a sobreposição entre os dois tipos, sugerindo que esses padrões não representam diferentes processos, mas, ao contrário, existem em um espectro, e há quem acredite que uma vulvodínia localizada possa evoluir para generalizada[1].

Em 2019, as mesmas sociedades científicas revisitaram as definições estabelecidas e desenvolveram o consenso de terminologia e classificação da dor vulvar persistente e da vulvodínia, permitindo a diferenciação da dor vulvar (cutânea, miofascial, visceral, neuropática e/ou autonômica) em duas grandes categorias: dor vulvar causada por doença específica (inflamatória, neoplásica, traumática) e vulvodínia, conforme as Tabelas 1 a 3[3,6,10].

TABELA 1 Terminologia de consenso de 2015, classificação de dor vulvar persistente e vulvodínia (ISSVD, ISSWSH e IPPS)

Dor vulvar causada por um distúrbio específico	Vulvodínia
Infecciosa (ex.: candidíase recorrente, herpes)	Dor vulvar com pelo menos 3 meses de duração, sem causa identificável clara, que pode ter potenciais fatores associados
Inflamatória (ex.: líquen esclerosa, líquen plana, doenças imunobolhosas)	Localizada (ex.: vestibulodínia, clitorodínia) Generalizada Mista (ex.: localizada e generalizada)
Neoplásica (ex.: doença de Paget, carcinoma de células escamosas)	
Neurológica (ex.: neuralgia pós-herpética, compressão nervosa ou lesão, neuroma)	Provocada (ex: inserção, contato) Espontânea Mista (provocada e espontânea)
Trauma (ex.: corte genital feminino, obstétrico)	
Latrogênica (ex.: pós-operatório, quimioterapia, radiação)	Início (primário ou secundário)
Deficiências hormonais (ex.: síndrome geniturinária da menopausa, amenorreia lactacional)	Padrão atemporal (intermitente, persistente, constante, imediato, atrasado)

Terminologia de consenso ISSVF, ISSWSH e IPPS de 2015. Classificação de dor vulvar persistente e volvodínia, volvudínia – fatores potenciais associados.

Fatores potenciais associados à vulvodínia
Comorbidades e outras síndromes dolorosas (ex.: síndrome da bexiga dolorosa, fibromialgia, síndrome do intestino irritável, disfunção temporomandibular; nível de evidência 2)
Genética (nível de evidência 2)
Fatores hormonais (ex.: induzidos farmacologicamente; nível de evidência 2)
Inflamação (nível de evidência 2)
Musculoesquelética (ex.: hiperatividade muscular pélvica, miofascial, biomecânica; nível de evidência 2)
▪ Mecanismos neurológicos ▪ Centrais (coluna, cérebro; nível de evidência 2) ▪ Periférico: neuroproliferação (nível de evidência 2)
Fatores psicossociais (ex.: humor, interpessoal, enfrentamento, função sexual, nível de evidência 2)
Defeitos estruturais (ex.: descida perineal; nível de evidência 3)

De uma perspectiva neurobiológica, a vulvodínia é considerada uma dor disfuncional crônica, relacionada à sensibilização central, podendo ser enquadrada no grupo heterogêneo de síndromes relacionadas à dor nociplástica, como fibromialgia, síndrome da fadiga crônica, cólon irritável, síndrome dolorosa vesical/cistite intersticial, lombalgia crônica inespecífica, cefaleia crônica, desordens da articulação temporomandibular[1].

O primeiro critério diagnóstico é a apresentação de história de dor vulvar crônica, mais frequentemente em queimação ou ardência. O segundo critério é a ausência de evidências clínica, cirúrgica e laboratorial que justifiquem a dor[1].

A anamnese deve obrigatoriamente investigar:

- Características da dor, como tempo desde o início, padrão temporal, duração, localização, qualidade, fatores desencadeadores, intensidade e se a dor é primária ou secundária.
- Histórico musculoesquelético, como qualquer cirurgia, lesão ou queda (região lombar, pélvica, quadril e/ou o cóccix e o sacro).
- Histórico da função intestinal e vesical.
- Sexualidade: desejo, excitação, orgasmo, frequência, satisfação sexual, repertório sexual e sofrimento.
- Pensamentos, emoções, comportamentos e situações que acompanham a dor, em particular, comportamentos de evitação, conflito e respostas negativas do parceiro, atribuições de dor, catastrofização, hipervigilância, medo da dor, autoeficácia (ou seja, a crença na própria capacidade de alcançar um objetivo), ansiedade e depressão, os quais podem aumentar ou diminuir a dor.
- Condições e tratamentos médicos ou de saúde mental e comorbidades.
- Tentativas anteriores de tratamento e resultados.
- Se relevante, relacionamento romântico atual: brigas, áreas de conflito, incluindo potencial abuso verbal e físico, como eles lidam com a dor como casal, intimidade física emocional e não sexual.
- Trauma na infância, incluindo abuso e negligência, e qualquer experiência sexual adulta negativa.
- Questionários de autorrelato validados (por exemplo, Índice de Função Sexual Feminina [IFSF]) podem ser úteis para fazer comparações com normas clínicas ou para acompanhar o progresso do crescimento.

A história sexual da paciente deve ser registrada de maneira objetiva. Há diversas ferramentas para medir a função sexual e que podem auxiliar no diagnóstico e no tratamento da vulvodínia, algumas ainda sem tradução e validação em nossa língua[2].

TABELA 2 Medidas de avaliação

Sexualidade	Função sexual	Índice de Função Sexual Feminina (IFSF)
	Satisfação sexual	Medida Global de Satisfação Sexual (MGSS)
	Angústia sexual	Escala de Angústia Sexual Feminina (EASF)
Ajuste de relacionamento		Índice de Satisfação do Casal (ISC)
Escala de Ajuste Didático (EAD)		
Escala de Avaliação de Relacionamento (EAR)		
Qualidade de vida		MOS 36 – Formulário Resumido de Pesquisa de Saúde (SF36)
Interferência de trauma de infância		Questionário de Trauma na Infância
Resultado do tratamento		Escala de Impressão Global do Paciente (EIGP)

Com relação ao exame físico, ele deve ser realizado por profissionais habilitados, podendo ser necessária a realização de testes específicos que objetivam captar a dor "tempo-real" durante estímulo, sendo eles: teste do *swab*-algodão, vulvagesiômetro, palpação/testes para dor miofascial e teste do tampão. Em função da concomitância com desordens musculoesqueléticas e neuromusculares, essas doenças devem ser descartadas, pois necessitam de tratamento específico e impedem o diagnóstico de vulvodínia, que é de exclusão[2].

Todo tratamento deve ser multimodal e interdisciplinar, e escalonado, iniciando com opções menos invasivas e progredindo para mais invasivas quando necessário. É importante lançar mão de estratégias farmacológicas e não farmacológicas para a otimização dos resultados. Cerca de 40% das mulheres com essa síndrome clínica, mesmo após abordagem terapêutica ginecológica inicial, persistem apresentando dor crônica, o que reflete o desafio em conduzir uma paciente com essa queixa[2,3]. São fundamentais medidas relacionadas a cuidados locais, evitando agentes irritantes, excesso de lavagens (pelo efeito abrasivo) e medicações tópicas desnecessárias como antifúngicos e lubrificantes. A lidocaína creme 2% pode promover conforto, porém, concentrações mais elevadas como 5% podem causar sensação de queimação, dermatite de contato e piora do desconforto[1].

É esperado que uma parte significativa das pacientes apresente melhora com fisioterapia do assoalho pélvico/liberação miofascial, medicações para dor neuropática, biofeedback, estimuladores transcutâneos, suporte psicológico e atenção à função sexual[1]. Não há evidências robustas com relação às opções terapêuticas para o tratamento medicamentoso, portanto, ele deve ser individualizado, podendo ser tentadas medicações via oral (analgésicos comuns, antidepressivos e anticonvulsivantes) e/ou tópicas.

Relaxantes musculares orais e tópicos podem reduzir a hipertonia muscular frequentemente associada, porém a resposta é variável e seus efeitos colaterais

TABELA 3 Manejo da vulvodínia

Terapia oral
Antidepressivos tricíclicos ▪ Amitriptilina até 150 mg antes de dormir ▪ Desipramina até 150 mg antes de dormir ▪ Imipramina até 150 mg Nortriptilina até 150 mg
Anticonvulsivantes ▪ Gabapentina até 1.200 mg três vezes ao dia ▪ Pregabalina até 150 mg duas vezes ao dia ▪ Raramente usado: topiramato até 400 mg diariamente, lamotrigina, carbamazepina, fenitoína
Inibidores seletivos da recaptação de norepinefrina e serotonina ▪ Venlafaxina liberação prolongada até 150 mg ▪ Duloxetina até 60 mg/dia
Inibidores seletivos da recaptação de serotonina e outros antidepressivos
Terapia tópica
Lidocaína 2% geleia, para alívio temporário
Amitriptilina 2% creme* em base aquosa 2 a 3 vezes por dia
Amitriptilina 2%/baclofeno 2%* em base aquosa 2 a 3 vezes por dia
Pomada de lidocaína 5% aplicar no vestíbulo ao se deitar, ocluir com algodão
Capsaicina 0,05%*
Doxepina 5% creme 2 a 3 vezes ao dia
Nitroglicerina*
Gabapentina 2%-6%*
Supositórios de diazepam* 5 a 20 mg intravaginal
Estrogênio tópico aplicado ao introito duas vezes ao dia

* Esses medicamentos tópicos são compostos, e a farmácia deve ser solicitada a combiná-los em uma base calmante e não irritante.

centrais costumam limitar seu uso. O diazepam associado ou não ao baclofeno é comumente prescrito de maneira tópica. Por ocorrer modulação alostérica positiva de receptores GABA-A na medula espinhal e nos neurônios motores, apresentando farmacocinética diferente da administração oral, com menor pico de concentração sérica, tendem a exibir efeitos colaterais leves, porém são necessárias as mesmas precauções ao uso oral.

O tratamento intervencionista da dor com bloqueios de nervos periféricos permite o planejamento de uma estratégia diagnóstica e terapêutica, podendo reduzir o sintoma por período além da duração do anestésico local e do corticoide infiltrados, como uma função "*reset*" da rede neural (interrupção transitória e controlada de vias aferentes e eferentes). Esses procedimentos podem ser feitos de maneira seriada para melhor controle álgico.

Os alvos mais comuns são dos nervos pudendo, genitofemoral, ilioinguinal e cutâneo femoral posterior, o espaço peridural caudal, o plexo hipogástrico e o gânglio ímpar. Todos os procedimentos devem ser guiados por método de imagem. As soluções a ser injetadas podem conter anestésico local e corticoide, com o objetivo de anti-inflamação local. Outras estratégias disponíveis são a hidrodissecção desses nervos (com anestésico local ou neuroproloterapia com glicose 5%), neurólise por radiofrequência convencional, pulsada ou crioablação, neurólise química (fenolização ou alcoolização) de gânglio ímpar e plexo hipogástrico. Casos refratários são candidatos a teste de neuroestimulação de raízes sacrais, gânglio da raiz dorsal ou medular. Em situações de exceção específicas, o tratamento necessita ser cirúrgico, com vestibulectomia e liberação do nervo pudendo quando houver aprisionamento neural[2-5].

A infiltração de toxina botulínica é opção em pacientes que apresentem hipertonia da musculatura pélvica associada, em função da inibição pré-sináptica da liberação de acetilcolina na junção neuromuscular e na modulação das vias ascendentes sensoriais. Desse modo, ocorre redução da liberação de substância P e peptídeo relacionado ao gene da calcitonina (CGRP) no gânglio da raiz dorsal. Essa infiltração pode ser feita via transvaginal, transperineal ou transglútea, dependendo da musculatura-alvo. Ainda são necessários estudos para estabelecer doses, concentrações, volumes e número de injeções. Deve-se sempre considerar a ocorrência de eventos transitórios decorrentes da paralisia muscular provocada: disfunção esfincteriana levando a constipação, retenção urinária ou incontinência fecal ou urinária[3-5].

Estima-se que existam cerca de 25 milhões de indivíduos transgênero na população mundial, número que tende a aumentar na próxima década. Na jornada do estabelecimento da conformidade de gênero, pacientes navegam por inúmeros procedimentos, devendo o médico da dor se familiarizar com as patologias e dores a eles relacionadas (conforme tabelas e imagens que se seguem). A extirpação, a transposição e o transplante de órgãos e tecidos nessas cirurgias podem ser responsáveis por dores neuropáticas de difícil tratamento, portanto, enquanto o refinamento das técnicas cirúrgicas ocorre, a assistência aos pacientes deve se esmerar para o maior acolhimento e o mais completo cuidado[8,9].

Apesar de não haver dados na literatura quanto à dor crônica pós-operatória no acompanhamento desses pacientes, o mínimo conhecimento das técnicas cirúrgicas é importante para um melhor planejamento dos alvos de intervenção.

A sexualidade é um dos aspectos mais profundos da identidade humana, portanto a perda ou diminuição do bem-estar sexual pode afetar profundamente a paciente nos campos físico, psicológico, social e espiritual. Frequentemente, geram autocensura, culpa, vergonha, frustração e perda da autoestima. Existe grande tabu em diferentes culturas para discussões e orientações sobre o tema,

TABELA 4 Terminologia usada em referência a população transgênero

Termos	Significado
Cisgênero	Pessoa cuja identidade de gênero se alinha com o sexo atribuído no nascimento (por exemplo, uma pessoa nascida com cromossomos XY, pênis e testículos que se identifica como homem)
Terapia com hormônios para mudança de gênero	Regimes hormonais projetados para induzir características fenotípicas do gênero desejado e suprimir aquelas do sexo atribuído ao nascimento
Cirurgia de mudança de gênero	Cirurgias realizadas para alinhar a anatomia de uma pessoa com sua identidade de gênero; os termos "redesignação de gênero" e "mudança de sexo" são considerados ofensivos e não são mais usados
Diversidade de gênero (também chamada de não conformidade de gênero não binária, *queer* de gênero ou fluido de gênero)	Pessoa cuja identidade de gênero difere de seu sexo atribuído no nascimento, mas cuja identidade de gênero não pode ser confinada a uma compreensão binária de gênero homem-mulher; pode usar pronomes como eli, elu ou outros
Disforia de gênero	Angústia causada pela incongruência da identidade de gênero de uma pessoa e sexo atribuído no nascimento
Identidade de gênero	O senso interno de masculinidade ou feminilidade de um indivíduo
Sexo	Identificação como homem, mulher ou intersexo no nascimento, com base no fenótipo e/ou genética
Orientação sexual	A atração emocional e sexual de um indivíduo por outros
Transgênero	Pessoa cuja identidade de gênero difere do sexo atribuído no nascimento
Homem transgênero	Pessoa com identidade de gênero masculino que recebeu o sexo feminino no nascimento
Mulher transgênero	Pessoa com identidade de gênero feminina que recebeu o sexo masculino no nascimento
Transmasculino, transfeminino	Termos para descrever a direcionalidade da identidade de gênero ou a expressão no espectro de pessoas com diversidade de gênero

afetando negativamente e gerando grande sofrimento silencioso por longos períodos e eventualmente uma vida inteira, com isolamento e desespero, que reforçam sentimentos depreciativos[3-5].

Diante do impacto por vezes devastador da dor vulvar, é fundamental a identificação precoce de seus fatores causadores e/ou associados, abordando sempre a vulvodínia sob perspectivas neurobiológica e psicossocial para melhor orientação da paciente e de seu(ua) parceiro(a) e maior eficácia de seu tratamento.

TABELA 5 Cuidados cirúrgicos na mudança de sexo

Mulher transgênero	Homem transgênero

Cirurgia de feminização facial
▪ Feminização da testa
  ▪ Raspagem da ossatura
  ▪ Recuo do seio frontal
  ▪ Avanço da linha do cabelo
  ▪ Transplante de cabelo
  ▪ Encurtamento da testa
  ▪ Elevação da sobrancelha
▪ Rinoplastia
▪ Rejuvenescimento periorbital
▪ Ritidoplastia
▪ Aumento de bochechas
▪ Rinoplastia
▪ Feminização labial
  ▪ Aumento labial
  ▪ Encurtamento do lábio superior
▪ Genioplastia com raspagem do ângulo goníaco
▪ Depilação da cartilagem tireoide
Aumento de mama
Contorno corporal
Cirurgia genital
▪ Orquiectomia
▪ Vaginoplastia
▪ Inversão peniana (com ou sem enxerto de pele)
▪ Conduto intestinal
▪ Clitoroplastia
▪ Labioplastia
	Cirurgia de masculinização facial
	▪ Rinoplastia
	▪ Implantes goníacos
	▪ Genioplastia
	Reconstrução torácica
	▪ Mastectomia subcutânea
	▪ Lipoaspiração
	▪ Implantes peitorais
	Cirurgia genital
	▪ Histerectomia e ooforectomia
	▪ Colpectomia
	▪ Metoidioplastia
	▪ Faloplastia
	  ▪ Pênis
	    • Glandeplastia
	    • Uretroplastia
	    • Prótese erétil
	▪ Escrotoplastia
	▪ Implantes testiculares
	▪ Epítese peniana
	▪ Lifting público ou miniabdominoplastia

Indivíduos fora de conformidade com o gênero	

Quaisquer procedimentos cirúrgicos de espectro masculino ou feminino
Notavelmente:
  Cirurgia torácica
  Contorno corporal
Orquiectomia	

REFERÊNCIAS

1. Edwards L. Vulvodynia. Clin Obstet Gynecol. 2015;58 (1):143-52.
2. Goldstein A., et al. Vulvodynia: assessment and treatment. J Sexual Med. 2016;13:572-80.
3. Vogel J. Pain specialist management of sexual pain-I: foundations. Sexual Med Rev. 2023;11:3-7.
4. Vogel J. Pain specialist management of sexual pain-II: interventional. Sexual Med Rev. 2023;1-8.
5. Vogel J. Pain specialist management of sexual pain-III: neuromodulation. Sexual Med Rev. 2023;1-9.

6. Bornstein J. Descriptors of vulvodynia: a multisocietal definition consensus (International Society for the Study of Vulvovaginal Disease, the International Society for the Study of Women Sexual Health, and the International Pelvic Pain Society). J Lower Genital Tract Dis. 2019;23(2):161-3.
7. Yeung J. Anatomy of the vulva and the female sexual response. Obstet Gynecol Clin N Am. 2016;43:27-44.
8. Berli J. What surgeons need to know about gender confirmation surgery when providing care for transgender individuals – a review. JAMA Surgery. 2017;E1-E7.
9. Stowell J. Imaging findings in transgender patients after gender-affirming surgery. Radiographics. 2019;39:1368-92.
10. Torres- Cueco et al. Vulvodynia: it is time to accept new understanding from a neurobiological perspective. Int J Environ Res Public Health. 2021;18:6639, 1-17.
11. Pauls RN. Anatomia do clitóris e resposta sexual feminina. Clin Anat. 2015;28(3):377-81.
12. Mazloomdoost DM, Pauls RN. Uma revisão abrangente do clitóris e seu papel na função sexual feminina. J Sexual Med. 2015;3(4):248.

Neuralgia do pudendo

Cecília Daniele de Azevedo Nobre
Felipe Audi
Lia Pelloso
Paula Jaegger

DESTAQUE DO TEMA

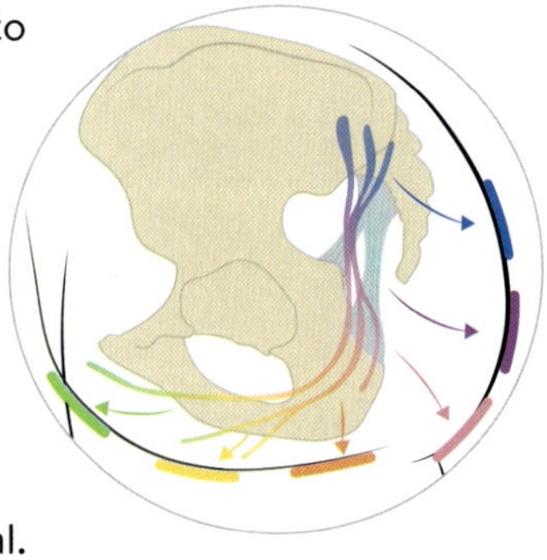

1. O nervo pudendo (NP) é um nervo misto sensitivo (50%), motor (20%) e autonômico (30%), proveniente do plexo sacral, com origem nos ramos ventrais das raízes S2, S3 e S4.
2. NP confere inervação sensitiva cutânea do períneo, da genitália externa e da mucosa do canal anal, controle motor do esfíncter anal externo, do esfíncter uretral e da musculatura perineal.

A neuralgia do NP é uma patologia do nervo periférico, geralmente de origem compressiva, com uma distribuição de sintomas variáveis, de acordo com a parte do nervo e seus ramos acometidos. O diagnóstico é essencialmente clínico e pode ser encontrado com o epônimo de Síndrome de Alcock, em referência ao túnel fibroso que contém parte do trajeto do nervo. Sua estimativa de incidência é de 1:100.000 indivíduos, com um possível quadro de subnotificação por dificuldade de diagnóstico e de sobreposição de sintomas com outras patologias.

Logo após sua formação, esse nervo de trajeto tortuoso deixa a cavidade pélvica em direção à região glútea abaixo do músculo piriforme, via incisura infrapiriforme. Segue seu curso entre os ligamentos sacroespinhoso e sacrotuberoso, adjacente à espinha isquiática, entrando novamente na pelve através do forame isquiático

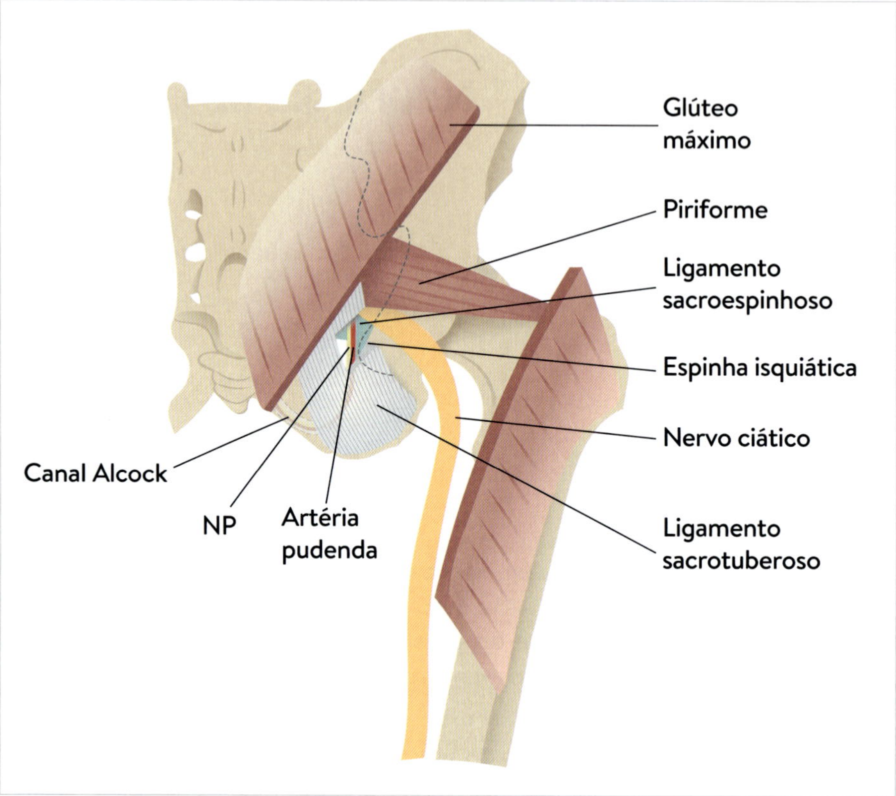

FIGURA 1 Vista posterior da pelve, mostrando o músculo piriforme e o feixe neuromuscular profundamente ligado a ele. O nervo e a artéria pudenda correm entre os ligamentos sacroespinhoso e sacrotuberoso.

menor, para continuar seu curso anteriormente através do canal de Alcock, túnel fascial formado juntamente à borda medial do músculo obturador interno.

O NP divide-se em três ramos: nervo retal inferior, ramo perineal e ramo dorsal, apresentando inúmeras variações anatômicas. Podem ocorrer contribuição das raízes de S1 (em 4% dos casos) e S5 (como exceção), por alterações de composição dos plexos lombar e sacral, o que ocasiona diferentes formações do NP, originado de maneira única ou a partir de troncos formados a partir de diferentes combinações entre raízes. Sua ocorrência como tronco único é encontrada em cerca de 30 a 96% dos pacientes, dois troncos entre 4 e 45,5% e três troncos entre 6 e 19,5%, conforme a Figura 7. Na maioria das pessoas, o nervo é assimétrico em relação a essas contribuições.

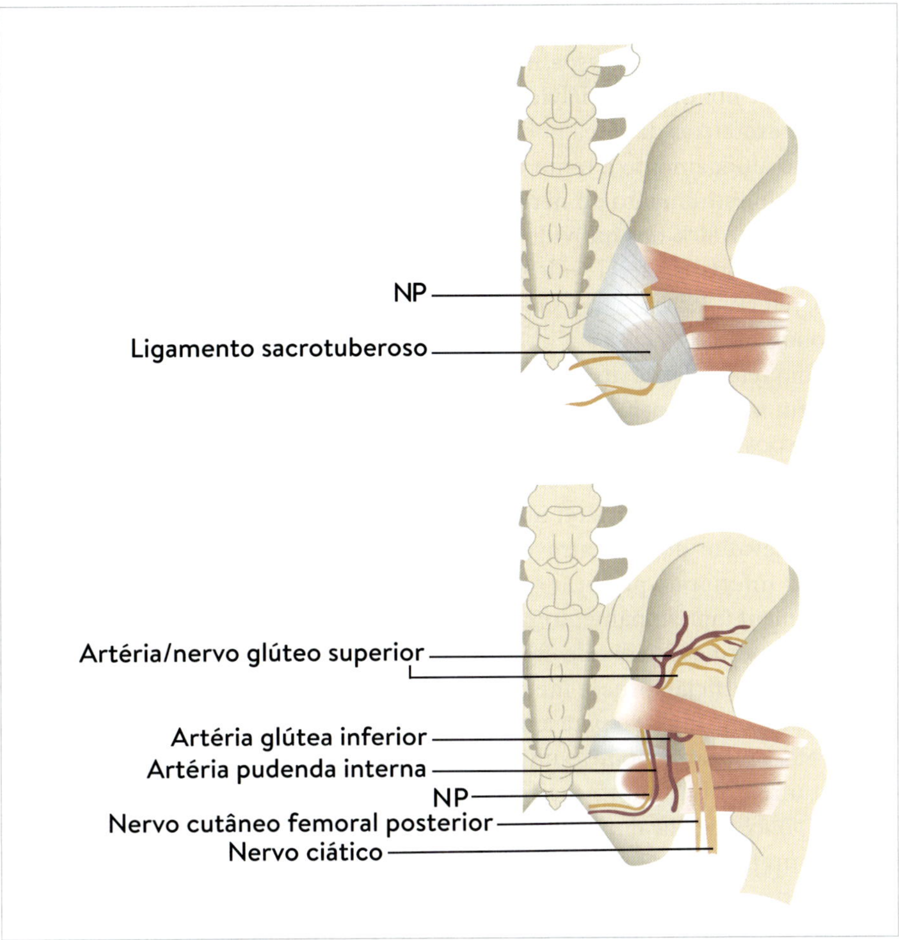

FIGURA 2 Nervo pudendo (NP) entre os ligamentos sacroespinhoso e sacrotuberoso.

Estudos cadavéricos identificaram o trajeto do nervo cruzando o ligamento sacroespinhoso em 80% dos casos, e em 15% ao cruzar a espinha isquiática[1]. Em 87 de 100 cadáveres, o ligamento sacrotuberoso demonstrou ser formado por duas partes, uma banda ligamentar e um processo membranoso falciforme, cuja ligação ao ramo isquiático pode ocorrer das seguintes formas: mais comumente, se continua com a fáscia obturatória, podendo também se continuar com a fossa isquioretal. A borda medial do processo falciforme desce e se funde com o ligamento anococcígeo lateral. A relação do NP com o ligamento sacroespinhoso é variável, sendo suscetível a aprisionamentos.

Em muitos casos, não há encarceramento verdadeiro do nervo, mas tração por fatores biomecânicos como espasmo da musculatura, espessamento dos ligamentos e presença de obliquidade pélvica. Sabe-se que flexões repetidas do quadril em esportes e exercícios de força podem causar hipertrofia da musculatura pélvica, bem como alongamento e remodelamento posterior da espinha isquiática, desencadeando estiramento do nervo sobre o ligamento sacroespinhoso[2].

Em cerca de 80% dos indivíduos, está medial à artéria pudenda, e lateral a ela em 10% dos casos; a artéria pode se localizar entre dois troncos ou mesmo cruzar o nervo, referências essas que são úteis durante o bloqueio do nervo guiado por ultrassonografia.

O ramo retal inferior atravessa o ligamento sacroespinhoso e desce a partir de sua origem na pelve para ocupar a porção inferior da fossa isquiorretal, se subdividindo posteriormente em ramos cutâneos, que conferem inervação sensitiva para o canal anal e a pele ao redor do ânus e do escroto. Ele provê a inervação motora principal do esfíncter anal externo, e ocasionalmente a inervação do músculo elevador do ânus através de um nervo retal acessório. Esse trajeto do ramo retal inferior ao perfurar o ligamento sacroespinhoso é um possível local de *entrapment* (aprisionamento/compressão)[1].

O ramo perineal se divide em sub-ramificações superficiais e profundas. O sub-ramo superficial fornece inervação sensitiva através do nervo labial/escrotal posteriores, contribuindo para a inervação do aspecto posterior do lábio maior e do escroto. Esse ramo pode se unir ao sub-ramo sensitivo do ramo retal inferior. O sub-ramo profundo provê a inervação motora dos músculos da pelve e da "bolsa" (*pouch*) perineal profunda, bem como a inervação motora voluntária do esfíncter uretral externo e dos músculos transverso do períneo, bulboesponjoso, isquiocavernoso, parte anterior do esfíncter anal externo e elevador do ânus.[1]

O nervo dorsal do pênis ou do clitóris é o ramo final do NP, suprindo tecidos eréteis do corpo cavernoso e a cruz (*crus*) do pênis e do clitóris, além da inervação sensitiva cutânea dorsal e lateral do pênis e do clitóris[1].

Distalmente aos ligamentos sacrotuberoso e sacroespinhoso, o NP retorna à pelve através do forame isquiático menor e entra no canal de Alcock, localizado medialmente ao músculo obturador interno, formado pela divisão da fáscia muscular em camada lateral e medial. A camada medial recobre o feixe vásculo-nervoso pudendo e se funde inferiormente com a fáscia do obturador. A camada lateral é contínua com a fáscia do obturador. Esse canal tem comprimento de 1,4 a 1,8 cm, localizando-se a 2,5-4,5 cm da borda inferior da tuberosidade isquiática. Ele finaliza a 2-3 cm da borda inferior da sínfise púbica.

Contrariando a descrição clássica de que os ramos do NP navegariam juntos, saindo simultâneos do canal de Alcock distalmente, em estudos cadavéricos[4] perceberam que o ramo dorsal sai 15-18 mm anterior, abaixo do ramo púbico, e apresenta curso mais alto do que o ramo perineal. Portanto, em vez de sair da pelve na base do diafragma urogenital, com curso mais alto e horizontalizado, navega separadamente do ramo perineal, no aspecto mais superior do canal de Alcock, finalizando seu trajeto tipicamente 12 mm lateral à sínfise púbica, no espaço parasinfiseal, enfim, atingindo o sulco do nervo dorsal do pênis/clitóris.[1] Existem múltiplos sítios potenciais de constricção do nervo e de seus ramos ao longo de sua trajetória. Isso explica as diferentes apresentações clínicas de acordo com cada ramo afetado.

A neuralgia do pudendo é causa de dor perineal geralmente unilateral resultante do efeito compressivo sobre o nervo (ou seus ramos isoladamente) em qualquer ponto de seu curso. Pode ser revelada história de trauma local ou lesão ocupacional, sendo a compressão do pudendo comparada à síndrome do túnel do carpo em que ocorre efeito compressivo do nervo mediano. A possibilidade de lesão repetitiva do nervo deve ser sempre investigada, e sintomas relacionados à neuralgia do pudendo são descritos em cerca de 22% dos ciclistas que participam de provas de longa distância.

Os pacientes tipicamente referem dor na região perineal que pode incluir clitóris, pênis, vulva e área perianal, acompanhada de sensação de corpo estranho na vagina ou no reto. Sentar-se em uma superfície plana pode exacerbar a dor, pois há transferência de pressão de partes moles para o NP – ao contrário, pode ocorrer atenuação nas condições de alívio de pressão, como levantar-se ou sentar-se em assento de toilet (por exemplo: assento vazado no meio ou almofada em formato circular). Em sua forma de apresentação autonômica, podem ser referidos sintomas como sensações anormais relacionadas à temperatura, constipação, trânsito intestinal desconfortável ou doloroso, disfunção miccional, sensação de queimação ao urinar, dispareunia, disfunção sexual (incluindo excitação dolorosa, diminuição de sensibilidade ou impotência). A diabetes, por efeito direto, torna os nervos mais sensíveis a danos, e a presença dessa patologia é um fator de risco.

TABELA 1 Localização primária da dor e trajeto nervoso correspondente[8]

Localização primária da dor	Nervos/raízes correspondentes
Genital – escroto, pênis, vulva	Nervo genitofemoral, nervo pudendo, raízes S3-S4
Anal/perianal	Nervo pudendo, raízes S2-S3
Perineal	Nervo pudendo, raízes S2-S3/S4
Coccígea	Raízes S2-S3/S4
Lombar baixa	Raízes L5-S1/S2
Glútea	Raízes S2-S3
Ciática	Raízes S1-S2

Esses quadros são caracterizados por dor e disfunção nos dermátomos e miótomos das raízes sacrais/nervos acometidos, muitas vezes em território além do próprio NP, causando sintomas neuropáticos em membro inferior e glúteos.

Nem sempre a causa da neuralgia do pudendo está clara, tornando-se diagnóstico de exclusão essencialmente clínico, pois não há sinais e sintomas patognomônicos, ainda que haja dor à aplicação de pressão na espinha isquiática (exame bimanual) ou no ramo púbico inferior. Pode ocorrer piora do quadro com rotações interna ou externa passivas e adução e abdução contrarresistência com quadril fletido a 90°, necessitando de avaliação musculoesquelética adjacente correlacionada (articulações sacroilíacas, músculo piriforme, bursa trocantérica e cóccix). É frequente que o paciente se apresente após múltiplas consultas a diferentes especialistas sem distúrbio orgânico identificado, sucessivas avaliações urológicas, ginecológicas e gastrointestinais normais e falha no tratamento medicamentoso.[2]

Para o auxílio diagnóstico e padronização, foram propostos os critérios de Nantes, classificados em essenciais, complementares e de exclusão. São critérios essenciais para diagnóstico: dor no território anatômico do NP, sintomas que pioram ao se sentar, a dor não acorda o paciente, ele não apresenta perda sensorial objetiva, bloqueio anestésico positivo[1].

Em geral, considera-se resposta positiva ao bloqueio mesmo quando a duração dele se relaciona à meia-vida do anestésico. Em uma neuropatia por "*entrapment*" a duração do alívio pode ser maior por conta do efeito mecânico de liberação do aprisionamento pela solução injetada, a partir da identificação da localização da compressão. Uma resposta negativa ao bloqueio não descarta o diagnóstico, pois o comprometimento pode estar localizado acima do nível performado. A localização da área de compressão é crucial para o planejamento das intervenções possíveis, seja por infiltrações repetidas, por procedimentos neurolíticos ou por descompressão cirúrgica.

Os pontos mais propensos à compressão nervosa são os túneis fibrosos por onde mergulham, os locais de ramificações nervosas (que ocorrem em ângulos agudos), locais onde os nervos estão relativamente fixos após segmentos móveis e áreas de possível atrito. Em seu trajeto entre a origem e a área final de inervação, o NP encontra todos esses ambientes desafiadores. O primeiro local é quando ele passa abaixo do músculo piriforme (17%). O segundo ponto frequente é junto à espinha isquiática (11%), na qual pode ser comprimido entre os ligamentos sacroespinhoso (58%) e sacrotuberoso (69%). Pode ocorrer compressão no nível do processo falciforme (42%), pela fáscia do obturador ao nível do canal de Alcock (48%) e na emergência do canal em direção à pelve. Os ramos isoladamente podem ser comprimidos na região do períneo. Também é possível a compressão do ramo dorsal do clitóris/pênis na borda inferior do púbis. Quando investigados os pontos de compressão, é comum serem encontrados mais que um ponto concomitante.

TABELA 2 Critérios diagnósticos para neuralgia pudenda por compressão do nervo pudendo (NP) (critério de Nantes)[13]

Critérios essenciais para o diagnóstico do pudendo
Dor na região do NP: do ânus ao pênis ou clitóris
A dor é predominantemente sentida enquanto está sentado
A dor não acorda o paciente durante a noite
Dor sem comprometimento sensorial objetivo
Dor aliviada pelo bloqueio diagnóstico do NP
Critérios complementares de diagnóstico
Queimação, tiro, dor aguda, dormência
Alodinia ou hiperpatia
Sensação de corpo estranho retal ou vaginal (simpatalgia)
Piora da dor durante o dia
Dor predominantemente unilateral
Dor desencadeada pela defecação
Presença de sensibilidade intensa à palpação da espinha isquiática
Achados de neurofisiopatologia clínica em homens ou mulheres nulíparas
Critérios de exclusão
Dor exclusivamente coccígea, glútea, púbica ou hipogástrica
Prurido
Dor paroxística exclusiva
Anormalidades de imagem capazes de explicar a dor
Sinais associados sem excluir o diagnóstico
Dor na nádega ao se sentar
Dor ciática
Dor na face medial da coxa
Dor suprapúbica
Frequência urinária e/ou com a bexiga cheia
Dor que ocorre após a ejaculação
Dispareunia e/ou dor após relação sexual
Disfunção erétil
Neurofisiologia clínica normal

Aproveitando-se dos conhecimentos anatômicos de seu trajeto, o bloqueio do NP pode ser utilizado para controle de dor, bem como para conferir analgesia e anestesia cirúrgica a procedimentos pélvicos envolvendo estruturas por ele inervadas. São indicados em procedimentos cirúrgicos como hemorroidectomia, prótese peniana, correção de hipospádia, circuncisão, biópsia prostática, braquiterapia para câncer de próstata, colocação de fita suburetral, colpoperineoplastia, cirurgia de reconstrução pélvica transvaginal e procedimentos obstétricos: episiotomia, falha no componente sacral da analgesia peridural, reparo de lacerações perineais, cerclagem[1].

O bloqueio pode ser feito com base na anatomia palpatória, guiado por fluoroscopia ou ultrassonografia. Com base em referências anatômicas, é possível acessar o NP de maneira transvaginal ou transperineal, com o paciente em posição de litotomia. É realizada a palpação da espinha isquiática, introduzida a agulha até a sensação de uma estrutura ligamentar firme 1 cm medial e posterior à espinha (ligamento sacroespinhoso). Após infiltrar o ligamento e transpassá-lo, há uma sensação de perda de resistência. A ponta da agulha deve estar localizada próxima ao nervo e aos vasos pudendos. Deve-se ter cuidado com infiltração intravascular da solução.

Para melhor acurácia, os métodos de imagem são preferidos para localizar a área anatômica, possíveis vasos e dispersão das soluções. Na técnica de infiltração guiada por fluoroscopia, o paciente fica em posição prona, e o arco em C é posicionado a nível da articulação coxofemoral, com angulação cefálica/caudal variável para expor a pelve menor, e oblíquo ipsilateral para visualização da espinha isquiática. É realizado agulhamento para tocar a ponta da espinha isquiática, e pode ser utilizado contraste para a localização de vasos pudendos e evitar injeção intravascular.

Abordaremos neste capítulo a técnica padrão-ouro: procedimento guiado por ultrassom, em que ocorre precisão e acurácia na visualização dos tecidos, da progressão da agulha e do volume injetado em torno das estruturas desejadas. O alvo no nível da espinha isquiática é o plano interligamentar, definido como ponto de referência por partes moles e não ósseas. Caso necessário, é possível seguir o trajeto do nervo e realizar infiltração em outros pontos de compressão.

O paciente é posicionado em decúbito ventral, sendo utilizado o probe de baixa frequência (2-5 MHz). O transdutor é colocado sobre o ílio, ao nível da espinha ilíaca posterossuperior. O ílio aparece como uma linha hiperecoica, descendo lateralmente, visualizam-se os músculos glúteos máximo, médio e mínimo lateralmente. Ao realizar escaneamento em direção caudal, ao nível da incisura isquiática maior, a linha do ílio começa a regredir do aspecto medial da tela, e o aspecto lateral da linha se torna uma linha hiperecoica curva (ísquio), revelando o aspecto posterior do acetábulo. Nesse ponto, duas camadas musculares são identificadas: glúteo máximo e músculo piriforme. Mantendo o probe no eixo do piriforme e movendo-o em direção caudal, com uma pressão sobre o eixo longo do probe em direção medial "*heel-toe movement*", a espinha isquiática revela um ísquio mais reto, longo e estreito, o piriforme desaparece e medialmente ao ísquio surge uma estrutura hiperecoica, o ligamento sacroespinhoso, identificando-se a artéria pudenda, o NP e o nervo isquiático (este usualmente lateral à artéria pudenda, sendo acompanhado superiormente pela artéria glútea inferior). O alinhamento perfeito entre probe e agulha ao nível da espinha isquiática e o uso do *color Doppler* para confirmação das artérias são fundamentais para o sucesso do bloqueio, conforme orientações nas Figuras 3 a 6[3,5].

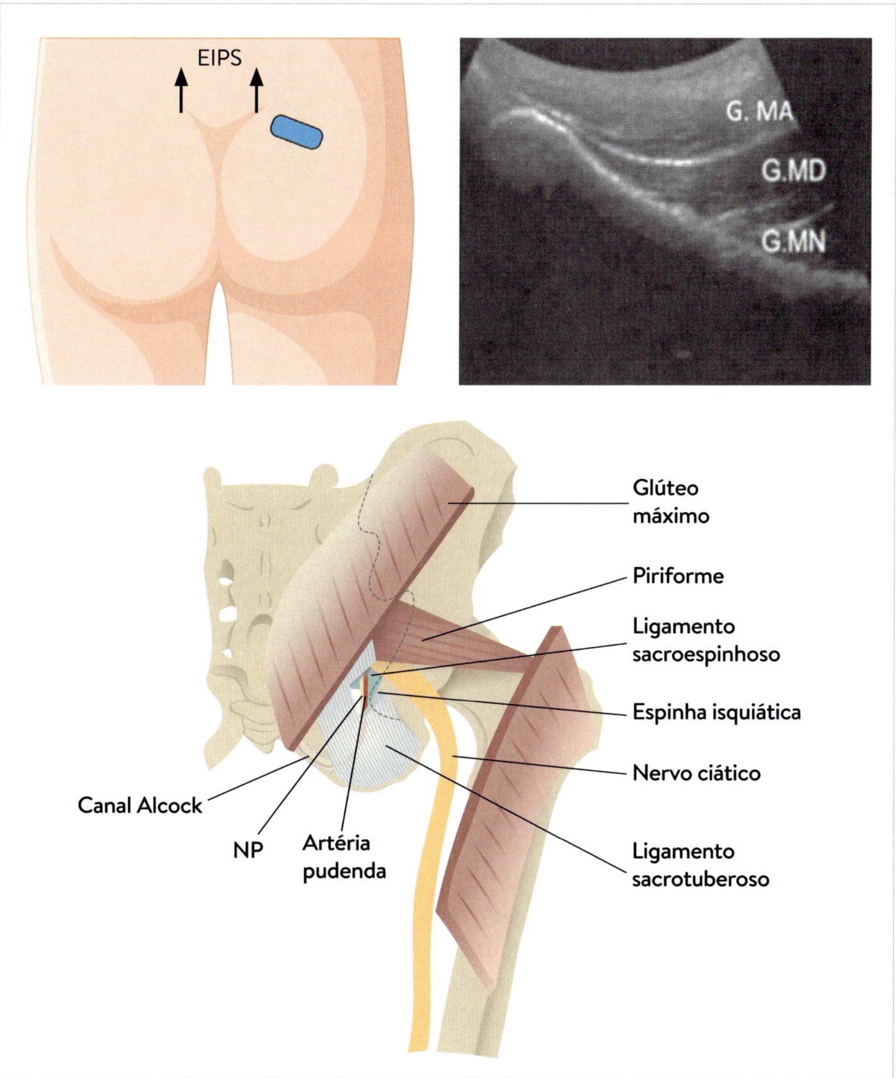

FIGURA 3 Posição da sonda de ultrassom sobre a crista ilíaca, anatomia e sonoanatomia pertinentes.

EIPS: espinha ilíaca posterossuperior; flechas: covinha de vênus aproximando-se da posição de EIPS; G. MA: glúteo máximo; G. MD: glúteo médio; G MN: glúteo mínimo.

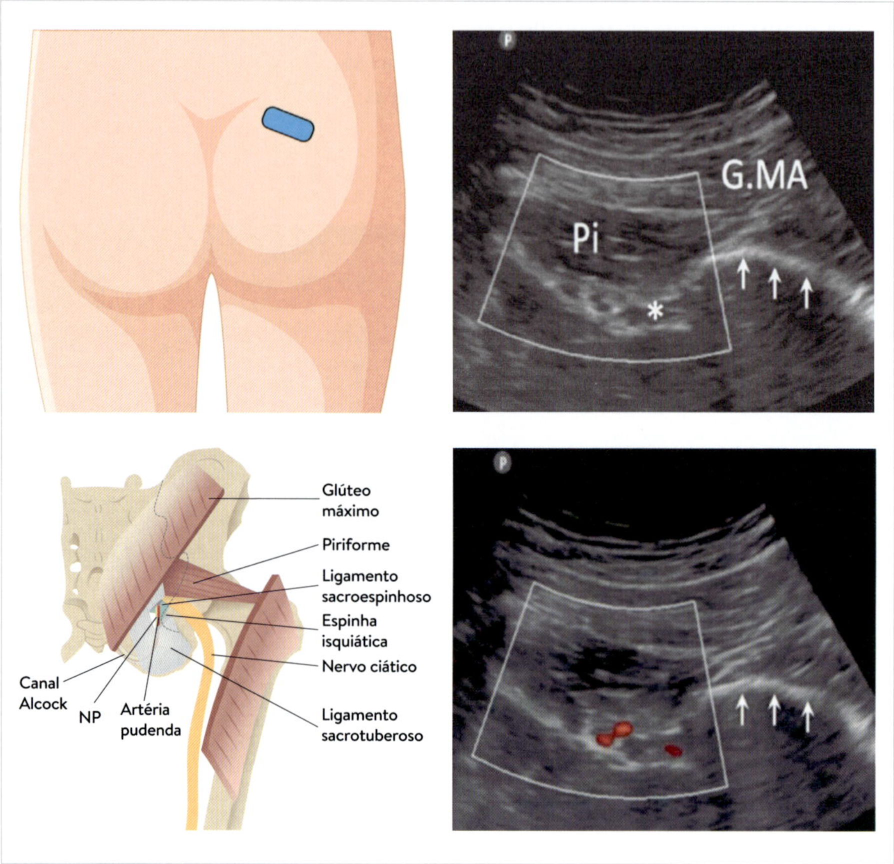

FIGURA 4 Posição da sonda de ultrassom sobre a incisura isquiática maior, anatomia e sonoanatomia pertinentes.

G. MA: glúteo máximo; Pi: piriforme; o nervo ciático; ramo da artéria glútea inferior, Doppler colorido vermelho; o ísquio é indicado por setas.

Uma revisão sistemática recente a respeito da intervenção para neuralgia do pudendo refratária aos tratamentos medicamentoso e fisioterápico refere resposta positiva imediata traduzida por redução da intensidade da dor em 77 a 82% dos pacientes abordados, porém perda da eficácia progressivamente, com melhora sustentada em 62% 3 meses após o bloqueio, e 6,8 a 12,2% um ano após o procedimento. Não foi avaliada funcionalidade. Há apenas um estudo controlado randomizado avaliando desfecho após 3 meses da intervenção no NP ao nível de ligamento sacroespinhoso e ao nível do canal de Alcock, comparando lidocaína isolada, lidocaína associada a corticosteroide e lidocaína com corticosteroide

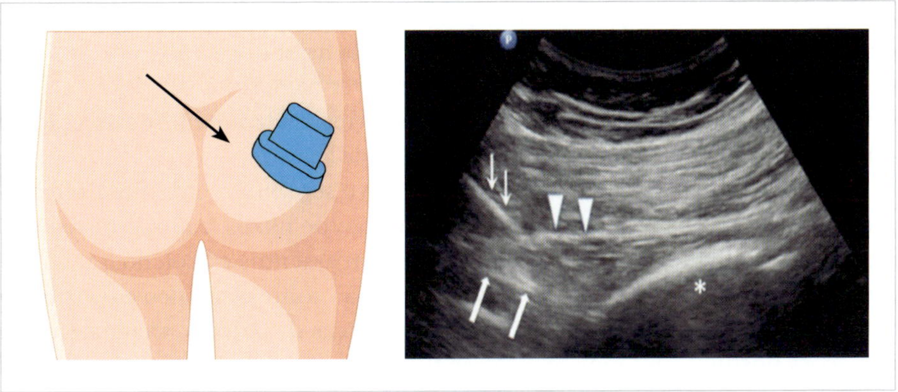

FIGURA 5 Inserção da agulha no plano intraligamentar.

Setas brancas de linha: agulha; setas brancas maiores: ligamento sacroespinhoso; pontas de seta: ligamento sacrotuberoso; *: ísquio.

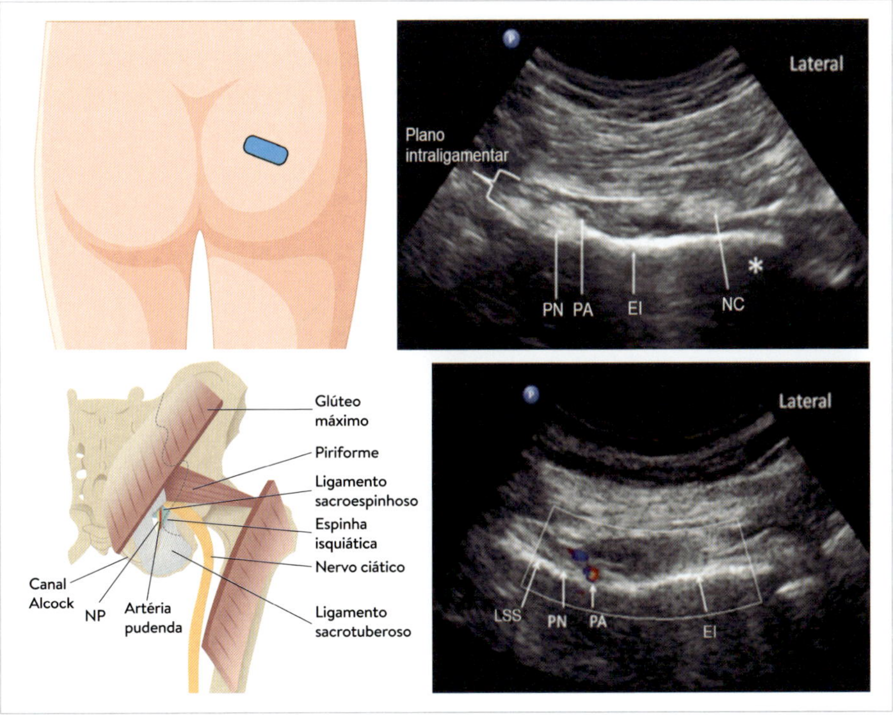

FIGURA 6 Posição da sonda de ultrassom na espinha isquiática (EI) e anatomia e sonoanatomia pertinentes.

NC: nervo ciático; PA e PN: artéria pudendo e NP; LSS: ligamento sacroespinhoso; *: sombra anecoica projetada pelo ísquio.

associada à hidrodissecção com salina, demonstrando não haver benefício com o uso de corticosteroide nem com a realização da hidrodissecção.

A Figura 7 mostra áreas onde o NP pode sofrer compressão/aprisionamento, traduzindo-se em alvos para sua liberação, a ser realizada por hidrodissecção ou estratégia cirúrgica, dependendo da facilidade de acesso[4].

O tratamento da neuralgia de pudendo deve ser sempre multidisciplinar e escalonado. Medidas conservadoras de proteção de novos traumas devem ser sempre estimuladas. Entre elas, o cuidado com assentos e acolchoamento de superfícies. Essa medida permite aliviar a pressão sobre o períneo e distribui o peso sobre as tuberosidades isquiáticas. Mudanças de hábitos, treinamentos e correções posturais em movimentos de flexão do quadril, corridas e atividades esportivas podem ser necessários. Aproximadamente 20% dos pacientes podem ter melhora com essas adaptações. Como intervenção medicamentosa os analgésicos comuns, gabapentinoides e/ou antidepressivos tricíclicos e inibidores de recaptação de serotonina/noradrenalina devem ser utilizados no controle do fenômeno neuropático. A grande maioria dos pacientes acaba utilizando mais de uma medicação, e a escolha entre combinações deve considerar outros critérios como comorbidades, idade, efeitos colaterais toleráveis e intoleráveis a cada paciente. Diferente de algumas síndromes dolorosas neuropáticas, não existe uma medicação padrão de escolha.

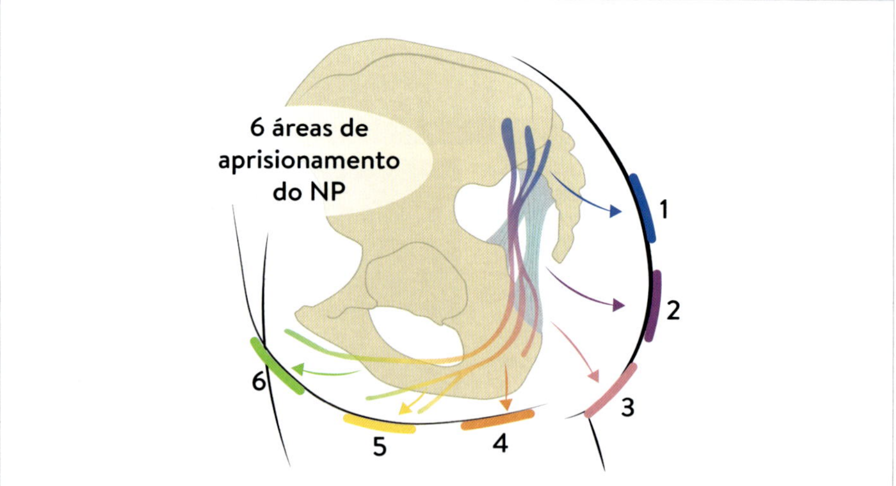

FIGURA 7 Zona 1, na pelve; Zona 2, no intervalo entre os ligamentos sacroespinhoso e sacrotuberoso; Zona 3, na estrada do canal Alcock; Zona 4, no canal Alcock; Zona 5, no canal do ramo púbico inferior; Zona 6, na via extrapélvica próximo à sínfise pública.

As estratégias de técnicas intervencionistas disponíveis são:

- Bloqueios seriados, com intervalos programados.
- Radiofrequência pulsada.
- Bloqueios neurolíticos com a infiltração de fenol, sobretudo quando há espasticidade associada.
- Crioneuroablação.

Existe uma lacuna de estudos e evidências para que se oriente entre uma técnica em detrimento de outra. Portanto, a escolha entre esses tratamentos deve se pautar na disponibilidade, nos possíveis efeitos colaterais e nas expectativas do paciente.

Para casos refratários, terapias de neuromodulação com sistemas de estimulação são possíveis. A fim de se obter uma área de cobertura adequada com sistemas de estimulação medular, é necessário que ela esteja sobre o cone medular, caracterizando-se uma área tecnicamente desafiadora para se obter bons resultados. Existe a opção de estimulação direta do gânglio da raiz dorsal (GRD) das raízes sacrais, com resultados mais satisfatórios.

Uma parcela dos pacientes acometidos é encaminhada para descompressão cirúrgica do nervo, com a proposta de alívio dos sintomas. Existem basicamente duas vias de acesso ao NP, as técnicas tradicionais (abertas) transperineal, transglútea e transisquiorretal, e novas técnicas minimamente invasivas laparoscópicas.

De acordo com estudiosos, os pontos de encarceramento nervosos intrapélvicos mais comuns ocorrem nas porções proximais das raízes S2, S3 e S4, em 35% dos casos; no ciático e no tronco lombossacral em 25%; no NP proximal e no ciático medial em 15%; em S1 e S2 em 12%; no NP no canal de Alcock em 8%; e no nervo obturador em 2%. Dentre as principais etiologias estão os conflitos neurovasculares (38,3%), endometriose (36,7%), fibroses (10%), compressões musculares por banda anômala do músculo piriforme, tumores neurais e associação destas[5].

O desenvolvimento da neuronavegação laparoscópica (técnica LANN), descrita por Possover em 2004, permite uma abordagem minimamente invasiva e sistemática de dissecção e exposição e descompressão dessas raízes nervosas intrapélvicas retroperitoneais que, por sua localização, só podem ser exploradas com boa iluminação e magnificação através da videolaparoscopia[9].

A abordagem do nervo ciático e do NP é feita pela via transperitoneal e lombossacral, por uma abertura ampla do espaço retroperitoneal lateralmente à artéria ilíaca externa, atingindo o espaço lombossacral inferiormente, até o encontro do tronco lombossacral. Seguindo essa estrutura distalmente, o nervo ciático será identificado antes de adentrar o forame isquiático maior. Através da dissecção delicada do tecido gorduroso e dos linfonodos cobrindo o nervo, o ligamento sacroespinhoso é exposto com a porção caudal do nervo ciático. No forame isquiático menor, o NP é identificado imediatamente antes de se tornar extrapélvico[8].

As raízes sacrais são acessadas por incisão em peritônio pararretal, medialmente ao ureter, seguindo a dissecção do espaço avascular pararretal distalmente, até o cóccix. A dissecção é prolongada medialmente até a fáscia hipogástrica. As raízes sacrais de S1 a S4 são expostas individualmente, através de uma dissecção delicada[4]. Essa técnica levou a uma melhor compreensão das neuropatias por encarceramento e outras causas de disfunção de nervos intrapélvicos[10].

No acompanhamento pós-operatório desses pacientes, cerca de metade deles apresentaram neuralgia pós-descompressão, com duração média de seis meses, enquanto aproximadamente 25% dos pacientes experimentaram déficit motor pós-descompressão, com duração média de 3 meses. São manifestações esperadas que, por terem duração prolongada, podem ser interpretadas erroneamente como lesões permanentes, levando à insegurança e a dúvidas em relação ao sucesso do tratamento[5].

A taxa de complicações cirúrgicas foi de 20%, incluindo lesões por transecção de nervo a sintomas vesicais como alteração de sensibilidade ou retenção urinária. Dessa taxa, 16,7% não se relacionaram ao desencarceramento em si. Isso deve ser intensamente discutido com o paciente para seu consentimento no pré-operatório[5].

O tratamento cirúrgico de encarceramentos nervosos intrapélvicos por técnica de neuronavegação laparoscópica tem se mostrado, portanto, uma possibilidade com boas taxas de sucesso a ser considerada no tratamento de pacientes com dor ciática e neuralgia do pudendo refratárias. No entanto, um dos maiores desafios do quadro é sua identificação clínica, visto não ser uma condição tão bem conhecida ou familiar como as compressões de NP de canal de Alcock ou interligamentares.

Tomar conhecimento da importância clínica dessa patologia, de sua incidência e sua distribuição é fundamental para que se considere o tratamento adequado, por equipes treinadas, e para que se tenha um resultado satisfatório no tratamento da dor, reduzindo sofrimento e morbidade dos pacientes, que confiam no treinamento seus médicos assistentes.

REFERÊNCIAS

1. Bellingham G, Peng P. Pudendal nerve blockade. Regional nerve blocks in anesthesia and pain therapy. 3rd ed. Springer; 2022. p. 519-529.
2. Yoon S., Hoyos J, Márquez-Arabia W, Martin H. Pudendal nerve neuralgia/entrapment. Posterior hip disorders-clinical evaluation and management. Springer. 2019;189-96.
3. Bellingham G, Peng P. Pudendal and inferior cluneal nerve. Ultrasound for interventional pain management. Springer. 2020;109-18.
4. Furtmuller G, McKenna C, Ebmer J, Dellon A. Pudendal nerve 3-dimensional illustration gives insight into surgical approaches. Ann Plastic Surg. 2014;73(6):670-78.

5. Lemos N., et al. Laparoscopic approach to refractory extraspinal sciatic and pudendal pain caused by intrapelvic nerve entrapments. Scientific Reports. 2021;11:10820.
6. Gray H, Lewis WH. Anatomy of the human body 1918. 20th ed. Philadelphia: Lea & Febiger; 1918. 1396 p.
7. Lemos N., et al. Recognition and treatment of endometriosis involving the sacral nerve roots. Int Urogynecol J. 2016;27(1):147-50.
8. Possover M. International School of Neuropelveology: Clinical Neuropelveology. Disponível em: https://www.possover.com/en/elearning/neuropelveology
9. Possover M, Rhiem K, Chiantera V. The "Laparoscopic Neuro-Navigation"— LANN: from a functional cartography of the pelvic autonomous neurosystem to a new feld of laparoscopic surgery. Minim Invasive Ter Allied Technol. 2004;13(5):362-7.
10. Possover M, et al. Neuropelveology: new groundbreaking discipline in medicine. J Minim Invasive Gynecol. 2015;22(7):1140-1.
11. Possover M. Laparoscopic management of endopelvic etiologies of pudendal pain in 134 consecutive patients. J Urol. 2009;181(4):1732-6.
12. Possover M, Schneider T, Henle KP. Laparoscopic therapy for endometriosis and vascular entrapment of sacral plexus. Fertil Steril. 2011;95(2):756-8.
13. Labat J-J, Riant T, Robert R, Amarenco G, Lefaucheur J-P, Rigaud J. Critérios diagnósticos para neuralgia do pudendo por compress ão do nervo pudendo (critérios de Nantes). Neurourol Urodyn. 2008;27:306-10.

SEÇÃO IX

Miscelânea

35

Herpes-zóster e neuralgia pós-herpética

Cecília Daniele de Azevedo Nobre
Felipe Audi
Lia Pelloso
Paula Jaegger

DESTAQUE DO TEMA

1. A infeção pelo vírus varicela-zóster (VZV) é uma condição endêmica.
2. Após uma primeira viremia, o patógeno tende a ficar latente em alguns tecidos, e em situações de comprometimento da imunidade celular pode ocorrer a segunda manifestação menos disseminada: o herpes-zóster (HZ).
3. A neuralgia pós-herpética (NPH) é uma condição dolorosa crônica, que surge como sequela após a reativação do VZV na forma de HZ.

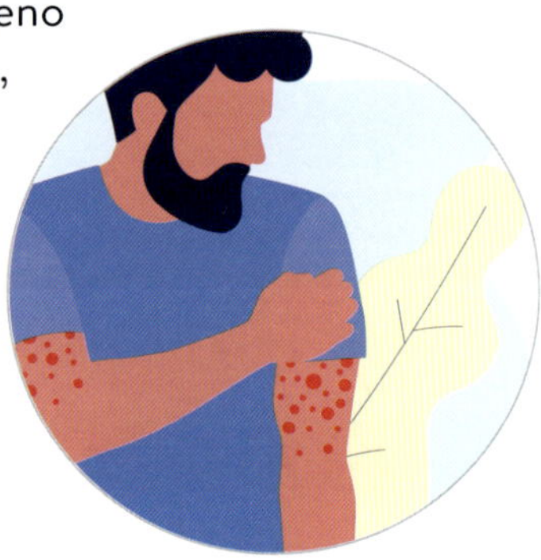

INTRODUÇÃO

Frequentemente, o paciente é encaminhado ao especialista em dor meses ou anos após o estabelecimento da neuralgia pós-herpética (NPH), dificultando o manejo adequado da dor e o tratamento do estado neuroinflamatório. Pouco tempo atrás, foram estabelecidos fatores de risco e opções de tratamento para as fases iniciais do quadro, na tentativa de prevenir a NPH. Abordaremos neste capítulo as opções atuais para o tratamento das fases aguda e crônica dessa doença tão temida, as tendências de novos tratamentos disponíveis e opções de prevenção já existentes.

FISIOPATOLOGIA

O VZV ou herpes vírus humano-3 (HHV-3) é um alfa-herpesvírus neurotrópico humano com predileção pelo sistema nervoso sensitivo, sendo responsável por duas apresentações clínicas que traduzem diferentes fases da mesma doença: a varicela (primo-infecção) e o HZ ("cobreiro"), que é a reativação após evasão da imunidade celular. Entre ambas, há um período indeterminado de latência clínica com atividade imunológica persistente, já o vírus tipicamente se aloja por décadas em estrutura ganglionar craniana, somática ou autonômica. O HZ se apresenta em função de imunossenescência ou de imunossupressão (doenças oncológicas e autoimunes, estresse e medicamentos como corticosteroides e quimioterápicos).

Suas bases fisiopatológicas inflamatórias e elétricas estão interligadas, traduzindo um estado neuroinflamatório crônico em que as células gliais ocupam posição de destaque.

HZ pode ser definido como uma doença neurodermatológica, apresentando-se inicialmente como *rash* maculovesicular doloroso (a erupção cutânea pode estar ausente em 10-20% dos casos, condição conhecida como *zoster sine herpete,* o que

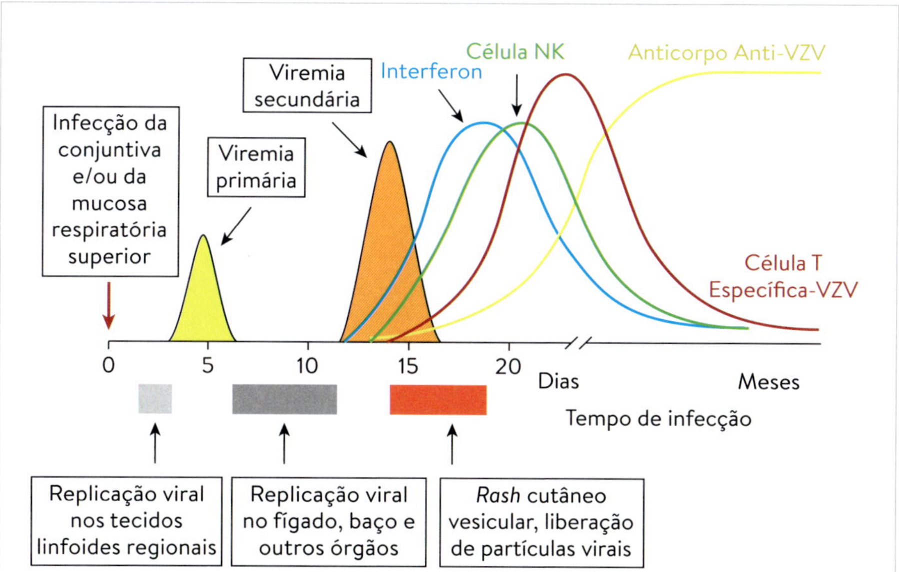

Representação esquemática do ciclo de vida do VZV.
Anticorpo, interferon, NK *natural killer*, vírus varicela-zóster (VZV)

FIGURA 1 Ciclo de vida do vírus varicela-zóster (VZV).

Fonte: adaptada de Hope-Simpson, 1965.

dificulta, mas não impossibilita, o diagnóstico), geralmente unilateral, dermatomérico, anunciado por sintomas prodrômicos (dor, prurido, parestesia, mal-estar, sintomas gripais). O conteúdo das vesículas na fase de HZ é contagioso, apesar de possuírem cerca de um terço da infectividade em comparação ao da infecção primária (varicela), mantendo essa capacidade até que se formem crostas.

A dor tem característica neuropática, comumente descrita como queimação, facada, fisgada, pontada, choque, estando associada ou não a alterações de sensibilidade térmica e mecânica do dermátomo acometido, além de sensação de prurido. Quanto à temporalidade, pode ser constante e/ou paroxística. Isso reflete que há, desde o início do quadro, um acometimento neural direto na fisiopatologia dessa doença, independentemente da manifestação cutânea, com possibilidade de sensibilização central e periférica como fator de perpetuação da síndrome dolorosa.

Há várias formas de apresentação da doença, com sintomas positivos (prurido, hiperestesia, hiperpatia, alodinia térmica e alodinia mecânica), negativos (anestesia e hipoestesia) e diferentes combinações entre eles, sendo atribuído

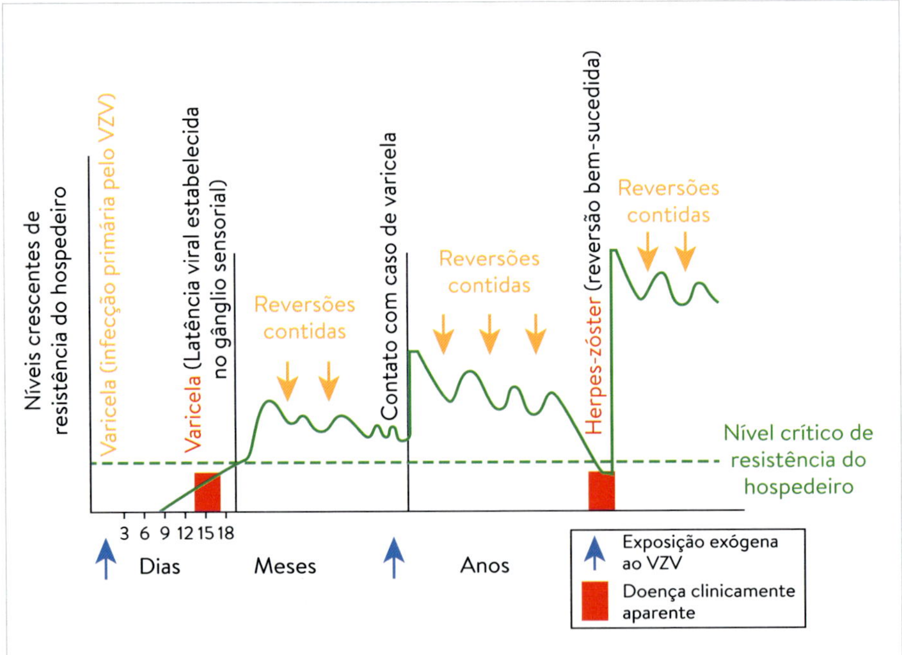

FIGURA 2 Patogênese do herpes-zóster sugerindo que a cada exposição e estímulo a resistência do hospedeiro aumenta, mas em períodos de queda há a manifestação clínica da doença.

VZV: vírus varicela-zóster.

pior prognóstico à associação entre sintomas negativos e alodinia mecânica, por vezes em área de extensão maior do que o *rash* prévio. Entre os fenótipos possíveis, a associação de diminuição da sensibilidade vibratória (hipopalestesia) nas extremidades com a alodinia mecânica contralateral ao dermátomo acometido em um quadro agudo é relacionada ao desenvolvimento de NPH. A alodinia mecânica em segmentos além do acometido pelo quadro cutâneo (e às vezes encontrada em locais distantes) permite inferir acometimento de fibras grossas a nível medular, com desaferentação e início da sensibilização central. Nesses, a sensibilidade térmica pode estar preservada. O risco de desenvolvimento de NPH aumenta proporcionalmente com a neuroinflamação e o dano neural subjacente ao quadro de HZ, e esses pacientes merecem um tratamento individualizado e otimizado na tentativa de prevenir essa complicação.

A apresentação mais frequente ocorre nos dermátomos torácicos, cervicais e trigeminais (sobretudo correspondendo a V1 – ramo oftálmico do nervo trigêmeo). Sua prevalência depende da idade, sendo encontrada em 20% dos indivíduos acima de 60 anos, estimando-se que cerca de 50% da população acima de 85 anos apresentará HZ em algum momento de sua vida.

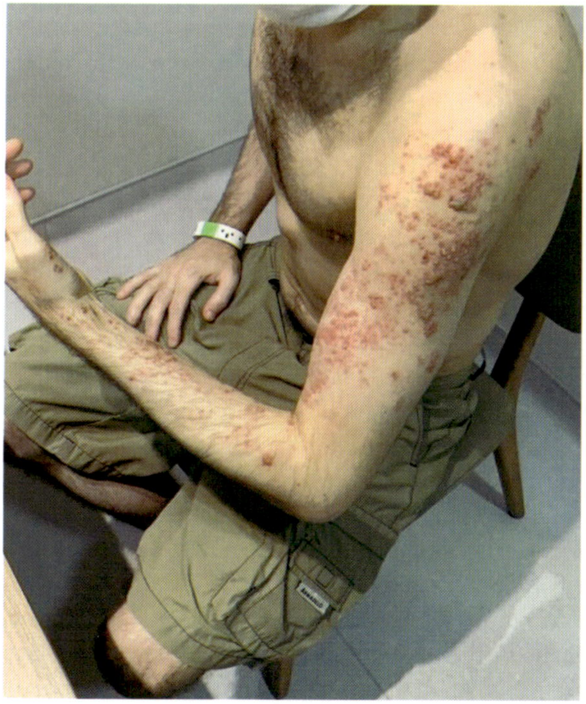

FIGURA 3 Herpes-zóster em dermátomos cervicais.

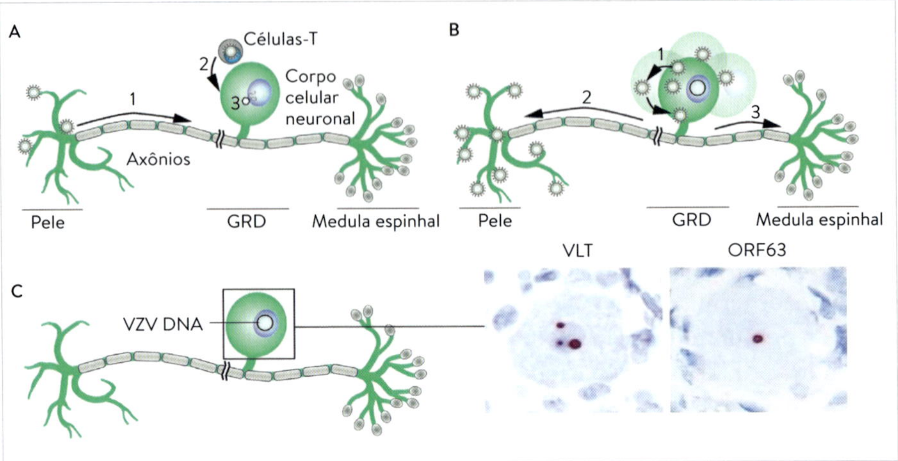

FIGURA 4 Modelo esquemático de fases da infecção pelo VZV. A: infecção ganglionar; B: reativação; C: latência.

Fonte: adaptada de Depledge et al., 2018.

Apesar de ser identificada como sua complicação tardia mais comum, ocorrendo em cerca de 10% a 30% de todos os pacientes que apresentaram HZ, a NPH é na verdade uma perpetuação desse quadro doloroso cerca de 3 meses após o início do *rash* herpético. Não há quadro patognomônico e pode ocorrer período indolor na fase em que há evolução de vesículas para crostas. Estima-se que 75% dos pacientes acima de 70 anos com HZ evoluirão com dor crônica. A NPH pode desaparecer com o passar do tempo, contudo, em cerca de 20% dos casos, tem duração acima de um ano ou perdura por toda a vida, mantendo as mesmas características do quadro doloroso inicial ou sofrendo alterações ao longo dos anos.

Considerada uma das neuropatias de abordagem mais desafiadora, a NPH pode ser incapacitante, causando impacto negativo na qualidade de vida, na produtividade e no status funcional do paciente. Os fatores de risco para NPH são: idade avançada, imunossupressão, dor moderada a intensa desde o início do quadro, *rash* cutâneo extenso e duradouro e acometimento oftálmico, pois estão associados à redução da imunidade celular e à resposta inflamatória extensa.

Estudos em cadáveres humanos que apresentavam NPH demonstraram inflamação, hemorragia e fibrose ganglionares, bem como brotamento axonal e atrofia do corno posterior da medula. Essa atrofia foi identificada no segmento correspondente ao dermátomo acometido pelo *rash* vesicular, bem como em segmentos medulares adjacentes, pois aferentes primários se ramificam superficialmente no trato de Lissauer e enviam colaterais a alguns segmentos rostral e caudalmente antes de penetrar no corno posterior medular. Consequentemente, mais de um

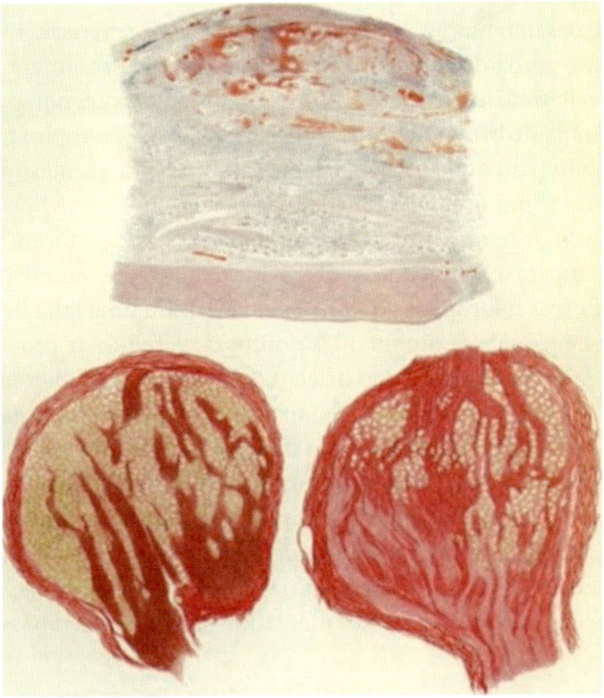

FIGURA 5 Imagem superior: zóster agudo com inflamação hemorrágica em gânglio da raiz dorsal. Imagem inferior à esquerda: gânglio da raiz dorsal normal. Imagem inferior à direita: fibrose em gânglio da raiz dorsal extraído de dermátomo relacionado à neuralgia pós-herpética.

Imagens extraídas de um trabalho clássico publicado por Campbell em 1900.

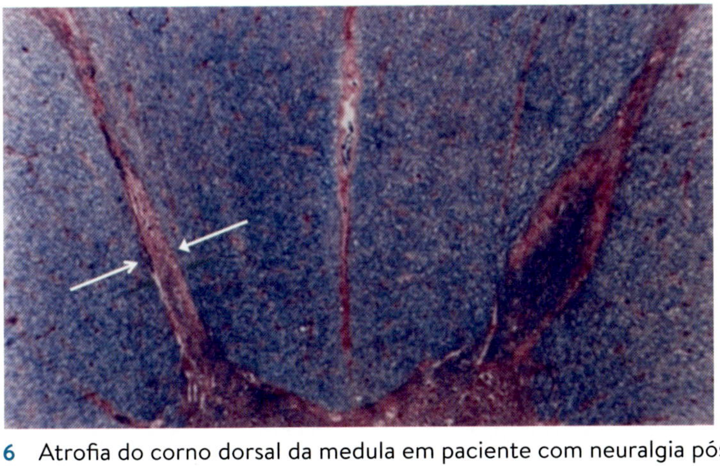

FIGURA 6 Atrofia do corno dorsal da medula em paciente com neuralgia pós-herpética.

segmento sofre desaferentação e se torna vulnerável à degeneração trans-sináptica, desmielinização, perda de fibras mielinizadas, fibrose e brotamento axonal.

No nível periférico, há perda de ramos axonais da derme, notadamente fibras C, com ocorrência de brotamento de outras fibras (por exemplo: fibras A beta). O limite estimado para dor seria a perda de ramos terminais neuronais acima de 650 unidades/mm² por área de superfície da pele.

Considerando os mecanismos fisiopatológicos elétricos, foram identificados dois processos: hiperexcitabilidade ectópica e sensibilização central. A hiperexcitabilidade é comum às neuropatias dolorosas, traduzindo uma falta de regulação da excitabilidade neuronal em um ou mais pontos do circuito de processamento da dor. A ectopia se refere à localização da eletrogênese em local diferente do normal (terminação ou região sensorial especializada), ocorrendo em qualquer ponto do trajeto sensorial, em diferentes áreas axonais, no gânglio afetado, no gânglio saudável em nível adjacente e na proximidade do corno posterior medular. Os processos celulares e moleculares responsáveis incluem alterações na expressão genética de proteínas (canais e receptores de membrana), desregulação do trânsito axonal de moléculas excitatórias produzidas no corpo neuronal até a membrana axonal e alterações na resposta a esses mediadores. Esses "marcapassos ectópicos"

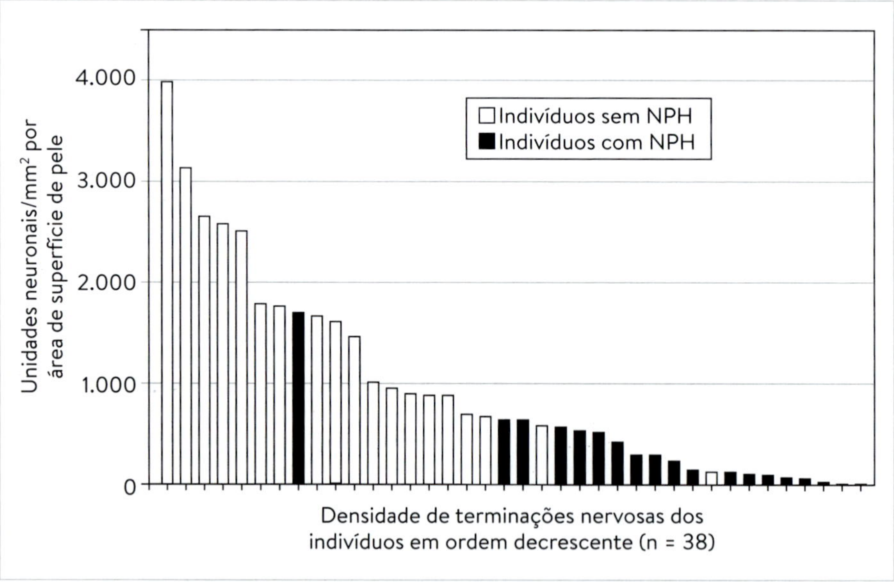

FIGURA 7 Análise da densidade de terminações nervosas epidérmicas obtidas do torso de pacientes com história de herpes-zóster (HZ) 3 meses antes, revelando sensibilidade de 95% e especificidade de 89% de limiar para neuralgia pós-herpética (NPH) de aproximadamente 650 unidades neuronais por mm².

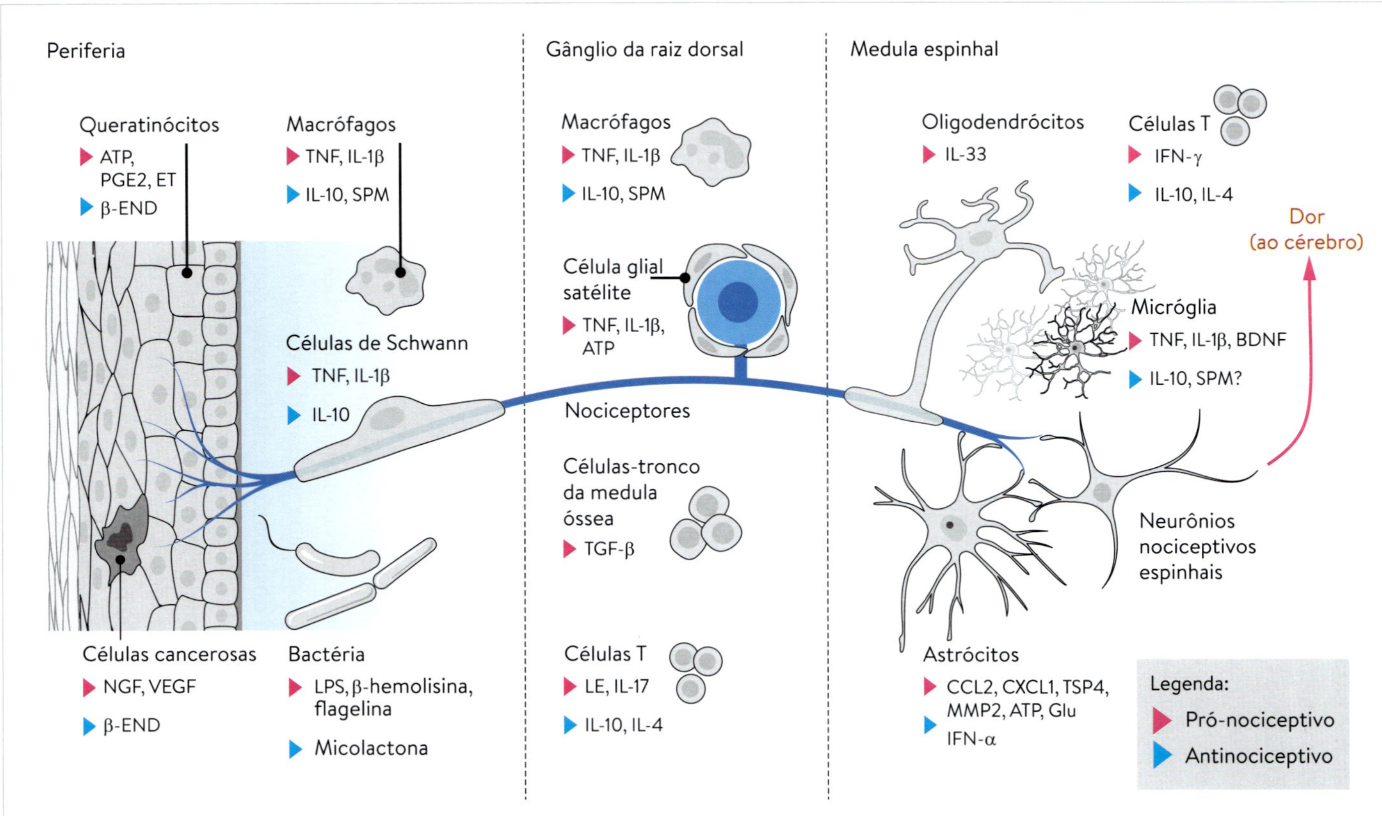

FIGURA 8 Interação entre partes distintas do nociceptor e diferentes tipos celulares.
Fonte: adaptada de Ji et al., 2016.

são sensíveis a concentrações baixas de anestésicos locais e drogas estabilizadoras de membrana. A caracterização da dor (queimação, choque, pontada) reflete o tipo de fibra acometida por esse processo.

A sensibilização central é um estado reversível que, entretanto, pode durar anos. Induzido em consequência a estímulos periféricos, envolve potenciação sináptica, perda da inibição medular, expressão de peptídeos relacionados ao gene da calcitonina (CGRP), ativação de astrócitos e da micróglia medulares.

TRATAMENTO

O tratamento da NPH deve ser orientado conforme o quadro clínico do paciente e a duração dos sintomas. Dependendo da extensão da doença, predomina o componente periférico, o ganglionar ou central medular, e haverá diferentes respostas ao tratamento utilizado. Nos casos em que predominam componentes ganglionar e central, há geralmente resposta terapêutica frustrada, estando relacionada a pior prognóstico.

O paciente com NPH apresenta um quadro sintomático longo, e por isso requer tratamento por período indeterminado. Frequentemente, o médico se depara com quadro refratário, que necessita de ajuste individualizado da terapia e altas doses de medicações. Os efeitos colaterais das medicações se tornam comuns sobretudo em idosos. Por isso é importante conhecer as linhas de tratamento clínico e intervencionista que possam auxiliar na abordagem.

Atualmente, séries de artigos retrospectivos defendem que o tempo para o início do tratamento específico da dor é capaz de mudar o prognóstico do paciente. O atraso no início de medicações neuromoduladoras e do controle da dor acima de 14 dias do aparecimento dos sintomas foi elencado como fator independente para desenvolvimento de NPH (OR 4,11; 95% IC, 1,69-9,92; P = 0,002)

A primeira linha de tratamento é composta de gabapentinoides e antidepressivos tricíclicos (ADT). A escolha de qual medicação será iniciada primeiro deve ser individualizada de acordo com o perfil clínico do paciente, levando em consideração os efeitos colaterais comuns e contraindicações.

O tratamento inicial com gabapentinoides é recomendado para pacientes com dor, inicialmente em doses baixas, e titulados até controle do sintoma, tendo cuidado com portadores de insuficiência renal. Efeitos colaterais comuns incluem sonolência, tontura, edema de membros inferiores e devem ser orientados aos pacientes, principalmente idosos, e pacientes com risco de queda. A gabapentina pode ser titulada até 3.600 mg/dia divididos em 3 ingestões. Doses entre 1.200 e 3.600 mg diárias de gabapentina mostraram benefício com tendência de alívio de 50% da intensidade da dor, em 32% dos pacientes, com um NNT de 6,7. Ainda

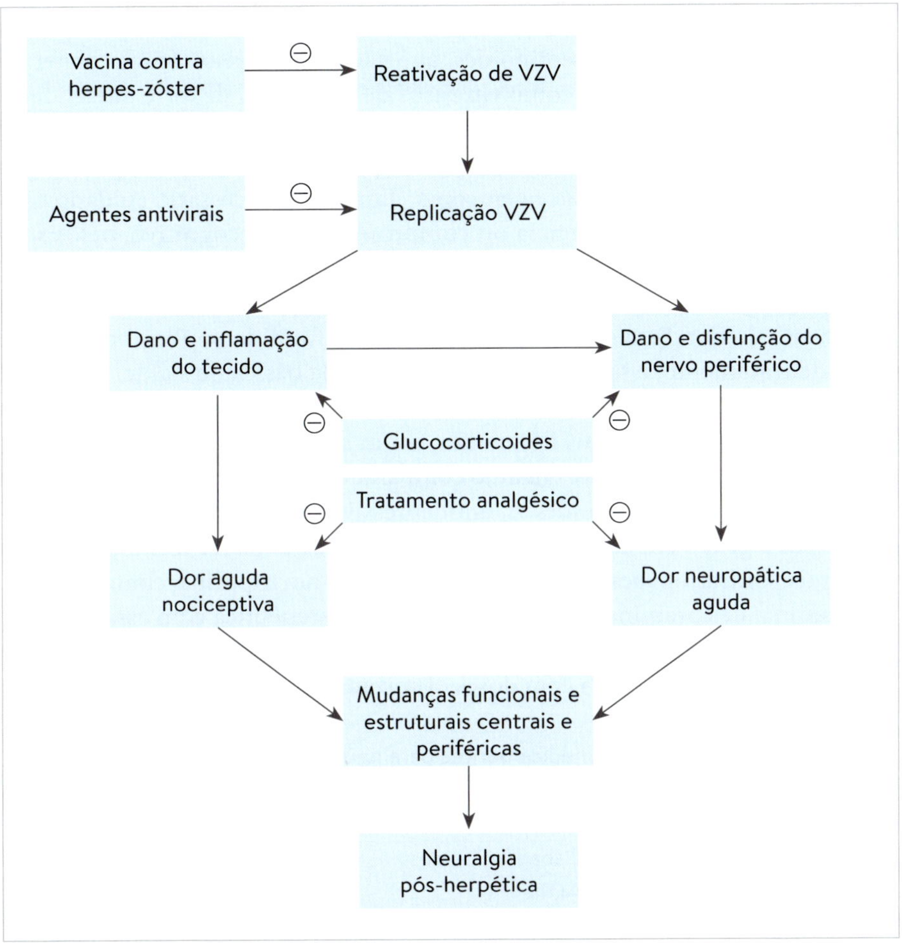

FIGURA 9 Esquema tradicional de abordagem proposta para reduzir o risco e a gravidade da neuralgia pós-herpética (NPH), entretanto não é eficaz em todos os casos.
Fonte: Adaptada de Dworkin et al., 2000.

não disponível no Brasil, a gabapentina de liberação prolongada promete menor intensidade de efeitos colaterais e o benefício prático de uma tomada diária.

Pregabalina é outra opção de gabapentinoide disponível para o tratamento da NPH. A dose habitual é de 300 mg diárias, dividida em duas tomadas. Pacientes que apresentaram melhora parcial da dor e não tiveram efeitos colaterais intensos podem se beneficiar de um aumento gradual e criterioso da dose inicial de 25-50 mg por dia até 600 mg por dia. Se for necessário descontinuar a medicação, é preciso uma suspensão gradativa, por pelo menos uma semana, para evitar sintomas de retirada.

Os ADT podem ser iniciados em pacientes que não apresentaram melhora da dor com o uso dos gabapentinoides, que não toleram seus efeitos colaterais, ou simultaneamente a esses como em casos de dor inicial de forte intensidade. Podem ser ainda utilizados como primeira linha, caso o paciente já faça uso da medicação. Essa classe deve ser evitada em pacientes cardiopatas graves, em doenças isquêmicas, epilepsia e glaucoma. Também é necessário cuidado com pacientes idosos, com demência ou comprometimento cognitivo, pelos seus efeitos anticolinérgicos centrais.

O protótipo desse grupo é a amitriptilina, antidepressivo mais estudado no tratamento da dor. Essa é uma opção comum e difundida no Brasil com baixo custo de tratamento, e também disponível na rede básica de saúde. Em doses iniciais de 10-12,5 mg, pode ser titulada até o máximo de 150 mg ao dia, porém às custas de efeitos colaterais frequentes, como sonolência, sedação, boca seca, constipação e ganho de peso. Quando comparado o tratamento de pacientes em grupos usando gabapentinoides *vs.* antidepressivos tricíclicos, a eficácia é similar, porém o grupo em uso de gabapentinoides tende a tolerar melhor os efeitos colaterais. Outras opções disponíveis de ADT são nortriptilina, clomipramina, imipramina, desipramina e maprotilina. A falha terapêutica com essa classe de medicação é considerada a ausência de melhora de 30% do sintoma após pelo menos 3 semanas de terapia com doses otimizadas.

TABELA 1 Primeira linha de medicamentos para neuralgia pós-herpética (NPH)

Medicação	Classe farmacológica	Dose máxima
Gabapentina	Gabapentinoides	3.600 mg/dia
Pregabalina	Gabapentinoides	600 mg/dia
Amitriptilina	ADT	150 mg/dia
Nortriptilina	ADT	150 mg/dia
Imipramina	ADT	300 mg/dia
Maprotilina	ADT	150 mg/dia

Os opioides podem ser considerados adjuvantes no tratamento de pacientes que apresentaram resposta inadequada às medicações de primeira linha. Em geral, possuem um NNT entre 2,07 a 3,77, sendo o tramadol o opioide mais utilizado a longo prazo (NNT 4,8). O quadro de NPH é crônico e requer tratamento por tempo indefinido, portanto o médico assistente deve sempre considerar o risco de abuso e dependência que essa classe de medicação carrega. Em pacientes idosos, que não toleram doses adequadas de outras medicações, é uma opção terapêutica a ser considerada, mas sempre sob vigilância próxima. Os estudos científicos que testaram o uso de opioides em NPH são poucos, pequenos e não consistentes, tendo sido mais utilizado tramadol, por seu efeito em receptores

Mu e por sua ação na recaptação de noradrenalina e serotonina. O tapentadol, com efeito sinérgico em receptores opioides e receptores noradrenérgicos, é outra opção entre os opioides para tratamento de dor com componente neuropático a longo prazo, mas ainda como terapia de segunda linha.

Outros anticonvulsivantes como carbamazepina, lamotrigina e ácido valpróico são estudados para outros tipos de dor neuropática, e, por extrapolação, podem ter algum papel adjuvante no tratamento da NPH. Contudo, as evidências que suportam essas indicações são de baixa qualidade. As indicações para uso em pacientes que não toleram outras terapias orais devem ser individualizadas, e não atitude rotineira no acompanhamento do paciente com NPH.

Apesar do grande interesse atual no sistema endocanabinoide no controle da dor neuropática, e de estudos de derivados canabinoides no controle de algumas síndromes dolorosas, até o momento não foram publicados dados específicos em relação à NPH.

Terapias locais em NPH

O uso de medicações locais para NPH parte do pressuposto de que o paciente tenha um quadro de dor em um território corporal pequeno e localizado, ou que durante a terapia sistêmica alguma área corporal necessite de tratamento complementar. Um exemplo disso são NPH que evoluem com alodinia em território de mãos ou pés. Em casos de intolerância às medicações orais, a terapia tópica pode também ser indicada para o controle do quadro.

Apesar de amplamente utilizada, poucos estudos comprovam a eficácia da capsaicína tópica em NPH, com um NNT apontado de 3,3. Ela pode ser encontrada em loção ou creme com concentração padrão de 0,25 e 0,75 mg/mL (0,025 e 0,075%) ou em fórmula manipulada. Efeitos locais comuns de sensação de queimação, eritema, e agulhadas/ferroadas são esperados, e por isso essa opção nem sempre é tolerada a longo prazo. É necessário orientar o paciente quanto aos cuidados com aplicação para evitar contato com mucosas, que pode levar a queimaduras.

Existe uma opção de adesivo de capsaicína de alta concentração a 8%, que deve ser aplicado sob supervisão médica e por tempo limitado. Alguns estudos limitados sugerem que ele oferece um controle melhor quando comparado a baixas concentrações da mesma medicação.

A lidocaína tópica (adesivo padrão de 5%) é útil no alívio dos sintomas locais em NPH (portanto, na ausência de lesões cutâneas ativas), porém não existem evidências de que seu uso prolongado atue no controle a longo prazo dos sintomas dolorosos.

A injeção de toxina botulínica tipo A (5 unidades por cm^2) tem ganhado destaque como forma de tratamento da dor neuropática localizada. É advogado que, após a injeção intradérmica, a toxina é captada pelas terminações nervosas e transportada de maneira ascendente até o GRD, onde tem um papel no controle da dor. A toxina botulínica promove redução do acúmulo local de glutamato e redução da liberação da substância P e CGRP, atuando também com um papel anti-inflamatório. As evidências atuais apontam, com moderada qualidade, que essa seja uma opção promissora de tratamento.

Tratamento intervencionista

A medicina intervencionista da dor tem se firmado como opção para pacientes refratários ou intolerantes aos tratamentos sistêmicos e aqueles que apresentam dor moderada a intensa desde o início do quadro. A NPH tem como caráter o difícil manejo clínico, muitas vezes com resultados insatisfatórios mesmo estando as terapias otimizadas. As recomendações atuais se baseiam em estudos pequenos, com número de pacientes limitados, e acompanhamento por curto período. A grande maioria das técnicas disponíveis são de moderada ou baixa qualidade de evidência.

Tratamento na fase aguda/subaguda

Ao longo das décadas têm se discutido o momento ideal para que seja proposto tratamento intervencionista da dor. Atualmente, alguns estudos apontam que o controle da dor intensivo e precoce (menos de 14 dias de início do quadro de HZ agudo) em casos extensos e/ou com dor moderada a intensa pode reduzir o risco de NPH. Usualmente são realizados bloqueios com anestésicos locais e corticoides, que podem funcionar como teste, localizando a fonte geradora de dor, e como tratamento, reduzindo a intensidade da dor ao tratar a neuroinflamação ainda presente e modular descargas ectópicas. De acordo com essa estratégia teórica, a realização de bloqueios seriados com anestésico local poderia identificar a fonte de eletrogênese ectópica, iniciando-se a partir da periferia com direcionamento progressivamente central. A resposta negativa em determinado bloqueio é atribuída como estímulo gerado a partir de uma localização proximal do nível abordado.

O bloqueio nervoso permite a atenuação do fenômeno de sensibilização central, interrompendo a transmissão dos impulsos aferentes nociceptivos para o sistema nervoso central, e minimizando a lesão neural por melhora do fluxo sanguíneo local durante o processo de desaferentação.

Em pacientes que permanecem com fenômenos neuropáticos apesar da resolução das lesões cutâneas, mas que ainda não podem ser classificados como portadores de NPH por conta do tempo de evolução, a injeção de corticoides via epidural guiada por método de imagem tem potencial de reduzir a complicação. O intervalo de tempo promissor para esse desfecho é até 12 semanas do *rash*.

Atualmente, muito se pensa em acurácia quando se opta por um tratamento intervencionista. Logo, localizar a provável topografia da lesão geradora da dor é usar de uma estratégia segura para controle do sintoma, com redução de riscos aos pacientes. Com o auxílio de métodos de imagens, podemos localizar as estruturas alvo para a intervenção através do ultrassom, da radioscopia ou da tomografia computadorizada, administrando com precisão uma menor quantidade de soluções. Um bloqueio diagnóstico com redução em 50-70% da intensidade da dor corresponde à adequada localização da ectopia. Conforme recomendações recentes, os tratamentos intervencionistas que possuem evidência moderada para tratamento de HZ agudo são: injeções epidurais interlaminares ou transforami-

TABELA 2 Recomendações de terapias intervencionistas em neuralgia pós-herpética – fase aguda

Tratamento	Nível de evidência	Recomendações
Injeção de corticoides com anestésico local via epidural	2B+	Moderada
Injeção de corticoides com anestésico local via paravertebral	2B+	Moderada
Injeção de corticoides com anestésico local e epinefrina via epidural seriada	2B+	Fraca
Bloqueio de gânglio estrelado	2C+	Fraca

TABELA 3 Recomendações de terapias intervencionistas em neuralgia pós-herpética – fase crônica

Tratamento	Nível de evidência	Recomendações (2018)
Injeção de corticoides via epidural ou midazolam intratecal	0	Fraca
Bloqueio simpático de nervos	2C+	Fraca (não recomendado)
Estimulação medular	2C+	Muito fraca
Estimulação GRD	2	Moderada
Radiofrequência pulsada no nervo intercostal	2C+	Moderada
Radiofrequência pulsada no GRD	2C+	Moderada
Corticoide intratecal		Não recomendado
Bloqueio simpático lombar		Muito fraca

Fonte: adaptado de Huygen et al., 2019.

nais e paravertebrais de anestésico local e corticoide, podendo ser seguidos por neuromodulação com radiofrequência pulsada. As evidências recentes não são capazes de defender um único procedimento como melhor. A escolha de qual estratégia a ser performada deve levar em conta critérios clínicos do paciente, riscos e disponibilidade de recursos.

A radiofrequência pulsada no GRD vem mostrando benefícios potenciais na redução da transformação da fase subaguda em NPH, e também como opção de tratamento na fase crônica em casos refratários. Uma revisão de literatura apontou dois estudos com 69 pacientes e mostrou uma tendência de melhora do VAS de 6,9 para 2,7 em acompanhamento de 3,5 meses.

A estimulação de nervos periféricos também foi demonstrada como terapia factível em revisão de literatura, porém com número pequeno de pacientes, em um acompanhamento de mais de 20 meses. A estimulação medular é uma opção de tratamento para pacientes com NPH de difícil controle. Para aqueles que respondem ao teste, existe uma tendência de melhora de 50% do VAS em 41% dos pacientes em acompanhamento a longo prazo, e menor necessidade de opioides ou outras terapias de resgate. O advento do eletrodo de estimulação específico para o GRD tem se mostrado promissor e mais específico à patologia, com melhores evidências que o uso do sistema de estimulação medular. Existe uma divergência na literatura sobre implantar o eletrodo diretamente no nível acometido, ou em níveis acima e abaixo da lesão. Esse princípio se baseia na convergência das fibras entre níveis adjacentes.

A injeção intratecal de anestésicos ou corticoides mostrou resultados inconsistentes na literatura e não é recomendada. A lesão da substância gelatinosa no corno posterior da medula (DREZ) e a nucleotomia do caudato conseguiram altas taxas de melhora de dor, mas às custas de complicações e sequelas motoras importantes em grande parte dos pacientes, portanto devem ser consideradas terapia de exceção.

De acordo com o risco, os efeitos colaterais e a invasibilidade dos métodos disponíveis em cada cenário, a aplicação de toxina botulínica, o bloqueio e a estimulação de nervos periféricos podem ser considerados alternativas iniciais, seguidos de intervenções mais invasivas, como os bloqueios paravertebral e intercostal e subsequentemente a radiofrequência pulsada. Em pacientes refratários é possível escalar para o teste e implante de sistema de estimulação de GRD. Esse procedimento ainda é restrito em nosso país, por haver poucos profissionais treinados e custo elevado do dispositivo. A estimulação medular (implante percutâneo ou cirúrgico, a depender de características individualizadas do paciente e do médico assistente) figura como opção para casos de difícil controle.

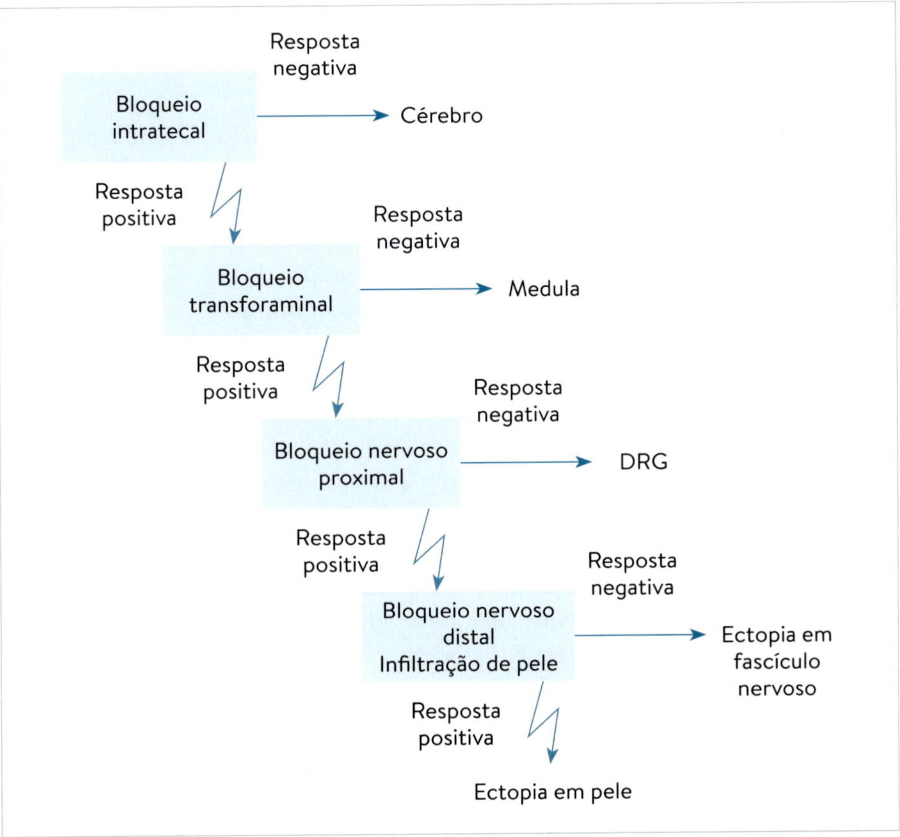

FIGURA 10 Esquema racional de como localizar a topografia da atividade ectópica nervosa de acordo com o local de bloqueios realizados.

PROFILAXIA

A Sociedade Brasileira de Imunizações (SBIm), entidade científica sem fins lucrativos, disponibiliza desde 1998 informações e serviços para a divulgação da vacinação adequada no país e orientações conforme a idade e necessidades especiais.

A vacina contra varicela faz parte do calendário vacinal infantil, disponível gratuitamente na rede pública até a idade de 9 anos, em duas doses, podendo ser combinada à vacina tríplice viral, constituindo a tetra viral. Para pacientes sem imunização prévia, a partir dos 10 até os 59 anos de idade, essa vacina passa a ser disponível apenas em clínicas privada, e para pacientes que não estão em situação de imunossupressão.

A vacinação específica para HZ pode ser feita por meio de dois imunizantes. A vacina de vírus vivo atenuado em dose única (Zostavax – ZVL) é recomendada para indivíduos saudáveis a partir dos 50 anos. Trata-se de vacina que apresenta 14 vezes mais antígenos vacinais do que aquela contra varicela, sendo, portanto, contraindicada para idosos frágeis e paciente com qualquer indício de imunodepressão. Essa vacina reduz em cerca de 50% o risco da apresentação de HZ e 67% de evolução para NPH, porém há redução da eficácia de sua proteção ao longo dos anos. Caso o paciente já tenha apresentado quadro de HZ, ele deve aguardar um intervalo de 1 ano para a vacinação com esse imunizante.

Nos Estados Unidos, a vacina ZVL foi largamente utilizada de 2006 a 2017, quando passou a ser recomendada a vacina recombinante (Shingrix – RZV). Nesse período, foram observados casos de *rash* vesicular nas proximidades da aplicação da vacina ZVL, e risco de contaminação, além de reações alérgicas cutâneas e respiratórias. Esse foi estímulo à criação de uma vacina mais segura e eficaz, que pudesse ser administrada mais amplamente, inclusive em pacientes com imunossenescência e imunodepressão. Desde 2017 passou a ser recomendada a vacina recombinante RZV, administrada em duas doses (com intervalo de 2 a 6 meses) em pacientes a partir dos 50 anos de idade, apresentando eficácia acima de 90% para a prevenção contra HZ e NPH.

Aprovada pela Anvisa desde 2021, e disponível em clínicas privadas desde junho de 2022, esse imunizante é recomendado de rotina para adultos a partir dos 50 anos de idade, com a vantagem de uma eficácia maior e menores efeitos colaterais. Está recomendada para pacientes frágeis, idosos, imunossuprimidos e previamente vacinados, desde que aguardados no mínimo 2 meses. Em pacientes que já apresentaram o quadro de HZ, deve pesar o risco de perda da oportunidade vacinal: para aqueles comprometidos com o tratamento pode-se aguardar seis meses antes da imunização, enquanto em pacientes com alto risco de perda de acompanhamento recomenda-se a vacinação imediata. As desvantagens do uso da RZV são a necessidade de duas doses para imunização e o custo, que chega a ser três vezes maior que o da imunização com ZVL.

Diante dos imensuráveis transtornos físicos, emocionais e econômicos causados por sua infecção, é incontestável a importância da vacinação universal contra o VZV.

CALENDÁRIO DE VACINAÇÃO SBIm ADULTO

Recomendações da Sociedade Brasileira de Imunizações (SBIm) – 2024/2025

20-59 anos

Vacinas	Esquemas e recomendações
Tríplice bacteriana acelular do tipo adulto (difteria, tétano e coqueluche) – dTpa ou dTpa-VIP Dupla adulto (difteria e tétano) – dT	Atualizar dTpa independente de intervalo prévio com dT ou TT. **Com esquema de vacinação básico completo:** reforço com dTpa a cada dez anos. **Com esquema de vacinação básico incompleto:** uma dose de dTpa a qualquer momento e completar a vacinação básica com dT (dupla bacteriana do tipo adulto) de forma a totalizar três doses de vacina contendo o componente tetânico. **Não vacinados e/ou histórico vacinal desconhecido:** uma dose de dTpa e duas doses de dT no esquema 0-2-4 a 8 meses. **Para indivíduos que pretendem viajar para países nos quais a poliomielite é endêmica:** recomenda-se a vacina dTpa combinada à pólio inativada (dTpa-VIP). A dTpa-VIP pode substituir a dTpa.
Influenza (gripe)	• Dose única anual. • Em imunodeprimidos e em situação epidemiológica de risco, pode ser considerada uma segunda dose, a partir de 3 meses após a dose anual.
Pneumocócicas	A vacinação entre 50-59 anos com VPC13 ou VPC15 fica a critério médico.
Herpes zóster	• Rotina a partir de 50 anos. • Esquema: Vacina inativada (VZR) – duas doses com intervalo de dois meses (0-2).
Tríplice viral (sarampo, caxumba e rubéola)	• Duas doses acima de 1 ano de idade, com intervalo mínimo de um mês entre elas. • Para adultos com esquema completo, não há evidências que justifiquem uma terceira dose como rotina, podendo ser considerada em situações de risco epidemiológico, como surtos de caxumba e/ou sarampo.
Hepatites A, B ou A e B	**Hepatite A:** duas doses, no esquema 0-6 meses. **Hepatite B:** três doses, no esquema 0-1-6 meses. **Hepatite A e B:** três doses, no esquema 0-1-6 meses.
HPV	• Duas vacinas estão disponíveis no Brasil, HPV4 e HPV9. A SBIm, com o intuito de ampliar a proteção para os tipos adicionais, recomenda, sempre que possível, o uso preferencial da vacina HPV9 em três doses, assim como a revacinação daqueles anteriormente vacinados com HPV2 ou HPV4. • Adultos com 20 anos ou mais, não vacinados anteriormente: três doses da HPV9 (0-1 a 2-6 meses). • Para revacinação ou para dar sequência a esquemas iniciados com vacinas HPV2 ou HPV4 consulte posicionamento SBIm: https://sbim.org.br/images/files/notas-tecnicas/informe-sbim-esclarecimentos-vacinas-hpv-240415-v2.pdf
Varicela (catapora)	**Para suscetíveis:** duas doses com intervalo de um a dois meses.
Meningocócicas conjugadas ACWY ou C	Uma dose. A indicação da vacina, assim como a necessidade de reforços, dependerão da situação epidemiológica.
Meningocócica B	• A indicação dependerá da situação epidemiológica. • Duas doses com intervalo mínimo de 1 mês (Bexsero®) ou 6 meses (Trumenba®). • Não se conhece a duração da proteção conferida e, consequentemente, a necessidade de dose(s) de reforço.
Febre amarela	• **Recomendação do PNI:** se recebeu a primeira dose antes dos 5 anos, indicada uma segunda dose, independentemente da idade atual. Se aplicada a partir dos 5 anos de idade: dose única. • **Recomendação da SBIm:** Duas doses. Como há possibilidade de falha vacinal, está recomendada uma segunda dose com intervalo de 10 anos. • Essa vacina pode ser exigida para emissão do CIVP, atendendo exigências sanitárias de alguns destinos internacionais. Neste caso, deve ser aplicada até dez dias antes de viajar.
Dengue	• Qdenga® é preferencial, podendo ser utilizada em adultos até 60 anos independente de contato prévio com o vírus da dengue. Esquema de duas doses com intervalo de três meses entre elas (0-3 meses). • Dengvaxia® recomendada somente para adultos soropositivos para dengue até 45 anos. Esquema de três doses com intervalo de seis meses entre elas (0-6-12 meses).
Covid-19	Acesse os dados atualizados sobre a disponibilidade de vacinas e os grupos contemplados

19/04/2024 • Sempre que possível, preferir vacinas combinadas • Sempre que possível, considerar aplicações simultâneas na mesma visita • Qualquer dose não administrada na idade recomendada deve ser aplicada na visita subsequente • Eventos adversos significativos devem ser notificados às autoridades competentes.

FIGURA 11 Calendário Vacinal do Adulto e do Idoso.

Fonte: Sociedade Brasileira de Imunizações, 2024.

Os comentários devem ser consultados.

Para recomendações de vacinação para gestantes, consulte o *Calendário de vacinação SBIm gestante.*

Comentários	DISPONIBILIZAÇÃO DAS VACINAS	
	Gratuitas nas UBS*	Clínicas privadas de vacinação
• A dTpa está recomendada mesmo para aqueles que tiveram a coqueluche, já que a proteção conferida pela infecção não é permanente. • O uso da vacina dTpa, em substituição à dT, objetiva, além da proteção individual, a redução da transmissão da *Bordetella pertussis*, principalmente para suscetíveis com alto risco de complicações, como os lactentes. • Considerar antecipar reforço com dTpa para cinco anos após a última dose de vacina contendo o componente *pertussis* em adultos contactantes de lactentes.	SIM, dT e dTpa para gestantes, puérperas e profissionais da saúde	SIM, dTpa e dTpa-VIP
• Se a composição da vacina disponível for concordante com os vírus circulantes, poderá ser recomendada aos viajantes internacionais para o hemisfério norte e/ou brasileiros residentes nos estados do norte do país no período pré-temporada de influenza.	SIM, 3V para adultos pertencentes a grupos de risco	SIM, 3V e 4V
• Esquema sequencial de VPC13 ou VPC15 e VPP23 é recomendado para adultos portadores de algumas comorbidades (consulte os *Calendários de vacinação SBIm pacientes especiais*)	NÃO	SIM VPC13, VPC15 e VPP23
• A vacinação está recomendada mesmo para aqueles que já desenvolveram a doença. Intervalo entre quadro de HZ e vacinação: seis meses ou após resolução do quadro, considerando a perda de oportunidade vacinal. • A VZR está recomendada para vacinados previamente com a vacina atenuada (VZA), respeitando intervalo mínimo de dois meses entre elas. • Uso em imunodeprimidos: VZR recomendada (consulte os *Calendários de vacinação SBIm pacientes especiais*)	NÃO	SIM, VZR
• O uso em imunodeprimidos deve ser avaliado pelo médico (consulte os *Calendários de vacinação SBIm pacientes especiais*).	SIM, duas doses até 29 anos; uma dose entre 30 e 59 anos	SIM
• Adultos não vacinados anteriormente e suscetíveis, devem ser vacinados para as hepatites A e B. • A vacina combinada para as hepatites A e B é uma opção e pode substituir a vacinação isolada para as hepatites A e B.	NÃO	SIM
	SIM	NÃO
	NÃO	SIM
• Adultos, mesmo que previamente expostos, podem ser vacinados. • A vacinação em maiores de 45 anos (fora da faixa de licenciamento) pode ser recomendada pelo médico em decisão compartilhada com seu paciente. • Contraindicada para gestantes.	NÃO	SIM, HPV9
• O uso em imunodeprimidos deve ser avaliado pelo médico (consulte os *Calendários de vacinação SBIm pacientes especiais*).	NÃO	SIM
• Na indisponibilidade da vacina meningocócica conjugada ACWY, substituir pela vacina meningocócica C conjugada.	NÃO	SIM
• Para grupos de alto risco para doença meningocócica invasiva (DMI), os esquemas primários assim como a necessidade de reforços são diferentes. Consulte os *Calendários SBIm Pacientes Especiais*. • Bexsero® licenciada até os 50 anos de idade. O uso acima dessa idade é *off label*. Trumenba® licenciada até os 25 anos. As duas vacinas não são intercambiáveis.	NÃO	SIM
• É contraindicada em nutrizes até que o bebê complete 6 meses; se a vacinação não puder ser evitada, suspender o aleitamento materno por dez dias. • O uso em imunodeprimidos e gestantes deve ser avaliado pelo médico (consulte os *Calendários de vacinação SBIm pacientes especiais* e/ou *Calendário de vacinação SBIm gestante*).	SIM	SIM
Ambas são contraindicadas para adultos imunodeprimidos, gestantes e lactantes.	NÃO	SIM
pelo PNI em gov.br/saude/pt-br/assuntos/coronavirus		

Algumas vacinas podem estar especialmente recomendadas para pacientes portadores de comorbidades ou em outra situação especial. Consulte os *Calendários de vacinação SBIm pacientes especiais.*

* UBS – Unidades Básicas de Saúde

FIGURA 11 Calendário Vacinal do Adulto e do Idoso.

Fonte: Sociedade Brasileira de Imunizações, 2024.

CALENDÁRIO DE VACINAÇÃO SBIm IDOSO

Recomendações da Sociedade Brasileira de Imunizações (SBIm) – 2024/2025

60+ anos

Vacinas	Quando indicar	Esquemas e recomendações
ROTINA		
Influenza (gripe)	Rotina.	Dose única anual, preferencialmente com a vacina quadrivalente de alta concentração (*high dose*, HD4V). Na impossibilidade, usar a vacina disponível e, nesses casos, em situação epidemiológica de risco, considerar uma segunda dose a partir de três meses após a dose anual.
Pneumocócicas conjugadas VPC13 ou VPC15 e polissacarídica VPP23	Rotina.	Iniciar com uma dose da VPC13 ou VPC15 seguida de uma dose de VPP23 seis a 12 meses depois, e uma segunda dose de VPP23 cinco anos após a primeira.
Herpes zóster	Se não vacinado aos 50, a qualquer momento.	• Rotina a partir de 50 anos. • Esquema: Vacina inativada (VZR) – duas doses com intervalo de dois meses (0-2).
Tríplice bacteriana acelular do tipo adulto (difteria, tétano e coqueluche) – dTpa ou dTpa-VIP Dupla adulto (difteria e tétano) – dT	Rotina.	Atualizar dTpa independente de intervalo prévio com dT ou TT. **Com esquema de vacinação básico completo:** reforço com dTpa a cada dez anos. **Com esquema de vacinação básico incompleto:** uma dose de dTpa a qualquer momento e completar a vacinação básica com uma ou duas doses de dT (dupla bacteriana do tipo adulto) de forma a totalizar três doses de vacina contendo o componente tetânico. **Não vacinados e/ou histórico vacinal desconhecido:** uma dose de dTpa e duas doses de dT no esquema 0-2-4 a 8 meses.
Hepatite B	Rotina.	Três doses, no esquema 0-1-6 meses.
Febre amarela	Para idosos não vacinados previamente.	• **Recomendação PNI:** Se aplicada a partir dos 5 anos de idade: dose única. A partir dos 60 anos, o serviço de saúde deverá avaliar a indicação, considerando o risco da doença e o risco de eventos adversos nessa faixa etária e/ou decorrentes de comorbidades. • **Recomendação SBIm:** Duas doses. Como há possibilidade de falha vacinal, está recomendada uma segunda dose com intervalo de 10 anos.
Vírus Sincicial Respiratório (Arexvy®)	Rotina.	• Uma dose. • Especialmente recomendada para idosos pertencentes a grupos de maior risco (cardiopata, pneumopata, diabético, nefropata e hepatopata).
Covid-19		Acesse os dados atualizados sobre a disponibilidade de vacinas e os grupos contemplados
EM SITUAÇÕES ESPECIAIS		
Hepatite A	Após avaliação sorológica ou em situações de exposição ou surtos.	Duas doses, no esquema 0-6 meses.
Hepatites A e B	Quando recomendadas as duas vacinas.	Três doses, no esquema 0-1-6 meses.
Meningocócicas conjugadas ACWY ou C	Surtos e viagens para áreas de risco.	Uma dose. A indicação da vacina, assim como a necessidade de reforços, dependerão da situação epidemiológica.
Tríplice viral (sarampo, caxumba e rubéola)	Situações de risco aumentado.	Uma dose. A indicação da vacina dependerá de risco epidemiológico e da situação individual de suscetibilidade.

14/03/2024 • Sempre que possível, preferir vacinas combinadas • Sempre que possível, considerar aplicações simultâneas na mesma visita • Qualquer dose não administrada na idade recomendada deve ser aplicada na visita subsequente • Eventos adversos significativos devem ser notificados às autoridades competentes.

FIGURA 11 Calendário Vacinal do Adulto e do Idoso.

Fonte: Sociedade Brasileira de Imunizações, 2024.

Os comentários devem ser consultados.

Algumas vacinas podem estar especialmente recomendadas para pessoas com comorbidades ou em outra situação especial. Consulte os *Calendários de vacinação SBIm pacientes especiais*.

Comentários	DISPONIBILIZAÇÃO DAS VACINAS	
	Gratuitas nas UBS*	Clínicas privadas de vacinação
• Viajantes para o Hemisfério Norte ou brasileiros que vivem na região Norte do país, a depender da vacina disponível e da compatibilidade com cepas circulantes, podem se beneficiar de uma dose extra da vacina.	SIM, 3V	SIM – 3V, 4V e HD4V
• Para aqueles que já receberam uma dose de VPP23, recomenda-se o intervalo de um ano para a aplicação de VPC13 ou VPC15. A segunda dose de VPP23 deve ser feita cinco anos após a primeira, mantendo intervalo de seis a 12 meses com a VPC13 ou VPC15. • Para os que já receberam duas doses de VPP23, recomenda-se uma dose de VPC13 ou VPC15, com intervalo mínimo de um ano após a última dose de VPP23. • Se a segunda dose de VPP23 foi aplicada antes dos 60 anos, está recomendada uma terceira dose depois dessa idade, com intervalo mínimo de cinco anos da última dose.	NÃO, VPC13 SIM, VPP23 somente para asilados e grupos de risco aumentado	SIM VPC13, VPC15 e VPP23
• A vacinação está recomendada mesmo para aqueles que já desenvolveram a doença. Intervalo entre quadro de HZ e vacinação: seis meses ou após resolução do quadro, considerando a perda de oportunidade vacinal. • A VZR está recomendada para vacinados previamente com a vacina atenuada (VZA), respeitando intervalo mínimo de dois meses entre elas. • Uso em imunodeprimidos: VZR recomendada (consulte os *Calendários de vacinação SBIm pacientes especiais*).	NÃO	SIM, VZR
• A vacina está recomendada mesmo para aqueles que tiveram a coqueluche, já que a proteção conferida pela infecção não é permanente. • Considerar antecipar reforço com dTpa para cinco anos após a última dose de vacina contendo o componente *pertussis* para idosos contactantes de lactentes. • Para idosos que pretendem viajar para países nos quais a poliomielite é endêmica recomenda-se a vacina dTpa combinada à pólio inativada (dTpa-VIP). • A dTpa-VIP pode substituir a dTpa, se necessário.	SIM, dT e dTpa para profissionais da saúde	SIM dTpa e dTpa-VIP
–	SIM	NÃO
• O uso em imunodeprimidos deve ser avaliado pelo médico (consulte os *Calendários de vacinação SBIm pacientes especiais*) • Essa vacina pode ser exigida para emissão do CIVP, atendendo exigências sanitárias de alguns destinos internacionais. Neste caso, deve ser aplicada até dez dias antes de viajar.	SIM	SIM
• Aplicada a qualquer momento, independente de sazonalidade. • Pode ser aplicada concomitantemente com vacinas influenza. • Dados atuais demonstram proteção sustentada por duas temporadas.	NÃO	SIM
pelo PNI em gov.br/saude/pt-br/assuntos/coronavirus		
Na população com mais de 60 anos é incomum encontrar indivíduos suscetíveis. Para esse grupo, portanto, a vacinação não é prioritária. A sorologia pode ser solicitada para definição da necessidade ou não de vacinar. Em contactantes de doentes com hepatite A, ou durante surto da doença, a vacinação deve ser recomendada.	NÃO	SIM
A vacina combinada para as hepatites A e B é uma opção e pode substituir a vacinação isolada para as hepatites A e B.	NÃO	SIM
Na indisponibilidade da vacina meningocócica conjugada ACWY, substituir pela vacina meningocócica C conjugada.	NÃO	SIM
Na população com mais de 60 anos é incomum encontrar indivíduos suscetíveis ao sarampo, caxumba e rubéola. Para esse grupo, portanto, a vacinação não é rotineira. Porém, a critério médico (em situações de surtos, viagens, entre outros), pode ser recomendada. Contraindicada para imunodeprimidos.	NÃO	SIM

* UBS – Unidades Básicas de Saúde

FIGURA 11 Calendário Vacinal do Adulto e do Idoso.

Fonte: Sociedade Brasileira de Imunizações, 2024.

REFERÊNCIAS

1. Pallidini MC, editor. Tratado de dor neuropática: Sociedade Brasileira para Estudo da Dor (SBED). Rio de Janeiro: Atheneu; 2021.
2. Forbes HJ, Thomas SL, Smeeth L, Clayton T, Farmer R, Bhaskaran K, Langan SM. A systematic review and meta-analysis of risk factors for postherpetic neuralgia. Pain. 2016;157(1):30-54.
3. Hanani M. Satellite glial cells in sensory ganglia: from form to function. Brain Res. Brain Res. Rev. 2005;48:457-76.
4. Haberberger RV, Barry C, Dominguez N, Matusica D. Human dorsal root ganglia. Front Cell Neurosci. 2019;13:271.
5. Laemmle L, Goldstein RS, Kinchington PR. Modeling varicella zoster virus persistence and reactivation – closer to resolving a perplexing persistent state. Front Microbiol. 2019;10:1634.
6. Kurapati S, Sadaoka T, Rajbhandari L, Jagdish B, Shukla P, Ali MA, et al. Role of the JNK pathway in varicella-zoster virus lytic infection and reactivation. J Virol. 2017;91(17):e00640-17.
7. Bennett GJ, Watson CP. Herpes zoster and postherpetic neuralgia: past, present and future. Pain Res Manag. 2009;14(4):275-82.
8. Watson CP, Morshead C, Van der Kooy D, Deck J, Evans RJ. Post-herpetic neuralgia: post-mortem analysis of a case. Pain. 1988;34(2):129-38.
9. Oaklander AL. The density of remaining nerve endings in human skin with and without postherpetic neuralgia after shingles. Pain. 2001;92(1-2):139-45. Erratum in: Pain 2001;94(3):325.
10. Devor M. Rethinking the causes of pain in herpes zoster and postherpetic neuralgia: the ectopic pacemaker hypothesis. Pain Rep. 2018;3(6):e702.
11. Ji RR, Chamessian A, Zhang YQ. Pain regulation by non-neuronal cells and inflammation. Science. 2016;354(6312):572-7.
12. Dworkin RH, Perkins FM, Nagasako EM. Prospects for the prevention of postherpetic neuralgia in herpes zoster patients. Clin J Pain. 2000;16(2Suppl):S90-100.
13. Wiffen PJ, Derry S, Bell RF, Rice AS, Tölle TR, Phillips T, et al. Gabapentin for chronic neuropathic pain in adults. Cochrane Database Syst Rev. 2017;6(6):CD007938.
14. Derry S, Bell RF, Straube S, Wiffen PJ, Aldington D, Moore RA. Pregabalin for neuropathic pain in adults. Cochrane Database Syst Rev. 2019;1(1):CD007076.
15. Derry S, Rice AS, Cole P, Tan T, Moore RA. Topical capsaicin (high concentration) for chronic neuropathic pain in adults. Cochrane Database Syst Rev. 2017;1(1):CD007393.
16. Derry S, Wiffen PJ, Moore RA, Quinlan J. Topical lidocaine for neuropathic pain in adults. Cochrane Database Syst Rev. 2014;2014(7):CD010958.
17. Shackleton T, Ram S, Black M, Ryder J, Clark GT, Enciso R. The efficacy of botulinum toxin for the treatment of trigeminal and postherpetic neuralgia: a systematic review with meta-analyses. Oral Surg Oral Med Oral Pathol Oral Radiol. 2016;122(1):61-71.
18. Texakalidis P, Tora MS, Boulis NM. Neurosurgeons' armamentarium for the management of refractory postherpetic neuralgia: a systematic literature review. Stereotact Funct Neurosurg. 2019;97(1):55-65.
19. Lin CS, Lin YC, Lao HC, Chen CC. Interventional treatments for postherpetic neuralgia: a systematic review. pain physician. 2019;22(3):209-28.

20. Xing X, Sun K, Yan M. Delayed initiation of supplemental pain management is associated with postherpetic neuralgia: a retrospective study. Pain Physician. 2020;23(1):65-72.
21. Kim HJ, Ahn HS, Lee JY, Choi SS, Cheong YS, Kwon K, Yoon SH, Leem JG. Effects of applying nerve blocks to prevent postherpetic neuralgia in patients with acute herpes zoster: a systematic review and meta-analysis. Korean J Pain. 2017;30(1):3-17.
22. Sociedade Brasileira de Imunizações. Calendário de vacinação SBIm. Disponível em: https://sbim.org.br/calendarios-de-vacinacao.
23. Huygen F, Kallewaard JW, van Tulder M, Van Boxem K, Vissers K, van Kleef M, et al. Evidence-based interventional pain medicine according to clinical diagnoses: update 2018. Pain Pract. 2019;19(6):664-75.
24. Rosamilia LL. Herpes zoster presentation, management, and prevention: a modern case-based review. Am J Clin Dermatol. 2020;21:97-107.
25. Hope-Simpson RE. The nature of herpes zoster: a long-term study and a new hypothesis. Proc R Soc Med. 1965;58(1):9-20.
26. Depledge DP, Sadaoka T, Ouwendijk WJD. Molecular aspects of varicella-zoster virus latency. Viruses. 2018;10(7):349.

Dor no paciente com câncer

Angela Maria Sousa
Alexandre Slullitel

DESTAQUE DO TEMA

1. Os ossos são alvo de muitos tumores e podem causar muita alteração na qualidade de vida dos doentes.
2. A dor neuropática pode decorrer do tumor que infiltra ou comprime o tecido nervoso periférico ou central ou do tratamento do câncer.

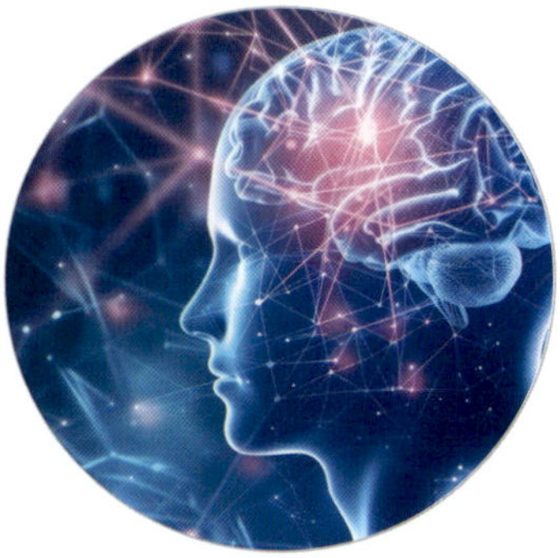

INTRODUÇÃO

O termo dor oncológica não define a complexidade da dor em pacientes com câncer[1] (Tabela 1). Preferimos o termo "dor relacionada ao câncer", que inclui dor causada pela doença em si ou pelo tratamento da doença.

A maioria (56 a 82,3%) dos pacientes com câncer apresenta dor no decorrer da doença e grande parte é subtratada ou recebe tratamento inadequado[2]. Além da dor causada pela doença, os pacientes com câncer, muitas vezes, apresentam outros tipos de dores que confundem o diagnóstico.

Os diagnósticos de dor no câncer podem ser agrupados em síndromes, para auxiliar a identificar a etiologia da dor, bem como orientar seu tratamento[2,3]. O diagnóstico deve, sempre que possível, caracterizar simultaneamente os diagnósticos topográfico, sindrômico e etiológico do sintoma álgico.

TABELA 1 Complexidade da dor no paciente com câncer

Natureza multimórfica			
Fatores que influenciam	Componentes da dor: Nociceptivo (inclui inflamatório) Neuropático Nociplásico	Etiopatogênico: O câncer em si Tratamentos Outras causas de dor	Apresentação da dor: Intensidade Duração da dor (crônica, subaguda, aguda) Dor basal Dor incidental Emergências
Fatores intrínsecos	Tipo de câncer e estadiamento no diagnóstico	Progressão do câncer para "doença crônica": Cura Sequelas Recaída Metástases Paliativo	Evolução: Tratamento de câncer Tratamentos de suporte Complicações
Fatores extrínsecos	Ambientais: Fatores etnodemográficos/ culturais e fatores espirituais Socioeconômicos/ precocidade/nível de acesso ao cuidado/ fatores de abandono Comunicação	Interindividuais: Genética Variabilidade dos limiares de dor Imunidade Metabolismo	Intraindividuais: Motivação Fatores de risco Comorbidades Tratamentos concomitantes Adesão ao tratamento Educação de tratamento

Fonte: adaptada de Lemaire et al., 2019[1].

FISIOPATOLOGIA DA DOR NO CÂNCER

Dor no câncer ocorre por ativação e/ou a sensibilização de nociceptores aferentes primários pelas substâncias algogênicas[4,5] produzidas por tumores (Figura 1). As células neoplásicas, células do estroma e os próprios nociceptores[4] originam substâncias nociceptivas, neuropáticas, inflamatórias e isquêmicas que induzem dor.

MECANISMOS DE DOR

Dor óssea

A maioria dos pacientes com metástase óssea apresenta dor intensa. Embora não seja um órgão vital, os ossos são alvo de muitos tumores (mama, próstata, tireoide, rins e pulmão) e podem causar muita alteração na qualidade de vida dos doentes[6].

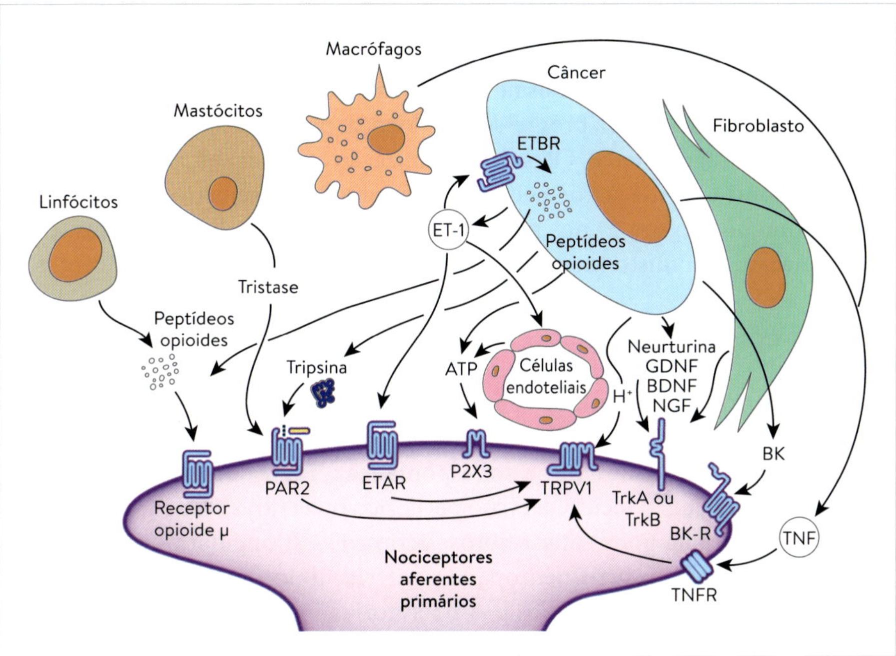

FIGURA 1 Microambiente tumoral.

BDNF: fator neurotrófico derivado do cérebro; BK: bradicinina; BK-R: receptor de bradicinina; ET-1: endotelina-1; ETAR: receptor de endotelina A; ETBR: receptor de endotelina B; GDNF: fator neurotrófico derivado da glia; NGF: fator de crescimento neural; PAR2: receptor 2 ativado por protease; TrkA: receptor A de tirosina quinase; TrkB: receptor de tirosina quinase B; TRPV1: do receptor vaniloide de potencial transitório 1. Fonte: adaptada de Schmidt et al., 2014[5].

A maior densidade de inervação sensitiva é encontrada no periósteo, seguido da medula óssea e do osso cortical. As vértebras torácicas recebem a maior parte da inervação sensitiva e o crânio recebe a menor inervação e a densidade de inervação diminuiu com a idade. Além disso, o receptor vaniloide-1 de potencial transitório (TRPV-1) e os canais iônicos-3 sensíveis a ácido (ASIC-3) estão presentes em neurônios sensitivos[7].

O crescimento tumoral intraósseo promove remodelação óssea. Há proliferação e hipertrofia de osteoclastos na interface tumor/ósseo, levando à reabsorção óssea e à acidificação tecidual (pH entre 2 e 4). Em consequência, os canais iônicos ASIC-3 são ativados[8] (Figura 2), causando dor em repouso.

A destruição óssea que acontece durante o crescimento tumoral gera instabilidade mecânica, estimulando mecanonociceptores, causando dor à movimentação e favorecendo fraturas localizadas[9]. Como o limiar para estímulos álgicos é muito baixo no tecido ósseo acometido por tumores, a dor em repouso piora muito às pequenas movimentações, compromete o estado funcional, a qualidade de vida e restringe as atividades diárias[8].

A invasão de células tumorais no osso normal destrói os elementos distais das fibras sensitivas que, com a progressão da doença, passam a apresentar aparência descontínua e fragmentada[9]. Ocorre reorganização tecidual anômala, brotamento de novas fibras e formação de neuromas nos neurônios sensitivos e simpáticos. Esse fenômeno (Figura 3) nos permite afirmar que a dor de metástases ósseas possui mecanismo misto (neuropático associado ao componente nociceptivo).[9]

Dor neuropática

A dor neuropática é definida como "dor causada por lesão ou doença que afeta o sistema somatossensorial"[10,11] e pode levar tanto à perda de função quanto ao aumento da sensibilidade à dor e dor espontânea[12]. Pode decorrer do tumor que infiltra ou comprime o tecido nervoso periférico ou central ou do tratamento do câncer. Radioterapia pode causar fibrose actínica e estrangular fibras sensitivas, quimioterapia pode induzir neuropatia periférica dolorosa e os procedimentos cirúrgicos podem deixar sequelas pós-operatórias[12].

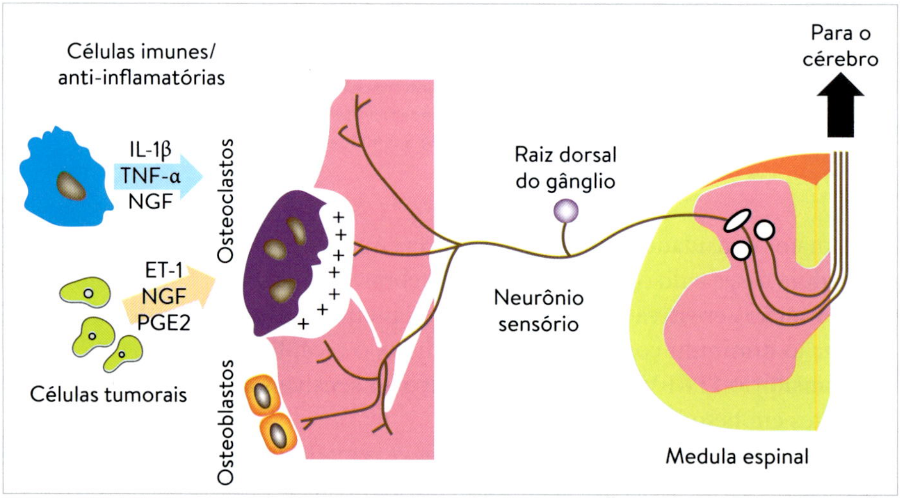

FIGURA 2 Fatores liberados por células tumorais e do estroma que originam dor óssea. Nociceptores que inervam o osso usam vários tipos diferentes de receptores para detectar e transmitir estímulos nocivos que são produzidos por células cancerígenas (verde), células imunes associadas a tumores (azul) ou outros aspectos do microambiente tumoral. IL-1: interleucina-1; TNF-α: fator de necrose tumoral; NGF: fator de crescimento neural; ET-1: endotelina-1; PGE2: prostaglandina E2.

Fonte: adaptada de Jimenez-Andrade et al., 1010[8].

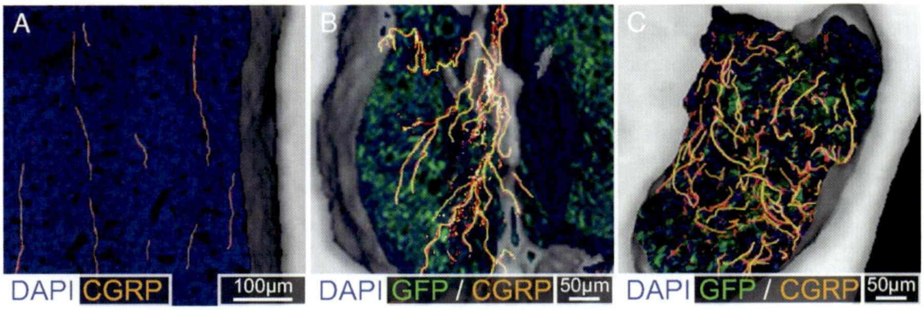

FIGURA 3 Crescimento de fibras nervosas em tecido ósseo.

A: Sham. B: Marcação de células neurais em fêmur de camundongo (precoce). B: Marcação de células neurais em fêmur de camundongo (tumor avançado). Verde: célula neoplásica. Amarelo: neurônios CGRP+.

Fonte: adaptada de Jimenez-Andrade et al., 2010[9].

As síndromes de dor neuropática mais comumente relacionadas ao câncer são descritas na Tabela 2.

TABELA 2 Síndrome de dor neuropática

Plexopatias	Outras neuropatias	Neuralgias cranianas dolorosas
Plexopatia cervical Plexopatia braquial maligna Plexopatia lombossacral maligna Plexopatia sacral Plexopatia coccígea	Mononeuropatias periféricas dolorosas Neuropatia sensitiva paraneoplásica Metástases leptomeníngeas Radiculopatia dolorosa maligna	Neuralgia do glossofaríngeo Neuralgia trigeminal

Fonte: adaptada de Fallon, 2013[13].

A dor neuropática possui sintomas positivos e/ou negativos[13]. Sintomas positivos: dor espontânea ou evocada por estímulos diversos; sintomas negativos: diminuição ou perda de sensibilidade à dor (hipoalgesia) ou redução da sensibilidade vibratória (hipoestesia)[13]. Parestesia (sensação anormal não dolorosa ou desagradável) e disestesia (sensação anormal desagradável) podem estar presentes espontaneamente ou evocadas por estímulos diversos. Alodinia (dor causada por estímulo não nociceptivo), alodinia mecânica dinâmica (alodinia provocada por estímulo tátil) e alodinia térmica (frio ou calor) também podem estar presentes. Hiperalgesia (aumento da sensibilidade dolorosa) está frequentemente presente, mas em geral é um achado de exame físico[12,13].

Polineuropatia periférica dolorosa pode ocorrer como efeito colateral de determinados quimioterápicos. É um efeito cumulativo, dose-dependente, com distribuição topográfica em "luva e bota"[13]. Ocorre perda sensitiva, parestesia, disestesia e pode ocorrer fraqueza muscular. A oxaliplatina pode desencadear alodinia aguda, com disestesia, sensação de agulhadas nas mãos e pés e disestesia faringolaríngea com dor provocada pela ingestão de bebidas frias, dificuldade de respiração ou disfagia[13].

Diagnóstico de dor neuropática no paciente com câncer

Quatro critérios devem ser levados em consideração para diagnosticar dor neuropática e são mostrados na Tabela 3; e a Tabela 4 descreve o passo a passo.

TABELA 3 Critérios específicos para diagnosticar dor neuropática

Critério 1	Distribuição neuroanatômica plausível da dor
Critério 2	História de lesão relevante afetando do sistema somatossensitivo
Critério 3	Testes confirmatórios demonstram sinais negativos e positivos no território de inervação da lesão
Critério 4	Testes diagnósticos confirmam a lesão ou doença causadora da dor neuropática

Fonte: adaptada de Treede et al., 2008[14].

TABELA 4 Diagnóstico de dor neuropática passo a passo

Primeiro passo: identificar a distribuição da dor Identificar áreas dolorosas em um mapa corporal, mapear a distribuição da dor Considerar a plausibilidade da distribuição
Segundo passo: estabelecer conexão entre a etiologia da dor e sua distribuição Relacionada à doença, ao tratamento ou comorbidades Ex.: crescimento tumoral que invade ou comprime estruturas do SN? Compressão espinhal? Exposição a quimioterápicos? Diabetes?
Terceiro passo: demonstrar anormalidades sensitivas Anormalidades sensitivas devem ser consistentes com a distribuição da dor Uma única anormalidade é suficiente para preencher esse critério
Quarto passo: testes adicionais que confirmam a lesão Se ainda não disponíveis, exames de imagem devem ser solicitados se forem essenciais ao diagnóstico Ressonância magnética ou tomografia ou biópsia de nervo

Fonte: adaptada de Mulvey et al., 2014[15].

- Critérios 1 e 2 (Tabela 4): identificação de sintomas dolorosos em região anatômica específica. A história clínica caracteriza a dor, sua localização e irradiação; revisar o prontuário e utilizar instrumentos específicos para identificação da dor (ver revisão)[14].

- Critérios 3 e 4 (Tabela 4): alterações sensitivas no exame clínico. Teste de sensibilidade tátil (cotonete de algodão ou escova macia), dolorosa (Von Frey ou picada de agulha) e térmica (tubos de ensaio quente e frio). Comparar as respostas com as áreas não dolorosas. Verificar diferenças de sensibilidade da área dolorosa, positivas ou negativas. QST (teste de sensibilidade quantitativa) é utilizado em pesquisas[14].

Dor visceral

Os aferentes sensitivos viscerais estão anatomicamente associados às fibras eferentes do sistema nervoso autônomo, por isso a inervação visceral é erroneamente referida como derivada do sistema nervoso simpático.

As vísceras são inervadas por dois conjuntos de nervos: inervação vagal e espinhal ou inervação de dois nervos espinhais distintos[16,17]. A maioria das vísceras é derivada de estruturas da linha média e, portanto, possuem inervação sensitiva bilateral. Os nervos esplâncnicos conduzem informações aferentes da maioria dos órgãos abdominais para a medula espinhal, dos segmentos torácico superior (T2) ao lombar superior (L2)[16,17]. As fibras aferentes das viscerais torácicas levam informações nociceptivas para os nervos esplâncnicos torácicos antes de convergir para os troncos simpáticos paravertebrais e então entrar no corno dorsal da medula espinhal[16]. Os aferentes nociceptivos abdominais levam informações para o plexo celíaco e os nervos esplâncnicos torácicos antes de entrar nos troncos simpáticos e no corno dorsal[16,17]. Os aferentes nociceptivos viscerais pélvicos convergem para os nervos esplâncnicos pélvicos, que são principalmente fibras eferentes parassimpáticas. Alguns aferentes pélvicos também passam pelos nervos esplâncnicos simpáticos lombares[16].

Uma das principais características clínicas da dor visceral é o fato de ser mal localizada. Pode-se explicar esse fenômeno pela baixa densidade de nociceptores presentes nas vísceras, a divergência funcional de impulsos viscerais com o sistema nervoso central e a convergência víscero-visceral na medula espinhal[16,17]. Duas revisões sobre o assunto abordam com mais detalhes a inervação visceral[16,17].

Fatores desencadeantes de dor visceral

Distensão, isquemia e inflamação induzem dor visceral. Órgãos ocos, como o cólon, possuem terminações nervosas que respondem ao estiramento ou à tensão, localizadas nas camadas musculares lisas do órgão e muito sensíveis à distensão ou à inflamação, mas totalmente insensíveis à secção ou à queimadura. Órgãos sólidos são menos sensíveis[18]. A distensão do cólon causa dor quando a pressão exercida no lúmen chega a 40 e 50 mmHg e depende da pressão de distensão e não do volume do órgão[17]. Por esse motivo, tumores de cólon com crescimento lento podem permanecer sem diagnóstico até estágios muito avançados da doença, quando ocorre obstrução completa do lúmen e aumento significativo na pressão dentro do cólon[17].

Dor referida: a dor visceral pode estar localizada em estruturas somáticas distantes e muitas vezes superficiais, como músculos ou pele. Os exemplos mais conhecidos são a dor no ombro decorrente de envolvimento de fígado ou do diafragma e a dor lombar, que acompanha o câncer de pâncreas. A explicação para esse tipo de dor é a convergência viscerossomática. A teoria "projeção-convergência" propõe que a atividade nas vias espinhais ascendentes é mal interpretada como originada em estruturas somáticas devido a experiências anteriores de dor somática. A dor pode ser bem localizada quando as estruturas somáticas são invadidas por tumores de origem visceral. Infiltração da musculatura da parede abdominal, por exemplo, localiza a dor. Em situações mais avançadas, em que há lesão do órgão visceral e infiltração de musculatura abdominal, pode ocorrer hiperalgesia no local de referência, dor localizada na musculatura e uma combinação de sensibilização central e mecanismo algogênico periférico[16-18].

ALTERAÇÕES PSICOLÓGICAS

Dor total

O conceito de dor total[19] foi formulado por Cicely Saunder e inclui elementos físicos, psicológicos, sociais, emocionais e espirituais na sua definição. Pacientes em estágio terminal de uma doença frequentemente apresentam dor intratável com medicamentos, e devem ser avaliados quanto às diversas dimensões do fenômeno doloroso (Figura 4). Reconhecer e tratar a dor total é um desafio.

Tratamento da dor no câncer

A terapia antiálgica inicia-se pela obtenção da história clínica e realização do exame físico, essenciais para elaboração dos diagnósticos sindrômico, topográfico e etiológico da dor. Além disso, é preciso afastar eventuais condições emergenciais das quais um tratamento específico é requerido. Ver Tabela 6.

PRINCÍPIOS DO TRATAMENTO DA DOR NO CÂNCER

Podem ser definidos quatro níveis desejáveis para alívio da dor:

- Controle da dor durante a noite, para permitir o descanso e o sono.

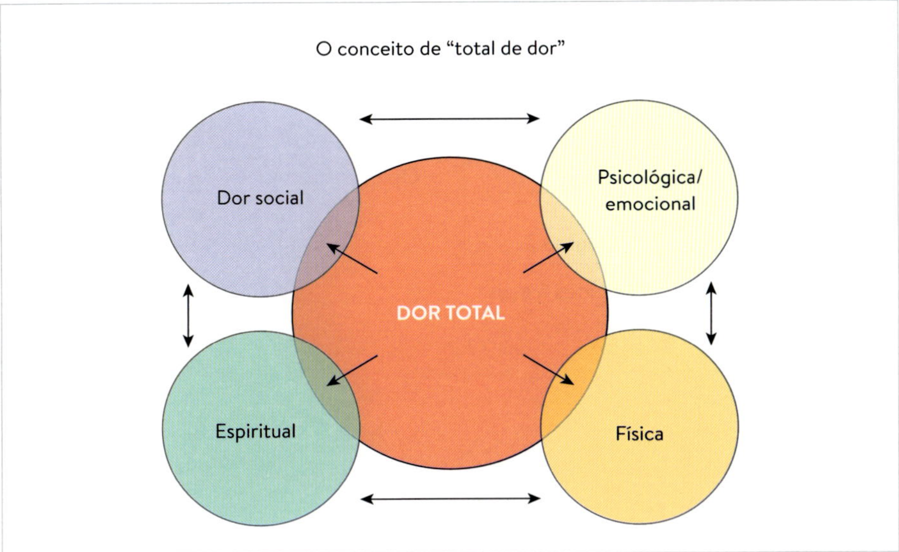

FIGURA 4 Todas as dimensões da dor no paciente com câncer.

- Controle da dor em repouso durante o dia.
- Controle da dor com mobilidade reduzida.
- Controle da dor com mobilidade completa.

Tratamento medicamentoso

A Organização Mundial da Saúde (OMS) elaborou, em 1986[20], um documento que propõe diretrizes para o tratamento da dor no paciente com câncer usando medicações de fácil acesso, baixo custo e que se adaptem à intensidade de dor do doente. Essa escada foi revisada após 20 anos e ainda é considerada válida, apesar de pequenas adaptações[22]. É útil em 70 a 80% dos casos de dor, quando utilizada de maneira adequada (Figura 5).

Alguns autores acreditam que usar a escada passo a passo seja insuficiente e ineficiente em pacientes com dor intensa. Portanto, propõem um esquema de tratamento mais agressivo, acelerado, que começa diretamente no terceiro degrau da escada[21].

Dor leve

Paracetamol e dipirona

Paracetamol ativa vias inibitórias descendentes e o sítio primário de ação é a inibição de produção de prostaglandinas no sistema nervoso central[22]. Dipirona

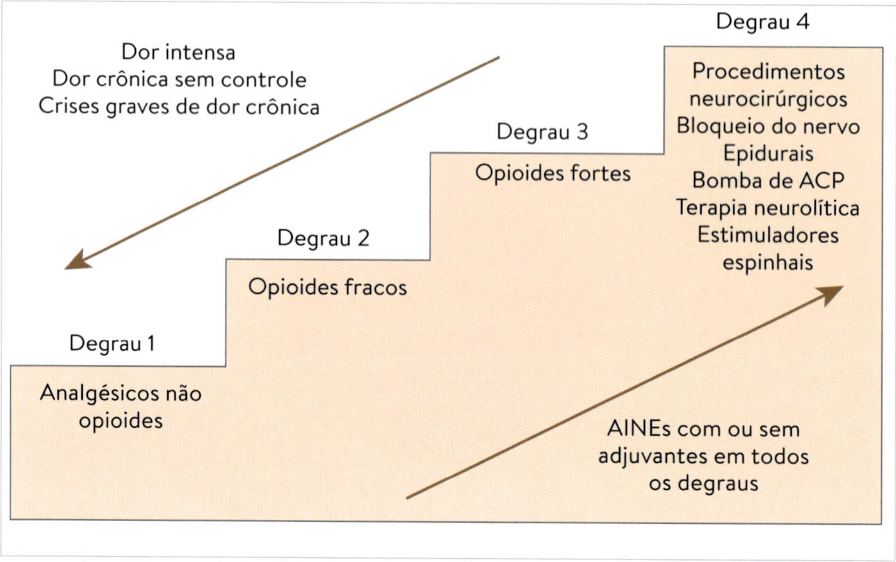

FIGURA 5 Tratamento da dor no câncer segundo a escada analgésica da Organização Mundial da Saúde.

ACP: analgesia controlada pelo paciente. AINE: anti-inflamatório não esteroide.

promove bloqueio da hipernocicepção por estimular a via arginina/óxido nítrico/GMPc e ativar a abertura de canais de potássio[22] nos neurônios sensitivos. Ambos atuam no sistema endocanabinóideo.

- Paracetamol: doses de 500 a 1.000 mg via oral a cada 4 a 6 horas, não excedendo 4 g diários.
- Dipirona: a analgesia é dependente da dose e deve ser prescrita a cada 6 horas. A orientação do fabricante é que sejam usados 500 a 1.000 mg por dose. Uso anedótico de doses que variam de 15 a 30 mg . kg^{-1} por dose, a intervalos de 6 horas, mostra-se bastante eficaz em dor aguda e crônica.

Anti-inflamatórios não esteroidais (AINEs)

Mecanismo de ação: inibição da enzima ciclooxigenase (COX), que converte ácido araquidônico em prostaglandinas e tromboxanos. Produzem analgesia por reduzir a produção de prostaglandinas[23].

Eficácia analgésica semelhante, independentemente da classe terapêutica, mas podem ocorrer respostas individuais diferentes.

Inibidores de COX-1: maior incidência de úlcera péptica e sangramento digestivo do que os inibidores seletivos de COX-2[23,24].

Podem reduzir a filtração glomerular e piorar a função renal. Podem aumentar o tônus vascular, a pressão arterial e piorar insuficiência cardíaca preexistente[24]. Esses efeitos podem ocorrer com todos os AINEs.

Dor moderada

Codeína, tramadol e tapentadol

Codeína é um pró-fármaco que ao ser metabolizado pelo sistema de citocromos (CYP2D6) origina morfina[25]. De 5 a 10% dos caucasianos manifestam redução congênita da atividade dessa enzima e, portanto, não apresentam analgesia com o medicamento. Disponibilidade oral de 40%, meia-vida de 2,5 a 3 horas[25].

Tramadol é um opioide atípico. Agonista de receptores μ opioides inibe a recaptação de noradrenalina e serotonina na fenda sináptica de modo semelhante aos antidepressivos tricíclicos[26].

Disponibilidade oral de 80%, que após múltiplas doses pode chegar a 100%[26]. Meia-vida de 6 horas[26].

- Tapentadol: o tapentadol é um opioide misto preparado como um enantiômero único que possui maior afinidade para os receptores MOR e não requer metabolismo para exercer efeito opioide, diferentemente do tramadol. Além disso, existe um grau de seletividade para captação de norepinefrina. Num estudo, o tapentadol demonstrou redução na intensidade da dor de modo semelhante à oxicodona e, portanto, foi classificado como terapêutica analgésica "não inferior" à oxicodona[27].
- Oxicodona em doses até 20 mg/dia e morfina até 30 mg/dia (ver descrição de opioides fortes abaixo).

Dor intensa

Opioides fortes

Agonistas de receptores μ, localizados em vias de transmissão nociceptiva[28]. A metadona, além do agonismo de recepores μ opioides (ditos metabotrópicos ligados à proteína G de membrana celular), bloqueia receptores de glutamato do tipo N-metil-D-aspartato (NMDA, ditos ionotrópicos ligados diretamente a canais iônicos da membrana celular) e a recaptação de serotonina na membrana pré-sináptica[28].

Opioides hidrofílicos

São exemplos a morfina, oxicodona, hidrocodona, hidromorfona[25]. A biodisponibilidade por via oral varia entre 35 e 70%, em função do efeito de primeira passagem hepática, necessitando de conversão de dose oral para parenteral da ordem de três vezes, no caso da morfina, por exemplo. A morfina possui dois metabólitos ativos, a morfina 3-glicuronídeo (M3G) e morfina-6-glicuronídeo (M6G), este, por sua vez, mais potente que morfina, pode ainda se acumular em pacientes com insuficiência renal[25,28].

Concentração plasmática máxima: após ingestão oral – 60 minutos; subcutânea → 30 minutos; venosa – 6 minutos.

Meia-vida dos opioides hidrofílicos: 4 horas; equilíbrio plasmático: 4 a 5 meias-vidas (16 a 20 horas)[29].

Sua administração em *bolus* intermitentes determina "analgesia em picos e vales": a concentração plasmática aumenta rapidamente, atingindo o pico máximo do efeito analgésico, podendo, no entanto, determinar concomitantemente efeitos colaterais indesejáveis. Após alguns minutos, com a redistribuição compartimental da medicação e a respectiva redução da sua concentração plasmática, ocorre o retorno da percepção da dor. Em algumas apresentações medicamentosas de longa duração (oxicodona e morfina LC), disponíveis para administração por via oral, os níveis plasmáticos das medicações em concentrações mais estáveis facilitam a adesão ao tratamento.[25] Apenas a oxicodona de liberação controlada está disponível no Brasil. Portanto, o comprimido não deve ser partido ou mastigado. A oxicodona possui, ao contrário da morfina, uma excelente biodisponibilidade por via oral[25].

Opioides lipofílicos

São exemplos a metadona e o fentanil. Possuem alta biodisponibilidade e atravessam rapidamente a barreira hematoencefálica. São metabolizados pelo fígado em metabólitos inativos[25,28]. O fentanil transdérmico pode ser utilizado em pacientes ambulatoriais.[28] Não existe formulação transmucosa no Brasil.

O fentanil transdérmico estabelece equilíbrio com o tecido subcutâneo, liberando continuamente no organismo uma dosagem horária definida, de acordo com a apresentação do adesivo transdérmico (12.5, 25, 50, 75 e 100 $\mu g \cdot h^{-1}$ de fentanil). Após 12 a 16 horas da aplicação do adesivo, são atingidos níveis plasmáticos significativos. A cada 72 horas os adesivos devem ser substituídos[29].

A metadona tem meia-vida prolongada cuja duração pode variar entre 8 e 72 horas. O estado de equilíbrio, portanto, é variável entre 1 e 15 dias. A titulação da dose deve ser muito cuidadosa; é necessária para evitar sobredose com a administração a longo prazo[25].

Buprenorfina: agonista parcial dos receptores μ (MOR, *mu opioid receptor*) e nociceptina (NOP, *nociceptin opioid receptor*). Apresenta baixa atividade agonista parcial em receptores kappa (KOR, *kappa opioid receptor*) e delta (DOR, *delta opioid receptor*)[28]. Demonstra antagonismo no DOR e agonismo inverso no KOR[28]. O efeito teto para a ação antinociceptiva da buprenorfina em roedores é explicado por sua atividade agonista parcial. Pode haver diferença de eficácia do fármaco em diferentes receptores e espécies; assim, um agonista parcial pode atuar como agonista puro em relação a determinado efeito, por exemplo, o efeito analgésico, mas manter atividade agonista parcial para outro efeito, como, por exemplo, depressão respiratória[28].

Orientações para prescrição de opioides

A prescrição dos opioides deve ser realizada a intervalos adequados, respeitando-se a meia-vida de eliminação do fármaco (p. ex., 4 horas para morfina administrada por via oral), de acordo com a intensidade de dor. Os pacientes devem ser orientados a fazer uso de medicação de resgate, se necessário.

O intervalo para a dose de resgate considera o tempo para se atingir a concentração plasmática máxima do medicamento. Por exemplo: após administração de morfina por via oral, a concentração plasmática máxima é atingida em 60 minutos, enquanto por via venosa esse tempo é de 6 a 10 minutos[28]. A titulação do opioide deve ser interrompida se a dor estiver controlada, a frequência respiratória inferior a 10 rpm, nível de sedação moderada (*Richmond Agitation and Sedation Scale* (RASS) inferior a –1 (paciente mantém contato visual por tempo inferior a 10 segundos) ou náuseas e vômitos[30].

Após controle da dor, manter a prescrição do opioide de acordo com a meia-vida. A reavaliação se faz após o estado de equilíbrio do medicamento (3 a 4 meias-vidas de eliminação). Se o paciente permanecer com dor leve a moderada, pode-se aumentar a dose diária em 25 a 50% da dose diária prescrita; se persistir dor intensa, esse aumento pode ser de 50 a 100% da dose inicial diária prescrita[31].

> Obs.: Durante o uso de opioides hidrofílicos (morfina), caso a função renal esteja prejudicada (*clearance* de creatinina inferior a 30-40 mL/min/1,73 m^2, sugere-se substituir o opioide atual por metadona ou fentanil.

Se a via oral estiver indisponível, fentanil ou a buprenorfina podem ser usados por via transdérmica. Morfina por via retal também é uma alternativa não invasiva. Há tabelas de conversão entre opioides e vias de administração (Tabela 5).

Novas apresentações de fentanil: preparações bucal, nasal e sublingual são utilizadas para tratamento de dor tipo "*breakthrough*" ou dor disruptiva (BTP ou *breakthrough pain*, do inglês)[33]. O início da analgesia é rápido, ocorre após 10 a 15 minutos após contato com a mucosa oral e é eficaz em 75% dos pacientes com BTP[32].

TABELA 5 Equivalência de opioides

Fármaco	Potência analgésica	Duração de ação
Morfina – liberação controlada	1	12 h
Morfina liberação rápida	1	4 h
Tramadol	0,1	4-6
Codeína	0,1	4-6
Tapentadol	0,4	4h
Oxicodona – liberação lenta	1-2	12 h
Buprenorfina	30	6-8 h
Metadona	1-2	8-24h

Fonte: adaptada de Webster e Fine, 2012[31].

Efeitos colaterais dos opioides

- Constipação intestinal: causada por relaxamento da musculatura lisa intestinal, é o efeito colateral mais prevalente em pacientes usuários crônicos desta medicação[33]. A prescrição de opioides deve ser acompanhada de prescrição concomitante de laxativos.
- Náuseas e vômitos: 30 a 50% dos pacientes que iniciam o uso de opioides. A tolerância é precoce, mas a prescrição de antieméticos profiláticos é eventualmente necessária no início do tratamento[28,33].
- Xerostomia: pode ocorrer com morfina, sobretudo se anticolinérgicos e antidepressivos estão sendo prescritos simultaneamente[33].
- Sonolência: é autolimitada, pois a tolerância ocorre rapidamente. Em casos refratários, pode ser necessária a troca do opioide[33].
- Alteração da cognição: confusão, alucinações e sonhos vívidos podem ocorrer[33].
- Mioclonia: ocorre em pacientes usando doses elevadas de opioides. Usualmente vem acompanhada de sedação e alteração cognitiva. Melhora com a redução da dose[33].
- Depressão respiratória: está relacionada à dose e usualmente é precedida de sonolência. A monitorização da frequência respiratória e intensidade de sedação minimizam a possibilidade desta complicação[33].
- Dependência e tolerância: tolerância é a falha de determinada dose de um fármaco sustentar o efeito farmacológico desejado (analgesia), ou seja, necessidade de aumento da dose para manter o mesmo efeito[35].

Dependência física corresponde à adaptação fisiológica a um medicamento que pode resultar em síndrome de abstinência caso a substância seja subitamente interrompida, a dose reduzida ou o fármaco seja farmacologicamente antagonizado. É diagnosticada pelo surgimento de síndrome de abstinência[34] (Tabela 6).

A dependência de substâncias (ou dependência de drogas, do inglês "*addiction*") é um distúrbio neuropsiquiátrico caracterizado por um desejo recorrente de continuar a consumir a droga, apesar das consequências prejudiciais.

TABELA 6 Síndrome de abstinência

Sinais e sintomas de abstinência ao opioide	
Anorexia	Diarreia
Inquietação	Cólica intestinal
Disforia	Fadiga
Irritabilidade	Lacrimejamento
Dor muscular	Midríase
Náusea/vômito	Sudorese
Piloereção	Insônia
Inquietação	Rinorreia
Bocejos	Taquicardia
Ansiedade	Hipertensão arterial
Febre	Tremores

Pseudovício[35] – não deve ser confundido com dependência. essa é uma síndrome iatrogênica, desenvolvida como consequência direta ou indireta do tratamento inadequado da dor. Podem ser visualizadas três fases características:

- Prescrição insuficiente de analgésicos para controle adequado da intensidade da dor primária.
- Frequentes solicitações de analgésicos pelo paciente, associadas a alterações comportamentais para convencer cuidadores e equipe médica e paramédica da intensidade da dor.
- Crise de desconfiança entre paciente e a equipe de saúde, gerando sofrimento ao paciente e desconforto para a equipe.

Adjuvantes (podem ser introduzidos em qualquer degrau da escada analgésica)

Antidepressivos

Antidepressivos tricíclicos (ADT) são os medicamentos mais eficazmente estudados no alívio da dor neuropática. A amitriptilina bloqueia a recaptação de serotonina e noradrenalina e pode também atuar em receptores NMDA.

Orientações para a prescrição: iniciar a utilização com baixas doses (amitriptilina e nortriptilina em doses de 10 a 25 mg ao dia)[36]. Os tricíclicos e a duloxetina possuem meia-vida longa e podem ser ingeridos uma vez ao dia. A venlafaxina deve ser administrada 2 a 3 vezes ao dia.

Efeitos colaterais: xerostomia, constipação intestinal, alterações visuais, sedação e retenção urinária (ADT). Pacientes geriátricos e com problemas cardiovasculares: hipotensão ortostática, anormalidade da condução cardíaca e confusão mental. São contraindicados em portadores de glaucoma de ângulo estreito[36].

Anticonvulsivantes

São analgésicos efetivos em dor neuropática. Gabapentina e pregabalina atuam em canais de cálcio voltagem-dependente importantes na manutenção de dor neuropática. Carbamazepina e oxcarbazepina inibem canais de sódio.

Gabapentina é eliminada pela urina em sua forma não metabolizada e sua dosagem deve ser reduzida em caso de insuficiência renal[37].

Orientações para prescrição: gabapentina deve ser iniciada em pequenas doses, sendo que a dose mínima efetiva é 900 mg ao dia.

A pregabalina tem características semelhantes à gabapentina, é mais potente e possui melhor biodisponibilidade por via oral. O tempo de titulação do efeito é de 1 semana, enquanto o da gabapentina pode se estender até 4 semanas. A dose inicial é de 75 mg via oral, pode ser titulada até 200 mg 3 vezes ao dia[37].

Efeitos colaterais: cefaleia, ataxia, náuseas, tontura e sonolência, sendo esses dois últimos sintomas os mais comuns. Tais efeitos podem ser controlados com a titulação cuidadosa da dose[36].

Carbamazepina pode causar secreção inapropriada do hormônio antidiurético (SIHAD), hepatite e supressão da medula óssea. Monitorização laboratorial deve ser realizada com frequência. Oxcarbazepina é mais bem tolerada, mas pode causar hiponatremia[37].

- Alfa2-agonistas[38]: clonidina e dexmedetomidina são efetivas para dor neuropática e nociceptiva, com efeitos no sistema nervoso central e periférico.
  - Efeitos colaterais: hipotensão e bradicardia são os efeitos mais comuns. Sonolência e xerostomia são efeitos relatados. Ao contrário da clonidina, a dexemedetomidina só possui apresentação comercial para administração parenteral.
- Corticosteroides: hidrocortisona, dexametasona, prednisona, metilprednisolona e triancinolona. Sua ação é via regulação transcricional no núcleo celular, reduzindo a liberação de citocinas inflamatórias e por esse mecanismo reduzem a dor. Reduzem edema, aliviam compressão tumoral e reduzem disparo neuronal espontâneo por alteração do fluxo de sódio em canais iônicos presentes em neuromas[39].
  - Efeitos colaterais: doses equivalentes a 20 mg . dia^{-1} de prednisona por mais de três semanas apresentam supressão do eixo hipotálamo-hipofisário. Hiperglicemia e psicose induzida por corticoide podem ocorrer pre-

cocemente. Efeitos de longa duração incluem osteoporose, síndrome de Cushing, catarata, úlcera péptica e miopatia.

- Antagonistas de receptores NMDA: cetamina, metadona, memantina, amantadina e dextrometorfano são inibidores NMDA e podem ser úteis para analgesia. Cetamina está disponível apenas para uso hospitalar[40].
    - Efeitos colaterais: a metadona tem efeitos semelhantes aos demais opioides. Já a cetamina pode causar sudorese, alucinações, sonolência e tontura.

PROCEDIMENTOS INTERVENCIONISTAS DIRECIONADOS PARA O DIAGNÓSTICO CLÍNICO E SÍNDROMES DOLOROSAS[41]

Os procedimentos intervencionistas podem ser introduzidos em qualquer degrau da escada analgésica, mesmo em pacientes com dor leve.

Intervenções para dor da região da cabeça e pescoço

- Dor causada pelo próprio tumor ou pelo tratamento do câncer: varia desde disfagia até dor intensa na região cervical, orelha, cavidade oral, face, hemicrânio e região do ombro. Em 10 a 20% dos casos, o tratamento farmacológico é ineficaz.
- Bloqueios de nervo: plexo simpático cervical (gânglio estrelado), nervo trigêmeo, nervo glossofaríngeo, nervos occipitais, nervo vago, gânglio esfenopalatino e plexo cervical.

Intervenções para dor torácica

- Sintoma mais comum em pacientes com invasão óssea de parede torácica. Bloqueio de nervos intercostais (IC) com anestésico local[41] previamente à neurólise IC com fenol 5 a 10% pode ser empregado em dores somáticas de difícil controle. O alívio é imediato, porém a duração do efeito é curta. Trinta por cento desenvolve dor neuropática por deaferentação[41].
- Dor torácica originada de pleura ou cavidade pleural: bloqueio de plexo simpático torácico[41]. Em algumas situações de dor somática torácica unilateral, cordotomia pode ser indicada para alívio da dor[42].

Intervenções para dor visceral no abdome superior

- Bloqueio dos nervos esplâncnicos ou plexo celíaco: os nervos esplâncnicos são fibras neuronais aferentes simpáticas pré-ganglionares que se originam da cadeia torácica, localizados no aspecto anterolateral da 12ª vértebra torácica como nervo esplâncnico maior (T_5-T_{10}), menor (T_{10}-T_{11}) e ínfimo (T_{12}). Esses nervos coalescem para formar o plexo celíaco anteriormente à aorta, ao redor da origem do tronco celíaco[41].

Intervenções para dor no andar inferior do abdome, pelve e períneo

- Bloqueio do plexo hipogástrico superior: as fibras neuronais aferentes que inervam as vísceras pélvicas (bexiga, útero, vagina, próstata, testículo, uretra, cólon descendente e reto) percorrem o mesmo trajeto das fibras simpáticas e plexo hipogástrico superior, sendo objetos passíveis de intervenção como o bloqueio neurolítico do plexo. O alívio da dor ocorre em 70% dos pacientes[41].
- Bloqueio do gânglio de Walter (gânglio ímpar): é uma estrutura retroperitoneal localizada logo abaixo da junção sacrococcígea. Indicado para tratamento de dor pós-retite actínica, coccidínia e tenesmo retal[41].
- Neurólise das raízes sacrais (fenolização intratecal): pode ser considerada em pacientes com dor somática na região perineal causada por câncer pélvico[41].

Técnicas de intervenção intraespinhal

São técnicas intervencionistas que utilizam seja a via peridural, seja a via subaracnóidea. O sistema de fornecimento de fármacos pode ser externo, parcialmente internalizado ou totalmente implantável[43].

Os sistemas totalmente implantáveis são preferencialmente utilizados em pacientes com expectativa de vida superior a 3 meses[43].

Via peridural é utilizada para analgesia localizada, metamérica (dor visceral e somática), simétrica e em pacientes cuja expectativa de vida é curta. Via subaracnóidea é preferível para pacientes com expectativa de vida mais longa que tenham dor mais difusa.

Procedimentos cirúrgicos

- Cordotomia percutânea: amelhor indicação é dor unilateral, localizada em segmentos abaixo do ombro[42]. Consiste de lesão térmica no quadrante anterolateral da medula espinhal cervical, nível C_1-C_2 por radiofrequência[42].
- Mielotomia da linha média: a linha média da coluna dorsal contém uma via que pode ser mais importante para a transmissão de sinais nociceptivos viscerais do que o trato espinotalâmico. A mielotomia de linha média é indicada para dor visceral abdominal intratável, e dor pélvica por câncer[44].

- Hipofisectomia: hipofisectomia microcirúrgica por via transesfenoidal, estereotáxica transnasal por radiofrequência, por agentes químicos ou por radiação ionizante é indicada para o tratamento da dor decorrente de neoplasias hormônio-dependentes (especialmente metastáticas ósseas) e não dependentes, para dores difusas causadas por câncer de mama e próstata[45].
- Mesencefalotomia: interromper as vias espino-retículo-talâmicas envolvidas na sensação parestésica e disestésica nos doentes com dor neuropática[45].
- Vertebroplastia e cifoplastia: intervenções recomendadas para pacientes com dor espinhal decorrente de colapso vertebral secundário a metástases ósseas, que envolvem o canal espinhal e seu conteúdo[45].
- Neuromodulação: ativa circuitos inibitórios corticotalâmicos e do tronco encefálico, que inibem a atividade das unidades nociceptivas segmentares da medula espinhal[46]. Abole respostas evocadas por estímulos que atuam em sistemas multissinápticos da medula espinal e do tronco encefálico e ativa circuitos inibitórios[45].

CONSIDERAÇÕES FINAIS

A dor oncológica é complexa e multifatorial, o que torna o seu alívio difícil em 25% dos pacientes. A avaliação cuidadosa dos tipos e origem da dor deve ser realizada de modo holístico. Avanços na terapêutica farmacológica não são suficientes para aliviar a dor de todos os pacientes, sobretudo os pacientes com dor metastática. As especialidades de oncologia, cuidados paliativos e medicina da dor devem trabalhar em harmonia para adquirir o melhor tratamento possível para o paciente.

A dor física pode ser tratada com medicamentos, mas a dor da perda, jamais.

REFERÊNCIAS

1. Lemaire A, George B, Maindet C, Burnod A, Allano G, Minello C. Opening up disruptive ways of management in cancer pain: the concept of multimorphic pain. Support Care Cancer. 2019;27:3159-3170.
2. van den Beuken-van Everdingen MH, de Rijke JM, Kessels AG, Schouten HC, van Kleef M, Patijn J. Prevalence of pain in patients with cancer: a systematic review of the past 40 years. Ann Oncol. 2007;18(9):1437-49.
3. Bennett MI, Kaasa S, Barke A, Korwisi B, Rief W, Treede R-D, The IASP Taskforce for the Classification of Chronic Pain. The IASP classification of chronic pain for ICD-11 chronic cancer-related pain. Pain. 2019;160(1):38-44.
4. Wilson J, Stack C, Hester J. Recent advances in cancer pain management. F1000Prime Rep. 2014;6:10.
5. Schmidt BL. The neurobiology of cancer pain. Neuroscientist. 2014;20(5):546-62.
6. Mantyh PW. Bone cancer pain: from mechanism to therapy. Curr Opin Support Palliat Care. 2014;8(2):83-90.

7. Jimenez-Andrade JM, Mantyh WG, Bloom AP, Ferng AS, Geffre CP, Mantyh PW. Bone cancer pain. Ann N Y Acad Sci. 2010;1198:173-81.
8. Montiel-Ruiz RM, Acosta-Gonzalez RI, Jimenez Andrade JM. Bone cancer pain: from preclinical pharmacology to clinical trials. Gac Med Mex. 2013;149(2):204-11.
9. Jimenez-Andrade JM, Bloom AP, Stake JI, Mantyh WG, Taylor RN, Freeman KT, et al. Pathological sprouting of adult nociceptors in chronic prostate cancer-induced bone pain. J Neurosci. 2010;30(44):14649-56.
10. Jensen TS, Baron R, Haanpaa M, Kalso E, Loeser JD, Rice AS, et al. A new definition of neuropathic pain. Pain, 2011;152:2204-2205.
11. Scholz J, Finnerup NB, Attal N, Aziz Q, Baron R, Bennett MI, et al.; Classification Committee of the Neuropathic Pain Special Interest Group (NeuPSIG). The IASP classification of chronic pain for ICD-11: chronic neuropathic pain. Pain. 2019;160(1):53-59.
12. Yoon SY, Oh J. Neuropathic cancer pain: prevalence, pathophysiology, and management. Korean J Intern Med. 2018;33(6):1058-106.
13. Fallon MT. Neuropathic pain in cancer. Br J Anaesth. 2013;111:105-11.
14. Treede RD, Jensen TS, Campbell JN, Cruccu G, Dostrovsky JO, Griffin JW, et al. Neuropathic pain: redefinition and a grading system for clinical and research purposes. Neurology. 2008;70:1630-5.
15. Mulvey MR, Rolke R, Klepstad P, Caraceni A, Fallon M, Colvin L, et al.; IASP Cancer Pain SIG and the EAPC Research Network. Confirming neuropathic pain in cancer patients: applying the NeuPSIG grading system in clinical practice and clinical research. Pain. 2014;155:859-863.
16. Grundy L, Erickson A, Brierley SM. Visceral pain. Annu Rev Physiol. 2019;81:261-284.
17. Gebhart GF, Klaus Bielefeld K. Physiology of visceral pain. Compr Physiol. 2016;6:1609-1633.
18. Cervero F. Sensory innervation of the viscera: peripheral basis of visceral pain. Physiol Rev.1994;74:95-138.
19. Clark D. 'Total pain', disciplinary power and the body in the work of Cicely Saunders, 1958-1967.Soc Sci Med.1999;49:727-36.
20. World Health Organization (WHO). Cancer pain relief. World Health Organization. 1986.
21. Vargas-Schaffer G. Is the WHO analgesic ladder still valid? Twenty-four years of experience. Can Fam Physician. 2010;56(6):514-7, e202.
22. Graham GG, Scott KF. Mechanism of action of paracetamol. Am J Ther. 2005;12(1):46-55.
23. Sachs D, Cunha FQ, Ferreira SH. Peripheral analgesic blockade of hypernociception: activation of arginine/NO/cGMP/protein kinase G/ATP-sensitive K+ channel pathway. Proc Natl Acad Sci USA. 2004;101(10):3680-5.
24. Mathiesen O, Wetterslev J, Kontinen VK, Pommergaard HC, Nikolajsen L, Rosenberg J, et al. Adverse effects of perioperative paracetamol, NSAIDs, glucocorticoids, gabapentinoids and their combinations: a topical review. Acta Anaesthesiol Scand. 2014;58(10):1182-98.
25. Trescot AM, Datta S, Lee M, Hansen H. Opioid pharmacology. Pain Physician. 2008;11(2 Suppl):S133-53.
26. Dayer P, Desmeules J, Collart L. Pharmacology of tramadol. Drugs. 1997;53 Suppl 2:18-24.
27. Hartrick CT, Rozek RJ. Tapentadol in pain management: a mu-opioid receptor agonist and noradrenaline reuptake inhibitor. CNS Drugs. 2011;25:359-70.
28. Azzam AAH, McDonald J, Lambert DG. Hot topics in opioid pharmacology: mixed and biased opioids. Br J Anaesth. 2019;122:e136-e145.

29. Wang DD, Ma TT, Zhu HD, Peng CB. Transdermal fentanyl for cancer pain: Trial sequential analysis of 3406 patients from 35 randomized controlled trials. J Cancer Res Ther. 2018;14(Supplement):S14-S21.
30. Saumier N, Gentili M, Dupont H, Aubrun F. Postoperative intravenous morphine titration in PACU after bariatric laparoscopic surgery. Ann Fr Anesth Reanim. 2013;32(12):850-5.
31. Webster LR, Fine PG. Review and critique of opioid rotation practices and associated risks of toxicity. Pain Medicine. 2012;13:562-70.
32. Løhre ET, Thronæs M, Klepstad P. Breakthrough cancer pain in 2020. Curr Opin Support Palliat Care. 2020;14(2):94-99.
33. Bruera E, Paice JA. Cancer pain management: safe and effective use of opioids. Am Soc Clin Oncol Educ Book. 2015;35:e593-9.
34. Mercadante S, Arcuri E, Santoni A. Opioid-induced tolerance and hyperalgesia. CNS Drugs. 2019;33:943-95.
35. Weissman DE, Haddox JD. Opioid pseudoaddiction: an iatrogenic syndrome. Pain. 1989;36(3):363-6.
36. Finnerup NB, Attal N, Haroutounian S, McNicol E, Baron R, Dworkin RH, et al. Pharmacotherapy for neuropathic pain in adults: a systematic review and meta-analysis. Lancet Neurol. 2015;14(2):162-73.
37. Moulin D, Boulanger A, Clark AJ, Clarke H, Dao T, Finley GA, et al. Pharmacological management of chronic neuropathic pain: revised consensus statement from the Canadian Pain Society. Pain Res Manag. 2014;19(6):328-35.
38. Giovannitti JA Jr., Thoms SM, Crawford JJ. Alpha-2 adrenergic receptor agonists: a review of current clinical applications. Anesth Prog. 2015;62(1):31-9.
39. Haywood A, Good P, Khan S, Leupp A, Jenkins-Marsh S, Rickett K, et al. Corticosteroids for the management of cancer-related pain in adults. Cochrane Database Syst Rev. 2015;4:CD010756.
40. Culp C, Kim HK, Abdi S. Ketamine use for cancer and chronic pain management. Front Pharmacol. 2021;11:599721.
41. Bhaskar A. Interventional pain management in patients with cancer-related pain. Postgrad Med. 2020 Nov;132(sup3):13-16.
42. Doyle A, Sharma ML, Gupta M, Goebel A, Marley K. Percutaneous cervical cordotomy for cancer-related pain: prospective multimodal outcomes evaluation. BMJ Support Palliat Care. 2022;12(e1):e21-e27.
43. Perruchoud C, Dupoiron D, Papi B, Calabrese A, Brogan SE. Management of cancer-related pain with intrathecal drug delivery: a systematic review and meta-analysis of clinical studies. Neuromodulation. 2022;S1094-7159(21)06969-5.
44. Hong D, Andrén-Sandberg A. Punctate midline myelotomy: a minimally invasive procedure for the treatment of pain in inextirpable abdominal and pelvic cancer. J Pain Symptom Manage. 2007;33:99-109.
45. Teixeira MJ, Hamani C, Teixeira WGJ. Tratamento cirúrgico funcional da dor. Rev Med. (São Paulo). 2001;80:276-89.

37

Fibromialgia

Livia Agostinho Teixeira
Mariana Suéte Guimarães Ruy
Fernanda Bono Fukushima

DESTAQUE DO TEMA

1. A fibromialgia é caracterizada por dor generalizada associada a sono não restaurador, fadiga e sintomas cognitivos.
2. A fibromialgia não é um diagnóstico de exclusão e pode coexistir com outras síndromes dolorosas.
3. Apesar de a fisiopatologia dessa síndrome ainda não estar bem definida, as evidências apontam para papel substancial da alteração no processamento da dor.
4. O diagnóstico é clínico e existem instrumentos bem estabelecidos.
5. A primeira escolha para o tratamento da fibromialgia é a prescrição de atividade física regular, associada à educação do paciente sobre a doença. Nível de evidência robusta.
6. O tratamento medicamentoso, em geral, possui nível de evidência baixo a moderado.

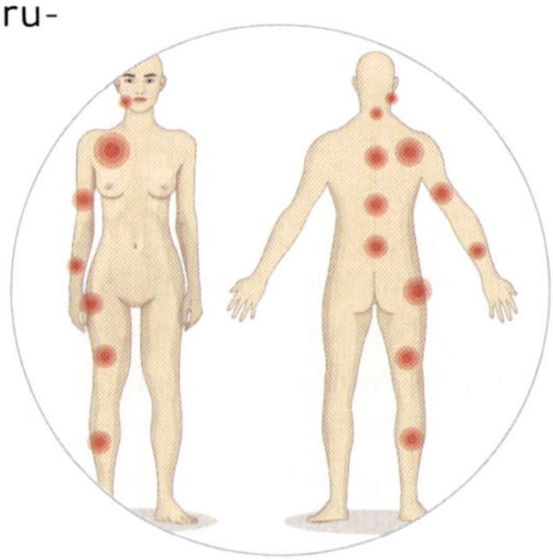

INTRODUÇÃO

A fibromialgia é uma das síndromes dolorosas crônicas de grande prevalência e difícil tratamento. Além de causar dor, ela é frequentemente acompanhada por sintomas sistêmicos, como fadiga, sono não reparador e problemas cognitivos. Esses sintomas podem afetar significativamente a capacidade funcional e a qualidade de vida dos pacientes, tornando a fibromialgia uma condição desafiadora. Trata-se de uma doença que teve sua primeira descrição há mais de um século, porém, ainda há pouca certeza sobre sua fisiopatologia e etiopatogenia. Mesmo seus critérios diagnósticos vêm sendo modificados e readaptados com certa frequência nos últimos anos.

Apesar de ser a segunda doença reumatológica mais comum na população mundial, a fibromialgia ainda é uma condição que carece de uma definição clara. Atualmente, existem apenas critérios diagnósticos para a doença, e não há critérios específicos para avaliar a sua evolução e gravidade.

DADOS EPIDEMIOLÓGICOS

Em levantamento bibliográfico brasileiro ocorrido no período de 2005 a 2014, foram identificadas prevalências entre 0,2 e 6,6% na população geral, sendo entre 2,4 e 6,8% na população feminina e entre 0,6 e 15% em populações especiais.

Afeta predominantemente a população em idade produtiva e, por esse motivo, apresenta grande impacto social. Os custos estimados com a doença estão relacionados não somente às visitas médicas, exames complementares, terapias não farmacológicas, terapias farmacológicas, mas também custos ocupacionais com redução das horas de trabalho, afastamento por doença e incapacidade permanente. Evidências também apontam que o encaminhamento para múltiplos especialistas, investigação laboratorial extensa e solicitação de múltiplos exames de imagem resultam em retardo importante no diagnóstico da doença.

ETIOLOGIA E FISIOPATOLOGIA

Dentro da classificação etiológica/mecanismo, a fibromialgia é uma síndrome de dor nociplástica de origem bastante heterogênea e múltipla. Afeta as vias de processamento central com facilitação da transmissão do estímulo nocivo e amplificação de todos os estímulos externos. Por esse motivo, a fibromialgia pode ser entendida como uma doença no sistema nervoso central.

A etiopatogenia da fibromialgia ainda não está completamente elucidada; entretanto, não é possível afirmar que a síndrome ocorrerá da mesma forma em diferentes pacientes. Como toda dor crônica, sempre existirão fatores físicos, psíquicos, sociais e espirituais, contribuindo, em diferentes proporções, na experiência total do paciente. Tais fatores desempenham papel importante no desenvolvimento e manutenção dos sintomas, levando a alterações no processamento da dor e desencadeando crises. Dentro da medicina moderna não é mais possível separar corpo/mente/espírito dentro da etiopatogenia das doenças. Sabe-se, por exemplo, que o aumento nos níveis de cortisol, em reação a um estado de hipervigilância causado pelo medo da dor, ou pela própria dor em si, leva a alterações bioquímicas no processamento da dor. A seguir encontram-se diferentes alterações na bioquímica da dor observadas em pacientes com fibromialgia.

Do ponto de vista biológico, estudos apontam nesses pacientes aumento na atividade de áreas relacionadas ao processamento da dor, como ínsula posterior e córtex somatossensorial (que se relacionam a hiperalgesia e alodínia); alteração no processamento da neurotransmissão dopaminérgica, aumento na sensibilidade/expressão de receptores NMDA e disfunção do eixo hipotálamo-pituitária. Observa-se ainda aumento na concentração de neurotransmissores excitatórios, como substância P, no líquido cefalorraquidiano (LCR), que pode chegar ao triplo da concentração observada em controles saudáveis. No LCR e ínsula é possível notar ainda aumento na concentração de glutamato, opioides endógenos e encefalinas, além de diminuição na atividade serotoninérgica e noradrenérgica. Outros achados importantes são a observação, em parte dos pacientes, de uma diminuição nos níveis de ATP de células sanguíneas e diminuição nos níveis plasmáticos de hormônio do crescimento. Perifericamente, em alguns pacientes, também pôde-se observar diminuição na quantidade das fibras C de nervos periféricos e aumento na sua tortuosidade. Tais achados podem relacionar-se ao desenvolvimento de atividade espontânea e aumento na sensibilidade a estímulos mecânicos com hiperatividade simpática associada. Nesses pacientes também é possível encontrar alterações neuroinflamatórias, como aumento na circulação de citocinas inflamatórias (IL-1Ra, IL-6 e IL-8).

QUADRO CLÍNICO

A fibromialgia apresenta um amplo espectro de manifestações clínicas. Sua apresentação clínica pode variar significativamente entre os pacientes afetados. Alguns pacientes podem apresentar manifestações predominantemente periféricas, com sintomas dolorosos predominantes, enquanto outros podem apresentar manifestações centrais mais graves, em que a dor, a fadiga, os distúrbios do sono, os sintomas cognitivos e outros sintomas sistêmicos são predominantes.

Em sua apresentação clássica, a dor é descrita como difusa/generalizada, envolvendo tanto esqueleto axial quanto áreas periféricas, musculatura e articulações. A fadiga e o sono não restaurador também são sintomas universais.

Os sintomas cognitivos, também denominados "*fibro fog*", levam a alteração na memória e capacidade de concentração. O paciente pode apresentar ainda outros sintomas sistêmicos, como cefaleia crônica, tontura, ansiedade, depressão, cãibras, dismenorreia, vulvodínia, dor pélvica crônica, sintomas urinários, disfunção temporomandibular, rigidez matinal, entre outros. Pode-se observar ainda outros sintomas relacionados à dor nociplástica, como hipersensibilidade à luz, som, odores, tato e sabores mais pungentes.

A fibromialgia pode acontecer em conjunto com outras síndromes dolorosas, como síndrome do intestino irritável, síndrome do estresse pós-traumático, síndrome de ansiedade generalizada, endometriose e doenças inflamatórias sistêmicas (artrite reumatoide, hepatite C crônica, lúpus eritematoso sistêmico). Pode-se ainda desenvolver fibromialgia concomitantemente ou após outra síndrome dolorosa crônica, a chamada fibromialgia secundária.

O uso de instrumentos validados para avaliação da síndrome permite acompanhamento evolutivo dos sintomas, bem como a possibilidade de avaliação da efetividade das terapias introduzidas. O *Fibromyalgia Impact Questionnaire* é um instrumento validado e de fácil uso.

DIAGNÓSTICO

O diagnóstico da fibromialgia é predominantemente clínico e o exame físico pode ser útil na confirmação da doença por não apresentar grandes achados, exceto pela presença de diminuição do limiar de dor. Como dito anteriormente, os critérios diagnósticos definem a doença de maneira dicotômica e inexiste instrumento para avaliar a gravidade, evolução ou remissão da doença.

O último critério diagnóstico para a fibromialgia proposto pelo American College of Rheumatology em 2016 encontra-se resumido na Figura 1.

A pontuação possível varia de 0 a 31 pontos, resultante da soma do índice de dor generalizada (IDG) e da escala de gravidade dos sintomas (EGS). O paciente satisfaz os critérios modificados de fibromialgia de 2016 se as três condições a seguir forem atendidas:

1. Índice de Dor Generalizada (IDG) ≥ 7 e Escala de Gravidade dos Sintomas (EGS) ≥ 5 ou IDG de 4-6 e pontuação EGS ≥ 9.
2. Dor generalizada, definida como dor em pelo menos 4 das 5 regiões, deve estar presente. O tórax mandibular e a dor abdominal não estão incluídos na definição de dor generalizada.
3. Os sintomas são geralmente presentes há pelo menos 3 meses.

ÍNDICE DE DOR GENERALIZADA – PONTUAÇÃO ENTRE 0 E 19

(IDG): anotar o número de áreas em que o paciente relatou dor na última semana.
Em quantas áreas o paciente teve dor?

Região superior esquerda (região 1)
Mandíbula,
cintura escapular,
antebraço,
braço

Região inferior esquerda (região 3)
Quadril (nádega
trocanter),
coxa, perna

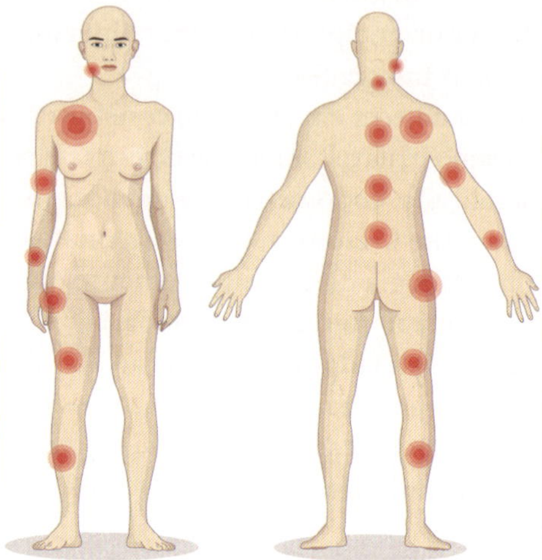

Região superior direita (região 2)
Mandíbula,
cintura escapular,
antebraço,
braço

Região axial (região 5)
Pescoço, parte
superior das costas,
parte inferior das
costas, tórax,
abdômen

Região inferior direita (região 4)
Quadril (nádega,
trocanter),
coxa, perna

(EGS) Para cada um dos três sintomas, indicar o nível de gravidade
na última semana usando a seguinte escala:

0: Sem problemas
1: Sintomas leves ou intermitentes
2: Sintomas moderados, consideráveis, muitas vezes presentes e/ou em intensidade moderada
3: Sintomas graves, generalizados, contínuos e perturbadores da vida

Fadiga | Sono não restaurador | Sintomas cognitivos

A pontuação final da EGS será a somatória da gravidade dos três sintomas supracitados
(fadiga, sono não restaurador e sintomas cognitivos) (0-9)
e a soma de 1 ponto para cada um dos seguintes sintomas
apresentados pelo paciente nos últimos 6 meses.

1: Dor de cabeça
2. Dor ou cólica em baixo ventre
3. Depressão

FIGURA 1 Critérios diagnósticos da fibromialgia propostos pelo American College of Rheumatology.

Fonte: Wolfe et al., 2016.

O diagnóstico de fibromialgia pode ser feito apesar da presença de outros diagnósticos (não é necessário excluir todas as outras condições que explicam os sintomas se os critérios 1 a 3 forem preenchidos).

Cabe destacar que a American Pain Society (APS) propôs uma revisão desses critérios em 2019 (Tabela 1), porém atualmente ambos os critérios têm sido utilizados. Entende-se que o critério da APS apresenta maior facilidade clínica, enquanto o critério da ACR propicia pontuação linear, que pode ser útil no seguimento do paciente, bem como no contexto de pesquisa.

TABELA 1 Critérios da American Pain Society para diagnóstico da fibromialgia

Dimensão 1: Critérios básicos
1. Dor multilocalizada ocorrendo em 6 ou mais locais do total de 9 possíveis (ver figura)
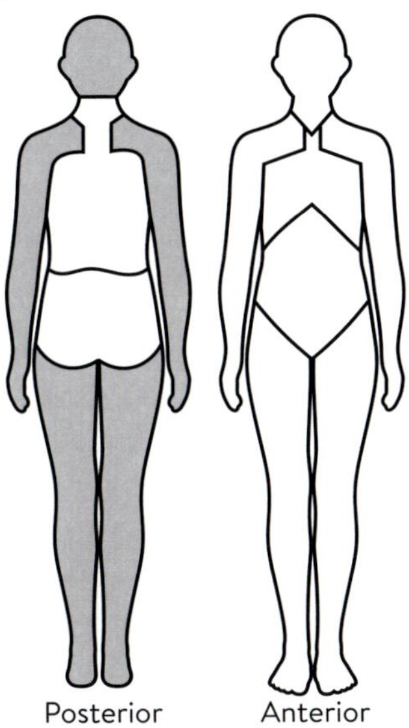 ☐ Cabeça ☐ Braço esquerdo ☐ Braço direito ☐ Tórax ☐ Abdômen ☐ Parte superior das costas e coluna ☐ Parte inferior das costas e coluna ☐ Perna esquerda ☐ Perna direita
2. Problemas relacionados ao sono moderados a graves ou fadiga.
3. Dor multilocalizada e fadiga ou problemas relacionados ao sono devem estar presentes por pelo menos 3 meses.
Nota: a presença de outro distúrbio doloroso ou sintomas relacionados não exclui o diagnóstico de fibromialgia. No entanto, recomenda-se uma avaliação clínica para avaliar qualquer condição que possa explicar totalmente os sintomas do paciente ou contribuir para a gravidade dos sintomas.

Fonte: Arnold et al., 2019.

EXAMES COMPLEMENTARES

Como o diagnóstico é estritamente clínico, a investigação com solicitação de testes diagnósticos ou exames de imagem será necessária apenas naqueles pacientes em que os critérios diagnósticos não foram preenchidos ou para investigar eventuais sintomas não característicos da síndrome. A velocidade de hemossedimentação e a dosagem da proteína C-reativa podem auxiliar na exclusão de causa inflamatória responsável pelos sintomas de dor e fadiga. Um diagnóstico diferencial é a doença tireoideana; quando houver suspeita, é recomendada a dosagem hormonal. Outra causa de fadiga importante na população brasileira é a anemia, e um hemograma pode ser solicitado para excluir essa causa. Na presença de artrite (inflamação articular evidente ao exame físico do paciente), pode-se solicitar provas reumáticas como o fator reumatoide, anticorpo antipeptídeo citrulinado cíclico e fator reumatoide, sempre tendo em vista que tais exames apresentam baixa especificidade. A deficiência de vitamina D é uma possível causa de dor generalizada e a dosagem sérica pode elucidar a contribuição desse fator no quadro álgico do paciente.

TRATAMENTO

O tratamento inicia-se muito antes da prescrição. O encontro médico-paciente é considerado o evento mais importante na atividade clínica e deveria ser um momento de vínculo, escuta e compreensão. Na prática, a insatisfação de ambos os lados, médicos e pacientes, é frequente, principalmente em relação à dificuldade de diagnóstico e de encontrar um tratamento eficaz. As evidências mostram que o que os pacientes mais buscam e esperam de seus médicos é o interesse genuíno na sua evolução clínica; e mais importante e urgente do que fornecer informações científicas e opções variadas de tratamento é legitimar a doença e a experiência de dor do paciente.

De fato, o tratamento da fibromialgia pode ser uma etapa bastante desafiadora para pacientes e médicos. Muitas vezes, o paciente com fibromialgia é considerado um paciente “difícil”; porém essa condição não possui origem unilateral: o julgamento do profissional de saúde, sua falta de controle sobre a situação, a dificuldade em se sentir capaz de oferecer o que o paciente precisa, como suporte psicológico, a falta de recursos por parte do próprio sistema de saúde e outros fatores também contribuem para a construção de uma relação conflituosa.

Alinhamento das expectativas

As diretrizes para o tratamento da fibromialgia destacam a importância da avaliação do paciente em relação à intensidade da dor, funcionalidade e contexto psicossocial, além da educação do paciente. O alinhamento das expectativas dos pacientes com fibromialgia durante o tratamento é um fator crucial para o sucesso do manejo dessa condição. Muitos pacientes apresentam expectativas irreais em relação ao tratamento, como a expectativa de uma cura completa ou de uma melhoria imediata dos sintomas, o que pode levar à desilusão e à desistência do tratamento.

Por outro lado, quando as expectativas dos pacientes são realistas e alinhadas com a natureza da condição e os resultados esperados do tratamento, eles são mais propensos a aderir às terapias prescritas e obter benefícios significativos, tanto em termos de alívio da dor quanto na melhora da função física. Portanto, é essencial que os profissionais de saúde envolvidos no manejo da fibromialgia dediquem tempo para discutir as expectativas dos pacientes e fornecer informações precisas e realistas sobre a natureza da condição e os resultados esperados do tratamento. Isso pode ajudar a aumentar a adesão ao tratamento e melhorar os resultados clínicos dos pacientes com fibromialgia.

Diretrizes gerais e tratamento não farmacológico

O tratamento deve inicialmente se concentrar na abordagem não farmacológica, visando à modificação no estilo de vida. Até hoje, não há substitutos para a educação do paciente e o estímulo a mudanças profundas no estilo de vida, como alimentação adequada e atividade física regular. A adesão a esse tipo de proposta terapêutica e manutenção do tratamento no longo prazo é um grande desafio. A atividade física é tida como padrão ouro no tratamento da fibromialgia, com elevado nível de evidência. De modo geral, esta deve ser introduzida de maneira lenta e gradual e ter por objetivo central a melhora na qualidade de vida e ganho de função. Sempre que possível, especialmente em casos refratários, faz-se a abordagem multidisciplinar com uma combinação entre o tratamento não farmacológico e o farmacológico, adaptada à intensidade da dor, função, características associadas (como depressão, ansiedade), fadiga, distúrbios do sono e preferências e comorbidades do paciente. Clauw et al. (2017) propuseram dez passos para que os profissionais de saúde otimizem o manejo e o tratamento da fibromialgia. Esses passos encontram-se resumidos na Figura 2.

Os desafios apresentados pela fibromialgia, suas incertezas e a complexidade de informações disponíveis, no entanto, demandam diretrizes terapêuticas mais claras e objetivas para apoiar os profissionais. As recomendações da Aliança Europeia de

1. Compreender que a fibromialgia é uma doença real com fisiopatologia subjacente, ainda que não totalmente conhecida
2. Fornecer diagnóstico ao paciente
3. Educar o paciente sobre sua condição
4. Prescrever terapia não farmacológica, incentivar mudanças no estilo de vida
5. Avaliar o paciente de forma ampliada, com atenção especial aos sintomas associados
6. Utilizar fármacos de diferentes classes ou mecanismos de ação
7. Manter o foco na melhora da funcionalidade
8. Manter um acompanhamento
9. Utilizar modelos de cuidado inovadores
10. Autoeducação do profissional

FIGURA 2 Dez passos para a otimização do tratamento do paciente portador de fibromialgia.

Associações de Reumatologia (EULAR) para o tratamento da fibromialgia visam contribuir com o preenchimento desta lacuna e estão compiladas na Figura 3.

A intervenção inicial envolve terapia física individualizada e considera a associação de intervenções customizadas às necessidades específicas do paciente e, preferencialmente, não farmacológicas. Na falha da abordagem inicial, recomenda-se nova avaliação do paciente para a elaboração de um tratamento mais individualizado, com acompanhamento por equipe transdisciplinar.

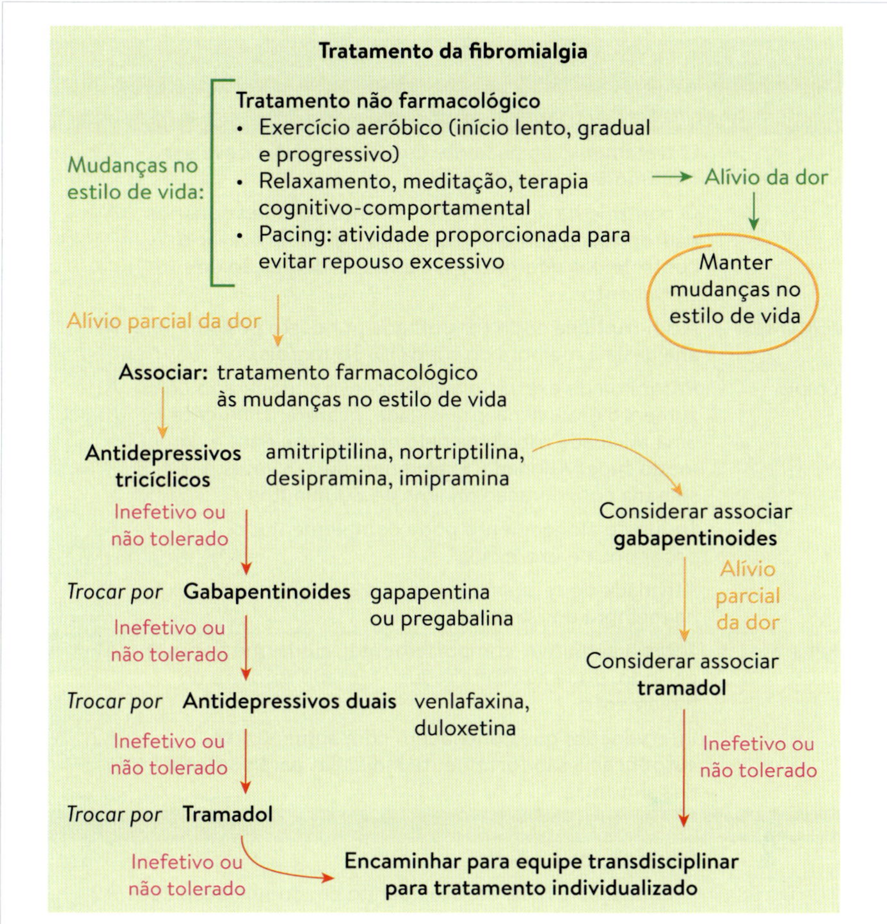

FIGURA 3 Recomendações da Aliança Europeia de Associações de Reumatologia (EULAR) para o manejo da fibromialgia.

Diante deste cenário, e considerando todas as informações acima descritas, apresentamos na Tabela 2 as abordagens atualmente consideradas relevantes para o tratamento da fibromialgia, com as respectivas evidências de eficácia.

Atividade física

O exercício físico foi a única intervenção terapêutica que recebeu recomendação forte favorável, segundo o comitê da EULAR. Essa estratégia tem se mostrado consistentemente eficaz em melhorar a dor, a função física e o bem-estar, com

TABELA 2 Recomendações para o tratamento da fibromialgia baseada em evidências

Recomendação		Nível de evidência
Recomendação A (recomendado)		
Geral	O tratamento ao paciente com fibromialgia deve ser multimodal e multidisciplinar	A1
	O controle da doença deve ser feito por questionários padronizados como o FIQ, como forma de avaliar o controle dos diferentes sintomas e adequação do tratamento	A1
Farmacoterapia	A amitriptilina pode ser utilizada por curto período para analgesia e melhora do sono (10-50 mg/dia)	A1
Fisioterapia	Programa de exercício aeróbico leve a moderado com aumento gradual na intensidade, preferencialmente uma atividade escolhida pelo próprio paciente e de modo supervisionado. Frequência de 2-3 vezes por semana com duração mínima de 30 minutos	A1
	Treino de alongamento pode complementar o programa de exercícios	A2
	Atividade de relaxamento após o exercício pode auxiliar na melhora dos sintomas	A2
Psicologia	Terapia cognitivo-comportamental, ainda que por curto período, pode auxiliar a reduzir o medo da dor e do movimento	A1
	Intervenções que contribuem com aumento da autoeficácia são fortemente indicadas para controle dos sintomas	A2
Recomendação B (pode ser recomendado)		
Geral	Educação do paciente	
	▪ Educação é mais efetiva quando em combinação com outros tratamentos	A2
	▪ Disponibilização de informações *on-line*	A2
Farmacoterapia	Ciclobenzaprina em baixas doses	A1
	Anticonvulsivantes:	A2
	▪ Pregabalina (50-450 mg/dia) por curto período	A2
	Inibidores da recaptação de serotonina e noradrenalina por curto período em pacientes com comorbidades como depressão e ansiedade ou intolerância/refratariedade à amitriptilina	A2
	▪ Duloxetina (60 mg/dia)	A1
	Inibidores seletivos da recaptação de serotonina (fluoxetina, 20-40 mg/dia; paroxetina, 20-40 mg/dia) se depressão ou ansiedade associada	A2

(continua)

TABELA 2 Recomendações para o tratamento da fibromialgia baseada em evidências (*continuação*)

Recomendação		Nível de evidência
Fisioterapia	Alongamento como parte do programa de atividade física	A2
	Balneoterapia	A2
	Exercício aquático	A2
	Biofeedback	A2
	Exercícios cinéticos ou funcionais (em solo ou água), duas vezes por semana, em grupo monitorizado por fisioterapeuta	B1
Psicologia	Hipnose ou visualização guiada	A2
Recomendação C e I (evidência insuficiente ou evidência conflituosa)		
Opioides fracos, gabapentina, paracetamol, AINEs, milnacipram, acupuntura, infiltração de *trigger point*, TENS, magnetoterapia, quiropraxia, massagem terapêutica, Qi Gong, reiki, tai chi, homeopatia, estimulação direta transcraniana, relaxamento de maneira isolada, escrita terapêutica.		
Recomendação D (não recomendado)		
Farmacoterapia	Glicocorticoides	A3

AINEs: anti-inflamatórios não esteroides; FIQ: *Fibromyalgia Impact Questionnaire*; NDE: nível de evidência; TENS: estimulação elétrica transcutânea.

efeitos em geral melhores do que os da terapia farmacológica. Além disso, tem como benefício seu baixo custo relativo e ausência de questões importantes de segurança.

Existe uma recomendação fraca da EULAR a favor de terapias de movimento meditativo como tai chi, yoga e qigong, que apresentaram melhorias no sono e na fadiga, com algumas delas se mantendo no longo prazo.

O melhor tipo de exercício físico como intervenção na fibromialgia ainda não foi estabelecido, porém em todos os casos deve ser individualizado e o paciente deve ser estimulado a escolher um tipo de atividade que seja prazerosa, com baixo impacto, acessível e de fácil adesão.

Terapia cognitivo-comportamental (TCC)

A terapia cognitivo-comportamental (TCC) atua na regulação do afeto e incentiva o controle cognitivo e emocional. É a intervenção psicológica de maior eficácia na fibromialgia até o momento. É recomendada por estar associada a melhorar o enfrentamento da doença e promover a autoeficácia.

Tratamento farmacológico

O tratamento farmacológico convencional na fibromialgia geralmente envolve analgésicos, anticonvulsivantes, relaxantes musculares e antidepressivos. Os antidepressivos tricíclicos, inibidores de recaptação de serotonina e noradrenalina e anticonvulsivantes, em estudos controlados randomizados, têm demonstrado efeito positivo em um ou mais sintomas principais da síndrome. Deve-se ressaltar que no longo prazo a maioria dos pacientes interrompe o uso da medicação, seja pela falta de eficácia, efeitos adversos ou ambos.

Antidepressivos tricíclicos

O fármaco com maior evidência de efetividade terapêutica é a amitriptilina, relaciona-se a melhora na funcionalidade avaliada pelo Questionário sobre o Impacto da Fibromialgia (FIQ) em mais de 30%, e melhora na dor, fadiga, sono e qualidade de vida. O número necessário para tratar (número de pacientes que precisaram utilizar a medicação para que um apresentasse redução de 30% na intensidade da dor) é 3,54, IC 95% 2,74 a 5,01. A amitriptilina apresentou ainda efeito moderado na qualidade do sono e um efeito menor na fadiga.

Inibidores da recaptação de serotonina e noradrenalina

Os fármacos que compõem este grupo são a duloxetina e o milnaciprano. Possuem efeito positivo na dor e na melhora clínica percebida pelo paciente. A duloxetina levou a melhora na dor, sono, incapacidade e nos sintomas depressivos, enquanto o milnaciprano atuou na dor e na fadiga. No que diz respeito à segurança, as taxas de abandono para ambos os fármacos são maiores do que para o placebo, devido a efeitos colaterais.

A recomendação é usar a medicação em baixas doses, pois não pode ser observada diferença significativa no efeito com 20 a 30 mg/dia de milnaciprano ou 60 a 120 mg/dia de duloxetina. A duloxetina apresentou NNTB (*number needed to benefit*), na dose de 60 mg/dia até 12 semanas, de 6, com IC 95% 3 a 12.

Gabapentinoides

Originalmente utilizados como anticonvulsivantes, a gabapentina e a pregabalina representam os principais membros desta família de fármacos, agindo por meio da ligação com a subunidade alfa-2-delta dos canais de cálcio voltagem-dependentes no sistema nervoso central. A pregabalina possui aprovação do FDA para tratamento da fibromialgia e é recomendada em diversas diretrizes clínicas. Entretanto, um grande estudo aberto publicado em 2019, com o objetivo de comparar a duloxetina e a pregabalina no tratamento da dor e depressão em pacientes com fibromialgia, forneceu evidências adicionais da superioridade da duloxetina em relação à pregabalina neste contexto.

Vários ensaios clínicos randomizados e placebo-controlados mostraram melhora na dor e distúrbios de sono com o uso da pregabalina; seu NNTB, quando comparado ao placebo, foi de 9, IC 95% 7 a 13. Apresenta um benefício menor na fadiga e no sono, mas nenhum efeito na incapacidade. Além disso, a pregabalina apresenta alta probabilidade de descontinuação devido a efeitos colaterais (RR 1,68, IC 95% 1,36 a 2,07; NNH 12, IC 95% 9 a 17).

Ciclobenzaprina

A ciclobenzaprina é um relaxante muscular antagonista do receptor serotoninérgico 5-HT2, assemelha-se estruturalmente à amitriptilina. De modo geral, sua influência no escore de dor e na melhora do sono é clinicamente pouco relevante. A avaliação final da EULAR indica recomendação fraca a favor do uso da ciclobenzaprina no tratamento da fibromialgia.

Opioides

Não existem evidências provenientes de ensaios clínicos de que opioides sejam eficazes no tratamento da fibromialgia, e diversas diretrizes e revisões sistemáticas reforçam essa contraindicação, desencorajando seu uso em qualquer cenário. O comitê da EULAR emitiu uma recomendação forte contra o uso de opioides e corticosteroides em pacientes com fibromialgia, com 100% de concordância entre seus membros, pela falta de evidência de eficácia e alto risco de efeitos adversos e vício relatados em ensaios clínicos. Em geral, acredita-se que apenas o uso no curto prazo pode ser apropriado, em pacientes selecionados cuidadosamente e sobretudo naqueles com fibromialgia mais grave, associada a outras comorbidades.

O uso do tramadol, um opioide fraco com leve efeito na recaptação de serotonina e noradrenalina, foi considerado em um estudo, administrado sozinho ou associado ao paracetamol. Os pacientes que receberam a medicação apresentaram uma propensão a ter melhora de 30% na dor. A avaliação final da EULAR é uma recomendação fraca a favor do uso do tramadol na fibromialgia.

A naltrexona, um antagonista de receptor opioide, tem se mostrado promissora em baixas doses no tratamento da fibromialgia, conforme sugerem alguns ensaios clínicos, mostrando-se superior ao placebo na redução da dor e dos sintomas depressivos e melhorando a qualidade de vida dos pacientes. Além disso, a naltrexona possui ação antagonista em receptores não opioides que são expressos em células da glia ativadas, presentes em pacientes com fibromialgia. Assim, pode inibir a ativação da microglia com efeito anti-inflamatório, possivelmente contribuindo com seu efeito analgésico.

Canabinoides

Duas revisões evidenciaram benefícios adicionais ao controle dos sintomas com um potencial significativo a ser explorado, apesar de a literatura ainda ser escassa. O benefício do uso pode relacionar-se a sua atividade anti-inflamatória e imunomoduladora, e seu efeito na dor e sintomas associados. Algumas diretrizes internacionais, como as do Canadá, indicam o uso de canabinoides principalmente para pacientes com fibromialgia com distúrbios relevantes de sono, e um comitê patrocinado pelo governo norte-americano concluiu, em 2017, que existe evidência de grau moderado da eficácia dos canabinoides.

RESUMO

A fibromialgia é uma síndrome dolorosa crônica altamente prevalente na população, caracterizada por dor generalizada, fadiga, distúrbios do sono e sintomas cognitivos. Embora ainda não tenha sua fisiopatologia completamente compreendida, o tratamento deve ser abrangente e individualizado, levando em consideração as particularidades de cada paciente. Uma abordagem multidisciplinar, com uso de medicamentos, terapias não farmacológicas e educação em dor, é essencial para o controle dos sintomas e melhoria da qualidade de vida do paciente. Além disso, o alinhamento das expectativas entre o paciente e o profissional de saúde é fundamental para o sucesso do tratamento.

O manejo eficaz da fibromialgia pode melhorar significativamente a qualidade de vida desses pacientes, reduzindo a dor e melhorando a funcionalidade e o bem-estar geral.

REFERÊNCIAS

1. Ang DC, et al. A randomized controlled trial of education and physical training for women with fibromyalgia. Clin Rheumatol. 2006;25(5):604-611.
2. Ángel García D, Martínez Nicolás I, Saturno Hernández PJ. Clinical approach to fibromyalgia: synthesis of evidence-based recommendations, a systematic review. Reumatol Clin. 2016;12(2):65-71.
3. Arnold LM, Bennett RM, Crofford LJ, Dean LE, Clauw DJ, Goldenberg DL, et al. AAPT Diagnostic Criteria for Fibromyalgia. J Pain. junho de 2019;20(6):611-28.
4. Atzeni F, et al. One year in review 2019: fibromyalgia. Clin Exper Rheumatol. 2019;37 Suppl 116(1):3-10.
5. Bäckryd E, et al. Expectations of pain and functioning in patients with musculoskeletal disorders: a cross-sectional study. Rheumatol Int. 2019;39(2):205-212.
6. Borchers AT, Gershwin ME. Fibromyalgia: a critical and comprehensive review. Clinic Rev Allerg Immunol. 2015;49(2):100-51.
7. Briones-Vozmediano E, Vives-Cases C, Ronda-Pérez E, Gil-González D. Patients' and professionals' views on managing fibromyalgia. Pain Res Manag. 2013;18(1):19-24.

8. Clauw DJ. Fibromyalgia: a clinical review. JAMA. 2014;311(15):1547-55.
9. Clauw DJ, D'Arcy Y, Gebke K, Semel D, Pauer L, Jones KD. Normalizing fibromyalgia as a chronic illness. Postgrad Med. 2018;130(1):9-18.
10. Clauw DJ, Essex MN, Pitman V, Jones KD. Reframing chronic pain as a disease, not a symptom: rationale and implications for pain management. Postgrad Med. 2019;131(3):185-198.
11. García-Ríos MC, et al. Effectiveness of health education in patients with fibromyalgia: a systematic review. Eur J Phys Rehabil Med. 2019;55(2):301-13.
12. Macfarlane GJ, et al. EULAR revised recommendations for the management of fibromyalgia. Ann Rheum Dis. 2017;76(2):318-328.
13. Tzadok R, Ablin JN. Current and emerging pharmacotherapy for fibromyalgia. Pain Res Manag. 2020;2020:6541798.
14. Wolfe F, Clauw DJ, Fitzcharles MA, Goldenberg DL, Häuser W, Katz RL, et al. 2016 Revisions to the 2010/2011 fibromyalgia diagnostic criteria. Semin Arthritis Rheum. 2016;46(3):319-329.

38

Neuropatia diabética

Roberta Cristina Risso

DESTAQUE DO TEMA

1. As neuropatias periféricas (NP) representam um grupo heterogêneo de distúrbios que afetam os nervos periféricos, causando sintomas ou sinais sensitivos, motores, autonômicos ou uma combinação deles[1].
2. Essa doença frequentemente é um desafio por conta dos variados diagnósticos etiológicos. Na maioria dos casos, exige dispendiosos recursos financeiros e de tempo aplicados até o diagnóstico, bem como na escolha de uma abordagem terapêutica eficaz, podendo ocasionar grandes prejuízos à qualidade de vida dos pacientes[2].
3. Geralmente está relacionada a muitas enfermidades sistêmicas ou próprias do sistema nervoso periférico (SNP), que podem associar-se a disfunções do sistema nervoso central (SNC)[2].

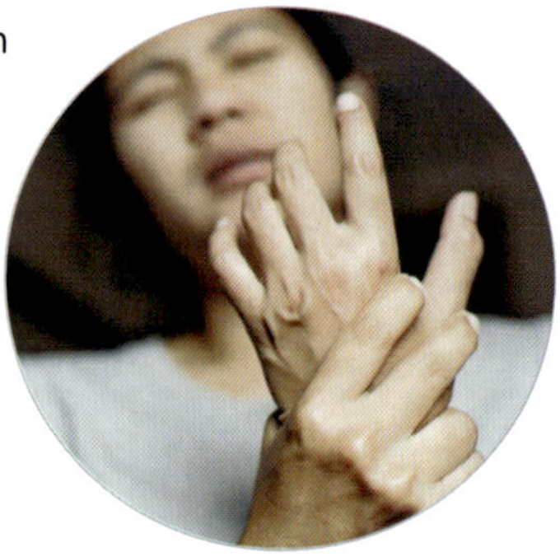

INTRODUÇÃO

As neuropatias periféricas (NP) podem ser classificadas em três grandes grupos:

- Mononeuropatias que comprometem apenas um tronco nervoso.
- Mononeuropatias múltiplas com comprometimento sucessivo de vários troncos nervosos.
- Polineuropatias distais (periféricas) com comprometimento difuso e simétrico dos quatro membros.

A partir de 1864, o *diabetes mellitus* (DM) foi reconhecido como uma das causas de NP, sendo motivador de neuropatia sensitiva de fibras finas, desencadeando ao longo do tempo a fraqueza motora, com perda de equilíbrio, quedas, dormência, perda de sensibilidade nos pés e dor[1,3,4].

EPIDEMIOLOGIA

As NP estão presentes em todas as faixas etárias, sendo mais frequente nas idades mais avançadas, com uma prevalência de 2,4% até 8-10% na população geral[1,2,5]. A prevalência na população mundial sobe para 15% nas pessoas acima de 40 anos[4].

Até 40% dos casos de NP não tem causa conhecida, e as causas mais comuns são diabetes tipo 2 e pré-diabetes[1,4,5].

Diante do número crescente de pacientes com DM, a prevalência de neuropatia diabética (ND) vem acompanhando esse crescimento e aumentando progressivamente com o passar dos anos[5].

Em dados estatísticos de 2019, 8,6% da população mundial sofria com DM, e 60% desses pacientes já tinham algum grau de neuropatia. Atualmente, 7-10% dos pacientes têm o diagnóstico de neuropatia com o diagnóstico da doença (DM), e parece ser mais prevalente em europeus que em asiáticos, porém nem todos os pacientes com neuropatia apresentam queixa álgica[5].

Agora, a neuropatia dolorosa está presente em 20-50% dos pacientes com DM, com alguns estudos mostrando a presença de dor em até 90% dos pacientes com neuropatia. Um dado importante é que pacientes com a doença mais sintomática são associados a aumento da mortalidade em 10 anos, se comparados aos pacientes que não têm a queixa álgica. Além disso, esses são os pacientes com maior impacto na qualidade de vida e capacidade funcional[1,5,6].

A ND destaca-se por ser a complicação mais prevalente, estimando-se que pelo menos metade dos pacientes diabéticos desenvolverá essa neuropatia em algum momento de sua evolução clínica. A polineuropatia simétrica distal constitui sua forma clínica mais frequente, apresentando-se geralmente de maneira assintomática. Menos da metade dos pacientes têm algum tipo de sintoma neuropático, sendo na maioria das vezes sintomas sensitivos[5].

FISIOPATOLOGIA

Infelizmente, o DM pode produzir vários tipos de danos ao sistema nervoso periférico. Na maioria das vezes, o dano ocorre bilateral e simétrico, com maior gravidade de distal para proximal[1].

Do ponto de vista anatômico, o SNP é composto por 12 nervos cranianos e 31 pares de nervos espinhais e, assim como o SNC, é composto por neurônios e células gliais de suporte, especificamente as células de Schwann. Os axônios eferentes dos neurônios motores transportam as informações do SNC para os músculos e as glândulas, enquanto os axônios eferentes dos neurônios sensoriais transportam informações dos receptores sensoriais periféricos ao SNC[4].

Outro ponto anatômico importante é a localização do corpo celular dos neurônios. O corpo celular dos neurônios sensitivos está localizado no gânglio da raiz dorsal, que fica fora da barreira hematoencefálica, enquanto o corpo celular dos neurônios motores está localizado no corno ventral da medula espinhal, ou seja, sob a proteção da barreira hematoencefálica. Essa diferença anatômica da localização em relação à proteção da barreira hematoencefálica pode explicar a vulnerabilidade do sistema nervoso sensitivo[4].

O principal fator para o desenvolvimento da NP é a hiperglicemia. Quando os pacientes pré-diabéticos e os diabéticos ficam expostos a hiperglicemia crônica, ocorre a degeneração das fibras C e desmielinização axonal das fibras mielinizadas[4,7].

A patogênese dessa degeneração está associada a múltiplos fatores relacionados às vias metabólica, vascular, inflamatória e neurodegenerativa[6].

A hiperglicemia persistente parece ser o fator causal primário mais importante com base na hipótese metabólica, pois penetra em níveis elevados nos nervos periféricos, gerando reações metabólicas[6,7].

A via dos polióis, responsável pela transformação da glicose em sorbitol e frutose, através da aldose redutase, gera acúmulo intracelular dos nervos, causando lesões por meio de um mecanismo ainda não muito bem conhecido. Acredita-se que ocorra um desequilíbrio osmótico, por conta do sorbitol intracelular aumentado, desencadeando um efluxo de miosinositol e taurina[3,4,6,7].

Entretanto, a diminuição intracelular de mioinositol causa inibição da bomba Na/K/ATPase, resultando em retenção de sódio, edema da bainha de mielina, disjunção axoglial e degeneração nervosa[4,6,7].

Além dessa alteração na via dos polióis, a hiperglicemia também modifica a reação não enzimática de aminoácidos e a redução da glicose. Os metabólitos podem alterar a função intracelular de várias proteínas e a hiperglicemia também causa ativação da proteína C quinase, gerando a produção de óxido nítrico, que leva à lesão isquêmica do nervo[4,6].

Existe ainda associação do excesso de glicemia e dislipidemia como cofator na patogênese da ND[4,6,7].

Já as alterações vasculares ocorrem na microvasculatura por conta de redução do fluxo sanguíneo, aumento da resistência vascular e diminuição da tensão do oxigênio[3,6,7].

Outro aspecto relacionado à degeneração consiste na proximidade dos vasos sanguíneos com fibras C não mielinizadas e fibras finas distais, pois ocorre a redução do fluxo sanguíneo, aumento da resistência vascular e diminuição da tensão de oxigênio. Esse fato gera insuficiência microvascular, com isquemia absoluta ou relativa dos vasos do endoneuro ou epineuro, sendo esses achados confirmados por estudos histopatológicos, com alteração microvascular e espessamento da membrana basal[3,6,7].

Durante a instalação da ND também ocorre a perda do neurotrofismo celular, pelo declínio quantitativo e qualitativo da liberação da insulina. Essa redução da insulina causa redução parcial de fatores de crescimento, e sabemos que os neurônios simpáticos e os do gânglio da raiz dorsal são dependentes de fator de crescimento neural (NGF) durante a fase de desenvolvimento. A diminuição da síntese de NGF no diabetes parece estar envolvida na patogênese da degeneração das fibras pequenas, que têm papel importante na sensação dolorosa e térmica. A diminuição da insulina também leva à redução do nível de fatores de crescimento tipo insulina (IGF) I e II, sendo esses responsáveis pelo crescimento e pela diferenciação das fibras nervosas, e a presença de receptores para IGF foi demonstrada em neurônios, células de Schwann e gânglios. Portanto, essas alterações têm como consequência a degeneração neuronal[3,4,6,7].

A deficiência de ácido linoleico e n-acetil-l-carnitina também parece estar implicada. Em uma subpopulação de pacientes, principalmente aqueles com neuropatia proximal e que apresentam um componente motor importante, parece haver participação autoimune, com a presença de anticorpos antineuronais contra componentes das estruturas sensoriais e motoras detectados no soro dos pacientes[3].

Todas essas lesões citadas estão relacionadas ao dano neuronal, e consequentemente à neuropatia. Porém, quando falamos do sintoma dor, devemos lembrar da sensibilização de nociceptores, seguida pela ativação espontânea de fibras aferentes e de nociceptores silenciosos gerando a regulação ascendente de canais de sódio. Dessa forma, ocorre a sensibilização de fibras aferentes primárias e das vias das catecolaminas, gerando descargas ectópicas do gânglio da raiz dorsal.

Além disso, ocorre ativação do sistema imune e das células da glia com liberação de citocinas proinflamatórias, quimiocinas e outras substâncias neuroexcitatórias, levando à percepção dolorosa[3].

Essas alterações no sistema nervoso são as responsáveis pela presença de sintomatologia. Após a lesão no nervo periférico, a neurodegeneração interrompe a convexão entre a periferia e o SNC, resultando na perda sensorial. Por conta dessa lesão nos neurônios sensoriais primários, os axônios distais morrem por lesão walleriana, afetando as fibras pequenas e os nociceptores. Essas lesões podem evoluir com estímulos aberrantes e provocam a degeneração do neurônio do corno dorsal da medula, via toxicidade mediada por glutamato[5].

Mas, no local da lesão, as fibras C ainda podem gerar atividade ectópica, que ocorre pelo aumento da expressão de canais de sódio dependentes de voltagem, sendo o motivo pelo qual a dor se origina de um local com sensibilidade reduzida, principalmente a estímulos térmicos e mecânicos[5,7].

SINTOMAS E DIAGNÓSTICO

A ND possui sinais e sintomas divididos em negativos e positivos. Os negativos são descritos como dormência ou hipoestesia. Os positivos variam de sintomas indolores a dolorosos, como sensação de formigamento, queimação e sensação de pressão[8].

A distribuição anatômica dos sinais e sintomas depende dos nervos acometidos, sendo a forma mais comum a polineuropatia simétrica distal, quando a dor e os achados sensoriais estão localizados na periferia[4].

Os sintomas se iniciam nos dedos, subindo para os pés, e depois para as pernas, e, quando atingem os joelhos, podem iniciar nas mãos, com progressão gradual, como nos membros inferiores. Essa localização periférica da dor pode ser chamada de distribuição tipo "luva e meia" e pode ser visualizada na Figura 1[8].

A dor neuropática é uma consequência comum e incapacitante da ND, afetando aproximadamente 25-50% dos pacientes – portanto, não acontece em todos os pacientes com ND. Ainda não se sabe por que alguns pacientes desenvolvem neuropatia dolorosa e outros não[4].

Acredita-se que um fator preditor positivo para desenvolvimento de sintomas álgicos neuropáticos está relacionado à sensibilidade aumentada a estímulos mecânicos e térmicos[4].

Uma característica importante da dor neuropática versus outros tipos de dor é a combinação paradoxal da perda sensorial e da dor, com ou sem fenômenos de hipersensibilidade sensorial, na área dolorosa[4].

Na ND dolorosa, ocorre perda sensorial, com redução da sensibilidade ao toque, a picada de alfinete e a percepção de temperaturas quentes ou frias, e

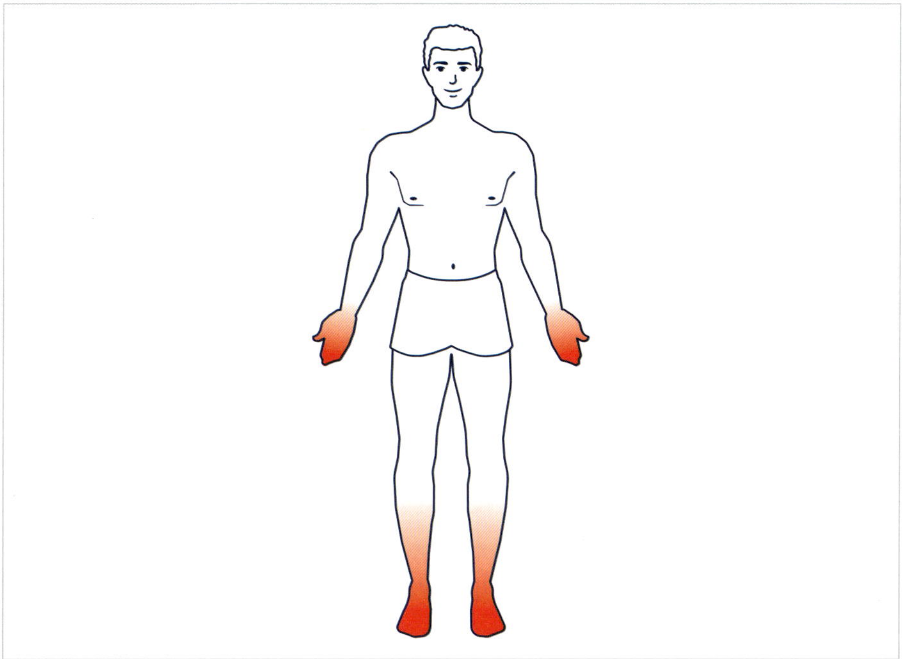

FIGURA 1 Distribuição luva e meia da neuropatia diabética.

também hipersensibilidade a dor com sintomas de hiperalgesia ou alodínia, bem como a sensação de dor constante[4].

As queixas álgicas referidas com mais frequência são dor em queimação, dor tipo pontada, dor profunda, dormência, formigamento, sensação de picadas, sendo piores à noite[4,6]. Iniciam com sensações mais brandas, mas podem piorar ao longo da evolução da doença, tornando-se incapacitantes[6].

Os sintomas motores não são tão frequentes, mas podem aparecer na fase mais avançada da doença queixas de fraqueza distal, associada à atrofia da musculatura das extremidades[6].

Como nos casos de dor crônica de uma forma geral, é importante lembrar que fatores psicológicos influenciam a percepção de dor. Embora a lesão inicial seja em nervos periféricos, as regiões cerebrais que auxiliam na percepção da dor e sua modulação diferem entre os indivíduos e sofrem influências por experiências anteriores[6].

Para um diagnóstico correto, devemos levar em consideração alguns pontos, como a história do paciente, a presença de dor compatível com o quadro, o exame físico para avaliação das queixas referidas e testes que podem ajudar no diagnóstico[5].

No exame neurológico, nota-se diminuição da sensibilidade distal dos membros, principalmente sensibilidade térmica. Já na presença de queixas álgicas, a hiperestesia pode estar presente, bem como a hiperalgesia, a hiperpatia e a alodínia. Alguns pacientes podem evoluir com anestesia da região acometida. Quando ocorre acometimento de fibras grossas, pode acontecer perda dos reflexos. A força motora também deve ser avaliada[6,8].

Existem vários sistemas de pontuação, e o mais utilizado é o sistema de pontuação de neuropatia clínica de Toronto. O sistema de pontuação mede três parâmetros: sintomas neuropáticos, reflexos do joelho e tornozelo e testes sensoriais aplicados ao dorso do primeiro dedo (toque leve, picada de alfinete, vibração, sensação de temperatura e posição)[8].

Outro instrumento para avaliação de neuropatia é o de Michigan. Esse consiste em duas partes: um questionário respondido pelo paciente e o exame físico. O exame inclui a inspeção do pé, presença de reflexos, sensação de vibração e sensação de toque no dorso do primeiro dedo[8].

Para avaliação da neuropatia dolorosa, também existem questionários específicos, com questões específicas ao tipo de dor, todas com boa sensibilidade[8].

Exames diagnósticos

Devemos iniciar com exames gerais para avaliar a condição sistêmica e possíveis doenças causadoras de neuropatia, sendo eles hemograma, VHS, glicemia de jejum e teste de tolerância à glicose (TTG), hormônios tireoidianos (TSH e T4 livre), dosagem de vitamina B12 e ácido fólico, marcadores de doenças reumatológicas, sorologias (HIV, hepatites B e C etc.), marcadores tumorais e exames de imagem para investigação de síndromes paraneoplásicas, funções hepática e renal, marcadores de doenças hematológicas imunoglobulinas IgG, IgA, IgM, imunoeletroforese de proteínas, proteinúria de Bence Jones e outros que possam ser necessários de acordo com o quadro[2].

Existem exames mais específicos relacionados a doenças do sistema nervoso, por exemplo: eletroneuromiografia, LCR, biópsias de nervo e de pele, ressonância magnética de nervos ou plexo, marcadores imunológicos específicos para neuropatias, análise de DNA para neuropatias hereditárias e dosagens de atividades enzimáticas[2].

A eletroneuromiografia (ENMG) foi o exame de escolha por muito tempo para diagnóstico de ND, porém não é capaz de identificar o envolvimento precoce de fibras de fino calibre. Outro ponto importante a se considerar é o desconforto na realização desse exame por conta dos agulhamentos. Mas as vantagens são avaliar envolvimento de fibras largas, avaliar simetria, além de gravidade e progressão da doença. A primeira alteração constatada na neurocondução são alterações sensitivas de nervos distais dos membros inferiores, como diminuição de amplitude do potencial de ação sensitivo nos nervos plantares, fibulares superficiais e surais. A doença progride com envolvimento sensitivo também dos membros superiores e redução das velocidades de condução. Em muitos casos pode ocorrer lentificação focal da velocidade de condução com possível presença de bloqueio de condução em alguns nervos suscetíveis a compressão[1,6].

A biópsia de nervo está indicada para casos muito específicos de neuropatia com etiologia indefinida. Alguns estudos mostram resultados entre 40 e 50% na definição da etiologia. Nos casos de suspeita de vasculite, a biópsia conjunta de nervo e músculo geralmente tem resultado superior para o diagnóstico[1,2].

A escolha do nervo quando indicada a biópsia deve ser aquele clinicamente comprometido e também na ENMG[1].

A biópsia de pele vem ganhando a cada dia uma importância maior na avaliação, principalmente das neuropatias de fibras finas, com medida da densidade de fibras nervosas epidérmicas. Uma limitação é o fato de ser um procedimento invasivo e que não agrega informações a respeito da etiologia da neuropatia[1,2].

A avaliação da córnea também pode ajudar no diagnóstico pela possibilidade de caracterização e avaliação da lesão das fibras nervosas de pequeno calibre, e pode ser uma alternativa à biópsia de pele[1,6].

TRATAMENTO

O tratamento se inicia com controle glicêmico rigoroso para a estabilização, mesmo para a melhora da ND, e o objetivo é sempre a normoglicemia[5].

Devemos levar em consideração no tratamento as causas da lesão e o sintoma doloroso, tendo em mente os mecanismos fisiopatológicos subjacentes a dor neuropática na ND, que abrangem todo o sistema somatossensorial, desde os aferentes terminais primários até o córtex sensorial[4].

Dentre os fármacos disponíveis para o tratamento sintomático da dor, estão os antidepressivos tricíclicos, aos anticonvulsivantes gabapentina e pregabalina, os antidepressivos seletivos da recaptação de serotonina e norepinefrina[9].

Os antidepressivos tricíclicos têm eficácia comprovada, mas seus efeitos adversos podem ser fator limitante, pois podem estar associados a alterações da condução cardíaca (bloqueios A/V, arritmias), xerostomia, sudorese, tontura, sedação, retenção urinária, constipação e glaucoma. Inicia-se com dose entre 10 e 25 mg/dia e deve-se progredir de maneira gradual em até 2 meses, com atenção aos efeitos adversos[6,9].

Dentre os anticonvulsivantes, a gabapentina e a pregabalina, ambas inibidoras da subunidade alfa-2-delta do canal de cálcio, têm um efeito analgésico importante nos casos de ND dolorosa[6,9].

Já no caso dos antidepressivos duais, bloqueadores da recaptação da serotonina e da noradrenalina, a duloxetina é a que melhor resultado apresenta no controle e custo/benefício da DN das formas dolorosas. A duloxetina pode ser administrada na dose inicial de 30 mg/dia, titulando em uma semana para 60 mg/dia como manutenção[6,9].

Vários estudos comparando a eficácia dessas medicações (tricíclicos, gabaérgicos e antidepressivos duais) mostram semelhança de todas elas; quando houve necessidade de utilizar mais de um medicamento, ou seja, um tratamento combinado, este foi bem tolerado e promoveu um alívio significativamente melhor[9].

Também existe evidência como segunda linha para o uso de opioides do segundo degrau da escada analgésica da Organização Mundial da Saúde (OMS), como tramadol, mas estes devem ser iniciados somente após o uso das medicações de primeira linha. Os opioides potentes, ou do terceiro degrau da escada da OMS, como a morfina, não estão indicados[6,9].

Por conta das evidências da presença de estresse oxidativo na gênese da ND, os fármacos antioxidantes podem ser uma excelente alternativa terapêutica. O ácido α-lipoico por via venosa (600 mg/dia por 3 semanas) ou por via oral (600 mg/dia) é, atualmente, um tratamento baseado no mecanismo da doença com eficácia comprovada e passível de utilização na prática clínica[6].

O uso de inibidores de aldose redutase também pode ajudar no tratamento, pois eles reduzem o fluxo de glicose através da via dos polióis, inibindo o acúmulo de sorbitol e frutose no tecido e prevenindo processos oxidativos danosos à função do nervo. Alrestatin, sorbinil e tolrestatin são exemplos de inibidores de aldose redutase em uso clínico em vários países[6].

A capsaicina pode ser indica quando a dor apresentar comprometimento típico de lesão de fibras C, com queimação, muitas vezes lancinante, e deve ser utilizada 3 a 4 vezes ao dia. Deve-se lembrar dos cuidados e evitar uso em regiões próximas aos olhos e à genitália[5].

As vitaminas do complexo B também são utilizadas para o tratamento da ND, com alguns estudos mostrando uma ação benéfica e redução do escore doloroso e alterações neurodegenerativas, porém alguns estudos ainda se mostram inconclusivos[10].

CONCLUSÃO

Em resumo, a ND é uma doença heterogênea que sugere diferenças patogenéticas nos mecanismos das diferentes síndromes clínicas.

Para um tratamento eficaz, deve-se levar em consideração a multiplicidade de mecanismos, que podem se sobrepor, sendo muito importante estratificar detalhadamente os pacientes, a fim de individualizar o tratamento para bloquear o condutor fisiopatológico.

REFERÊNCIAS

1. Jensen TS, Karlssoon P, Gylfadottir SS, Andersin ST, Bennet DL, Tankisi H. Painful and non painful diabetic neuropathy, diagnostic challenges and implications for future management. Brain. 2021;144:1632-45.
2. Félix EPV, Oliveira ASB. Diretrizes para abordagem diagnóstica das neuropatias em serviço de referência em doenças neuromusculares. Rev Neurocienc. 2010;18(1):74-80.
3. Kraychete DC, Sakata RK. Neuropatias periféricas dolorosas. Rev Bras Anestesiol. 2011;61(5):641-58.
4. Feldman EL, Bennet DLH, Nave KA, Jensen TS. New horizons in diabetic neuropathy: mechanisms, bioenergetics, and pain. Neuron. 2017;93(6):1296-313.
5. Rosenberger DC, Blechschmidt V, Timmerman H, Wolff A, Treede RD. Challenges of neuropathic pain: focus on diabetic neuropathy. J Neural Transm. 2020;127(4):589-624.
6. Nascimento OJM, Pupe CCB, Cavalcanti EBU. Neuropatia diabética. Rev Dor. São Paulo. 2016;17(Suppl 1):S46-51.
7. Calcutt NA. Diabetic neuropathy and neuropathic pain: a (con)fusion of pathogenic mechanisms? Pain. 2020;161:65-86.
8. Gylfadottir SS, Weeracharoenkul D, Andersen ST, Niruthisard S, Suwanwalaikorn S, Jensen TS. Painful and non-painful diabetic polyneuropathy: clinical characteristics and diagnostic issues. J Diabetes Investig. 2019;10:1148-57.
9. Tesfaye S, Sloan G, Petrie J, White D, Bradburn M, Julious S, et al. Comparison of amitriptyline supplemented with pregabalin, pregabalin supplemented with amitriptyline, and duloxetine supplemented with pregabalin for the treatment of diabetic peripheral neuropathic pain (OPTION-DM): a multicentre, double-blind, randomised crossover trial. Lancet. 2022;27(400):680-90.
10. Karaganis S, Song XJ. B vitamins as a treatment for diabetic pain and neuropathy. J Clin Pharm Ther. 2021;00:1-14.

39

Dor em gestante

Clara Leal Fraga
Olympio de Hollanda Chacon Neto

DESTAQUE DO TEMA

1. A gestação é um período de grandes mudanças fisiológicas para nutrição e desenvolvimento do feto.
2. A gestante apresenta uma série de alterações hormonais e anatômicas que afetam o sistema musculoesquelético e podem resultar em problemas como artralgias generalizadas, lombalgia, alterações do anel pélvico, osteoporose transitória, tendinopatias e neuralgias.

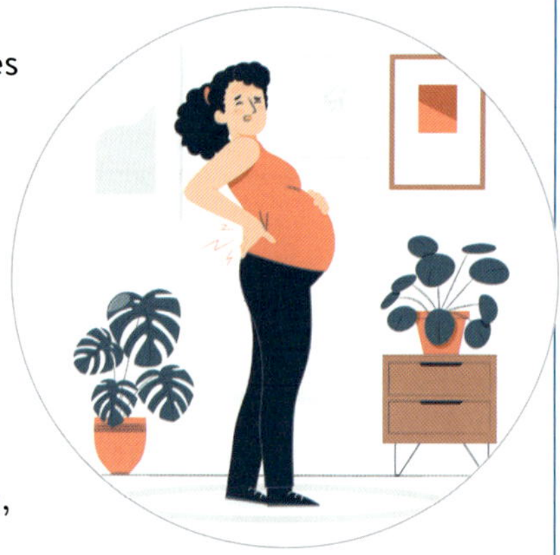

EPIDEMIOLOGIA

Praticamente todas as mulheres grávidas experimentam algum desconforto musculoesquelético durante a gravidez e estima-se que cerca de 60% delas apresentem ao menos sintomas temporários. As gestantes têm risco aumentado de queixas musculoesqueléticas, principalmente lombalgia, e os principais responsáveis pelos desconfortos são mudança do centro de gravidade, rotação anterior da pelve, aumento da lordose lombar e aumento da elasticidade ligamentar. Mais de um terço das mulheres grávidas se referem à lombalgia como problema grave, que interfere em suas atividades de vida diária e na capacidade de trabalho[1].

Além disso, o medo da dor é um fator determinante na escolha da mulher por uma cesárea eletiva, o que é bem ilustrado pelo índice alarmante de cesáreas realizadas no Brasil concomitante aos índices ainda altos de morbimortalidade materna e neonatal. Dessa maneira, é indispensável a adoção de medidas para o alívio da dor, sejam farmacológicas ou não, como forma a tranquilizar a gestante[2].

ALTERAÇÕES SISTÊMICAS DA GRAVIDEZ

O ganho de peso e as alterações hormonais da gravidez contribuem para as seguintes alterações musculoesqueléticas: hiperlordose da parte inferior das costas, flexão anterior do pescoço e movimento descendente dos ombros, que

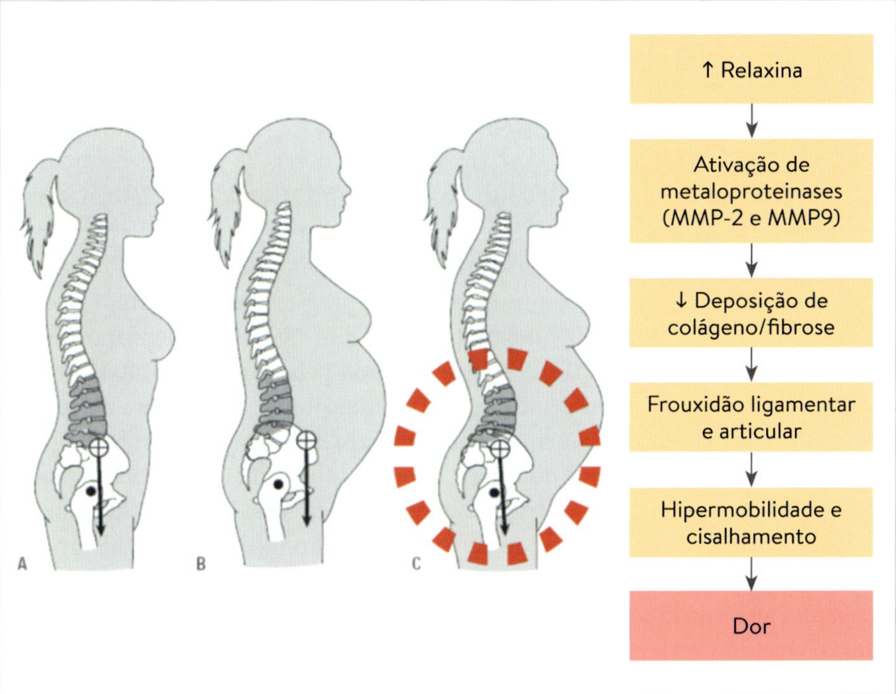

FIGURA 1 No período gestacional, alterações imunoendócrinas se fazem presentes. Além da modulação do sistema imune pela progesterona, há um aumento do hormônio relaxina, que modula o sistema musculoesquelético durante todo período gestacional. A relaxina promove alterações na matriz extracelular cartilaginosa e ligamentar, catalisando a produção de metaloproteinases, MMP-2 e MMP-9, as quais impedem a deposição de colágeno local e reações de fibrose. O resultado é a frouxidão ligamentar, associada a hipermobilidade da gravidez e alteração do centro de gravidade da mulher, levando ao cisalhamento ligamentar e articular, o que provoca dor e instabilidade.

normalmente ocorrem para compensar o aumento do útero e a mudança no centro de gravidade. Alongamento, fraqueza e separação dos músculos abdominais impedem ainda mais a postura neutra e colocam ainda mais pressão sobre os músculos paravertebrais. Frouxidão articular nos ligamentos longitudinais anterior e posterior da coluna lombar cria mais instabilidade na coluna lombar e pode predispor à tensão muscular[3,6].

A eficácia e a toxicidade das drogas usadas pelas grávidas podem ser difíceis de serem preditas pelas alterações em muitos parâmetros fisiológicos – como retardo de esvaziamento gástrico; diminuição de motilidade intestinal; aumentos em volemia, débito cardíaco e fluxo plasmático renal; diminuição relativa das proteínas plasmáticas; alterações de metabolismo hepático; aumento da diurese – e pela variação das atividades enzimáticas no metabolismo das drogas, ditadas pela presença da placenta e do feto.

PRINCIPAIS SÍNDROMES DOLOROSAS

Lombalgia

A dor lombar é tipicamente definida como dor musculoesquelética entre a 12ª costela e a prega glútea que não é atribuível a causas obstétricas (por exemplo, trabalho de parto prematuro), ginecológicas (por exemplo, cisto ovariano), urológicas ou distúrbios gastrointestinais. É um problema comum entre pacientes grávidas, com mais de 60% delas relatando dor, que costuma piorar após o segundo trimestre da gestação. A dor é agravada pela atividade e aliviada pelo repouso. Ocorre na parte inferior das costas, mas pode irradiar para a parte de trás das coxas, ou, menos frequentemente, na parte inferior do abdome e na parte anterior das coxas. A dor em geral piora à noite, especialmente ao se virar, e pode interferir no sono. Os fatores de risco incluem dor nas costas preexistente, dor nas costas em uma gravidez anterior, multiparidade e alto índice de massa corporal.

Na maioria dos casos, a dor nas costas é devida a fatores mecânicos resultantes de postura alterada, fraqueza muscular, frouxidão articular e/ou irritação da articulação facetária vertebral. A retenção de líquidos no tecido conjuntivo também pode contribuir. A espondilolistese degenerativa é agravada pela gravidez. Os níveis L4 e L5 são particularmente vulneráveis em pacientes que estiveram grávidas.

A hérnia de disco raramente é a causa de dor nas costas durante a gravidez. A incidência dessas anormalidades parece ser a mesma em pacientes nulíparas não grávidas, multíparas não grávidas e grávidas[1,4,6,7].

Como a dor lombar é comum, muitas vezes piora à medida que a gravidez progride e geralmente se resolve após o parto. Pode ser um desafio diferenciar a dor relacionada à gravidez de outras patologias, devendo-se estar atento aos sinais de alarme[8]:

- Dor intensa, persistente não posicional à noite.
- Aumento da dor com tosse, espirros e Valsalva.
- Déficits neurológicos no exame.
- Alto risco de infecção (por exemplo, anestesia peridural recente) ou em terapia imunossupressora e pacientes com risco de fratura por compressão.
- Sintomas sistêmicos como febre, calafrios, perda de peso.

Síndrome dolorosa do anel pélvico

As condições dolorosas da articulação pélvica relacionadas à gravidez incluem dor e/ou separação da sínfise púbica, dor unilateral ou bilateral da articulação sacroilíaca e síndrome da cintura pélvica (dor nas três articulações pélvicas). A síndrome acomete 45% das gestantes e pode persistir em 25% delas no período do puerpério, sendo uma causa de antecipação do parto, por conta da dor.

O aumento da mobilidade e/ou assimetria das articulações pélvicas tornam a região pélvica vulnerável à dor durante a gravidez e/ou pós-parto. Conforme observado, a sínfise púbica se alarga na 10ª a 12ª semana de gestação em resposta a altas concentrações de relaxina. Esse alargamento permite maior mobilidade da sínfise púbica, o que pode ser doloroso. A dor, localizada entre a crista ilíaca posterior e a prega glútea na área das articulações sacroilíacas, geralmente é potencializada pela sustentação de peso, em especial ao caminhar e subir escadas, sendo comum iniciar-se em torno da 18ª semana (24-36 semanas). Virar na cama, levantar da cama ou de uma cadeira também pode causar dor. Em algumas pacientes, a dor pode ser exacerbada pelo aumento da pressão abdominal, como ao tossir ou espirrar[5,6,8].

Pelo caráter imunomodulatório da progesterona e pela dificuldade de deposição de colágeno ligamentar, tais lesões de cisalhamento articular podem persistir, aumentando o risco de cronificação da dor[9].

Neuralgia intercostal

As alterações da parede torácica que ocorrem durante a gravidez incluem aumentos no ângulo subcostal, nos diâmetros anteroposterior e transverso da parede torácica e na circunferência da parede torácica. Pacientes grávidas a termo, especialmente com baixa estatura ou um útero muito grande, podem se queixar de desconforto (dor, sensibilidade) na região da costela inferior, geralmente à

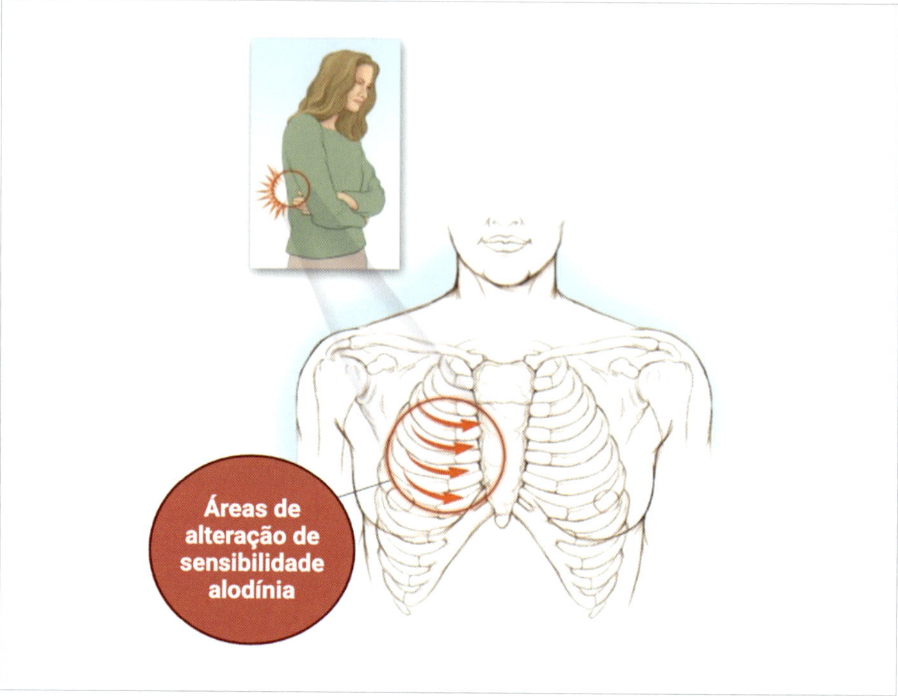

FIGURA 2 A compressão dos ramos anteriores dos nervos intercostais ocorre principalmente a partir do ângulo da costela, com início no segundo semestre. História prévia de neuralgia intercostal é fator de risco em futura gestação.

direita, por conta da compressão dos ramos anteriores dos nervos intercostais no ângulo da costela[10].

Síndrome do túnel do carpo

A síndrome é caracterizada pela compressão do nervo mediano no nível do túnel do carpo, sendo a síndrome nervosa compressiva mais comum em estado gravídico ou não. As pacientes apresentam sintomas noturnos (podendo também ser diurnos) de dor e parestesia, nas áreas de inervação do nervo mediano, assim como dificuldade de segurar objetos.

Estudos demonstram prevalências variáveis, podendo atingir até 62%, sendo mais comum no 3º trimestre da gestação. Alterações hormonais, retenção de fluidos, hipersensibilidade neural e variações dos níveis plasmáticos de glicose são fatores relacionados à ocorrência da síndrome. Diagnóstico clínico é satisfatório, com alterações neurológicas compatíveis, podendo estar presente os sinais de

Tinnel e Phalen. Estudos ultrassonográficos de mensuração do nervo mediano tem acurácia comparável a testes eletroneuromiográficos, que podem demonstrar disfunção do nervo.

O tratamento pode ser realizado com fisioterapia, uso de órteses, principalmente durante à noite. Uso de tratamentos tópicos é uma opção, em razão da baixa absorção sistêmica e da repercussão na transferência fetal, sendo os adesivos de lidocaína e creme de capsaicina 0,025-0,075% opções. Estudos demonstram resultados promissores com laserterapia de baixa intensidade (fotobiomodulação). Na ausência de resposta medicamentosa, infiltração do túnel com anestésico local, com ou sem administração de glicocorticoides, é benéfica[11].

DOR NO QUADRIL

A dor no quadril pode representar uma resposta normal às demandas musculoesqueléticas aumentadas da gravidez, resultar de patologia temporária, como osteoporose transitória, ou refletir patologia grave, como osteonecrose ou fratura. No caso da osteoporose transitória do quadril, apresenta-se com dor com atividade e limitação de movimento do quadril, que se resolve de 6-8 semanas pós-parto. Já a osteonecrose da cabeça femoral durante a gravidez é rara e pode ser secundária ao ganho de peso, produção endógena de glicocorticoides pela glândula adrenal ou um estado de hipercoagulabilidade. As pacientes geralmente apresentam dor extrema quadril irradiando para a virilha ou lateral da coxa com sustentação de peso e amplitude de movimento. Pode ser uma doença progressiva que leva ao colapso da superfície articular e à doença articular degenerativa[4,8].

Meralgia parestésica

Dor na face lateral da coxa, a meralgia parestésica é uma neuropatia sensorial que ocorre quando o nervo cutâneo femoral lateral é comprimido ao penetrar o tensor da fáscia-lata no ligamento inguinal. Os sintomas incluem disestesias na parte superior e média da coxa lateral e são provavelmente causados pela expansão da parede abdominal e aumento da lordose lombar[12].

TRATAMENTO

Medidas não farmacológicas

Medidas não farmacológicas devem ser tentadas sempre que apropriado ou possível, antes que um medicamento seja considerado.

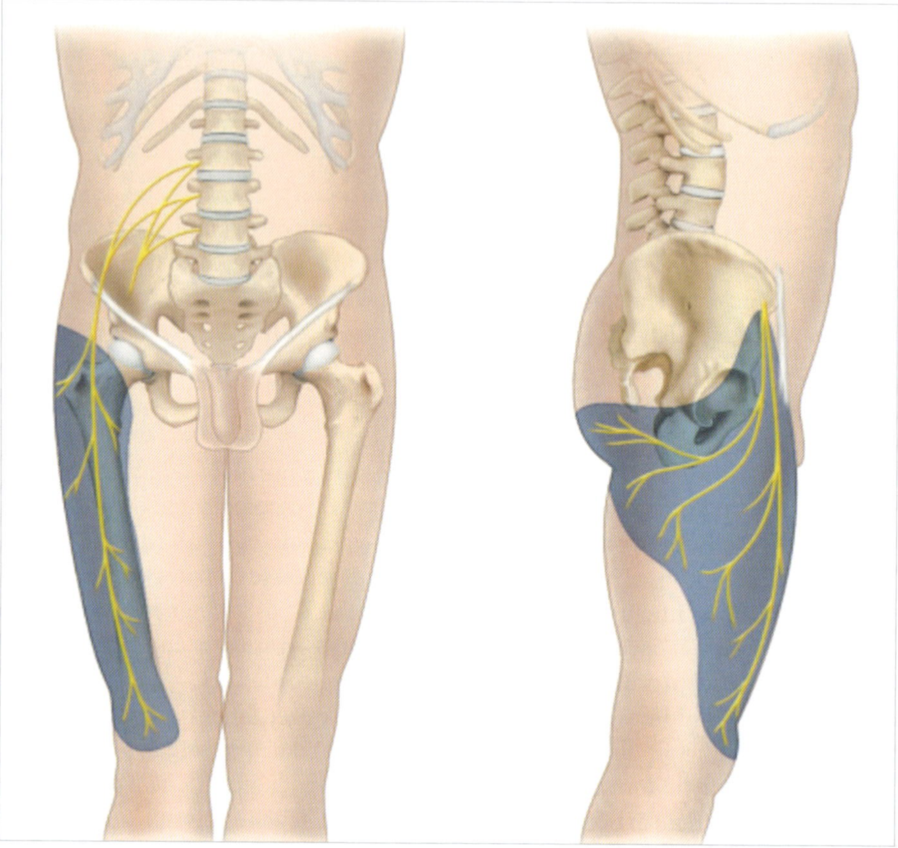

FIGURA 3 A meralgia parestésica ocorre pela compressão do nervo cutâneo lateral femoral na altura da espinha ilíaca anterossuperior, provocando dor em face lateral da coxa, alteração de sensibilidade, hiperalgesia e alodínia.

Comportamentos como uso de sapatos de salto baixo, dormir com travesseiro entre os joelhos (travesseiro de Ozzlo) e aplicação de calor, frio ou massagem na área dolorida são simples e diminuem a ocorrência de lombalgia.

Além disso, há exercícios para as costas que promovem fortalecimento do tronco para estabilizar a coluna. Os exercícios de flexão das costas fortalecem os músculos abdominais e também reduzem a lordose lombar, enquanto os exercícios de extensão fortalecem os músculos paravertebrais. A caminhada é geralmente prescrita para aliviar parte da rigidez dos isquiotibiais e para diminuir os sintomas discogênicos crônicos. Acupuntura pode ser uma medida analgésica eficaz nas pacientes, com mínimos efeitos colaterais, assim como a aplicação de TENS.

Medidas farmacológicas

A escolha do analgésico deve ser amplamente guiada pelas recomendações de tratamento para o mesmo tipo ou intensidade de dor em pacientes não grávidas, mas deve levar em consideração os possíveis riscos ao feto.

Analgésicos simples

O acetaminofeno é o analgésico de primeira escolha durante a gestação, sendo bastante utilizado em todos os trimestres da gestação e tendo sido extensamente estudado. A utilização do acetaminofeno durante o período gestacional não está associado a aumento na incidência dos defeitos congênitos em geral (pulmonares, cardíacos, digestórios, urogenitais), entretanto, aumento significativo foi observado para anomalias congênitas faciais, auditivas e de região cervical[13,14]. A dipirona não é comercializada em alguns países, como nos Estados Unidos, por conta do risco de agranulocitose e anemia aplásica, o que faz que não existam muitos estudos com relação à segurança da dipirona durante o período gestacional. Análise secundária da associação entre exposição ou não à dipirona durante a gestação e desfechos perinatais adversos de estudo coorte multicêntrico para investigação do DMG e intolerância à glicose entre gestantes não encontrou associação entre a exposição e anormalidades congênitas (2% *versus* 1,8% para expostos e não expostos à dipirona), morte intrauterina (1,44% versus 2,07%), nascimento pré-termo (14,9% *versus* 15,8%) ou baixo peso ao nascimento (8,07% *versus* 9,03%)[15,16].

Anti-inflamatórios não esteroides

Os anti-inflamatórios não esteroides (AINEs), sejam eles derivados do indol (indometacina), do ácido propiônico (naproxeno, ibuprofeno, cetoprofeno), do ácido fenilacético (diclofenaco sódico), dos salicilatos (ácido acetilsalicílico) e dos oxicans (meloxicam, piroxicam), apresentam como mecanismo de ação a inibição da produção das prostaglandinas por inibição direta da enzima ciclo-oxigenase (COX), sendo os inibidores não seletivos também responsáveis pela inibição da produção das prostaglandinas pela mucosa gástrica, rim e plaquetas. Os anti-inflamatórios não esteroidais, principalmente ibuprofeno, podem ser especialmente úteis no tratamento das dores articulares e musculares, muito comuns na gestação, bem como ter o seu uso indicado na prevenção do trabalho de parto prematuro, podendo ser prescritos de 12-30 semanas. Os riscos associados ao uso após 30 semanas apresentam tanto complicações maternas, como trabalho de parto prolongado, hemorragia pós-parto, quanto eventos fetais como oligoidrâmnio e fechamento precoce do ducto arterioso até desenvolvimento de hipertensão pulmonar persistente e morte fetal. Desfechos neonatais adversos referentes ao uso materno de anti-inflamatórios ainda incluem insuficiência renal, síndrome do desconforto respiratório, hemorragia intraventricular, displasia broncopulmonar e enterocolite necrotizante. Caso necessário para dores que não puderam ser controladas com as medicações anteriormente citadas, opioides podem ser prescritos[17-20].

Opioides

Opioides fracos, como tramadol e codeína, podem ser prescritos com paracetamol para controles de dores moderadas. A codeína tem sido frequentemente o opioide fraco de escolha na gravidez porque há mais dados disponíveis sobre seu uso na gravidez humana em comparação com outros opioides fracos. O uso de codeína em qualquer estágio da gravidez geralmente não justifica nenhum monitoramento fetal adicional. Se clinicamente indicado, a codeína deve ser usada na menor dose efetiva pelo menor tempo possível. No entanto, a codeína não é recomendada para uso durante a amamentação. Tramadol é usado para tratar dores moderadas a severas. Produz analgesia através de dois mecanismos: um efeito opioide e um aumento das vias serotoninérgicas e adrenérgicas. Tem menos efeitos colaterais típicos dos opioides (depressão respiratória, constipação e potencial de dependência), embora reações psiquiátricas tenham sido relatadas. Se clinicamente indicado, o tramadol deve ser usado na menor dose efetiva pelo menor tempo possível. Foram identificadas possíveis associações entre a exposição no primeiro trimestre e defeitos cardiovasculares infantis e um defeito no pé chamado *talipes equinovarus*. No entanto, esses não são confirmados por estudos maiores[21].

Opioides fortes podem ser utilizados em casos especiais de dores muito intensas e não controladas adequadamente com os medicamentos anteriormente citados. Buprenorfina é um opioide semissintético que ativa apenas parcialmente os receptores opiáceos; por conta da meia-vida longa, deve-se considerar o monitoramento neonatal por vários dias após o nascimento. Fentanil é um opioide muito potente e disponível em formulação intravenosa e transdérmica, seu uso indica monitoramento fetal e deve ser feito na menor dose efetiva pelo menor tempo possível. A segurança do fentanil na gravidez humana não foi estabelecida e os dados muito limitados disponíveis são insuficientes para avaliar o risco de teratogenicidade. A morfina continua sendo o analgésico opioide mais usado para dor intensa, embora frequentemente cause náuseas e vômitos. A orientação do RCOG sugere que a morfina pode ser tomada durante todos os estágios da gravidez na menor dose efetiva pelo menor tempo possível. Não há evidências robustas de um risco aumentado de malformação; uma possível associação com estrabismo infantil (um defeito visual) foi sugerida. A oxicodona tem eficácia e perfil de efeitos colaterais semelhantes aos da morfina. É comumente usada como medicamento de segunda linha se a morfina não for tolerada ou não controlar a dor. O UK Teratology Information Service (UKTIS) menciona um estudo de mais de 2.000 gestações expostas que descobriu que a exposição à oxicodona no primeiro e no segundo trimestres foi associada a um pequeno aumento do risco de parto prematuro (risco absoluto ~10% *versus* risco de base ~7%). O uso de qualquer opioide durante a gravidez, particularmente na época do parto, apresenta risco de depressão respiratória neonatal. Além disso, o uso prolongado de opioides durante a gravidez pode resultar em abstinência neonatal[21].

Demais medicações: é importante sabermos que 50% das mulheres engravidam sem intenção prévia, e um percentual pode fazer uso de medicações previamente à gravidez. No contexto da dor crônica, em que a prescrição de antidepressivos e anticonvulsivantes é rotineira, vale salientar que os estudos de segurança são em pacientes não gestantes. Recomenda-se compartilhar os perfis de segurança das medicações e a decisão do tratamento das pacientes. O maior risco de alterações de formação fetal pelas medicações é entre a 4ª e a 10ª semana, período da organogênese. Excetuando-se insulina e heparina, de moléculas grandes, quase todas as medicações atravessam a barreira placentária. Existem algumas classificações de medicações, sendo a mais comum a do Food and Drug Administration (FDA), a qual classifica o risco das medicações segundo a Tabela 1[21].

TABELA 1 Classificação de risco – Food and Drug Administration

Classificação	Descrição
A	Estudos controlados em humanos não demonstram riscos para o feto.
B	Não foram conduzidos estudos controlados em humanos; estudos em animais não demonstraram risco para o feto.
C	Não foram conduzidos estudos controlados em humanos nem em animais.
D	Existe evidência de risco para o feto em humanos; contudo, deve-se avaliar a relação risco × benefício do uso da medicação.
X	Estudos controlados em fetos e em animais demonstraram efeitos deletérios para o feto. O risco de utilização na gravidez é maior do que o provável benefício.

REFERÊNCIAS

1. Borg-Stein J, Dugan SA, Gruber J. Musculoskeletal aspects of pregnancy. Am J Phys Med Rehabil. 2005;84:180-92.
2. Oliphant SS, Nygaard IE, Zong W, et al. Maternal adaptations in preparation for parturition predict uncomplicated spontaneous delivery outcome. Am J Obstet Gynecol. 2014; 211:630.e1
3. Black RA, Hill DA. Over the counter medications in pregnancy. Am Fam Physician. 2003;67:2517-24.

4. Karzel RP, Freedman MJ. Orthopedic injuries in pregnancy. In: Artal R, Wiswell RA, Drinkwater BL (eds.). Exercise in pregnancy, 2nd ed. Lippincott, Williams & Wilkins, Baltimore; 1991.
5. Vermani E, Mittal R, Weeks A. Pelvic girdle pain and low back pain in pregnancy: a review. Pain Pract. 2010;10(1):60-71.
6. Mogren IM, Pohjanen AI. Low back pain and pelvic pain during pregnancy: prevalence and risk factors. Spine (Phila Pa 1976). 2005;30:983.
7. Weinreb JC, Wolbarsht LB, Cohen JM, et al. Prevalence of lumbosacral intervertebral disk abnormalities on MR images in pregnant and asymptomatic nonpregnant women. Radiology. 1989;170:125.
8. Smith MW, Marcus PS, Wurtz LD. Orthopedic issues in pregnancy. Obstet Gynecol Surv. 2008;63:103.
9. Østensen M, Förger F, Nelson JL, et al. Pregnancy in patients with rheumatic disease: anti--inflammatory cytokines increase in pregnancy and decrease post partum. Ann Rheum Dis. 2005;64:839.
10. Pleet AB, Massey EW. Intercostal neuralgia of pregnancy. JAMA. 1980;243(8):770.
11. Dimitrios S, Stasinopoulos L. Treatment of carpal tunnel syndrome in pregnancy with polarized polychromatic non-coherent light (Bioptron light): a preliminary, prospective, open clinical trial. Laser Ther. 2017;26(4):289-95.
12. Van Diver T, Camann W. Meralgia paresthetica in the parturient. Int J Obstet Anesth. 1995;4(2):109-12.
13. Persky V, Piorkowski J, Hernandez E, Chavez N, Wagner-Cassanova C, Vergara C, et al. Prenatal exposure to acetaminophen and respiratory symptoms in the first year of life. Ann Allergy Asthma Immunol. 2008;101:271-8.
14. Burdan F, Siezieniewska Z, Ki G, Blicharski T. Embryo fetotoxicity of acetaminophen (paracetamol) in experimental in vivo model. Ann Univ Mariae Curie Sklodowska Med. 2001;56:89-94.
15. Fonseca MR, Fonseca E, Bergsten-Mendes G. Prevalence of drug use during pregnancy: a pharmacoepidemiological approach. Rev Saúde Pública. 2002;36:205-12.
16. da Silva Dal Pizzol T, Schüler-Faccini L, Mengue SS, Fischer MI. Dipyrone use during pregnancy and adverse perinatal events. Arch Gynecol Obstet. 2009;279:293-7.
17. Auer M, Brezinka C, Eller P, Luze K, Schweigmann U, Schwärzler P. Prenatal diagnosis of intrauterine premature closure of the ductus arteriosus following maternal diclofenac application. Ultrasound Obstet Gynecol. 2004;23:513-6.
18. Kirshon B, Moise KJ, Mari G, Willis R. Long- term indomethacin therapy decreases fetal urine output and results in oligohydramnios. Am J Perinatol. 1991;8:86-8.
19. Norton ME, Merril J, Cooper BAB, Kuller JA, Clyman RI. Neonatal complications after the administration of indomethacin for preterm labor. N Engl J Med 1993;329:1602-7.
20. Koren G, Florescu A, Costei AM, Boskovic R, Moretti ME. Nonsteroidal antiinflammatory drugs during third trimester and the risk of premature closure of the ductus arteriosus: a meta-analysis. Ann Pharmacother. 2006;40:824-9.
21. Díaz R, Rivera A. Management of non-obstetric pain during pregnancy. Review article. Colombian J Anesthesiol. 2012;40:213-23.

Dor isquêmica em extremidades

Leonardo Costa Soares Santana Ferraz

DESTAQUE DO TEMA

1. Etiologia da dor isquêmica aguda: é uma obstrução por embolia ou trombose arterial; a dor isquêmica crônica tem etiologias ateroscleróticas e não ateroscleróticas como vasoespasmo e vasculites.
2. Fisiopatologia: lesão muscular com edema, despolarização celular, liberação de citocinas, íons H+, ativação de canais iônicos sensíveis a ácidos (ASIC) e ativação de vias sensitivas. Sensibilização do sistema somatossensitivo, interações de receptores purinérgicos P2X e P2Y, receptores de potencial transitórios (TRP) e canais sensíveis a ácidos, ASIC. Maior expressão de receptores no gânglio da raiz dorsal.
3. Diagnóstico: etiologia da dor isquêmica. Avaliação da perfusão do membro, presença de gangrena, índice tornozelo-braço. Componente neuropático e nociceptivo. Avaliar comorbidades.
4. Tratamento clínico: componente nociceptivo, escada analgésica da Organização Mundial da Saúde (OMS): analgésicos, opioides fracos e opioides fortes, evitando anti-inflamatório não esteroide (AINE). Usar medicamentos para dor neuropática.
5. Tratamento intervencionista: cateter de nervo periférico, bloqueio simpático lombar, bloqueio neurolítico simpático lombar, eletroestimulação medular.

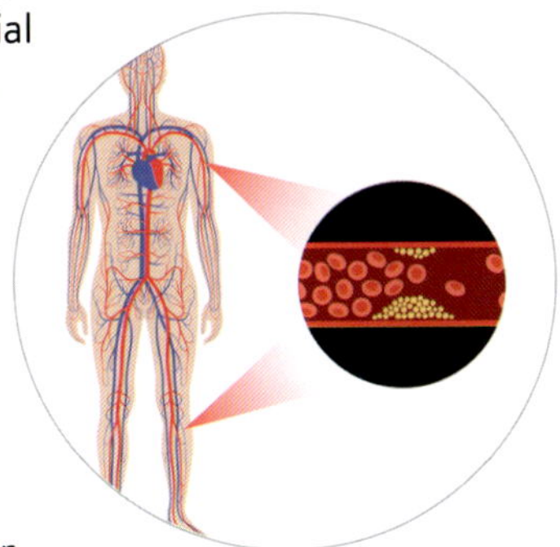

INTRODUÇÃO

Dor isquêmica de extremidades é a dor relacionada a perfusão tecidual inadequada dos membros superiores ou inferiores, podendo ser classificada em aguda ou crônica. A isquemia aguda de membros é uma emergência clínica caracterizada por uma repentina diminuição da perfusão periférica por um período de até 14 dias. As principais causas são embolia arterial e trombose de uma artéria aterosclerótica. Ela exige uma intervenção rápida para evitar a amputação do membro acometido. Pode ser distribuída através da escala de Rutherford de I a III, conforme a gravidade e a irreversibilidade das lesões. Já na doença arterial periférica (DAP), doença crônica, o paciente pode apresentar-se inicialmente assintomático ou com claudicação intermitente (CI). Nesses casos, a dor é desencadeada com a atividade do membro isquêmico. A DAP pode progredir com isquemia crítica de membros (ICM). A ICM é caracterizada por dor isquêmica em repouso e deve haver evidência hemodinâmica de insuficiência arterial. Pode estar associada a úlceras e gangrena, fatores que compõem e agravam o quadro de dor.

EPIDEMIOLOGIA

A DAP atinge cerca de 200 milhões de pessoas em todo o mundo, gerando grandes custos aos serviços de saúde por conta de sua alta morbimortalidade. Dos pacientes com DAP, 5% a 10% irão evoluir com ICM em 5 anos. A incidência de isquemia crítica é estimada em 220 a 3.500 a cada 1.000.000 de pessoas, e aproximadamente 1% da população adulta apresenta dor isquêmica em repouso.

A causa mais comum de DAP é a aterosclerose, e os principais fatores de risco são tabagismo, *diabetes mellitus* e hipercolesterolemia. A DAP e a ICM estão relacionadas a uma maior incidência de eventos cardiovasculares em outros territórios, como infarto do miocárdio e acidente vascular encefálico (AVE). Fatores independentes associados com progressão da isquemia crítica incluem tabagismo, diabetes em idade avançada e doença renal crônica.

ETIOLOGIA

As causas de dor isquêmica de extremidades podem ser divididas em agudas e crônicas. A isquemia aguda é de origem embólica, com trauma ou compressão vascular. A dor isquêmica crônica pode ser causada por etiologias ateroscleróticas e não ateroscleróticas, sendo a primeira a causa mais comum. As não ateroscleróticas incluem vasoespasmo (doença de Raynaud), vasculites como doença de Buerger, lúpus eritematoso sistêmico e esclerodermia.

FISIOPATOLOGIA

Aterosclerose das artérias periféricas leva a fluxo sanguíneo insuficiente durante o exercício, com metabolismo anaeróbico e consequente produção de ácido lático e outros metabólitos. Quando o tecido musculoesquelético é privado de oxigênio, há depleção intracelular de ATP. Como consequência, ocorre falha da bomba de sódio e potássio com edema celular e retenção hídrica. A célula aumenta em volume e despolariza, levando ao influxo de cálcio, o que causa maior excitabilidade da membrana. Concomitantemente, há formação de substâncias oxidativas que danificam os tecidos. Tem-se aumento de íons de hidrogênio, fatores de crescimento e citocinas que ativam canais iônicos sensíveis a ácidos (ASIC). Uma vez ativados, esses canais estimulam fibras aferentes aδ e C. Essas informações passam para o corno dorsal da medula e são direcionadas ao trato espinotalâmico e espinorreticular até o tálamo e são interpretados como dor isquêmica no córtex cerebral.

Após injúria isquêmica crônica, ocorre sensibilização do sistema somatossensitivo, que depende de interações de receptores purinérgicos P2X e P2Y, receptores de potencial transitórios (TRP) e ASIC. Condições isquêmicas levam a *up-regulation* de fatores de crescimento, citocinas e alterações microvasculares com maior expressão de receptores no gânglio da raiz dorsal.

A dor nociceptiva em ferida pode ocorrer concomitante com a dor de neuropatia isquêmica; o paciente apresenta úlceras e gangrenas, com estimulação nociceptiva constante por conta de infecção da ferida e processo inflamatório local. Procedimentos frequentes de trocas de curativos e desbridamentos também compõem o quadro de dor nociceptiva.

COMPONENTE NEUROPÁTICO NA DOR ISQUÊMICA

Pacientes com DAP também desenvolvem déficits sensitivos e dor neuropática. A dor é induzida por lesão neuronal; a isquemia neuronal ativa o sistema de segundos mensageiros, levando à fosforilação de PKC (proteína quinase C) com ativação de cascata intracelular e hiperestimulação do sistema somatossensitivo, que irá sinalizar presença de dor mesmo quando a lesão tecidual for ausente.

QUADRO CLÍNICO

A clínica de doença arterial é CI e isquemia crítica de membro. A primeira é descrita como dor em membro desencadeada por atividade física e melhorada rapidamente com o repouso. A isquemia crítica de membro é uma manifestação mais avançada da DAP, com presença de dor ao repouso, perdas teciduais como úlceras e gangrenas, dor pior à noite quando o membro isquêmico não está em uma posição dependente, cursando com má qualidade no padrão de sono e impactando negativamente a qualidade de vida.

Pacientes com isquemia crítica de membro apresentam dor em repouso com EVN médio 4/5, que piora com escores mais elevados (EVN 6-8) quando são realizadas atividades. Eles qualificam a dor como latejante, pontada, facada, queimação, ardor. Quanto a índices de dor neuropática, apresentam avaliação da escala LANSS e NPSI, o que correlaciona com a fisiopatologia de uma dor mista neuropática e nociceptiva. Apesar desses escores serem elevados na isquemia crítica de membro inferior, não são elevados no paciente com CI.

DIAGNÓSTICO

É necessária uma avaliação completa para diagnosticar o componente nociceptivo e neuropático da dor isquêmica, por meio de uma abordagem coordenada interdisciplinar. Doenças associadas como *diabetes mellitus*, consumo de nicotina e cardiopatias estão presentes, o que vai interferir no manejo da dor. O exame físico deve incluir avaliação de pulso, inspeção de distúrbios tróficos e ulcerações, exame neurológico com avaliação de sensibilidade e reflexos – evidências quantitativas de perfusão podem ser obtidas através de índice dígito-braquial ou compressão de periferia. Deve ser realizado diagnóstico diferencial com neuropatia diabética, radiculopatia e insuficiência venosa crônica. Questionários para dor neuropática como LANSS e NPSI podem ser utilizados na ICM.

EXAMES COMPLEMENTARES

Na isquemia aguda, uma avaliação especializada é necessária, podendo ser utilizados exames de imagem como Doppler arterial e venoso e angiotomografia para localizar a obstrução. Angiografia pode visualizar o fluxo arterial e auxiliar na programação da desobstrução.

Em processo isquêmico crônico, os exames complementares mais realizados são índice tornozelo-braquial (ITB), e ultrassom Doppler. O ITB compara a pressão arterial do membro superior com o membro inferior; na DAP, é padrão ouro para diagnóstico, sendo positivo quando menor que 90% e normalmente está abaixo de 50% em pacientes com isquemia crítica. Questionários como DN4 e LANSS são indicados para avaliar o componente neuropático da dor. Outros exames importantes são angiografia e tomografia.

Os pacientes portadores de doença isquêmica apresentam comorbidades como doença renal crônica e doenças cardiovasculares. Exames laboratoriais são essenciais no manejo do paciente, por exemplo, a creatinina e a ureia servem para avaliar a taxa de filtração glomerular, dada a possibilidade de fármacos excretados por via renal. Um eletrocardiograma pode ser necessário se optar-se pelo uso de metadona. Por outro lado, se optar-se por tratamentos intervencionistas profundos como estimulador medular ou simpatectomia lombar, é importante solicitar coagulograma e contagem de plaquetas.

TRATAMENTO CLÍNICO

O tratamento do componente nociceptivo da dor isquêmica deve seguir a escada analgésica da Organização Mundial da Saúde (OMS), com ênfase em terapia multimodal. Dado o perfil de risco dos pacientes, medicamentos como anti-inflamatórios devem ser estritamente indicados. O uso de analgésicos simples como dipirona e paracetamol pode ser indicado inicialmente, então associado a opioides fracos para dor moderada ou fortes para dor intensa. O componente neuropático da dor deve ser tratado conforme recomendações específicas para dor neuropática geral, porém faltam grandes estudos que embasam seu uso para dor isquêmica. Como primeira opção, há o uso de antidepressivos como gabapentinoides, seguido de opioides com efeito em dor neuropática como tramadol ou metadona. Em caso de dor refratária, existem opções como cetamina ou lidocaína intravenosa.

Gabapentina demonstrou benefício no controle de dor com doses próximas a 1.200 mg/dia. Buprenorfina transdérmica levou a alívio de aproximadamente 77% da queixa álgica; opioides como tramadol e tapentadol, que agem na via inibitória descendente da dor, podem ser utilizados; o tapentadol demonstrou alívio da dor com redução maior que 50%, avaliado em uso contínuo e diário de 3 meses. Lidocaína intravenosa trouxe alívio superior ao do uso da morfina em alguns ensaios randomizados. A cetamina, um inibidor NMDA realizado em infusão contínua em doses totais de 0,3 a 0,45 mg/kg, trouxe alívio comparável com o do uso de morfina intravenosa, sendo uma alternativa em pacientes sensibilizados e pacientes renais crônicos que devem evitar altas doses de opioides e gabapentinoides.

Medidas físicas como compressão intermitente e posicionamento do membro de maneira dependente podem aliviar a dor. Ao aplicar compressão, o sistema venoso esvazia e reduz a pressão venosa, promovendo atividade do reflexo venoarteriolar, aumento do fluxo sanguíneo ao leito capilar, reversão da paralisia vasomotora e liberação do óxido nítrico.

TRATAMENTO INTERVENCIONISTA

Na dor aguda, os bloqueios de nervos periféricos e a anestesia peridural podem ser úteis tanto para alívio da dor quanto em contexto perioperatório. Na isquemia crítica de membros inferiores, o uso de cateter perineural em nervo ciático diminuiu a queixa álgica em níveis abaixo de 50% da dor prévia ao procedimento e melhorou a qualidade de vida em pacientes internados, podendo ser realizado utilizando ropivacaína ou bupivacaína. A anestesia regional não é uma opção como terapia de longo prazo.

Opções como bloqueio simpático lombar com anestésico local e posterior bloqueio neurolítico com álcool ou fenol ainda não apresentam evidências suficientes que indiquem seu uso; esses bloqueios atuam por meio de diminuição da resistência periférica e de abertura das anastomoses colaterais para aumentar o fluxo sanguíneo. A estimulação medular pode auxiliar no alívio da dor, porém sua indicação é restrita por conta do índice de complicações e custos elevados. A estimulação de fibras sensitivas leva à ativação de kinases extracelulares e proteína kinase B, estimulando TRPV1 e a liberação de vasodilatadores como peptídeo relacionado ao gene de calcitonina (PRGC), com liberação de óxido nítrico. O efeito final dessa cascata é a diminuição da resistência vascular e o aumento do fluxo sanguíneo local. Opções intervencionistas mais recentes desenvolvidas como crioneurólise em nervo periférico e toxina botulínica não foram estudadas para alívio da isquemia crítica.

CONCLUSÃO

Dor isquêmica apresenta componente neuropático e nociceptivo. É necessário avaliar a perfusão do membro, presença de gangrena, ITB e comorbidades associadas. O componente nociceptivo deve ser tratado conforme escada analgésica da OMS: analgésicos, opioides fracos e opioides fortes, evitando AINE. O componente neuropático deve ser tratado conforme medicamentos para dor neuropática. Também estão disponíveis tratamentos intervencionistas como bloqueio e cateter de nervo periférico, bloqueio simpático lombar, bloqueio neurolítico simpático lombar, eletroestimulação medular.

REFERÊNCIAS

1. Deer TR, Mekhail N, Provenzano D, Pope J, Krames E, Leong M, et al. The appropriate use of neurostimulation of the spinal cord and peripheral nervous system for the treatment of chronic pain and ischemic diseases: the neuromodulation appropriateness consensus committee. Neuromodulation: Technology at the Neural Interface. 2014;17(6):515-50.
2. D'Souza RS, Shen S, Ojukwu F, Gazelka HM, Pulos BP. Partnering with palliative care: a case report of severe pain in critical limb ischemia treated successfully with a continuous popliteal nerve catheter. Case Reports in Anesthesiology. 2020:1-7.
3. Elkady R, Tawfick W, Hynes N, Kavanagh EP, Jordan F, Sultan S. Intermittent pneumatic compression for critical limb ischaemia. Cochrane Database of Systematic Reviews. 2018.

4. Farber A, Eberhardt RT. The current state of critical limb ischemia. JAMA Surgery. 2016;151(11):1070.
5. Fluck F, Augustin AM, Bley T, Kickuth R. Current treatment options in acute limb ischemia. RöFo – Fortschritte auf dem Gebiet der Röntgenstrahlen und der bildgebenden Verfahren. 2019;192(04):319-26.
6. Jiang X, Yuan Y, Ma Y, Zhong M, Du C, Boey J, et al. Pain management in people with diabetes-related chronic limb-threatening ischemia. Journal of Diabetes Research. 2021:1-11.
7. Karanth VKL, Karanth TK, Karanth L. Lumbar sympathectomy techniques for critical lower limb ischaemia due to non-reconstructable peripheral arterial disease. Cochrane Database of Systematic Reviews. 2016;2016(12).
8. Laoire ÁN, Murtagh FE. Systematic review of pharmacological therapies for the management of ischaemic pain in patients with non-reconstructable critical limb ischaemia. BMJ Supportive & Palliative Care. 2017;8(4):400-10.
9. Queme LF, Ross JL, Jankowski MP. Peripheral mechanisms of ischemic myalgia. Frontiers in Cellular Neuroscience. 2017;11.
10. Rüger LJ, Irnich D, Abahji TN, Crispin A, Hoffmann U, Lang PM. Characteristics of chronic ischemic pain in patients with peripheral arterial disease. Pain. 2008;139(1):201-8.

41

Síndrome de dor complexa regional

Stefan Belizario Leal
Felipe Chiodini Machado

DESTAQUE DO TEMA

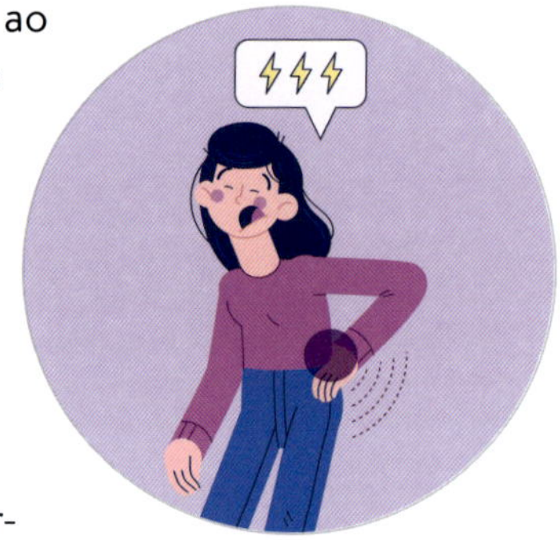

1. Considerando-se os desafios inerentes ao cotidiano da algologia, a síndrome de dor complexa regional (SDCR) apresenta-se como uma das enfermidades mais exuberantes e complexas da prática clínica, uma vez que a cronicidade e a tendência a agudizações com episódios de dor incapacitante trazem intenso sofrimento aos pacientes, cujos diagnósticos finalmente ocorrem após diversas avaliações de variados profissionais.
2. Historicamente, fala-se que o primeiro médico a descrever a síndrome foi o norte-americano Silas Weir Mitchell, em 1864, um cirurgião atuante durante a guerra civil americana que atendeu diversos soldados com lesão nervosa e identificou um padrão doloroso que, à época, denominou-se "causalgia"[1,6]. A partir daí, uma variada nômina foi empregada para descrever tal síndrome, incluindo-se distrofia pós-traumática, distrofia simpático-reflexa, distrofia de Sudeck, síndrome mão-pé, algodistrofia, algoneurodistrofia e dor mantida pelo simpático[2-4].
3. Com o propósito de padronização da nomenclatura, uma conferência internacional realizada pela International Association for the Study of Pain (IASP) em Orlando/FL, no ano de 1994, propôs a denominação como a conhecemos atualmente[2-4].

DEFINIÇÃO E CLASSIFICAÇÕES

Conforme a definição proposta pela IASP, a SDCR é caracterizada por dor regional, contínua (espontânea ou evocada) e desproporcional em tempo ou intensidade ao curso de uma lesão ou um trauma conhecido. Nota-se que não segue obrigatoriamente o território de um único nervo ou dermátomo, contudo tem predominância distal e pode ser associada a alterações motoras (distonias e paresias), sensitivas (parestesias, alodinia, hiperalgesia), tróficas (atrofia de pele e/ou fâneros, contraturas articulares, reabsorção óssea) e autonômicas (sudorese ou sintomas vasomotores). Na evolução da doença, os sintomas podem variar e progredir com o tempo[6].

Apesar de a classificação da IASP agrupar a SDCR em dois tipos, os sintomas agregam semelhanças. Quanto às diferenças básicas, o tipo I assume caráter de dor mista ou predominantemente nociceptiva, uma vez que afeta partes moles, e também ressalta um componente ortostático que contribui com a piora da dor. O tipo II, por sua vez, obrigatoriamente envolve lesão nervosa, caracterizando-se por dor neuropática típica[2].

Nesse mesmo consenso que organizou as terminologias de SDCR, identificou-se uma subpopulação de aproximadamente 15% dos pacientes que não se encaixavam em todos os critérios diagnósticos e, assim, foi criado um terceiro subtipo chamado SDCR não especificada[4].

Fica evidente que os critérios para essa síndrome não representam um consenso entre os especialistas em dor, de modo que alguns autores não reconhecem a existência da SDCR tipo I em razão da baixa plausibilidade fisiológica dos sintomas, da carência de testes objetivos consistentes, de sintomas variáveis ao longo do tempo e da baixa reprodutibilidade de uma mesma avaliação com observadores distintos[8].

EPIDEMIOLOGIA

Segundo a maior coorte retrospectiva publicada desde 2016 até o momento, cuja avaliação do banco de dados Nationwide Inpatient Sample (NIS) englobou o período entre 2007 e 2011 de um total de 33.406.123 pacientes, notou-se uma incidência de 22.533 casos de SDCR na alta hospitalar, o que corresponderia a 0,07% da amostra[2,8]. Uma avaliação pormenorizada de tal população evidenciou fatores de risco importantes como sexo feminino, raça caucasiana, renda familiar média mais elevada e presença de comorbidades como cefaleia, depressão e abuso de substâncias. Outros diagnósticos, a exemplo de obesidade, diabetes, hipotireoidismo e anemia, tiveram menor associação com SCDR. Por outro lado, um estudo de menor porte, realizado a partir do banco de dados Truven MarketScan

Commercial e do Medicare Supplement, avaliou 6.575.999 pacientes entre 2000 e 2012, tendo encontrado uma prevalência discretamente maior de 1,2% que esteve positivamente associada com o sexo feminino, a incapacidade de longo prazo e variados diagnósticos algológicos durante o processo de recorrência aos mais variados serviços médicos[2,8,9]. Nesse aspecto, compreendendo-se a rara frequência dessa enfermidade, entende-se o contraponto de que os pacientes usualmente percorrem uma longa jornada de avaliação com diversos especialistas e profissionais até que o diagnóstico de exclusão se estabeleça, sendo dificilmente definido no início da manifestação dos sintomas. Uma análise desse último estudo, inclusive, ressalta o aumento do uso e os custos elevados com cuidados em saúde pelos pacientes a partir de um ano antes e no momento do diagnóstico[2,10].

Apesar da SDCR não corresponder a um diagnóstico exclusivamente de pacientes adultos, a incidência em população pediátrica ainda carece de evidências científicas, de maneira que em centros terciários estima-se correspondência a 10% dos pacientes acometidos. No que tange à faixa etária, inclusive, o diagnóstico é mais frequente entre 37 e 52 anos[2].

Se considerarmos os fatores de risco potencialmente desencadeantes da SDCR, se observará lesões em extremidades, a exemplo de fraturas ou entorses, assim como cirurgia e síndrome do túnel do carpo perfazendo os eventos mais comumente relacionados com a enfermidade em questão. (2) Em contrapartida, a prevalência de SDCR ainda se mantém irrisória se comparada com a ocorrência desses eventos causadores.

TABELA 1 Causas primárias de síndrome de dor complexa regional (SDCR)[1]

Mecanismo de trauma	Porcentagem de casos de SDCR
Fraturas	42%
Lesões traumáticas contusas (excluindo fraturas; por exemplo, entorses)	21%
Cirurgias	12%
Síndrome do túnel do carpo	7%
Nenhum evento definido	7%

Com relação ao sexo, estudos variados demonstraram que a SDCR é muito mais prevalente em mulheres, com estimativas de 2 a 4 vezes a taxa em homens. Por outro lado, Van Velzen et al. denotaram que pacientes do sexo masculino eram mais propensos a sofrer de depressão e cinesiofobia e usar estratégias passivas de enfrentamento da dor[2,11]. Por fim, a fibromialgia está forte e independentemente associada ao diagnóstico de SDCR, aumentando o risco em até 2,5 vezes em relação aos controles, em consonância com outras condições musculoesqueléticas, como artrite reumatoide, que também podem aumentar o risco[2,12].

FISIOPATOLOGIA

A despeito de hercúleos esforços científicos das últimas duas décadas, a patogênese da SDCR permanece sem elucidação completa. Parte-se do pressuposto de que SDCR caracteriza-se por uma resposta tecidual anormal à lesão enquanto se observa sensibilização dos sistemas nervosos periféricos e central com modificações inflamatórias concomitantes e desequilíbrio autonômico. Nesse âmbito, o curso clínico da doença envolve uma fase aguda ou "quente", relacionada com a liberação de mediadores pró-inflamatórios, e uma fase crônica ou "fria", na qual ocorre ativação de queratinócitos, fibroblastos e osteócitos. Por fim, fatores genéticos e psicológicos contribuem sobremaneira com a progressão da doença[2].

Componente de inflamação

Na fase aguda ou "quente" da SDCR, os sinais flogísticos, a exemplo de eritema, edema, dor e calor local, surgem a partir da vasodilatação cutânea derivada da histamina, de maneira que uma cascata inflamatória exacerbada e aberrante desenvolve-se após um trauma tecidual em um paciente com essa sinalização neuropeptídica comprometida. A resposta do sistema imune inato do paciente com SDCR sustenta uma amplificação a partir da proliferação de queratinócitos e liberação de citocinas pró-inflamatórias, incluindo interleucina-6 (IL-6), IL-1β e fator de necrose tumoral-α (TNF-α). Além disso, tais citocinas pró-inflamatórias corroboram para a ativação de osteoblastos e osteoclastos, que provocam rápido *turnover* ósseo e alterações osteoporóticas características da fase crônica ou "fria" da SDCR[13].

Um desequilíbrio entre citocinas pró e anti-inflamatórias delimita uma tendência pró-inflamatória na SDCR. A ativação de IL-10 e de linfócitos-T reguladores desencadeia a redução de níveis séricos de IL-37, enquanto um aumento de GM-CSF se verificou nos resultados de estudos publicados recentemente. O aumento de linfócitos CD4+ e CD8+ em pacientes com SDCR, portanto, sugere uma resposta de linfócitos-T mediada por antígeno[14].

Sobre a hiperalgesia e a alodinia características da enfermidade, um estudo de biópsias de pele de pacientes acometidos por SDCR correlacionou peptídeos pró-inflamatórios sintetizados a partir da transmissão retrógrada decorrente da ativação dos nociceptores periféricos de fibras C, que transmitem aferências para os gânglios dorsais e eferências para o tecido acometido. Como exemplo desses mediadores, destacam-se a substância P e o peptídeo relacionado ao gene da calcitonina (GCRP), cuja ligação aos queratinócitos leva à proliferação dessas células e a alterações inflamatórias neurogênicas. Fala-se também no aumento da atividade nociceptiva das fibras A-δ preservadas enquanto fibras nervosas A-α dos nervos periféricos estão degeneradas[2,15].

Sistema nervoso autônomo (SNA)

Um aumento na expressão de receptores adrenérgicos α-1 em queratinócitos e nociceptores associa-se com as manifestações clínicas dessa síndrome, promovendo alterações na cor da pele, taquicardia, diminuição da variabilidade da frequência cardíaca, baixo débito cardíaco e sudorese excessiva. Em circunstâncias usuais, a ativação simpática resulta na liberação de catecolaminas, como a norepinefrina, que se liga aos receptores e causa vasoconstrição. Nos pacientes com SDCR, em contrapartida, nota-se redução dos níveis de norepinefrina no membro afetado, mas aumento da expressão sistêmica geral de catecolaminas[16].

Na fase aguda da SDCR, a atividade do SNA simpático é diminuída, desencadeando níveis mais baixos de norepinefrina circulante e, consequentemente, promovendo a *up-regulation* dos receptores adrenérgicos α-1 periféricos sensibilizados. Nesse contexto, observa-se vasodilatação, aumento do fluxo sanguíneo e calor/eritema para o membro acometido por SDCR. Da mesma forma, durante a fase fria crônica da SDCR, a liberação prolongada de citocinas pró-inflamatórias, incluindo a endotelina-1, promove fluxo excessivo do SNA, que leva ao aumento dos níveis de norepinefrina e à diminuição da expressão do receptor adrenérgico α-1, culminando em vasoconstrição e desenvolvimento de um membro frio, azul e pegajoso. Corroborando tais achados, um estudo observou que a expressão aumentada de receptores adrenérgicos α-1 se correlaciona provavelmente com a manifestação da hiperalgesia, além de que pacientes com SDCR tipo II e pacientes com SDRC aguda apresentam um número mais expressivo de receptores adrenérgicos α-1 em comparação com aqueles com SDRC crônica[16].

Autoimunidade

As evidências emergentes delineando o papel da autoimunidade na SDCR trazem esperança para novas intervenções terapêuticas direcionadas à autoimunidade.

Sabe-se que os níveis elevados de autoanticorpos no soro, pele e tecidos de pacientes com SDCR, assim como em modelos animais, corroboram a evidência de autoimunidade relacionada com a sensibilização de nociceptores e da etiopatogenia da doença. Em estudos recentes, estabeleceu-se uma provável correlação de altos títulos de anticorpos IgG em pacientes com SDCR que apresentavam escores de dor mais elevados e mais persistentes. Já o IgM, advindo de modelos experimentais animais, relaciona-se com a SDCR por meio de três mecanismos principais: interação direta com seus ligantes, ativação do sistema complemento e deposição de outros anticorpos[15].

Fatores genéticos

Até o presente momento, não se conseguiu estabelecer uma relação concreta entre fatores genéticos e SDCR. Sabe-se que a expressão do gene HLA-DQB1 por um subgrupo de células B, T ativadas e macrófagos está aumentada entre pacientes com SDCR. Outros genes envolvidos com respostas inflamatórias exacerbadas seriam HLA-B62, HLA-DQ8 e alelo TNF-alfa-2[17].

Fatores psicológicos

Não há estudos conclusivos sobre a relação de fatores psicológicos com dor em pacientes com SDCR[2].

Depressão

Um estudo comparou pacientes com SDCR, pacientes com transtorno depressivo maior (TDM) e um grupo de controle. O desfecho evidenciou que os perfis psicológicos não predispõem o indivíduo ao desenvolvimento de SDRC, mas podem ser secundários à dor ou contribuir para a cronificação dela. A ansiedade e a depressão que os pacientes com TDM vivenciam diferem do mecanismo de depressão em pacientes com SDCR. Sabe-se, entretanto, que a depressão é um dos diagnósticos psiquiátricos mais frequentes entre os pacientes com SDCR e, assim, cada um deve ser observado quanto a sintomas depressivos[18].

Transtorno de estresse pós-traumático

Um estudo com escopo limitado conseguiu inferir que o transtorno de estresse pós-traumático (TEPT) é mais prevalente em pacientes com SDCR[19].

Neuropsicológico

O comprometimento decorrente da SDCR afeta sobremaneira o modo de vida e a percepção do indivíduo sobre o próprio corpo, incluindo-se aí sentimentos negativos e déficits cognitivos que estariam relacionados com alterações neurológicas complexas semelhantes às de uma lesão cerebral[20].

TABELA 2 Fatores da etiopatogenia da síndrome de dor complexa regional

Componente inflamatório: desequilíbrio com tendência pró-inflamatória	Fase aguda/"quente": proliferação de queratinócitos com liberação de citocinas IL-6, IL-1β e TNF-α Fase crônica/"fria": ativação de osteoblastos e osteoclastos com rápido "*turnover* ósseo" e osteoporose
Resposta imune celular	Proliferação de linfócitos-T mediados por antígenos (CD4+ e CD8+)
Alterações periféricas	Fibras C aumentam a síntese de substância P e de GCRP Fibras A-δ com atividade nociceptiva maior Fibras A-α degeneradas Menores níveis periféricos de norepinefrina
Modificações no sistema nervoso autônomo (SNA)	Fase aguda/"quente": atividade diminuída com menos norepinefrina circulante e up-regulation dos receptores adrenérgicos α-1 periféricos sensibilizados com vasodilatação Fase crônica/"fria": aumento de endotelina-1 e down-regulation de receptores adrenérgicos α-1 periféricos com vasoconstrição
Autoimunidade	Níveis de IgG maiores provocam dor mais acentuada
Genética	Alelos relacionados com estados nociceptivos pró-inflamatórios
Fatores psicológicos	Sem evidências
Psicopatologias	Surgimento de depressão e transtornos de personalidade Prevalência de TEPT maior
Neuroplasticidade	Alterações inespecíficas em córtex sensorial, motor e áreas afetivas cerebrais

GCRP: peptídeo relacionado ao gene da calcitonina; IgG: imunoglobulina G; TEPT: transtorno de estresse pós-traumático.

CRITÉRIOS DIAGNÓSTICOS

Historicamente, a formulação de critérios diagnósticos construiu-se em uma linha do tempo a partir de 1993, quando uma convenção internacional da IASP, em Orlando, definiu um consenso para estabelecer terminologias e pressupostos, os quais se revelaram deficitários por causa do grande índice de casos falsos-positivos surgidos ao longo dos anos com alta taxa de diagnósticos e tratamentos inapropriados. Como não foram considerados aspectos motores e tróficos frequentemente presentes em SDCR, após dez anos desse evento, em 2003, outra reunião de consenso internacional sediada em Budapeste, na Hungria, revisou as questões com o diagnóstico de SDCR a fim de recomendar melhorias nos critérios da IASP e, dessa forma, sedimentaram-se os Critérios de Budapeste, que são considerados atualmente como padrão-ouro no reconhecimento da SDCR[21].

Os Critérios de Budapeste são mostrados na Tabela 3.

TABELA 3 Critérios de Budapeste para o diagnóstico de síndrome de dor complexa regional

(1) dor contínua desproporcional a qualquer evento lesivo inicial com (tipo 2) ou sem (tipo 1) lesão nervosa desencadeante.
(2) relatos do paciente de pelo menos um sintoma em três das quatro categorias de sensorial, vasomotor, sudomotor/edema e/ou motor/trófico, conforme a seguir: ▪ Sintomas sensoriais: hiperestesia e/ou alodinia na anamnese e no exame físico. ▪ Sintomas vasomotores: relatos e/ou ocorrência de assimetria de temperatura e/ou alteração da cor da pele e/ou assimetria da cor da pele. ▪ Sintomas sudomotores/edemas: presença de edema e/ou alterações da sudorese e/ou assimetria da sudorese. ▪ Sintomas motores/tróficos: relatos e/ou presença de diminuição da amplitude de movimento e/ou disfunção motora (fraqueza, tremor, distonia) e/ou alterações tróficas (cabelos, unhas, pele).
(3) deve apresentar pelo menos um sinal no momento da avaliação em duas ou mais das quatro categorias listadas anteriormente.
(4) não há outro diagnóstico que explique melhor os sinais e sintomas do paciente.

Os Critérios de Budapeste são mostrados na Tabela 3.Por fim, os subgrupos de diagnóstico demonstraram que 47,7% em oposição a 74,4% comprometeram membros inferiores com SDRC quando comparados com não SDRC, respectivamente, enquanto a SDRC também envolvia o lado direito em 50,5%, ao passo que a não SDRC envolvia 57,1%[21].

AVALIAÇÃO CLÍNICA

Conforme discutido previamente, a história clínica apresenta-nos um paciente cuja "peregrinação" por diversos especialistas não é um fato infrequente, determinando psicopatologias como transtornos de humor e até mesmo transtornos de personalidade secundários a essa condição. Quando inquirido na anamnese, o indivíduo pode relatar a ocorrência de evento traumático de menor gravidade, como entorse, punção venosa, distensão muscular etc., ou até mesmo traumas de maior severidade, a exemplo de fraturas, lesões neurais e cirurgias. Além disso, costuma ser evidente a persistência de sintomas por um tempo maior do que o esperado para a lesão mencionada anteriormente, que podem remitir e exacerbar-se em cursos variáveis. Os sinais e sintomas mais comuns são dor espontânea, hiperalgesia, alodinia, parestesias e disestesias, fenômenos vasomotores (vasodilatação com pele quente e avermelhada ou vasoconstrição com pele fria e pegajosa) e sudomotores (anidrose, sudorese). Os descritores de dor geralmente envolvem "queimação", "aperto", "pulsação" ou "disparo", de percepção "profunda", que costumam acometer o entorno da lesão inicial, estender-se para o restante do membro ipsilateral afetado ou até mesmo, embora raramente, atingir o membro contralateral[1-3].

Já no exame físico, o paciente costuma adotar uma postura antálgica de proteção do membro afetado, utilizando-se de artifícios que o ajudem a recobrir a área hiperálgica: uso de luvas, camisas com mangas compridas, calças, gorros etc. Às vezes, a alodinia é tão nítida que o exame físico não é passível de realização. Complementando a ectoscopia, notam-se alterações de temperatura e cor da pele na área afetada em relação às partes sãs, de modo que esta pode ser mais quente e avermelhada (eritematosa) ou mais fria e azulada. Não são raras as alterações de movimento, sendo comum a redução da amplitude de movimento do membro em questão, que vem associada a tremores, distonias, espasmos e paresias. Se realizado, o teste de reflexos profundos da área afetada costuma se mostrar exaltado. Finalmente, é comum ser observadas alterações tróficas como crescimento das unhas, alteração de fâneros e atrofia da pele e do tecido celular subcutâneo da região doente de tal modo que as bainhas dos tendões e as cápsulas articulares podem aderir aos músculos e piorar a dor, a rigidez e a contratura articular[1-3].

PROPEDÊUTICA ARMADA

A despeito da ausência de exame complementar patognomônico para essa síndrome, algumas ferramentas podem ser úteis diante da suspeição clínica dessa enfermidade.

Como a maior parte dos pacientes com diagnóstico de SDCR tem alterações sudomotoras quantificáveis, um teste chamado QSART (teste de reflexo axonal sudomotor quantitativo) mede a resposta de suor a um estímulo colinérgico, evidenciando aumento ou diminuição da sudorese na área afetada, de modo que uma diferença de 50% ou mais entre os membros pode ser interpretada como anormal. Outro exame com aplicabilidade clínica de baixo custo relativo é a termografia com termômetro infravermelho, que pode quantificar a diferença de temperatura entre os membros, na qual diferenças superiores a um grau são consideradas significativas, mas, caso não existam, não excluem o diagnóstico de SDCR.

Quando o paciente se apresenta com suspeita de alterações ósseas características de fase crônica da doença, é prudente solicitar uma radiografia simples do membro envolvido, que poderá trazer áreas de erosão óssea ou de aspecto em vidro fosco. A densitometria óssea pode ser útil no manejo desse paciente, uma vez que detecta estados de osteopenia ou osteoporose e contribui com a monitoração do tratamento. Exames de imagem mais elaborados, a exemplo de tomografia computadorizada ou ressonância magnética, ajudam a descartar outras dores ósseas ou acometimento de partes moles.

Retomando o espectro de exames mais simples, a solicitação de hemograma completo, dosagem de proteína C-reativa (PCR), dosagem sérica de anticorpos e do fator reumatoide, entre outros, podem ser úteis para fazer diagnósticos diferenciais com processos infecciosos e reumatológicos.

Por fim, a eletroneuromiografia é importante como ferramenta de diagnóstico diferencial, pois distingue lesões nervosas periféricas e centrais, que apresentam alterações inespecíficas em pacientes com SDCR.

TRATAMENTO

O tratamento da SDCR requer esforços exíguos do paciente em uma abordagem multidisciplinar comprometida com a educação do indivíduo junto a profissionais de fisioterapia e terapia ocupacional, psiquiatria e especialistas em medicina da dor, ao passo que se percebeu como a instituição precoce de intervenções farmacológicas e cirúrgicas diante da variabilidade da apresentação de sintomas conseguiu propiciar a restauração da funcionalidade do membro, a redução da dor e, consequentemente, melhorar a qualidade de vida dos doentes.

Fisioterapia e terapia ocupacional

Com o propósito de obter o sucesso da reabilitação do paciente, é preciso estimulá-lo a superar o medo da dor (nocifobia) e do movimento (cinesofobia), de modo que as terapias físicas e ocupacionais são os principais componentes iniciais do tratamento da SDCR e devem ser incorporadas tão logo do início dos sintomas. Nesse âmbito, diversas modalidades terapêuticas consistiram em objetos de estudo, a exemplo de massagem, eletroterapia, acupuntura, banhos de contraste, *biofeedback*, exercícios de fortalecimento isométrico, contratensão e amplitude de movimento suave. Sobre a fisioterapia, uma revisão sistemática da base de dados Cochrane avaliou dezoito ECR (ensaios clínicos randomizados), cujo desfecho de maior benefício de reabilitação reconheceu imagens motoras graduadas e terapia-espelho, apesar de que a qualidade da evidência foi muito baixa e, assim, novos ECR maiores e de maior qualidade ainda são necessários.

Farmacoterapia

O foco das terapias farmacológicas é favorecer o controle da dor sintomática da enfermidade no sentido de permitir tão logo a reabilitação precoce do paciente. Conquanto seja de praxe o uso de anti-inflamatórios não esteroidais (AINE) e corticosteroides no manejo da SDCR em adultos e crianças, os estudos atuais não demonstraram nenhuma evidência para apoiar o uso de AINE. Um ECR duplo-cego de 2020 avaliou 91 pacientes com fraturas do rádio distal que usaram 500 mg de aspirina por 7 dias, tendo encontrado uma incidência ligeiramente menor de SDCR neles, contudo sem significância estatística[22]. Outro ECR de alta qualidade com 60 pacientes evidenciou um efeito positivo da prednisolona oral em comparação com o piroxicam nos sintomas de SDRC após AVC, apesar de diferenças basais nos grupos de estudo[23]. Caso sejam utilizados corticosteroides no tratamento da SDCR, as evidências científicas têm favorecido cursos breves com o propósito de melhorar a funcionalidade dos pacientes, segundo uma coorte retrospectiva recente com 39 pacientes tratados com um esquema de redução gradual de 28 dias de 60 mg de prednisona. Em contrapartida, corticosteroides em altas doses podem não ser benéficos para sintomas crônicos de SDCR com duração superior a 3 meses[24].

Outra classe de medicações cujas evidências baseiam-se em pequenos ECR que demonstraram sua eficácia e sua segurança no manejo da SDCR são os bisfosfonatos, os quais desempenham um papel na modulação de mediadores inflamatórios, assim como na proliferação e na migração de células da medula óssea, embora os mecanismos não sejam totalmente compreendidos. Em um ECR mais recente, compararam-se três infusões de 60 mg de pamidronato intravenoso com prednisolona oral em 21 pacientes pós-AVC com SDCR, de modo que o pamidronato foi igualmente eficaz no controle da dor[25]. Além disso, uma metanálise recente de quatro ECR, perfazendo um total de 181 pacientes, demonstrou uma redução importante da dor em pacientes com SCDR tipo 1 utilizando bisfosfonatos em comparação com placebo[26].

Ainda no rol de medicações disponíveis, os anticonvulsivantes costumam ser usados com frequência conforme a experiência clínica do prescritor. Os gabapentinoides, a exemplo de gabapentina e pregabalina, cujo mecanismo de ação envolve o bloqueio dos canais de cálcio, têm evidências específicas para SDCR. A despeito de poucos estudos recentes, um pequeno ECR comparou o uso de gabapentina à amitriptilina em crianças com SDCR tipo 1 ou uma condição de dor neuropática e encontrou uma redução significativa no escore de dor que não diferiu entre os medicamentos[27].

O uso de cetamina, antagonista do receptor NMDA, visa à sensibilização das vias nociceptivas do ácido N-metil-D-aspartato como resultado da resposta inflamatória regulada positivamente pela SDCR. O uso de apresentações tópica e intravenosa dessa substância em vários estudos controlados por placebo demonstrou eficácia no alívio da dor e até mesmo na indução de remissão em pacientes resistentes ao tratamento. Por outro lado, ECR mais recentes e de maior porte ainda precisam ser conduzidos para elucidar os benefícios desse fármaco[28].

Se a inflamação local da SDCR desencadeia oxidação e produção de radicais livres de oxigênio, é coerente utilizar antioxidantes como estratégias de prevenção, mas a vitamina C foi a única terapia apoiada pelas evidências atuais, sendo comumente usada no perioperatório com o intuito de prevenção dessa doença após cirurgias de extremidades. Uma metanálise mais recente, que incluiu três ECR com um total de 875 pacientes, apresentou uma diminuição significativa no risco de um ano de SDCR após fratura de punho em pacientes que tomavam suplementos diários de 500 mg de vitamina C por 50 dias[7,29].

Se atentarmos para estratégias farmacológicas não opioides inovadoras que têm sido empregadas no tratamento de síndromes dolorosas crônicas de etiologias não malignas enquanto se averiguam conhecimentos moleculares e celulares inerentes ao desenvolvimento da SDCR, é muito provável encontrarmos a naltrexona como proposta de abordagem mais direcionada. Diante do mecanismo de ação associado ao antagonismo competitivo reversível nos receptores opioides μ e κ, a naltrexona, quando administrada em doses baixas, atua sobretudo através de uma via farmacodinâmica alternativa e inibe a ativação da micróglia, diminuindo a resposta inflamatória. A naltrexona em doses baixas, inclusive, tem sido comumente usada para tratamento *off-label* de doenças autoimunes, como esclerose múltipla e doença inflamatória intestinal. O uso dessa medicação em SDCR ou outras síndromes de dor crônica, como fibromialgia, ainda requer mais pesquisas clínicas.

Sobre tratamentos alternativos, a toxina botulínica A (BTX-A) vem sendo empregada no alívio da dor em certos distúrbios musculoesqueléticos e *off-label* para tratar a dor neuropática. O uso de injeções proximais de BTX-A para pacientes com SDCR relacionada à síndrome de dor miofascial estava anteriormente restrito a relatos de casos. Por outro lado, tanto um estudo recente de 20 pacientes com SDRC refratária que receberam injeções de BTX-A quanto uma meta-análise de vinte e cinco ECR concluíram que a BTX-A consiste em alternativa eficaz em reduzir a dor em condições musculares (por exemplo, espasticidade e distonia) e não musculares, como SDCR e neuropatia diabética[30,31].

Seguindo no cenário da etiopatogenia autoimune da SDCR, a plasmaférese, reconhecidamente uma estratégia de tratamento de outras condições autoimunes, ascende como possível intervenção em ECR mais robustos, já que uma série de casos retrospectivos de 2015 demonstrou que, de 33 pacientes que receberam terapia de troca de plasma, 91% relataram uma redução significativa na dor, com 45% relatando alívio sustentado da dor com tratamento semanal adicional[32].

Com a popularização das terapias canabinoides, observa-se crescente interesse na prática clínica para o emprego dos derivados de cannabis no manejo de dor crônica; todavia, várias revisões sistemáticas e meta-análises demonstraram resultados conflitantes sobre a eficácia e a dosagem precisa, dificultando a prescrição de regimes de tratamento. Outros entraves residem em considerações legais, via de administração ideal e efeitos colaterais adversos de curto prazo, como tontura, náusea e vômito. Na SDCR, um estudo randomizado, duplo-cego e controlado por placebo recente evidenciou uma diminuição significativa na dor após o uso de um inalador de cannabis de dose medida em comparação com placebo em pacientes com dor crônica. Apesar de estratégia promissora, mais estudos serão necessários para expandir a segurança e eficácia desses esquemas[33].

Tratamentos de terapia minimamente invasiva/intervencionista

Bloqueio simpático

Quando há refratariedade ao tratamento clínico e farmacológico da SDCR, vale discutirmos com o paciente estratégias minimamente invasivas, dentre as quais o bloqueio simpático, cujo emprego precoce aparentemente traz mais benefícios em relação à realização tardia de qualquer intervenção. Sabe-se que os pacientes com disautonomias simpáticas mais exuberantes na área afetada, a exemplo de alodinia, queimação, alterações de sudorese e temperatura etc., correspondem aos melhores candidatos para a realização desses bloqueios. Quanto à área afetada, via de regra temos o uso do bloqueio simpático lombar para pacientes com SDCR em membros inferiores, ao passo que o acometimento de membros superiores pode sugerir a performance de bloqueio de gânglio estrelado ou simpático torácico. Nos casos de falha do bloqueio do gânglio estrelado, atribuiu-se ao fato de que parte da inervação simpática dos membros superiores é proveniente do nervo de Kuntz, um ramo simpático intratorácico para o primeiro nervo torácico alheio a esse gânglio.

Em um primeiro momento, é proposto o bloqueio-teste com anestésico local, cujo resultado é considerado positivo quando o escore de dor relatado pelo paciente supera 50% do valor inicial, contudo certos autores também consideram achados como aumento de temperatura, redução da alodinia e aumento da amplitude de movimento também como critérios de teste positivo. A seguir de um bloqueio--teste positivo, outras alternativas se impõem, a exemplo de neurólise química com fenol a 7% ou álcool absoluto, neurotomia por radiofrequência ou simpatectomia cirúrgica por eletrocoagulação. Costuma-se perceber que as lesões por radiofrequência apresentam maior duração sintomática em relação às neurólises químicas. Apesar de usado rotineiramente, nota-se uma parca quantidade de evidências sobre os efeitos analgésicos de curto e longo prazo desses bloqueios. O papel de cateteres peridurais e bloqueios simpáticos contínuos foi descrito por Weissman et al., mas Zernikow et al. concluíram que há um nível fraco de evidência para o uso de tratamentos invasivos para SDCR em pacientes pediátricos[34,35]. Uma das primeiras evidências surge em um estudo com 318 pacientes, em que 255 foram diagnosticados com SDCR (80%), 155 graduaram redução da dor acima de 50% e 71% experimentaram alívio da dor por 1 a 4 semanas, enquanto 14% mantiveram-se sem dor por mais de um mês[36].

Estimulação magnética transcraniana

Outro tratamento não invasivo que obteve sucesso é a estimulação magnética transcraniana (EMT), que através de um breve pulso magnético no cérebro pode induzir excitabilidade cortical. Uma pesquisa apontou redução da dor após 30 segundos do tratamento com o efeito dessa estimulação de alta frequência, conservando o alívio além de uma semana depois. Mais pesquisas sobre a eficácia do EMT no benefício da dor a longo prazo são necessárias para se emitir uma declaração conclusiva[37].

Tratamento cirúrgico

O objetivo do tratamento cirúrgico para SDCR consiste em um esforço para reduzir o consumo de opioides e melhorar a qualidade de vida do paciente. Uma dessas terapias é a estimulação da medula espinhal (SCS), a qual tem sido usada desde a década de 1960 como o tratamento mais comum para dor crônica em todo o mundo e, em geral, considera-se eficaz e aconselhável, especialmente para pacientes com SDCR que passaram por 12 a 16 semanas de tratamento conservador sem efeito significativo.

Trata-se de uma abordagem que tradicionalmente envolve a estimulação elétrica tônica das colunas dorsais da medula, evitando a ablação e, em teoria, utilizando a teoria do "controle do portão" de Melzack e Wall. Outras explicações para a eficácia incluem a modulação da hiperexcitabilidade neuronal, da concentração de neurotransmissores e a neuroproteção derivada da atuação sobre níveis de proteínas do líquido cefalorraquidiano (LCR) que modificam os sinais nociceptivos, a regulação imunológica e também a neuroplasticidade. Além disso, os efeitos do estímulo de alta frequência a 10 kHz (HF10-SCS) comprovaram melhora significativa dos sintomas, de modo que a maioria dos participantes relatou mais de 50% de melhora durante os testes. Sendo assim, a maioria no estudo com SDCR e tentativa anterior com SCS tradicional sem alívio, ou que não estava mais recebendo alívio, obteve melhora. O mecanismo postulado para o benefício do HF10-SCS como adjuvante do SCS tradicional é a inibição direta de neurônios de ampla faixa dinâmica e modulação de sinal.

Com a evolução das terapias, outro tratamento cirúrgico disponível para pacientes com SDCR consiste na estimulação nervosa periférica implantável (PNS), que visa a uma abordagem mais focal para nervos específicos. Em um estudo publicado recentemente, que deu ênfase à neuropatia de nervos das extremidades superiores e inferiores, sendo o ciático o mais comumente afetado nessa coorte, chama atenção o fato de que a PNS exerceu um papel adjuvante, uma vez que os pacientes incluídos na amostra também apresentavam um eletrodo de estimulação medular (SCS)[38]. Isso pode ter contribuído para a redução da escala visual analógica (VAS) e do uso simultâneo dos opioides, assim como melhora da funcionalidade dos doentes. Outro estudo aponta para uma opção de PNS mais proximal, visando ao plexo braquial para problemas específicos da extremidade superior, que continuam a ser a maioria[39].

Outra alternativa nesse contexto cirúrgico é a estimulação do gânglio da raiz dorsal (DRG), que apresentou taxas mais altas de sucesso do tratamento e maior persistência dos efeitos em relação à SCS em um grande estudo randomizado. Além disso, a segurança manteve-se equiparável, ao passo que a DRG melhorou a qualidade de vida, a perspectiva psicológica e proporcionou significativamente menos alterações relacionadas à postura na parestesia quando comparada com SCS. Acredita-se que o efeito direto da estimulação envolvendo dermátomos específicos contribui para o sucesso da DRG[40].

Por fim, a amputação está entre os tratamentos cirúrgicos mais controversos para SDCR. Segundo uma revisão sistemática, embora os riscos proeminentes de dor do membro-fantasma e a recorrência devam ser levados em conta, existem muitos estudos mostrando a possível melhora dos sintomas com amputação. Stoehr et al., em seu artigo de 2020, na Microsurgery, abordou quatro pacientes com idades entre 38 e 71 anos com reinervação muscular direcionada, e dois indivíduos desenvolveram dor no membro residual e dor no membro-fantasma, um apenas dor no membro residual e outro apenas dor no membro-fantasma. Uma abordagem de equipe multidisciplinar com diagnóstico preciso, seleção de procedimento e cuidados apropriados pré, peri e pós-operatórios seguidos são fundamentais para resultados bem-sucedidos[41].

PERSPECTIVAS FUTURAS

O avanço da tecnologia médica e o conceito de metaverso de integração do virtual com o mundo real vem conquistando espaço e trazendo perspectivas promissoras no tratamento de dor crônica. O emprego da realidade virtual imersiva com o propósito de reduzir a dor neuropática na SDCR ocorreu em um estudo-piloto de oito participantes com acometimento de membros superiores, sendo conduzido por Chau et al. e orientando os pacientes a utilizarem um software de simulação de cozinha durante dez sessões. Como hipótese provável, entendeu-se que o alívio da dor e a melhora funcional relatados possivelmente advieram de um mecanismo de efeito semelhante à terapia do espelho, estimulando os neurônios-espelho e a neuroplasticidade[42].

Outras estratégias em estudo envolveram o uso de micofenolato e do polidesoxirribonucleotídeo (PDRN), de maneira que, apesar de encorajadores, os resultados ainda carecem de estudos robustos[43,44].

REFERÊNCIAS

1. Ott S, Maihöfner C. Signs and symptoms in 1,043 patients with complex regional pain syndrome. J Pain. 2018;19(6):599-611.
2. Taylor SS, Noor N, Urits I, et al. Complex regional pain syndrome: a comprehensive review. Pain Ther. 2021;10:875-92.
3. Bruehl S, Harden RN, Galer BS, et al. External validation of IASP diagnostic criteria for Complex Regional Pain Syndrome and proposed research diagnostic criteria. International Association for the Study of Pain. Pain. 1999;81(1-2):147-54.
4. Harden RN, McCabe CS, Goebel A, Massey M, Suvar T, Grieve S, et al. Complex regional pain syndrome: practical diagnostic and treatment guidelines, 5th ed. Pain Medicine. 2022;23(1):S1-S53.
5. Kessler A, Yoo M, Calisoff R. Complex regional pain syndrome: an updated comprehensive review. Neuro Rehabilitation. 2020;47(3):253-64.
6. Cutts S, Gangoo S, Srinivasan SH, Modi N, Pasapula C, Power D. Complex regional pain syndrome: an evolving perspective. Postgrad Med J. 2021;97(1146):250-5.
7. Seth I, Bulloch G, Seth N, Siu A, Clayton S, Lower K, et al. Effect of perioperative vitamin C on the incidence of complex regional pain syndrome: a systematic review and meta-analysis. J Foot Ankle Surg. 2022;61(4):748-54.
8. Elsharydah A, Loo NH, Minhajuddin A, Kandil ES. Complex regional pain syndrome type 1 predictors: epidemiological perspective from a national database analysis. J Clin Anesth. 2017.
9. Murphy KR, Han JL, Yang S, Hussaini SM, Elsamadicy AA, Parente B, Xie J, Pagadala LS. Prevalence of specific types of pain diagnoses in a sample of United States adults. Pain Physician. 2017;20(2):E257-E268.
10. Elsamadicy AA, Yang S, Sergesketter AR, et al. Prevalence and cost analysis of complex regional pain syndrome (CRPS): a role for neuromodulation. Neuromodulation. 2018;21(5):423-30.
11. van Velzen GAJ, Huygen FJPM, van Kleef M, van Eijs FV, Marinus J, van Hilten JJ. Sex matters in complex regional pain syndrome. Eur J Pain (United Kingdom) 2019;23(6):1108-16.
12. Crijns TJ, Van Der Gronde BATD, Ring D, Leung N. Complex regional pain syndrome after distal radius fracture is uncommon and is often associated with fibromyalgia. Clin Orthop Relat Res. 2018;476(4):744-50.
13. Dirckx M, Stronks DL, Van Bodegraven-Hof EAM, Wesseldijk F, Groeneweg JG, Huygen FJPM. Inflammation in cold complex regional pain syndrome. Acta Anaesthesiol Scand. 2015;59(6):733-9.
14. Russo MA, Georgius P, Pires AS, et al. Novel immune biomarkers in complex regional pain syndrome. J Neuroimmunol. 2020;347:577330.
15. Cuhadar U, Gentry C, Vastani N, et al. Autoantibodies produce pain in complex regional pain syndrome by sensitizing nociceptors. Pain. 2019;160(12):2855-65.
16. Knudsen LF, Terkelsen AJ, Drummond PD, Birklein F. Complex regional pain syndrome: a focus on the autonomic nervous system. Clin Auton Res. 2019;29(4):457-67.

17. Tan W, Song Y, Mo C, Jiang S, Wang Z. Analysis of gene expression profile microarray data in complex regional pain syndrome. Mol Med Rep. 2017;16(3):3371-8.
18. Park HY, Jang YE, Oh S, Lee PB. Psychological characteristics in patients with chronic complex regional pain syndrome: comparisons with patients with major depressive disorder and other types of chronic pain. J Pain Res. 2020;13:389-98.
19. Speck V, Schlereth T, Birklein F, Maihöfner C. Increased prevalence of posttraumatic stress disorder in CRPS. Eur J Pain. 2017;21(3):466-73.
20. Halicka M, Vittersø AD, Proulx MJ, Bultitude JH. Neuropsychological changes in complex regional pain syndrome (CRPS) Behav Neurol. 2020;2020:-30.
21. Harden RN, Bruehl S, Perez RSGM, et al. Validation of proposed diagnostic criteria (the "Budapest Criteria") for complex regional pain syndrome. Pain. 2010;150(2):268-74.
22. Eraghi AS, Khazanchin A, Hosseinzadeh N, Pahlevansabagh A. A randomized controlled trial on Aspirin and complex regional pain syndrome after radius fractures. Eur J Transl Myol. 2020;30(1):1-8.
23. Kalita J, Vajpayee A, Misra UK. Comparison of prednisolone with piroxicam in complex regional pain syndrome following stroke: a randomized controlled trial. QJM Mon J Assoc Physicians. 2006;99(2):89-95.
24. Jamroz A, Berger M, Winston P. Prednisone for acute complex regional pain syndrome: a retrospective cohort study. Pain Res Manag. 2020.
25. Young HE, Hyeyun K, Hee IS. Pamidronate effect compared with a steroid on complex regional pain syndrome type I: pilot randomised trial. Neth J Med. 2016;74(1):30-5.
26. Chevreau M, Romand X, Gaudin P, Juvin R, Baillet A. Bisphosphonates for treatment of Complex Regional Pain Syndrome type 1: a systematic literature review and meta-analysis of randomized controlled trials versus placebo. Jt Bone Spine. 2017;84(4):393-9.
27. Brown S, Johnston B, Amaria K, et al. A randomized controlled trial of amitriptyline versus gabapentin for complex regional pain syndrome type I and neuropathic pain in children. Scand J Pain. 2016;13:156-63.
28. Azari P, Lindsay DR, Briones D, Clarke C, Buchheit T, Pyati S. Efficacy and safety of ketamine in patients with complex regional pain syndrome: a systematic review. CNS Drugs. 2012;26(3):215-28.
29. Aïm F, Klouche S, Frison A, Bauer T, Hardy P. Efficacy of vitamin C in preventing complex regional pain syndrome after wrist fracture: a systematic review and meta-analysis. Orthop Traumatol Surg Res. 2017;103(3):465-70.
30. Lessard L, Bartow MJ, Lee J, Diaz-Abel J, Tessler OES. Botulinum toxin A. Plast Reconstr Surg Glob Open. 2018;6(10):e1847.
31. Siongco PRL, Rosales RL, Moore AP, et al. Botulinum neurotoxin injections for muscle-based (dystonia and spasticity) and non-muscle-based (neuropathic pain) pain disorders: a meta-analytic study. J Neural Transm. 2020;127(6):935-51.
32. Alexander GM, Aradillas E, Schwartzman RJ, Grothusen JR, Goebel A. Retrospective study plasma exchange therapy in patients with complex regional pain syndrome. Pain Physician. 2015;18:383-94.
33. Almog S, Aharon-Peretz J, Vulfsons S, et al. The pharmacokinetics, efficacy, and safety of a novel selective-dose cannabis inhaler in patients with chronic pain: a randomized, double-blinded, placebo-controlled trial. Eur J Pain (United Kingdom) 2020;24(8):1505-16.
34. Weissmann R, Uziel Y. Pediatric complex regional pain syndrome: a review. Pediatr Rheumatol.

35. Zernikow B, Wager J, Brehmer H, Hirschfeld G, Maier C. Invasive treatments for complex regional pain syndrome in children and adolescents: a scoping review. Anesthesiology. 2015;122(3):699-707.
36. Cheng J, Salmasi V, You J, et al. Outcomes of sympathetic blocks in the management of complex regional pain syndrome: a retrospective cohort study. Anesthesiology. 2019;131(4):883-93.
37. Yang S, Chang MC. Effect of repetitive transcranial magnetic stimulation on pain management: a systematic narrative review. Front Neurol. 2020;11:114.
38. Chmiela MA, Hendrickson M, Hale J, et al. Direct peripheral nerve stimulation for the treatment of complex regional pain syndrome: a 30-year review. Neuromodulation. 2020
39. Frederico TN, da Silva FT. Peripheral nerve stimulation of the brachial plexus for chronic refractory CRPS pain of the upper limb: description of a new technique and case series. Pain Med. 2020;21(1):S18-S26.
40. Deer TR, Levy RM, Kramer J, et al. Dorsal root ganglion stimulation yielded higher treatment success rate for complex regional pain syndrome and causalgia at 3 and 12 months: a randomized comparative trial. Pain. 2017;158(4):669-81.
41. Stoehr JR, Sood R, Jordan SW, Dumanian GA. Targeted muscle reinnervation at the time of amputation in the management of complex regional pain syndrome of the lower extremity. Microsurgery. 2020;40(8):852-8.
42. Chau B, Phelan I, Ta P, et al. Immersive virtual reality for pain relief in upper limb complex regional pain syndrome: a pilot study. Innov Clin Neurosci. 2020;17(4-6):47-52.
43. Goebel A, Jacob A, Frank B, et al. Mycophenolate for persistent complex regional pain syndrome, a parallel, open, randomised, proof of concept trial. Scand J Pain. 2018;18(1):29-37.
44. Lee SH, Yoo SH, Lee HJ, et al. Anti-allodynic effects of polydeoxyribonucleotide in an animal model of neuropathic pain and complex regional pain syndrome. J Korean Med Sci. 2020

42

Dor na criança

Danielle Masetto Cadide
Marcos André Nogueira Frasson Filho

DESTAQUE DO TEMA

1. A dor é um dos problemas médicos mais incompreendidos, subdiagnosticados e subtratados/não tratados, particularmente em crianças. Um dos papéis mais desafiadores dos médicos que atendem crianças é avaliar e tratar adequadamente sua dor[1].
2. A dor crônica pediátrica afeta de 15% a 39% das crianças[2] e aproximadamente de 5% a 38% das crianças e dos adolescentes sofrem de dor crônica[3]. Estimativas anteriores da prevalência de dor crônica em adolescentes e crianças, baseadas principalmente em estudos em países de alta renda (HIC), foram postuladas em 20 a 35%[4].
3. A dor crônica pode ter efeitos negativos significativos no funcionamento físico, psicológico e cognitivo de uma criança, na qualidade de vida e no funcionamento social[2].

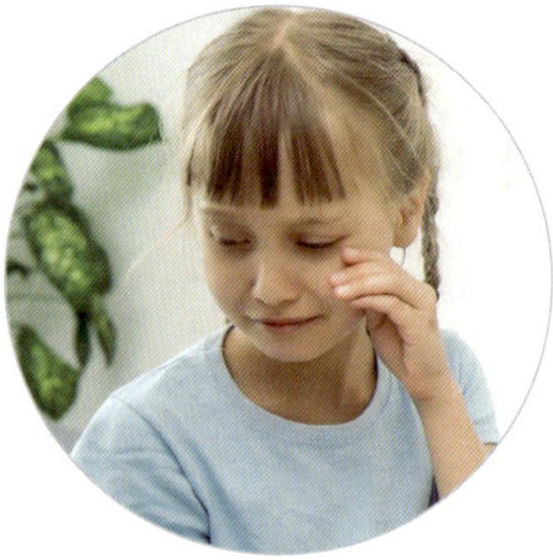

4. Até 73% das crianças e adolescentes com dor crônica continuarão a ter dor na idade adulta e provavelmente desenvolverão novas condições de dor[3].

A dor é um sintoma muito comum em crianças de todas as idades. É um fenômeno multidimensional caracterizado por aspectos sensoriais, fisiológicos, afetivos, cognitivos, comportamentais e espirituais e é definido pela International Association for the Study of Pain como "uma experiência sensorial e emocional desagradável associada a dano tecidual real ou potencial, ou descrita em termos de tais danos"[5].

A dor crônica é uma das principais causas de morbidade em crianças e adolescentes em todo o mundo[6].

De fato, até 40% das crianças e adolescentes se queixam de dor que ocorre pelo menos uma vez por semana, e a dor crônica afeta pelo menos de 15 a 20% das crianças[7].

Embora estudos recentes sugiram dor reduzida em pacientes pediátricos internados, achados revelam uma alta frequência contínua de dor subtratada[8]. Em um estudo em crianças, no total, 94% dos pacientes sentiram dor. A prevalência de dor clinicamente significativa foi de 8% (atual), 62% (pior) e 24% (normal). A dor atual e pior foi principalmente de procedimento, e a dor habitual foi principalmente relacionada à doença. Pacientes mais jovens receberam menos avaliações de dor e opioides. Pacientes com dor habitual clinicamente significativa eram mais propensos a terem sido submetidos à cirurgia e receberam mais avaliações e intervenções de dor[8].

Crianças em idade escolar são mais precisas na comunicação sobre a própria dor. Aos 8 anos de idade, as crianças podem descrever de maneira muito confiável a localização da dor. Escalas de sintomas e ferramentas de autorrelato são apropriadas para a maioria das crianças de 4 anos de idade ou mais. As crianças com mais de 8 anos que compreendem o conceito de ordem ou número podem usar uma escala de notação numérica ou uma escala de notação horizontal palavra – gráfica. Os diários de dor podem ser úteis na faixa etária escolar. Crianças em idade escolar também exibem autocontrole quando sentem dor. Elas podem não relatar dor na tentativa de mostrar bravura[9].

Pensando em minimizar e evitar dor na faixa etária pediátrica, um protocolo foi estabelecido em todo o sistema em um dos maiores hospitais infantis nos Estados Unidos, usando uma abordagem de implementação escalonada durante um período de 3 anos para permitir a personalização específica da unidade e facilitar a transferência de conhecimento de uma unidade para outra. Todos os departamentos foram obrigados a oferecer todas as 4 estratégias com educação adequada pelo menos 95% do tempo[10].

"Promessa de conforto para crianças" criou novo padrão de atendimento para procedimentos com agulhas que exigia que a equipe oferecesse consistentemente 4 estratégias: (1) anestésicos tópicos, (2) sacarose ou amamentação para bebês de 0 a 12 meses, (3) posicionamento de conforto (incluindo cueiros, pele a pele ou aconchego facilitado para bebês; sentar-se ereto para crianças) (4) distração apropriada para a idade[10].

AS CRIANÇAS NÃO CONSEGUEM CATEGORIZAR A DOR?

Existem várias categorias de dor. Uma das mais comuns é aquela que está associada a um estado de doença (por exemplo, artrite, doença falciforme) ou aquela que está associada a uma lesão física ou trauma observável (por exemplo, queimaduras, fraturas). Algumas das condições mais desafiadoras envolvem dor que não está associada a um estado de doença ou lesão física bem definida ou específica (por exemplo, dores de cabeça tensionais, dor abdominal recorrente). A dor também pode ser causada pelo médico (por exemplo, circuncisões, injeções) e por hábitos e comportamentos (por exemplo, dor abdominal relacionada à ingestão de álcool ou alimentos picantes e assim por diante)[7].

As dores sentidas por crianças em um hospital, instalação médica ou consultório médico podem estar relacionadas à doença e/ou ao tratamento baseados em uma, várias ou todas as seguintes fisiopatologias[11]:

- Dor somática aguda (por exemplo, lesão tecidual), que surge da ativação de terminações nervosas periféricas (nociceptores) que respondem a estímulos nocivos [e podem ser descritos como localizados, agudos, espremendo, esfaqueando ou latejando].
- Dor neuropática, resultante de lesão ou disfunção do sistema somatossensorial [queimação, pontada, eletricidade ou formigamento]. A dor central seria causada por uma lesão ou doença do sistema nervoso somatossensorial central.
- A dor visceral resulta da ativação de nociceptores das vísceras torácicas, pélvicas ou abdominais [mal localizada, maçante, cólica ou dolorida].
- Dor total: sofrimento que abrange toda a parte física, lutas psicológicas, sociais, espirituais e práticas.
- Dor crônica (ou persistente): dor além do tempo esperado de cura.

Uma implementação para uma abordagem multimodal também foi indicada a fim de tratar a dor aguda e a dor crônica na faixa etária pediátrica, conforme a Figura 1[12].

DOR AGUDA EM PEDIATRIA

Em 1968, Swafford e Allen comentaram: “Pacientes pediátricos raramente precisam de alívio da dor após a cirurgia, pois eles toleram bem o desconforto”.

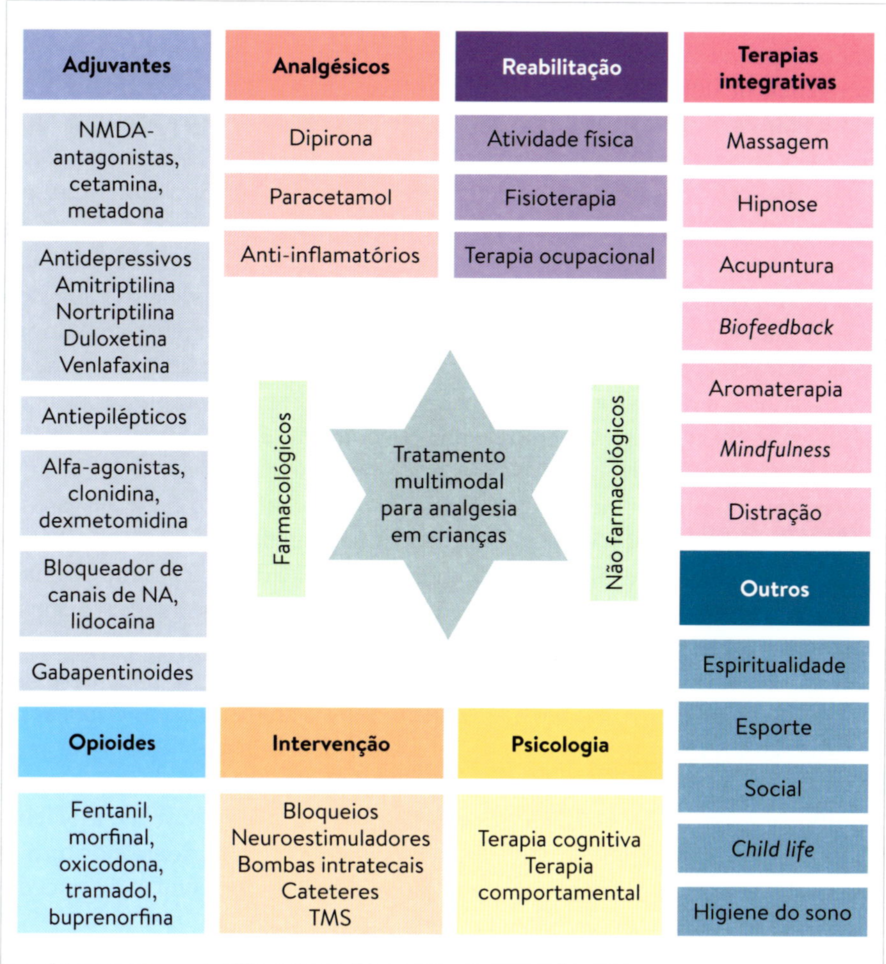

FIGURA 1 Analgesia multimodal pediátrica: a implementação de algumas, ou várias modalidades, no tratamento da dor.

Fonte: Cadide et al., 2021[12].

Essa frase infeliz resultou em inadequado controle álgico na população pediátrica e atrasou o desenvolvimento, por décadas, de estudos e protocolos para controle da dor aguda em crianças. Sabe-se hoje que, quanto mais jovem a criança é, mais dor ela sente, pois os mecanismos de modulação da dor estão imaturos, ou seja, o cérebro da criança experimenta dor mais intensa e mais duradoura em comparação ao adulto[13].

Estudos demonstram que tanto em países pobres quanto em países ricos, a dor aguda pediátrica é subtratada. No Brasil, a prevalência de dor aguda pode chegar a mais de 60% em algumas localidades. Um estudo dinamarquês que avaliou a prevalência de dor em pacientes pediátricos hospitalizados revela alta prevalência de dor em crianças de todas as faixas etárias internadas em hospitais universitários. A maioria das crianças com dor moderada a grave não tinha uma avaliação documentada da dor, e medidas farmacológicas e/ou integrativas ("não farmacológicas") baseadas em evidências não foram sistematicamente administradas para prevenir ou tratar a dor[13,14].

Um estudo sul-africano destaca que, infelizmente, o tratamento e a prevenção da dor em pacientes pediátricos internados permanecem um desafio não resolvido. A maioria das crianças sente dor durante a internação, muitas com dor de moderada a intensa. Esses achados são semelhantes aos relatados anteriormente por estudos em países de renda alta e média-alta. Existem amplas evidências sobre a prevenção e o tratamento da dor em crianças, e várias diretrizes de dor pediátrica foram desenvolvidas. No entanto, ainda existe uma lacuna significativa na tradução do conhecimento quando se trata de dor pediátrica. A avaliação dos pacientes sul-africanos não foi realizada de maneira adequada, pois não foram utilizadas escalas para avaliar a dor de acordo com a idade dos pacientes, e quando foram empregados opioides fortes, nas dores moderadas a intensas, usou-se a via intramuscular, o que vai de encontro às diretrizes da Organização Mundial da Saúde (OMS)[14].

Nos anos 2000, Mather e Mackie relataram que ainda 40% das crianças no pós-operatório apresentavam dor moderada ou intensa e que 75% tinham analgesia perioperatória prescrita ou aplicada insuficiente. Estimulação dolorosa significativa sem analgesia adequada não só causará dor inaceitável no momento da intervenção, mas também produzirá memória de dor duradoura e distúrbios comportamentais. A dor aguda pós-operatória tratada incorretamente é uma das principais causas de dor crônica na pediatria[15].

Embora tenha havido várias vantagens na analgesia intraoperatória e pós-operatória em lactentes e crianças durante os últimos anos, a dor aguda ainda é frequentemente subtratada pela falta de conceitos abrangentes de manejo da dor aguda perioperatória, aspectos inadequados da fisiologia e farmacologia da dor específica para a idade, e o medo de eventos adversos. Além disso, a carência de protocolos para o tratamento da dor dessa população e equipes não especializadas faz que não se consiga melhorar as estatísticas de dor em pediatria[14,15].

Atualmente, existem vários *guidelines* que abordam doses seguras e vias de administração de medicações analgésicas em pediatria. Sabe-se que cirurgias como tonsilectomia, apendicectomia, orquidopexia e procedimentos ortopédicos são descritos como mais dolorosos do que o esperado. No primeiro dia do pós-operatório, foi investigada a intensidade da dor em mais de 50.000 pacientes pediátricos por Gerbershagen et al. De maneira surpreendente, assim como existem altos níveis álgicos após cirurgias ortopédicas, tonsilectomias e apendicectomias também podem ser relacionadas a escores álgicos semelhantes. Até 44% das crianças sofreram de dor intensa (escala analógica visual – EVA > 5) após amigdalectomia no terceiro dia pós-operatório e até 30% no sétimo dia. Outro estudo revelou escores álgicos parecidos durante os primeiros 7 dias após a amigdalectomia, com muitas crianças ainda experimentando níveis clinicamente significativos de dor durante a segunda semana de recuperação. A orquidopexia também foi inesperadamente associada a escores de dor mais altos e dor mais prolongada do que cirurgias para correção de hérnias. A dor após a apendicectomia é comparável à amigdalectomia, com a abordagem laparoscópica sendo pelo menos tão dolorosa quanto o procedimento aberto, entretanto ainda pode apresentar altos índices de dor pós-operatória se indevidamente tratada[15,16].

Há diversas ferramentas para avaliação da dor e, de maneira ideal, devem combinar a história clínica do paciente e dos familiares ou cuidadores principais, avaliações feitas pela enfermagem e equipe multiprofissional à beira do leito, parâmetros fisiológicos, de acordo com a idade do paciente. A avaliação da dor inclui tanto a aferição da intensidade da dor, com uma ferramenta validada de acordo com os padrões culturais em questão, quanto uma anamnese completa da dor, explorando a qualidade da dor, características, localização, início, duração, fatores agravantes, atenuantes e impacto sobre a dor[16].

As ferramentas de avaliação da dor não devem ser o único método de quantificação da dor. Os escores de dor devem ser contextualizados com a avaliação da satisfação do paciente, *feedback* de familiares, da equipe de enfermagem e os parâmetros fisiológicos. Isso é imprescindível principalmente se os escores aplicados apresentarem dores de moderadas a intensas. Sabemos que a experiência da dor é individual, logo, o paciente também deve ser questionado sobre a tolerabilidade da dor, já que algumas crianças relatam escores de dor de 8/10 como aceitáveis, enquanto outras acham extremamente sofrível e limitativo lidar com uma pontuação de dor de 4/10. A avaliação álgica, portanto, necessita sempre ser adaptada de maneira individual à própria experiência de cada paciente. É muito importante que os pacientes com alto risco de dor intensa sejam avaliados pela equipe de enfermagem entre 2 e 4 horas. Minimamente, toda criança internada no hospital deve ter uma avaliação dos sintomas álgicos feitos a cada turno[16,17].

Consistente com os padrões da Sociedade Americana de Anestesiologistas (ASA) e a prática atual, o tratamento da dor deve ser realizado de maneira multimodal sempre que possível. Isso inclui a otimização de analgésicos não opioides, como acetaminofeno, dipirona e anti-inflamatórios não esteroides (AINE), caso não haja contraindicações. A administração deve ser realizada preferencialmente em um esquema de dosagem regular, e não conforme a necessidade. Outros adjuvantes não opioides comumente usados no manejo da dor aguda incluem antiespasmódicos, gabapentinoides e cetamina intravenosa, nos casos refratários.[16,17]

A abordagem multimodal para o tratamento da dor também inclui opções não farmacológicas, como abordagens físicas e psicológicas. Os pacientes podem se beneficiar de massagens, compressas mornas e geladas, reposicionamento para posturas mais confortáveis e macas adequadas ou alguma atividade física (como caminhar ou se sentar em uma cadeira por um curto período). Estratégias cognitivo-comportamentais, como o uso de imagens mentais ou relaxamento, podem ser bastante úteis para muitos pacientes, assim como hipnose[17].

Quando a dor de um paciente é estabelecida como grave o suficiente para exigir opioides, esses medicamentos devem ser preferencialmente prescritos na forma oral ou enteral. A gravidade da dor de um paciente não deve levar ao uso automático de opioides intravenosos em vez de uma forma oral. Normalmente, os opioides orais de liberação imediata para dor constante são prescritos em intervalos de 4 horas a fim de minimizar a dor irruptiva e os efeitos colaterais dos opioides. Doses menores, chamadas doses de resgate, podem estar disponíveis a cada 1 hora ou 2 horas para dor disruptiva[17].

A analgesia controlada pelo paciente (PCA) com opioides intravenosos é uma modalidade comumente usada para o manejo da dor aguda na população pediátrica. Ela permite que os pacientes, familiares ou equipe de enfermagem administrem pequenas doses de opioides caso haja necessidade. A administração dessa modalidade envolve uma bomba de infusão computadorizada pré-programada para administrar uma dose em bolus definida de opioide quando o paciente pressiona um botão, em uma das modalidades. Caso haja necessidade, pode-se realizar infusão contínua de opioides, além das doses de resgate. Os benefícios do uso de PCA incluem melhores escores de dor e satisfação do paciente em comparação com formas não controladas pelo paciente de administração de opioides. Em geral, o PCA consegue controlar a dor em escores menores de maneira mais efetiva, impedindo que a dor aumente em intensidade e necessite de doses maiores de opioides e adjuvantes[17].

Bloqueios de neuroeixo e de nervos periféricos também podem ser utilizados para a prevenção e o controle da dor aguda. A analgesia epidural é um método seguro e eficaz de controle da dor em crianças. Há poucos estudos na população pediátrica, porém, em adultos, há evidência que demonstra a superioridade das técnicas de bloqueios peridurais em comparação ao uso de medicações opioides, além de menor incidência de efeitos colaterais. Os bloqueios de nervos periféricos podem ser realizados. É importante que, se houver sinais de bloqueio motor, o paciente receba seguimento pela equipe responsável pelo controle de dor por, no mínimo, 24 horas. Os bloqueios de neuroeixo e bloqueios de nervos periféricos em geral oferecem melhor controle álgico, com menos escores de intensidade de dor, menor incidência de efeitos colaterais e menor consumo de opioides, com maior satisfação do paciente e familiares, além de alta precoce e menor incidência de dor crônica[17].

DOR CRÔNICA NA PEDIATRIA

Assim como a dor crônica é mais prevalente em mulheres do que em homens, as meninas relatam mais dor do que os meninos[7].

O caminho para o bem-estar por meio do manejo adequado da dor crônica pediátrica permanece complexo. Variações clínicas em como pacientes pediátricos individuais apresentam condições de dor crônica são provavelmente baseadas em uma relação complexa de predisposição biológica, psicológica, genética e características sociais, enquanto, ao mesmo tempo, os pacientes demonstram capacidade de resposta consistente a uma abordagem multidisciplinar de atendimento. Protocolos específicos podem estar faltando, mas programas bem-sucedidos parecem seguir um padrão semelhante[18].

A Declaração de Posição da American Pain Society de 2012, "Avaliação e Manejo de Crianças com Dor Crônica", indica que a dor crônica em crianças é o resultado de uma integração dinâmica de processos biológicos, fatores psicológicos e variáveis socioculturais, considerados dentro de uma trajetória de desenvolvimento[19].

No tratamento multidisciplinar da dor crônica, terapias integrativas não farmacológicas são incorporadas nas fases iniciais do tratamento, com intervenções farmacológicas apropriadas para fornecer o melhor cuidado para pacientes pediátricos complexos.

Intervenções farmacológicas nesse cenário geralmente incluem analgésicos como acetaminofeno e agentes não esteroides, gabapentinoides, clonidina, antidepressivos tricíclicos e, quando apropriado, inibidores da recaptação de serotonina-norepinefrina. Outra nova terapia adjuvante que merece menção como um possível agente poupador de opioides, o canabidiol (CBD), está ganhando popularidade no tratamento multimodal da dor. O CBD é o canabinoide não psicoativo identificado na cannabis, enquanto o tetraidrocanabinol ou THC é responsável pelos efeitos colaterais alucinógenos da cannabis[20].

Os procedimentos intervencionistas fazem parte de programas multidisciplinares de tratamento da dor para tratar condições de dor crônica não oncológica em crianças e adolescentes. No entanto, o real benefício dessas intervenções ainda não está claro.

Um estudo revisou retrospectivamente os prontuários de 98 crianças e adolescentes que receberam 314 procedimentos intervencionistas diagnósticos ou terapêuticos. Foram aplicadas as seguintes definições de eficácia:

- Efeito terapêutico positivo em curto prazo: bloqueio que produziu no mínimo 50% de redução na intensidade da dor por pelo menos 4 semanas.
- Efeito terapêutico positivo a longo prazo: um paciente com redução mínima de 50% na intensidade da dor por pelo menos 6 meses.
- Recuperação total: paciente sem dor, sem uso de analgésicos, com funcionamento físico e normal 6 meses após o último procedimento.

Setenta e seis dos 112 bloqueios diagnósticos (68%) foram associados a uma redução de 50% na intensidade da dor por pelo menos 4 semanas após o procedimento. Cento e sessenta e seis dos 202 bloqueios terapêuticos (82%) foram associados a um benefício de curto prazo. Setenta e dois dos 98 pacientes (73%) referiram redução de 50% na intensidade da dor (17%) ou recuperação total 6 meses após os procedimentos (56%) e um MPTP. A comorbidade psiquiátrica e a idade mais avançada foram fatores associados à falha na resposta aos procedimentos intervencionistas. Foi concluído que a utilização de procedimentos intervencionistas pode representar uma opção terapêutica válida, associada a resultados clínicos positivos dentro de um programa multidisciplinar[21].

Em resumo, a dor na criança continua sendo um desafio, assim como sua avaliação, seu diagnóstico e seu tratamento.

A melhor abordagem seria a prevenção da dor na faixa etária pediátrica. Uma vez instalada a dor aguda, o melhor manejo seria a não cronificação, com melhor manejo analgésico utilizando a analgesia multimodal.

A dor pediátrica crônica não tratada pode aumentar o risco de dor, bem como de distúrbios físicos e psiquiátricos na idade adulta. Esses achados reforçam a importância, se não a obrigação, de efetivamente abordar e tratar a dor em crianças e adolescentes.

Em nossa prática interdisciplinar de controle da dor pediátrica, mostramos que uma abordagem integrativa e multidisciplinar apresenta melhor controle álgico tanto na dor aguda quanto crônica da criança.

Infelizmente, esses achados continuam a destacar a falta de intervenção adequada para a dor na maioria das crianças hospitalizadas. Os limiares do tratamento da dor sugerem que, enquanto algumas dores são toleráveis para a maioria dos pacientes sem intervenção, outros desejam mais intervenção para dores de baixa intensidade. Pesquisas futuras devem explorar quais aspectos (ou seja, avaliação, intervenções não farmacológicas/farmacológicas) e o prestador de cuidados têm maior impacto na minimização da dor, bem como investigar as relações observadas entre as características do paciente e a prevalência, avaliação e práticas de tratamento da dor. Com esforço e atenção contínuos, a dor subtratada pode ser evitada[1].

REFERÊNCIAS

1. Mathews L. Pain in children: neglected, unaddressed and mismanaged. Indian J Palliat Care. 2011;17(Suppl):S70-3.
2. Anne Le, Bruce R Dick, Jude Spiers, Kathy Reid, Shannon D. Scott. Parents' experiences with pediatric chronic pain. Canadian J Pain, 2019;3:1,20-32.
3. Logan DE, Simons LE, Stein MJ, Chastain L. School impairment in adolescents with chronic pain. J Pain. 2008;9(5):407-16.
4. Stanford EA, Chambers CT, Biesanz JC, Chen E. The frequency, trajectories and predictors of adolescent recurrent pain: a population-based approach. Pain. 2008;138:11-21
5. Loeser JD, Treede R-D. The Kyoto protocol of IASP basic pain terminology. Pain. 2008; 137:473-7.
6. Liao ZW, Le C, Kynes JM, et al. Paediatric chronic pain prevalence in low and middle-income countries: A systematic review and meta-analysis. eClinicalMedicine. 2022;45:101296.
7. Goodman JE, McGrath PJ. The epidemiology of pain in children and adolescents: a review. Pain. 1991;46:247-64.
8. Birnie KA, Chambers CT, Fernandez CV, Forgeron PA, Latimer MA, McGrath PJ, Cummings EA, Finley GA. Hospitalized children continue to report undertreated and preventable pain. Pain Res Manag. 2014;19(4):198-204.
9. Rivera WB. Practical points in the management of postoperative pediatric pain. J Post Anesth Nurs. 1991;6:40-2.
10. Friedrichsdorf SJ, et al. A hospital-wide initiative to eliminate or reduce needle pain in children using lean methodology. Pain Reports. 2018;3(1):e671.
11. Friedrichsdorf SJ, Goubert L. Pediatric pain treatment and prevention for hospitalized children. Pain Rep. 2019;5(1):e804.
12. Cadide DM, Takeda Neto J, Falconi AGV, Rosa PJB, Matos G. O papel das condutas intervencionistas no tratamento multimodal analgésico em pediatria. Jornal dos Comites – SBED. 2021;05(03): 33-4.
13. Ferland CE, Vega E, Ingelmo PM. Acute pain management in children: challenges and recent improvements. Curr Opin Anaesthesiol. 2018;31(3):327-32.
14. Velazquez Cardona C, Rajah C, Mzoneli YN, Friedrichsdorf SJ, Campbell F, Cairns C, Rodseth RN. An audit of paediatric pain prevalence, intensity, and treatment at a South African tertiary hospital. Pain Rep. 2019;4(6):e789.
15. Poonai N, Zhu R. Analgesia for children in acute pain in the post-codeine era. Curr Pediatr Rev. 2018;14(1):34-40.
16. Schultz-Machata AM, Weiss M, Becke K. What's new in pediatric acute pain therapy? Curr Opin Anaesthesiol. 2014;27(3):316-22.
17. Gai N, Naser B, Hanley J, Peliowski A, Hayes J, Aoyama K. A practical guide to acute pain management in children. J Anesth. 2020;34(3):421-33.
18. Landry BW, Fischer PR, Driscoll SW, Koch KM, Harbeck-Weber C, Mack KJ, et al. Brandenburg. Managing chronic pain in children and adolescents: a clinical review. PM&R. 2015;7(11):S295-S315;
19. Force APSPCPT. Assessment and management of children with chronic pain. a position statement from the American Pain Society, 2012.
20. Jensen B, Chen J, Furnish T, Wallace M. Medical marijuana and chronic pain: a review of basic science and clinical evidence. Curr. Pain Headache Rep. 2015;19:50.

21. Vega E, Rivera G, Echevarria GC, Prylutskyy Z, Perez J, Ingelmo P. Interventional procedures in children and adolescents with chronic non-cancer pain as part of a multidisciplinary pain treatment program. Paediatr Anaesth. 2018;28(11):999-1006.

Índice remissivo

A

D

E

F

O

P